비정형 항정신병제의 임상

비정형

항정신병제의 임상

대표저자 김 용 식

서울대학교출판문화원

대표저자

김용식 서울대학교 의과대학 정신과학교실

공동저자

강웅구 서울대학교 의과대학 정신과학교실
김종훈 가천대학교 의과대학 정신건강의학과
김철응 인하대학교 의과대학 정신건강의학과
신영민 포항세명기독병원 정신건강의학과
안용민 서울대학교 의과대학 정신과학교실
정성훈 을지대학교 의과대학 정신건강의학교실
정희연 서울대학교 의과대학 정신과학교실

Prologue
머리말

1990년대 중반 클로자핀이 처음 임상에 도입되었을 때, 당시 난치성 정신분열병 환자들과 함께 고군분투하고 있던 나는 드디어 이들에게 혁신적으로 도움을 줄 수 있는 길이 열렸다는 생각에 밤잠 못 자며 흥분했던 기억이 난다. 그러나 내가 대격변기의 한 가운데에 휩쓸리고 있었다는 것까지는 깨닫지 못했다. 당시 해외 학회는 물론 국내 학회에서도 클로자핀에 대해 거는 희망이나 이 약물의 등장이 가져올 수 있는 파장에 대해 논의가 활발하였지만, 이러한 흥분을 직접 목격하면서도 지금까지 수많은 약물이 그래왔듯이 약효의 한계와 새로운 문제점이 드러나면서 이러한 흥분도 곧 가라앉지 않을까 하고 의심의 눈초리로 바라보았다.

그러나 이후 시대의 흐름은 당시 흥분하며 희망의 메시지를 전하였던 많은 정신과 의사의 예견대로 흘러갔다. 클로자핀에 뒤이어 리스페리돈, 올란자핀, 퀘티아핀, 아미설프라이드, 아리피프라졸 등이 줄을 이어 등장하였고, 이들은 새로운 항정신병제(novel antipsychotics)라는 이름 아래 정신과 의사들이 그 동안 익숙해져 있던 한계의식과 패배감을 하나하나 종식시켜 주었다. 무엇보다 추체외로 증후군이 나타나지 않으면서도 항정신병 효과를 얻을 수 있다는 것을 알려 주었고, 지연발생 이상운동증의 위험 역시 더 이상 두려워하지 않아도 된다는 것을 보여 주었다. 이에 더하여 음성증상 및 인지증상도 약물로써 호전을 꾀할 수 있다는 것 역시 우리 정신과 의사에게는 새로운 개념이었다.

이러한 새로운 약물의 등장에 힘입어 정신과 환자를 바라보는 시각 역시 바뀌어진 것이 사실이다. 장기 입원 정신질환자가 이제는 일반인과 섞여 지역사회에서 지내야 한다는 주장이 탄력을 받게 되었고, 환자 스스로가 느끼는 주관적 고통에 대해 더 많은 정신과 의사가 관심을 기울이게 되었다. 환자들과 그 가족들은 이전보다 나은 치료법이 있다는 사실에 고무되었고, 실제로 많은 환자들이 사회 생활이 가능한 수준에 이르렀다.

이러한 변화가 모두 지난 10년간 전광석화처럼 줄줄이 일어났기 때문에 정신과 의사들은 이에 적응하는 데 애를 먹기도 했다. 과거처럼 권위를 자랑하는 약물학 교과서가 있어서 그 책에 있는 내용을 진리로 믿기만 하면 되었던 시절에서, 이제는 항시 약물의 새로운 효과와 새로운 부작용의 발견에 주목해야만 하며, 이를 위해 끊임없이 새로운 문헌을 탐색하지 않으면 시대에 뒤떨어지는 상황이 되었다. 게다가 새로운 항정신병제가 무조건 좋다는 식으로 주장하는 학자들이나 제약회사들, 과거의 전통적 약물이나 매한가지라고 의심의 눈초리를 던지는 좀더 신중한 학자들, 그리고 고가의 새로운 항정신병제를 처방하는 것을 못마땅하게 바라보는 사람들에 이르기까지, 이해관계가 얽힌 수많은 입장에 접하게 되면서 의사로서의 주관을 세우기마저 힘든 상황이 벌어졌다.

이러한 상황에서 나와 함께 공부하는 몇몇 정신과 의사들은 새로운 항정신병제에 대해 지금까지 알려진 지식들을 한 번 총망라하여 그 가능성과 사용법 및 특유의 부작용을 정리해 보자는 데 뜻을 모았다. 우리들은 새로운 항정신병제의 국내 임상시험에 직접 참여하거나 '정신분열병 약물치료에 대한 한국형 알고리듬' 제작에 직접 참여하였으며, 새로운 항정신병제의 국내 경험을 바탕으로 국내외 학술잡지에 기고도 하였다. 따라서 좀더 실제적인 경험에서 우러난 구체적인 지식을 전달해 줄 수 있으리라 기대한다.

우리들이 원고를 쓰면서 강조한 것은, 첫째, 약물의 사용법이나 부작용을 단순하게 나열하는 데 그치지 않고 해당 약물에 관련한 새로운 이슈나 주목받는 학문적 관심사를 기술하는 것이었다. 둘째는, 비록 외국문헌이 주를 이루겠지만, 될 수 있으면 국내에 발표된 문헌이나 혹 미발표된 자료라도 국내 자료를 참조하고 소개하겠다는 것이었다. 셋째, 아직 논란이 계속되고 있는 이슈에 대해서는 찬반양론을 모두 기술하되 한국적 경험에서 비춰보았을 때의 견해를 넣는 것이었다. 이렇게 함으로써 단순히 문헌정리에 지나지 않는 저술에서 벗어나서, 무언가 경험이 배고 한국에서의 임상 실정에 맞는 그리하여 실제 진료에 도움이 되는 책을 만들고자 하였다.

이제 그 결실로서 책을 엮어 보니 만족스럽다기보다는 아쉬움이 많다. 한국적 경험을 강조하고자 했으나 저자들의 개인적 경험이 교과서에 실릴 만큼 확실한 근거를 가진 것인지 의심이 들기도 했고, 저자들의 게으름으로 인해 동료 선생님들의 좋은 자료를 미처 소개하지 못한 부분도 많아 애초의 의도를 잘 살리지 못한 것 같다. 또한 가장 최신의 지견까지 소개하고자 노력했으나, 편집상의 사소한 문제들로 인해 출간 작업이 늦어지다 보니 더 이상 최신지견이라 할 수 없는 내용들이 많은 것 같다. 비교적 최근에 도입된 약물에 관해서는 저자들의 경험 또한 부족하여 그 내용이 충실하지 못한 면도 없지 않다. 그렇지만 이 책이 임상에서 수고하시는 여러 선생님들이나 학계에서 연구에 매진하시는 선생님들, 그리고 실력 있는 정신과 의사가 되기 위하여 불철주야 노력하고 있는 여러 전공의 선생님들께 조금이나마 지침이 되고 참고가 된다면 그 동안 기울였던 많은 노력이 하나도 아깝지 않을 것이다.

이 책에 사용된 용어는 가능한 한 관용어를 탈피하고 대한신경정신의학회와 대한의사협회의 용어집에 충실하고자 했으므로, 처음에는 다소 생소하더라도 자주 사용하면서 익숙해지기를 바란다.

이 책이 나오기까지 성원을 보내 주셨던 환자와 환자 가족 여러분께 이 책이 조그만 보답이 되었으면 한다. 또한 격려를 아끼지 않으셨던 여러 선후배 선생님들께, 그리고 우리가 이런 일을 할 수 있도록 참아 주신 저자들의 가족에게도 감사드린다. 아무쪼록 편집상의 조그마한 실수는 눈감아 주시고, 내용상의 큰 잘못은 엄격히 꾸지람 주시어 한 번 엮어지고 말 책이 아니라 지속적으로 성장하고 발전해 나갈 수 있는 책이 되도록 많은 도움 주시길 기대한다.

2004년 12월

저자를 대표하여 김 용 식 씀

Contents

차례

머리말 vi

1장 비정형 항정신병제의 개념과 특성

1. 비정형 항정신병제의 개발 2
2. 비정형 항정신병제의 분류 5
3. 비정형 항정신병제의 전임상 특성 비교 7
4. 비정형 항정신병제의 기제에 관한 가설 14
5. 비정형 항정신병제의 임상적 특성 28
6. 비정형 항정신병제의 일차 약물 자격성 32

2장 비정형 항정신병제의 적응증

1. 점차로 넓어지는 적응증 40
2. 정신분열병 41
3. 양극성 장애 50
4. 우울장애 52
5. 기타 주요 정신장애 54
6. 소아-청소년기에 발생하는 정신질환 56
7. 노년기의 정신질환 60
8. 기질성 정신질환 64
9. 운동장애 관련 정신병 67
10. 만성 통증 71

3장 비정형 항정신병제의 선택 및 사용

1. 항정신병제 치료의 원칙 74
2. 약물 선정시 생각할 문제들 74
3. 문헌 참조시 고려할 점 78
4. 용량의 결정 및 적용 전략 84
5. 노인 환자에서의 사용 87
6. 임신 및 수유시의 사용 89
7. 신체질환이 동반되어 있을 때의 사용 94

8. 약물 사용의 실제 97
9. 약물의 교체 99
10. 비정형 항정신병 약물의 병용투여 105
11. 항정신병제의 중단 107
12. 비정형 항정신병제의 약물 상호작용 112
13. 비정형 항정신병제를 사용한 정신분열병 치료 전략 118

4장 비정형 항정신병제의 안전성
1. 서 론 126
2. 중추신경계 부작용 129
3. 내분비와 대사 부작용 144
4. 자율신경계 부작용 162
5. 소화기계 부작용 169
6. 비뇨기계 부작용 173
7. 기타 부작용 174
8. 과량복용 177

5장 클로자핀(Clozapine, Clozaril®)
1. 개발의 역사 180
2. 약물학적 특성 181
3. 약물의 효과 184
4. 사용방법 198
5. 안전성과 부작용 206

6장 리스페리돈(Risperidone, Risperdal®)
1. 서 론 226
2. 약물학적 특성 227
3. 임상적 효과 230
4. 사용방법 240

5. 안전성과 부작용 246

7장 올란자핀(Olanzapine, Zyprexa®)

1. 서 론 256
2. 약동학적 특성 및 약물 상호작용 257
3. 약물 작용 기전 259
4. 임상 효과 262
5. 특별한 경우의 안전성 270
6. 사용방법 274
7. 안전성과 부작용 277

8장 쿼티아핀(Quetiapine, Seroquel®)

1. 서 론 286
2. 약물학적 특성 287
3. 임상적 효과 290
4. 안전성 및 부작용 296
5. 사용방법 302
6. 치료 전 평가 302
7. 특수 환자군에서의 사용 304

9장 또 다른 비정형 항정신병제

아미설프라이드(Amisulpride, Solian®) 308
1. 서 론 308
2. 약리학적 특성 309
3. 적응증과 효능 310
4. 임상적 사용법 312
5. 안전성 314

지프라시돈(Ziprasidone, Zeldox®) 317
1. 서 론 317

2. 약리학적 특성 318
3. 적응증과 효능 320
4. 임상적 사용법 322
5. 안전성 326

아리피프라졸(Aripiprazole, Abilify®) 331
1. 서 론 331
2. 약리학적 특성 331
3. 적응증과 효능 333
4. 임상적 사용법 334
5. 안전성 335

조테핀(Zotepine, Lodopine®) 337
1. 서 론 337
2. 약리학적 특성 337
3. 적응증과 효능 339
4. 임상적 사용법 341
5. 안전성 341

서틴돌(Sertindole, Serdolect®) 343
1. 서 론 343
2. 약리학적 특성 344
3. 적응증과 효능 345
4. 임상적 사용법 345
5. 안전성 346

참고문헌 / 349
찾아보기 / 431

1장

비정형 항정신병제의 개념과 특성

1. 비정형 항정신병제의 개발 2
2. 비정형 항정신병제의 분류 5
3. 비정형 항정신병제의 전임상 특성 비교 7
4. 비정형 항정신병제의 기제에 관한 가설 14
5. 비정형 항정신병제의 임상적 특성 28
6. 비정형 항정신병제의 일차 약물 자격성 32

1. 비정형 항정신병제의 개발

1) 클로자핀 이전의 항정신병제 개발 역사

현대적인 의미에서 정신질환에 최초로 사용된 약물은 reserpine이다. Reserpine은 인도에서 민간처방으로 수세기 동안 사용되어 오던 Rauwolfia 뿌리의 추출물로, 원래는 항고혈압제로 개발되었다. 일찍이 1931년에 인도인인 Sen과 Bose는 reserpine이 고혈압뿐만 아니라 정신병에도 효과적이라고 보고하였다. 그러나 정신병에 대한 reserpine의 효과가 주목을 받은 것은, 1953년 역시 인도인인 Hakim의 발표 이후로, 당시 보고들은 reserpine이 초조와 다변, 충동성을 보이는 환자들에게 효과적이며, chlorpromazine에 필적할 만하다고 하였다. 그러나 점차 경험이 쌓여감에 따라 항정신병제로서의 유용성이나 진정 효과가 기대에 미치지 못하고, 저혈압, 우울증 등의 부작용이 예상보다 많다는 것이 밝혀지면서 임상에서 더 이상 사용하지 않게 되었다.

최초의 항정신병제인 chlorpromazine은 프랑스인 Charpentier가 promethazine이란 항히스타민제로부터 합성하였다. 하지만 이 약물을 정신과 환자에게 사용하는 데 착안한 사람은 마취과 의사인 Laborit와 Huguenard였다. 이들은 chlorpromazine이 수술시의 불안이나 스트레스를 감소시키며, 의식변화 없이 주위 환경에 대한 무관심과 평온상태를 일으킨다는 것을 관찰하였다. Delay와 Deniker(1952)는 기존 치료에 반응이 없던 38명의 정신병 환자에서 chlorpromazine을 사용했더니 초조, 공격성 등 정신병의 핵심 증상이 모두 호전되었다고 발표하였고, 이후 chlorpromazine은 정신분열병의 획기적인 치료제로서 인정받게 되었다.

그 뒤 perphenazine, fluphenazine 등 많은 phenothiazines 유도체가 시장에 나왔다. Phenothiazine 계열 이외의 항정신병제로서는 1957년 Janssen이 meperidine의 유도체를 선별하던 과정에서 개발한 haloperidol이 최초이다. 이후 chlorpromazine의 thioxanthene 유도체인 chlorprothixene이 1958년에 도입되었고, benzamides 치환물질인 sulpiride가 개발되었으며, 비정형 항정신병제의 대표격인 클로자핀이 loxapine과 함께 dibenzoxazepine 유도체로서 1970년대에 개발되었다.

2) 클로자핀 이후 비정형 항정신병제의 개발 방향

클로자핀의 개발은 이상적인 항정신병제에 대한 당시까지의 개념을 완전히 뒤집는 계기가 되었다. 클로자핀의 등장 이전까지는 추체외로 증후군(Extrapyramidal Syndrome, EPS)을 약물 활성의 외적 표현의 하나로 간주하였으나, 클로자핀의 개발로 인하여 EPS와 치료 효과는 서로 아무런 관련이 없는 별개의 현상이라는 사실과 함께, 도파민 차단 역시 치료 효과에 필수적이 아님을 알게 되었다.

또한, 클로자핀은 새로운 약리적 구조와 작용을 지닌 항정신병제의 개발이 가능함을 증명해 주었다는 점에서 중요하다. 클로자핀의 치료 기전을 밝히던 중, 도파민과 세로토닌 수용체에 대한 이중 대항작용이 우수한 치료 효능 및 적은 부작용과 관련이 있다는 가설을 세울 수 있었다. 이 가설을 토대로 도파민과 세로토닌 수용체에 함께 작용하는 약물을 찾던 중, 리스페리돈(risperidone)이 개발되어 1993년에 임상에 도입되었다. 한편, 치명적인 무과립구증 때문에 푸대접을 받던 클로자핀이 치료저항성 정신분열병 환자에게 우수한 치료 효과가 있으며, 주기적인 혈액검사를 함으로써 무과립구증의 발생과 사망률을 낮출 수 있음이 입증되면서, 1990년대에 화려하게 복귀하였다. 이 두 사건, 즉 리스페리돈의 개발과 클로자핀의 재등장은 정신분열병의 약물치료에서 비정형 항정신병제의 시대를 가져온 계기가 되었다.

3) 비정형 항정신병제의 개념

비정형(atypical) 항정신병제, 또는 새로운(novel) 항정신병제라는 용어는 현재 유행처럼 널리 사용되고 있지만, 아직도 명확한 정의가 내려지지 않은 상태이다. 물론, EPS가 없으면서 항정신병 효과를 보이는 것을 비정형성이라고 단순하게 정의할 수도 있겠으나, 실제로는 그렇게 간단하지 않다. 왜냐하면, 이렇게 정의하면 무스카린 수용체 대항작용이 강한 thioridazine이나, 선택적 D_2 수용체 친화성을 지닌 benzamide계 약물들(sulpiride, remoxipride)도 비정형 범주에 포함되어 버리기 때문이다(Kerwin, 1994). Benzamide계 약들은 EPS가 적긴 하지만 여전히 문제가 되며, thioridazine은 EPS는 적다 하더라도 고프로락틴 혈증을 유발한다는 면에서 둘 다 비정형 항정신병제로 보기에는 무리가 있다(Meltzer, 1991). 일부에서는 대표적인 정형 약물인 haloperidol, chlorpromazine에 비하여 EPS뿐만 아니라 지연발생 이상운동증(Tardive Dyskinesia, TD), 무운동증(akinesia) 및 고프로락틴 혈증을 일으킬 가능성이 낮은 약을 통틀어 비정형 항정신병제라고 정의하기도 하지만, 이 또한 문제가 있기는 마찬가지이다. 대표적인 비정형 항정신병제인 리스페리돈이나 아미설프라이드는 정형 항정신병제 만큼이나 고프로락틴 혈증을 유발하기 때문이다. 이렇듯 비정형성의 정의를 임상적인 특징만으로는 정의하기 어렵게 되자, Lieberman(1993)은 네 가지의 조건을 만족시키는 경우에 한하여 비정형 항정신병제로 명명하자고 제안하였다. 즉, ① 동물에게 만성적으로 투여해도 D_2 수용체의 상향조절(upregulation)이 없고, ② 흑질 선조체(nigrostriatal) 도파민 뉴런의 탈분극 차단(depolarization block)을 일으키지 않고, ③ TD를 유발하지 않으며, ④ 혈중 프로락틴 증가가 일시적이거나 없는 경우로 제한하였다. 하지만 아직도 다양한 개념이 혼란스럽게 사용되고 있는 것이 사실이다.

이런 혼란은 기존의 정형 또는 전통적 항정신병제에 대하여 새로 개발된 항정신병제들의 차별점을 강조하기 위해서 비정형성이란 용어를 도입하였지만, 실제로는 이들 비정형 항정신병제 각각이 서로 다른 고유의 특징을 지니고 있어 한데 묶기 어렵기 때문이다. 일부 학자들은 이런 혼란을 피하기 위해 비정형 대신에 새로운(novel)이라는 용어를 추천하기도 하지만, 그렇다면 클로자핀과 같이 개발된 지 오래된 약물을 과연 새로운 약이라 할 수 있는지, 또한 향후 등장할 약물을 현재의 약물들과 어떻게 구분할 것인지 여전히 의문이 남는다. 전임상 실험모형(preclinical model)에 따르면, 항정신병제의 치료 효과는 변연계 도파민 수용체의 차단에 의해서, 그리고 EPS는 선조체 도파민 수용체 차단에 의해서 유발된다고 알려져 있다. 두 부위의 도파민 수용체 차단 정도의 비가, 비정형 항정신병제는 기존 항정신병제에 비해 상대적(절대적인 차이가 아니라)으로 높다. 이렇게 본다면, 정형과 비정형의 차이는 질적이라기보다는 양적인 차이이며, 범주적인(categorical) 분류보다는 차원적인(dimensional) 분류에 속한다(Stip, 2000; Naber 등, 2002).

4) 이상적인 항정신병제

Chlorpromazine 이후 정형 항정신병제가 정신병 치료에 획기적인 변화를 가져왔으며, 질병에 대한 이해의 폭을 넓혔다는 점은 부정할 수 없다. 그러나 이 약들은 공통적으로 다음과 같은 제한점을 지닌다(Lieberman, 1993). 첫째, 이들은 무엇보다도 급성증상에 대한 효과가 불충분하다. 두 종류 이상의 항정신병제를 충분한 용량(chlorpromazine 등가용량으로 1,000mg 이상), 충분한 기간 사용하였음도 불구하고 치료반응을 보이지 않는 환자가 30%에 이르며, 만족스러운 반응을 보이는 환자는 30~40%에 지나지 않는다. 또한, 초기에 반응을 보였더라도 상당수의 환자가 재발을 거듭한다. 둘째, 정형 항정신병제는 정신분열병의 양성증상에 대해서는 분명히 효과가 있지만, 음성증상이나 인지기능 장애에 대한 효과는 매우 부정적이다. 셋째, 정형 항정신병제는 환자의 사회생활 및 직업활동, 즉 삶의 질이라는 측면에서의 장애를 경감시키지 못한다. 마지막으로, 정형 항정신병제의 수많은 부작용은 순응도를 떨어뜨린다. 정형 항정신병제를 복용하는 환자 중 많게는 75%가 근긴장증(dystonia), 파킨슨 증후군(parkinsonism), 좌불안석(akathisia) 및 TD를 호소한다. 이로 인하여 추가로 약물을 투여해야 하거나, 심지어 약물을 더 이상 사용할 수 없는 경우도 종종 생긴다.

정형 항정신병제의 이러한 제한점과 문제점은 향후 개발될 약이 지녀야 할 몇 가지 방향을 시사한다. 즉, 앞으로 개발될 약은 좀더 향상된 항정신병 작용을 가지면서 EPS, TD 및 기타 신체적 부작용이 없어야 한다. 또한, 음성증상과 인지기능 장애에 효과를 보여야 하고, 환자의 전반적 기능과 삶의 질을 향상시켜야 한다. 약리적으로는 생체이용률이 높고 반감기가 길어서 하루 한두 번만 복용해도 충분해야 하며, 용량-반응 및 용량-부작용의 관계를 명확히 예측할 수 있도록 활성 대사산물이 없어야 한다(Lieberman, 1996). 현재 사용되는 비정형 항정신병제들은 비록 EPS와 TD를 많이 줄였다고는 하지만 완전히 없애진 못했으며, 더군다나 체중증가, 당뇨병 등 몇몇 부작용은 기존 약물에 비해 더 많은 문제를 일으키고 있다. 따라서, 현재의 비정형 항정신병제 역시 이상적이라고 할 수는 없다. 하지만, 분명한 것은 그나마 정형 약물에 비해 이상적인 조건에 한 걸음 더 다가섰다는 것이다.

5) 비정형 항정신병제의 도입

개발연도 및 임상에의 도입시기로 보면, 클로자핀이 1세대에 해당되며, 리스페리돈, 올란자핀, 퀘티아핀이 2세대에 해당된다. 클로자핀은 치명적인 무과립구증이 문제가 되었지만, 탁월한 치료 효과로 인하여 오스트리아, 덴마크, 핀란드, 스위스 등 16개국에서 1990년대 이전부터 광범위하게 사용되어 왔다. 미국에서는 무과립구증을 문제로 사용이 금지되어 있다가, 대규모 연구를 통해 치료저항성 환자에서 탁월한 효과가 있음이 밝혀진 후(Kane 등, 1988)에야 비로소 시판이 허용되었고, 이후 전 세계적으로 사용되고 있다. 미국 FDA는 이후 리스페리돈(1993년), 올란자핀(1996년), 퀘티아핀(1997년), 지프라시돈(2001년), 아리피프라졸(2002년)의 순서로 사용을 허가하였다. 이 외에도 일본에서 개발된 조테핀과 프랑스에서 첫선을 보인 아미설프라이드가 일본과 유럽을 중심으로 사용되고 있으며, 서틴돌은 판매되다가 심혈관계 부작용 때문에 시장에서 철수된 상태이다. 국내에는 1995년에 리스페리돈을 기점으로 하여 서틴돌을 제외하고는 위에 열거한 항정신병제 모두가 소개되어 있다.

2. 비정형 항정신병제의 분류

다수의 비정형 약제가 개발되면서, 이론적 접근과 임상적 편의를 위해 체계적 분류체계가 필요하게 되었다. 정형 항정신병제의 경우 역가에 따라 분류하는 게 보통인데, 이는 약물의 용량을 결정하는 데 도움이 되기 때문이다. Naber 등(2002)은 이에 준하여 제약회사에서 추천하는 적정 용량을 기준으로 역가에 따라 비정형 항정신병제를 세 개의 군으로 나누었다(표 1-1). 그러나 비정형 항정신병제의 등가용량이 명확하지 않으며, 제약회사에서 추천하는 적정 용량이 실제 임상에서의 경험과 일치하지 않을 가능성이 높으므로, 이러한 구분은 그다지 신뢰성이 높

표 1-1 역가에 따른 비정형 항정신병제의 분류 및 비교

비 고	Naber 등(2002)	경구복용시의 등가용량(mg*)	
		Hales & Yudofsky(2003)	Shader(2003)
고역가	할로페리돌	2	1~5
	올란자핀	2~3	2~5
	리스페리돈	1	1~3
중역가	클로르프로마진	100	100
	지프라시돈	-	3~7.5
	클로자핀	50	60~100
	퀘티아핀	100	25~75
저역가	아미설프라이드	-	-
	설피라이드	-	-

*Chlorpromazine 100mg 기준

표 1-2 수용체 및 화학구조에 따른 비정형 항정신병제의 분류 및 비교

수용체 작용에 따른 분류	화학구조에 따른 분류
1. 선택적 도파민 수용체(D_2/D_3) 대항작용을 지닌 항정신병제 • 아미설프라이드, sulpiride, remoxipride 2. 부분적 D_2 수용체 효현제 • 아리피프라졸 3. D_2 + 다른 수용체 차단성 항정신병제 • $5\text{-}HT_2 + D_2$ 대항제 리스페리돈, 지프라시돈, 서틴돌 • $5\text{-}HT_2 + D_1 + D_2 + \alpha_1$ + others 클로자핀, 올란자핀, 퀘티아핀	1. Dibenzodiazepines 클로자핀 올란자핀 퀘티아핀 조테핀 2. Substituted benzamides Remoxipride 아미설프라이드 3. Benzisoxazole 리스페리돈 4. Benzisothiazolyl piperazine 지프라시돈 5. Phenylindole 서틴돌

지 못하다. 또한, 비정형 항정신병제는 기존 항정신병제와는 매우 다른 특성을 가지고 있기 때문에, 역가라는 과거의 기준으로 약을 구분짓는 것은 별다른 유용성이 없다. 예를 들어, 고역가 정형 항정신병제가 지니는 부작용 특성이 고역가 비정형 항정신병제에 그대로 적용된다고는 볼 수 없는 것이다.

다음으로 가장 많이 사용하는 분류방법은 수용체 결합특성에 따른 분류로서, 작용기제를 이해하고 부작용을 예측하는 데 어느 정도 도움을 준다(표 1-2). 하지만, 이런 분류도 이상적이라 할 수는 없다. 예를 들어, 세로토닌-도파민 대항제군으로 분류된 약이라고 해서 이 두 가지 수용체에만 작용하는 게 아닌 것처럼, 대부분 약제는 어느 한 군에 넣기에는 너무나 애매하다. 또한, 같은 군에 속한 약물이라도 그들 간에는 약리학적 · 임상적 특성이 상이할 수 있다. 예를 들어, 클로자핀과 올란자핀은 거의 비슷한 수용체 결합특성을 지니지만, EPS와 무과립구증을 유발하는 정도에 있어서는 상당한 차이가 있다(Gerlach와 Peakcock, 1995; Jibson과 Tandon, 1998).

3. 비정형 항정신병제의 전임상 특성 비교

정신분열병의 임상상 및 항정신병제의 치료 효과를 완벽하게 설명할 수 있는 전임상적(preclinical) 실험기법이나 동물모형은 아직까지 없다. 다만, 표 1-3에 제시한 몇 가지 지표들이 항정신병제의 치료 효과와 이상반응을 추정하는 전임상 연구에 널리 사용되고 있다(표 1-4).

1) 항정신병제에 의한 강경증과 암페타민에 의한 과잉활동

실험동물의 상체를 세워 막대기에 기대게 하면, 불편함을 느낀 실험동물은 이런 자세에서 벗어나기 위해 움직이게 된다. 항정신병제에 의해 파킨슨증이 유발되면 이 자세에서 벗어나는 데 상당한 시간이 걸리게 되는데, 이러한 상태를 강경증(catalepsy)이라 한다. 기저핵의 D_1 혹은 D_2 수용체가 차단되면 강경증이 유발되는데, 이는 인간에서의 EPS와 상응하는 것으로 간주된다. 한편, 암페타민에 의해 유발되는 과잉활동은 주로 측중격핵(nucleus accumbens) 내의 도파민 방출에 의한 것으로 추정되는데, 이는 정신증상의 모형으로 많이 이용된다.

비정형 항정신병제는 암페타민 유발 과잉활동을 억제하는 용량과 강경증을 일으키는 용량 사이의 간격이 매우 크다. 이에 비해 haloperidol은 이 간격이 매우 작으며, 과잉활동을 억제하는 통상적인 용량에서 강경증이 나타난다(그림 1-1). 이러한 두 용량의 간격차는 전통적으로 정형과 비정형 항정신병제를 나누는 기준이 되어 왔다. 하지만, 이러한 용량 격차(표 1-5)만으로 비정형성과 정형성을 설명할 수는 없다. 예를 들어, chlorpromazine과 thioridazine은 정형 약물이지만 이러한 동물모형에서는 비정형 특성을 지니는데, 이들 약물이 강력한 항콜린 작용 때문에 강경증을 덜 일으키기 때문이다. 또한, buspirone은 이러한 동물모형에서는 비정형성을 나타내지만 임상으로는 항정신병 효과가 없는데, 이 역시 동물모형의 한계를 나타내는 예이다.

표 1-3 항정신병제의 치료 효과와 이상반응을 예측하기 위한 전임상 모형

모 형	참고문헌	평 가	
		항정신병 치료 효과	추체외로 증후군(지연 발생 이상운동증 포함)
선택적 탈분극 차단 A10(변연계 관련)과 A9(운동 관련) 세포군의 탈분극 차단	Chiodo & Bunney, 1983	A10 세포군의 탈분극 차단	A9 세포군의 탈분극 차단
강경증(catalepsy)	Ögren 등, 1984		강경증: EPS의 동물모형
조건회피 반응	Cook 등, 1964	감소	
놀람반응의 선행자극 억제(pre-pulse inhibition)	Serdlow 등, 1991	감소	
Fos 면역반응	Robertson 등, 1994	부위별 면역반응의 차이	
암페타민의 사회적 고립 유발	Ellenbroek 등, 1991	감소: 양성 및 음성증상의 치료 효과	
암페타민의 상동증 및 과다활동 유발	Ernst, 1967	감소	
발움츠림 검사(paw test)	Ellenbroek 등, 1987	HRT* 연장	FRT* 연장
Methylphenidate의 과잉활동 유발		감소	
Apomorphine의 기어오름 유발		감소	

*HRT: Hindlimb Retraction Time
**FRT: Forelimb Retraction Time

표 1-4 비정형 항정신제가 전임상 모형에 미치는 효과 비교

구 분		클로자핀	리스페리돈	올란자핀	지프라시돈	서틴돌	퀘티아핀
탈분극 차단	A9	+	−	+	+	+	+
	A10	−	−	−	−	−	−
도파민 유도반응의 억제		+	+	+	+	+	+
강경증 유발		−	+(약함)	−	−	−	−
조건회피 반응 억제		+	+	+	+	+	+
추체외로 부작용		−	+(용량의존적)	−	−	−	−

+: 있음, −: 없음

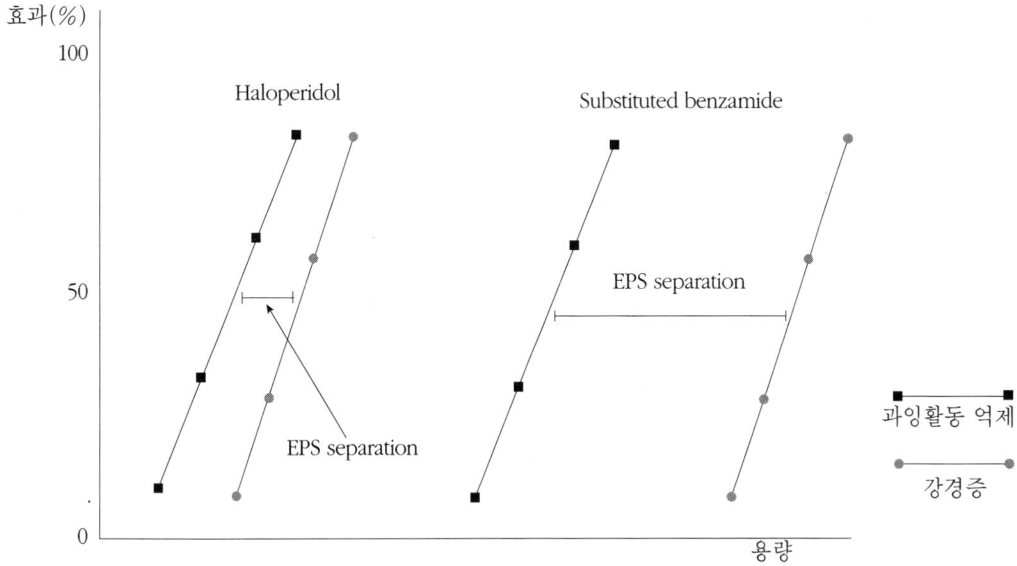

그림 1-1 약물 용량에 따른 정형 및 비정형 항정신병제의 강경증 유발 효과와 암페타민 유발 과잉활동 억제 효과(EPS separation: 과잉활동을 50% 억제하는 농도와 50% 동물에서 강경증을 유발하는 농도 간의 간격으로서, 이것이 클수록 비정형성이 큰 것으로 간주된다.)

표 1-5 항정신병제의 강경증과 과잉활동 차단 비교(Naber 등, 2002)

약 물	ED_{50}*(nmol/kg)		
	apomorphine 유발성 과잉활동의 차단	apomorphine 유발성 상동증의 차단	강경증의 유발
할로페리돌	0.24	0.15	0.34
설피라이드	45	293	146
클로자핀	12	> 120	> 120
아미설프라이드	3	115	> 100
서틴돌	4.6	> 45	> 91
퀘티아핀	> 40	> 80	> 80
지프라시돈	5.7	> 190	> 48
올란자핀	9.1	36	37
리스페리돈	3.5	11	17

*실험대상군의 50%에서 작용을 유발하는 용량

2) 발움츠림 검사

항정신병 효과와 추체외로 효과를 동시에 비교할 수 있는 전임상 동물모형으로 발움츠림 검사(paw test)가 있다. 쥐의 네 발을 편평한 판 위의 네 구멍에 각각 넣어 놓으면, 불편한 자세에서 벗어나기 위해 구멍으로부터 발을 빼려고 하는데, 이 때 앞다리를 움츠리는 시간(Forelimb Retraction Time, FRT)이 연장되는 것은 EPS와 관계가 있고, 뒷다리를 움츠리는 시간(Hindlimb Retraction Time, HRT)이 연장되는 것은 항정신병 작용과 관계가 있다(Ellenbroek, 1987). 이는 EPS와 관계 있는 신선조체(neostriatum)와 항정신병 작용과 관계 있는 측중격핵이 앞다리 및 뒷다리 경직에 각기 다른 영향을 미친다는 가설에 근거를 두고 있다. 정형 항정신병제인 haloperidol은 FRT와 HRT를 모두 지연시키는 데 비해, 항콜린제와 haloperidol을 동시에 투여하면 HRT는 haloperidol을 단독으로 투여했을 때와 동일한 정도로 지연되나, FRT는 지연의 정도가 훨씬 감소된다. 클로자핀, thioridazine 등의 D_2 및 D_1 대항제들은 고용량을 사용하여도 FRT에는 거의 영향을 주지 않고, HRT만을 지연시킨다. 그러나 항정신병 약물 효과가 없는 D_1 대항제들도 비정형 항정신병제와 동일한 결과를 보인다는 점에서 이 역시 제한점을 가진다(Karlsson 등, 1995).

3) 조건회피 반응

조건회피 반응(conditioned avoidance response)은 항정신병제의 효과를 선별하는 가장 고전적 동물모형이다. 무해한 조건화 자극(conditioned stimulus)과 유해한 무조건 자극(unconditioned stimulus)을 사용하여 고전적 조건화(classical conditioning)를 일으키면, 실험동물은 조건화 자극만 주어도 막대로 기어오르는 회피반응을 보인다. 항정신병제는 무조건적 도피반응은 억제하지 않으면서 조건회피 반응만을 선택적으로 억제하며, 조건회피 반응 억제의 정도는 항정신병제의 역가와 연관성이 있다. 참고로, benzodiazepine은 두 가지 반응을 모두 억제한다(Hayashi 등, 1981).

일반적으로 정형 항정신병제인 chlorpromazine, haloperidol, pimozide는 강경증을 유발하는 용량과 조건회피 반응을 억제하는 용량 사이에 차이가 적은 데 비해, 클로자핀, 올란자핀, 서틴돌과 같은 비정형 항정신병제들은 이 차이가 매우 크다(Arnt, 1982; Moore 등, 1992; Nielsen 등, 1996). 리스페리돈의 경우는, 클로자핀이나 올란자핀과 같이 차이가 크게 난다는 연구(Moore 등, 1992)도 있지만, haloperidol과 같이 차이가 별로 없다(Nielsen 등, 1996)는 반론도 있다.

4) 놀람반응의 선행자극 억제

정신분열병 환자에서 흔히 보이는 감각운동 관문제어(sensorimotor gating)의 장애는 질병 취

표 1-6 선행자극 억제 장애의 동물모형과 이에 대한 항정신병제의 효과(Geyer 등, 2001)

구 분	선행자극 억제 장애를 유발하는 약물				항정신병 효과
	도파민 효현제	5-HT_2 효현제	NMDA 대항제	고립 성장	
정형 항정신병제	회복	?	약간 회복	회복	있음
비정형 항정신병제	회복	약간 회복	회복	회복	있음
선택적 D_2 대항제	회복	회복 안 됨	회복 안 됨	회복	있음

약성을 나타나는 변인으로서, 이를 얼마나 호전시키느냐는 항정신병제를 평가하는 중요한 기준이 될 수 있다. 감각운동 관문제어를 측정하는 모형으로는 놀람반응에 대한 선행자극 억제(Prepulse Inhibition, PPI)가 흔히 이용된다. 놀람반응을 유발하는 데는 강도 높은 청각 자극을 이용하며, 이에 대한 눈깜박임을 근전도로 측정함으로써 반응을 정량화한다. 정상인에서는 강한 자극을 주기 전에 약한 선행자극(prepulse)을 미리 주면 놀람반응의 강도가 뚜렷이 감소하는데, 정신분열병 환자에서는 그러한 감소가 뚜렷하지 않다(Serdlow 등, 1991).

실험동물에서는 이러한 PPI 장애를 약물 또는 비약물적 방법으로 인공적으로 유발한 후, 항정신병제가 이를 얼마나 회복시키는지 그 효과를 평가한다. 설치류에서는 전전두엽 피질(prefrontal cortex)에서 도파민 뉴런을 제거하거나, 암페타민과 같은 도파민 효현제, 세로토닌 효현제 또는 NMDA 대항제 등을 주입해서, 혹은 태어났을 때부터 고립된 환경에서 키움으로써 PPI 모형을 만든다. 정형 항정신병제들은 도파민 효현제나 전전두엽 도파민 뉴런 제거에 의해 만들어진 장애는 회복시키지만, NMDA 대항제나 세로토닌 효현제에 의해 유발된 장애는 회복시키지 못한다. 이에 비해, 비정형 항정신병제는 유발 과정과는 관계 없이 모든 PPI 장애를 회복시킨다(표 1-6). 특히, NMDA 수용체 대항제인 MK-801은 양성증상뿐만 아니라 음성증상도 유발하기 때문에, MK-801에 의해 유빌된 PPI 장애를 회복시키는 비정형 항정신병제의 효과는, 특히 정신분열병의 음성증상 호전과 관련하여 의미가 있어 보인다(Baskshi 등, 1994; 1995). 하지만 환자를 대상으로 한 임상연구는 아직 결과가 만족스럽지 못하다. Weike 등(2000)은 PPI에 문제가 있는 정신분열병 환자라도 치료를 받으면 정상 대조군과 차이가 없게 된다고 주장한 반면, 다른 연구자들(Braff 등, 1992; Grillon 등, 1992)은 항정신병제를 사용하여 만족스러운 치료를 행한 후에도 여전히 환자군과 정상 대조군 간에는 뚜렷한 차이가 있다고 반박한다. 이러한 이견은 정형 · 비정형 약물을 비교할 때 더욱 심하다. 일부(Cadenhead 등, 2000; Weike 등 2000)에서는 정형이나 비정형 약물 모두 PPI 장애를 유사한 정도로 호전시킨다고 주장하는 데 비해, Kumari 등(1999)은 정형 항정신병제와 비교했을 때 클로자핀 투여군이 더 우수한 호전을 보였다고 반박하였다.

5) 탈분극 불활성화

항정신병제를 투여하면, 단기적으로는 실험동물의 뇌에서 도파민 뉴런의 점화속도가 증가하면서 도파민의 분비와 교체율이 증가한다. 신경생리학적 연구에 의하면, 흑질(substantia nigra; A9)과 복측 피개(ventral tegmentum; A10)의 도파민 뉴런의 점화속도 증가는 항정신병 작용이 있는 약물에 의해서만 일어난다. 하지만, 항정신병제의 효과는 투약 후 수주 이상 시난 후에야 나타난다는 사실은, 약물의 초기 투여 효과를 갖고는 항정신병 효과를 설명하기 어려울 것임을 시사한다. 이에 따라 D_2 수용체에 대한 급성기 작용보다는, 좀더 시간이 걸리는 이차적인 과정이 항정신병 효과 발현에 관여할 것이라는 가설이 제기되었다(Ashton, 1987; Westerink, 2002).

항정신병제를 장기간 투여하면 초기 투여시와는 달리 A9과 A10의 도파민 뉴런이 전기생리적으로 완전한 무반응 상태를 보이게 되는데, 이를 탈분극 차단(depolarization block)이라고 한다. 탈분극 차단은 GABA(Gamma Aminobutyric Acid)와 같은 과분극 유도물질에 의하여 원상으로 회복시킬 수 있는 가역적 현상이다. 이러한 탈분극 차단은 항정신병제를 투여한 지 1주일 후부터 생기기 시작하여 8주 후에도 계속 유지되므로, 시기상으로는 항정신병제의 치료 효과와 일치한다. 요약하면, 항정신병제를 투여한 초기에는 시냅스 후 수용체 차단에 의한 되먹임과 시냅스 전 자가수용체 차단으로 인해 도파민 분비가 증가된다. 하지만, 2~3주 이상 장기 투여한 후에는 점차 탈분극 차단이 초래되면서 도파민계 뉴런은 비활성 상태가 되고, 도파민 분비는 감소한

표 1-7 도파민 뉴런의 탈분극과 임상 효과 간의 상관관계(Anthony 등, 1997)

약 물		탈분극 차단 부위		임상 효과	
		배쪽 피개부	흑질 치밀부	항정신병 작용	추체외로 부작용
항정신병제	Chlorpromazine	강	강	강	강
	Haloperidol	강	강	강	강
	Nemonapride	강	강	강	강
	Sulpiride	강	약	강	약
	Thioridazine	강	약	강	약
	Molidone	강	약	강	강
	Remoxipride	강	약	강	약
	Ritanserine	강	약	강	약
	Clozapine	강	약	강	약
	Quetiapine	강	약	강	약
	Sertindole	강	약	강	약
기타	Metoclopramide	약	강	약	강
	Zacopride	약	약	약	약

다. 이 단계가 바로 임상 효과와 부작용을 동시에 유발하는 도파민 수용체 차단 단계이다(Ashton, 1987; Bunney 등, 1987).

흥미롭게도 정형과 비정형 항정신병제는 이러한 탈분극이 일어나는 부위에 차이가 있다. 거의 모든 항정신병제가 중뇌피질(mesocortical) 및 중뇌변연계(mesolimbic)에 의치한 A10 뉴런의 탈분극을 가져오나, 유독 정형 항정신병제만 흑질 선조체에 위치한 A9 뉴런의 탈분극을 함께 유발한다(표 1-7). A9 뉴런의 탈분극은 EPS를 일으킬 뿐 치료 효과와는 별 상관이 없다. 항정신병 효과는 없으면서 EPS만 일으키는 metoclopramide가 A9 뉴런만을 탈분극시킨다는 사실은 이를 뒷받침한다.

6) 유전자 발현

항정신병제의 치료 기전을 이해하고자 할 때 빠지지 않고 등장하는 것이 바로 조기발현 유전자(immediate early gene)이다. 조기발현 유전자는 정신작용제, 전기경련 및 기타 중추신경계 자극에 의해서 발현되며, 세포 외부로부터의 자극을 세포 내 유전자 발현으로 이어주는 신호전달 매개체 역할을 한다. 정형 항정신병제와 비정형 항정신병제는 이러한 조기발현 유전자의 발현 양상에 있어 미묘한 차이가 있으며, 이를 통하여 정형 · 비정형 약물의 공통점 및 차이점을 설명하려는 시도가 있어 왔다.

정형 항정신병제인 haloperidol과 선택적 D_2 차단제인 raclopride는 선조체와 측중격핵에서 c-Fos 등 조기발현 유전자 발현을 증가시키지만, 외측 중격핵(lateral septal nuclei)과 내측 전두엽 피질(medial frontal cortex)에서는 발현을 증가하지 않는다. 반면, 클로자핀은 측중격핵, 외측 중격핵 및 내측 전두엽 피질 모두에서 c-Fos를 증가시키지만, 선조체에서는 증가시키지 않는다(표 1-8). 클로자핀 이외의 비정형 항정신병제(리스페리돈, 서틴돌, 올란자핀)도 선조체보다는 전전두엽 피질에서 조기발현 유전자를 발현시킨다(Bymaster, 1999; Fink-Jensen, 2000). 요컨대, 정형 및 비정형 항정신병제 모두에 의해서 c-Fos가 발현되는 측중격핵은 정신분열병의 양성증상

표 1-8 정형 항정신병제와 비정형 항정신병제의 c-Fos 발현 비교

구 분	할로페리돌	클로자핀	추정 작용
측중격핵(Nucleus accumbens)	-	++	양성증상 완화
외측 중격핵(Lateral septum)	++	++	?
편도(Amygdala)	++	++	?
전전두엽 피질(Prefrontal cortex)	-	++	음성증상 완화
외측 선조체(Lateral striatum)	++	-/+	EPS 유발
내측 선조체(Medial striatum)	++	++	?

호전과 연관이 있는 것으로 보여지며, 비정형 항정신병제에 의해서만 c-Fos가 발현되는 전전두엽 피질은 음성증상의 호전과 연관이 있을 것으로 추정된다. 반면, 선조체는 EPS와 관련이 있다고 추정된다(Ananth 등, 2001; Konradi와 Heckers, 2001).

이렇게 약물에 따른 c-Fos 발현의 차이가 수용체 차단 특성의 차이에 의해 야기된다고 생각하는 게 가장 단순한 설명이겠으나, 실제로는 이보다 훨씬 복잡한 것 같다. Deutch 등(1995)은 클로자핀이 작용한다고 알려진 수용체들에 각기 작용하는 약물들을 동시에 투여해 보았지만, 클로자핀과 같은 부위에서 c-Fos의 발현을 일으키지는 못하였다. 다시 말하여, 수용체의 해부학적 분포만으로는 특정 부위에서의 조기발현 유전자 발현을 설명할 수 없었다(Merchant 등, 1993; MacGibbon 등, 1994). 한편, 궁극적으로 이러한 조기발현 유전자 발현을 통해 치료 효과 및 부작용의 기제를 이해하기 위해서는, 각 조기발현 유전자에 해당되는 최종 표적 유전자를 밝혀 그 생리적 기능을 규명해야 하는데, 아직까지는 명쾌한 대답을 얻지 못하고 있다(Bauer 등, 2000).

4. 비정형 항정신병제의 기제에 관한 가설

1) 수용체 친화도와 비율

앞서 언급하였듯이, 비정형 항정신병제는 임상적인 특징뿐 아니라 약리적 특성에서도 정형 항정신병제와 근본적 차이가 있다. 무엇보다도 신경전달물질 수용체에 대한 결합 패턴의 차이는 비정형 약물의 특징을 설명해 주는 출발점이 된다(표 1-9).

클로자핀은 다양한 수용체에 대하여 친화력을 지니고 있는바, 도파민 D_4, 세로토닌 5-HT_{1c}, 5-HT_{2A}, 노르에피네프린 α_1, 히스타민 H_1 및 아세틸콜린 M_1 수용체에 강력히 결합한다. 하지만, D_4 수용체를 제외한 D_1, D_2, D_3, D_5 수용체와 5-HT_{1A}, 5-HT_3, α_2, M_2 수용체에는 친화력이 낮다고 알려져 있다. 특히, D_2 수용체에 대한 친화력이 낮기 때문에 D_1/D_2와 5-HT_{2A}/D_2의 비가 상대적으로 높다.

리스페리돈은 시험관 연구에서 5-HT_{2A}, 5-HT_7, D_2 및 α_1 수용체에 대한 친화력이 강한 반면에, H_1, M_1 수용체에 대한 친화력은 낮다. 따라서, 리스페리돈의 비정형성은 높은 5-HT_{2A}/D_2 결합비율 때문일 것으로 추측된다. PET 연구에 의하면, 정형 항정신병제의 선조체 D_2 수용체 점유율은 70~90%인 데 비해, 리스페리돈 1mg 단일 투여시 선조체 D_2 수용체 점유율은 약 50%이고, 5-HT_2 수용체 점유율은 약 60%로서 5-HT_2 수용체 쪽이 좀더 높다(Nyberg 등, 1993). 양성증상의 조절은 상대적으로 낮은 D_2 수용체 차단만으로도 얻어질 수 있기 때문에, 리스페리돈의 높은 세로토닌 결합비율은 양성증상에도 비교적 충분한 효과를 보이면서, 동시에 음성증상에도 좋은 효과를 보이는 원인일 것으로 추정된다. Farde 등(1992)은 D_2 수용체가 75% 이상 차단되어야 비로소 EPS가 나타나기 시작한다고 보았다. 따라서, 리스페리돈에 의한 EPS가 상대적으로 적은 것은 이러한 낮은 D_2 차단율에 기인한다.

올란자핀은 클로자핀과 유사한 D_1/D_2 비를 보인다. D_2 수용체 친화력이 클로자핀보다는 높지만, haloperidol보다는 확실히 낮다. 올란자핀은 특히 저용량에서의 D_2 수용체 점유율이 매우 낮기 때문에, D_2에 대한 작용만으로는 올란자핀의 항정신병 효과를 설명하기 어렵다(de Haan 등, 2003). 그보다는 클로자핀과 마찬가지로 5-HT_{2A}, 5-HT_{2B}, 5-HT_{2C}, 5-HT_6, H_1, M_4 등 여러 수용체에 강하게 결합한다는 특성이 비정형성과 관련된다고 추정된다(Naber 등, 2002).

쿼티아핀은 리스페리돈과 유사한 수용체 결합력을 보인다. 즉, 5-HT_{2A}, 5-HT_7, D_2, α_2 수용체에 대하여 높은 친화력을 보이는 반면, D_1, D_3, 5-HT_1, α_1, 히스타민에 대해서는 친화력이 낮고, D_4, M_1에는 친화력이 없다. 5-HT_{2A}/D_2 비율은 물론 D_1/D_2의 비율도 높다는 점이 이 약물의 비정형성을 설명해 준다.

아미설프라이드는 선택적인 D_2, D_3 수용체 대항제이다. 약리학적 성상으로는 다른 benzamides와 유사한데, 특징적으로 세로토닌, 히스타민, 노르아드레날린, 아세틸콜린, GABA 수용체에 대해 결합력을 보이지 않는다. 이 약물은 저용량에서는 시냅스 전 도파민 자가수용체에 작용하여 도파민의 분비와 활성을 유발하지만, 고용량에서는 시냅스 전 및 후 수용체를 모두 차단한다.

지프라시돈은 5-HT_{2A}, 5-HT_{2C}, 5-HT_{1D} 및 D_2 수용체에 강한 친화력을 보인다. 또한, 5-HT_{2A}/D_2 비가 0.12 정도로서 비정형성 항정신병제 중에서는 가장 낮은 군에 속한다. 약리학적으로 이 약물은 세로토닌과 노르아드레날린의 재흡수를 억제한다. 이 밖에 α_2, H_1 수용체에 낮은 친화력을 가지며, GABA나 β-adrenergic 수용체에는 작용하지 않는다.

표 1-9 비정형 항정신병제의 수용체 친화도(Ki*: nmol/L)(Naber 등, 2002에서 수정)

구 분	D_1	D_2	D_3	D_4	5-HT_{2A}	5-HT_{2C}	α_1	H_1	M_1	5-HT_{2A}/D_2
클로자핀	53	46	160	22	4	5	3.7	17	0.98	0.11
조테핀	32.7	4.5	3.1	8.9	0.83	0.3	4.4	7.4	76	0.18
리스페리돈	21	0.44	14	16	0.39	6.4	0.69	88	>2000	0.88
올란자핀	119	20	16	26	2.5	29	19	7	1.9	0.12
아미설프라이드	>1000	2.8	3.2	>1000	>2000	>2000	>2000	>2000	>2000	>1000
Remoxipride	>10000	54	969	3690	>10000	>10000	>10000	>10000	>3000	>100
쿼티아핀	390	69	340	1600	20	440	130	730	1700	1.18
지프라시돈	525	5	7	32	0.4	1	11	50	>1000	0.12
haloperidol	15	0.82	9.6	2.5	28	1500	7.3	>730	570	34.1

*Ki값: 실험조건에서 결합 포화된 각 수용체 특이적 방사성 배위체의 조직결합을 2분의 1 치환하는 농도를 의미하며, 따라서 이 값이 낮을수록 친화도는 높다.

조테핀은 D_1, D_4에 비하여 D_2, D_3에 대한 친화력이 상대적으로 더 크다고 알려져 있다. 세로토닌 5-HT_{2A}, 5-HT_{2C}, 5-HT_6, 5-HT_7 수용체와 H_1, α_1 수용체 등에도 높은 친화력을 보이는데, M_1 수용체에 대한 친화력은 클로자핀보다 훨씬 낮다.

2) 세로토닌-도파민 대항제와 다수용체 작용제의 비교

비정형 항정신병제는 작용 기제에 따라 두 군으로 크게 구분할 수 있다. 하나는, 도파민-세로토닌 수용체 결합력이 상대적으로 강한 세로토닌-도파민 대항제(Serotonin Dopamine Antagonists, SDA)로서, 리스페리돈, 지프라시돈, 서틴돌이 여기에 속한다. 다른 하나는, 클로자핀, 올란자핀, 퀘티아핀과 같이 여러 가지 신경전달물질 수용체에 동시에 작용하는 다수용체 대항제(Multi-Acting-Receptor-Targeted Antipsychotics, MARTA)이다(Gerlach와 Peacock, 1995b).

정형 항정신병제의 작용 기제를 설명할 때 핵심이 되었던 것은 D_2 수용체 차단이었다. 그러나 정형 항정신병제 시대에도 기존 항정신병제에 효과가 없을 때는 항우울제나 기분조절제를 병용하는 것이 보통이었는데, 이는 결국 D_2 수용체 차단은 기본적으로 확보해 놓은 다음, 다른 수용체에 대한 작용을 부가하여 좀더 나은 치료 효과를 기대하고자 하는 것이었다. 그 중 가장 많이 거론되어 왔던 것이 5-HT_2 차단이었고, 세로토닌-도파민 대항제는 바로 이런 이론에 근거하고 있다. 대표적 세로토닌-도파민 대항제인 리스페리돈은, 앞서 언급하였듯이 정형 항정신병제에 비하여 EPS가 훨씬 적은데, 이는 세로토닌 대항작용이 기저핵에서 도파민 분비를 증가킴으로써, 전체적인 도파민 차단을 오히려 역전시키기 때문인 것으로 보인다.

다수용체 대항제의 대표적인 약물은 클로자핀이다. 클로자핀은 D_1, D_2, D_3, D_4, α_1, α_2, 5-HT_2, 5-HT_{1A}, H_1, 니코틴 및 무스카린성 콜린 수용체 모두에 작용한다. 이 때문에 아직까지 클로자핀의 치료 기제와 특정 수용체의 차단 효과를 직접적으로 연결시키지는 못하였으나, 반대

표 1-10 비정형 항정신병제의 작용 기제

구 분	D_1 & D_2 수용체 차단	D_2 수용체 차단 + D_3 & D_4 수용체 차단	D_2 & 5-HT_2 수용체 차단	D_2 & M 수용체 차단	중뇌-변연계 D_2 수용체의 선택적 결합
클로자핀	+	+(D_4)	+	+	+
조테핀	+	+	+	-	-
리스페리돈	-	-	+	-	-
올란자핀	+	-	+	+	+
퀘티아핀	+	-	+	-	+
아미설프라이드	-	+(D_3)	-	-	+
지프라시돈	-	-	+	-	+

로 다양한 수용체의 동시적 차단이 치료 효과를 나타내는 데 중요할 것이라는 가설을 세울 수 있었다. 즉, D_2, 5-HT_2, α_1, α_2의 차단과 5-HT_{1A}, D_1에의 부분적 효현작용이 모두 증상의 호전, 도파민 시스템의 안정화, 인지기능 및 음성증상의 호전 등에 기여한다는 것이다(Svensson, 2003).

이러한 가설은 올란자핀의 개발로 이어졌다. 올란자핀은 비정형 항정신병제 중 수용체 차단 특성에 있어 클로자핀에 가장 근접해 있다. 쿼티아핀도 비슷하게 광범위한 수용체 차단 효과를 지니고 있지만, 도파민과 세로토닌 수용체에 대한 차단작용이 비교적 약하고, 대신에 α_1과 H_1 수용체에는 좀더 강한 차단작용을 지닌다(Arnt와 Skarsfeldt, 1998).

비정형 항정신병제들의 수용체 차단 특성은 약물마다 독특한 특성이 있기 때문에(표 1-10), 이들을 세로토닌-도파민 대항제나 다수용체 대항제 어느 한 군에 억지로 밀어넣는다는 것은 사실 억지스럽다. 특히, 아미설프라이드나 아리피프라졸은 두 가지 분류 어느 쪽으로도 설명하기 어렵다. 따라서, 이런 양분법적 분류는 이해하기 쉽게 하기 위한 일종의 편법이라는 것을 이해해야 한다.

3) 항정신병제 치료 효과에 대한 새로운 가설

비정형 항정신병제의 도입으로 말미암아 항정신병제의 치료 효과에 대해 기존의 도파민 가설에서 벗어나는 새로운 가설들이 등장하게 되었다. 이 가설들을 크게 두 가지로 요약하면, 하나는 D_2 수용체가 아닌 다른 수용체의 대항작용으로 인하여 치료 효과를 얻을 수 있다는 것이고, 다른 하나는 D_2 수용체의 차단이나 자극을 통해 도파민 활성을 정교하게 조절함으로써 치료 효과를 얻을 수 있다는 것이다. 전자의 가설에 입각하여 5-HT_2(Meltzer, 1989a), 5-HT_{1A}(Meltzer, 1999c), D_1(Miller 등, 1990), D_3(Schwartz 등, 2000), D_4(Seeman 등, 1997) 등의 중요성이 새삼 부각되었다. 후자의 가설에는 뇌의 여러 D_2 수용체 중에서 선택적으로 특정 위치의 수용체만을 차단함으로써 효과를 나타낸다는 주장과, 신속한 D_2 수용체 해리 이론이 속한다(Seeman 등, 1997).

EPS와 고프로락틴 혈증을 유발하지 않는 비정형 항정신병제의 특성은 전통적인 D_2 가설로는 설명할 수 없다. 그러한 차이를 설명하기 위하여 Seeman(2002)은 31개 항정신병제를 대상으로 도파민 수용체에 대한 결합력과 해리(dissociation) 속도를 조사한 뒤 신속한 도파민 해리 가설을 내놓았다. 그에 의하면, 정형 항정신병제는 D_2 수용체에 강하게 결합하며 해리는 천천히 일어나는 데 비해, 비정형 항정신병제는 결합력이 약하고 해리는 빠르다고 한다. 즉, 도파민 D_2 수용체에 결합한 haloperidol, chlorpromazine이 다시 수용체로부터 분리되는 데는 약 30분 이상이 소요되는 데 비해, 쿼티아핀, 아미설프라이드 등의 비정형 항정신병제는 60초 이내에 해리가 일어나며, 이는 인체 양전자방출 단층촬영술(Positron Emission Tomography, PET) 연구에서도 검증

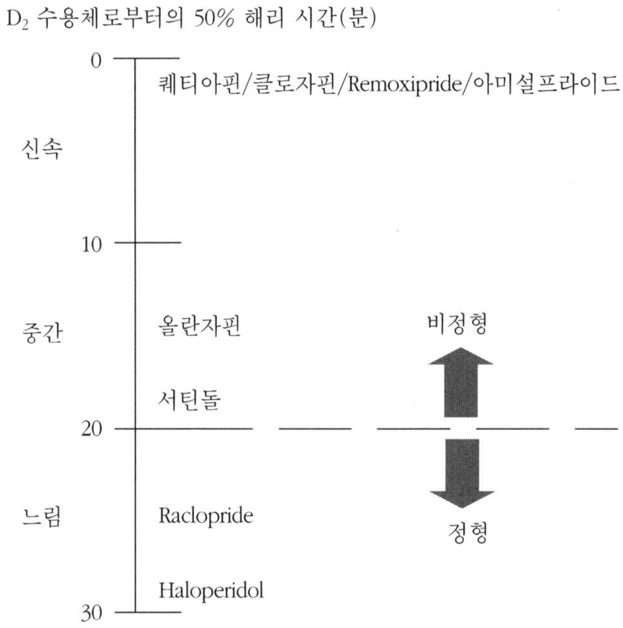

그림 1-2 D_2 수용체 해리 속도와 항정신병제의 비정형성(Seeman, 2002 수정)

되었다. 요컨대, 비정형 항정신병제는 D_2 수용체에 결합한다 해도 그 결합이 일시적이기 때문에 고프로락틴 혈증, 인지장애, EPS 등의 부작용이 적다는 것이다. 세로토닌 수용체 대항작용이 비정형성을 결정할 수 없음을 Seeman(2002)은 몇 가지 이유를 들어서 설명하였다. 즉, 소량의 비정형 항정신병제를 써도 5-HT_{2A} 수용체가 충분히 차단되지만, 그 농도에서는 항정신병 작용이 기대보다 훨씬 낮다. 또한, 뇌영상 연구에서 비정형성은 세로토닌 수용체 결합력보다는 D_2 수용체 결합력과 연관되는바, D_2 결합력이 상당히 크다면 제아무리 세로토닌 결합력이 커도 비정형성을 잃게 된다. 많은 학자들은 클로자핀의 선조체 D_2 수용체 점유율(약 20~60%)이 EPS를 일으키는 역치(약 75~85%)보다 낮기 때문에 EPS가 적다고 설명해 왔다. 그러나 최근 원숭이를 대상으로 한 연구에 의하면, 클로자핀도 선조체 D_2 수용체 점유율이 80% 이상까지 올라가며(Suhara 등, 2002), 단지 신속하게 수용체로부터 해리되기 때문에 점유율이 낮게 관찰되는 것이라고 한다. 결과적으로, 신속한 도파민 해리 가설을 주장하는 이들은 비정형성을 가장 잘 예측하는 지표는 세로토닌이나 D_4, 또는 다른 수용체와의 높은 결합력이 아니라, D_2 수용체로부터의 신속한 해리라고 주장하고 있다(Kapur와 Seeman, 2001).

표 1-10과 표 1-11에서는 현재까지 제시된 각종 가설과, 이것으로 설명할 수 있는 비정형 항정신병제들을 정리해 보았다. 가장 많이 이야기되는 5-HT_2 수용체와 D_2 수용체에 대한 동시 작용은 대부분의 비정형 항정신병제의 비정형성을 설명할 수 있지만, 아미설프라이드와 아리피프

표 1-11 비정형 항정신병제 작용 기제의 가설별 분류

가 설		분 류
5-HT_2 & D_2 동시 대항작용 가설		클로자핀, 올란자핀, 퀘티아핀, 리스페리돈, 서틴돌, 지프라시돈
다수용체 작용 가설	D_2-5HT_2-α_1 대항제	리스페리돈, 서틴돌, 지프라시돈
	다수용체 대항제 D_2-5HT_2-α_1+기타(콜린성, 히스타민성)	클로자핀, 올란자핀, 퀘티아핀
도파민 가설	D_1 & D_2 대항제	클로자핀, 조테핀, 올란자핀, 퀘티아핀
	D_3 & D_4 대항+D_2 대항제	클로자핀, 조테핀, 아미설프라이드
	중뇌 변연계 D_2 수용체 선택적 결합	클로자핀, 올란자핀, 퀘티아핀, 아미설프라이드, 지프라시돈
복합 5-HT_2/D_2 역치 가설	높은 5-HT_2/높은 D_2	올란자핀, 리스페리돈, 서틴돌(?), 지프라시돈(?)
	높은 5-HT_2/낮은 D_2	클로자핀
	낮은 5-HT_2/낮은 D_2	퀘티아핀

라졸은 설명하지 못한다. 한편, 클로자핀은 거의 모든 가설을 만족시키고 있다.

(1) 선택적 D_2 수용체 대항제

D_2 수용체에 대해 결합력 자체는 비교적 낮지만, 선택적으로 뇌의 특정 부위에만 결합하는 benzamide 계열의 sulpiride는 예전부터 클로자핀에 비견되는 비정형성을 띠는 것으로 알려져 왔다. Sulpiride도 클로자핀과 마찬가지로 apomorphine에 유발된 과잉운동을 억제하는 용량보다 훨씬 많은 용량을 투여해야만 강경증을 일으키기 때문이다. 현재 비정형 항정신병제로 분류되고 있는 benzamide 계열의 약물로는 아미설프라이드가 있다. 이 약물은 특히 중뇌-변연계에서 D_2와 D_3 수용체를 선택적으로 차단하며, D_1, D_4, D_5, 5-HT_2, 무스카린, H_1, α_1, α_2 수용체에는 작용하지 않는다(Sokoloff 등, 1990). 아미설프라이드는 신경절의 시냅스 후 D_2/D_3 수용체를 차단하여 도파민의 신경전달을 막음으로써 양성증상의 치료 효과를 나타내는 것으로 생각되는데, 흥미롭게도 저용량에서는 시냅스 전 자가수용체를 차단하여 도파민 전달을 오히려 증가시킨다. 이 작용 때문에 음성증상에도 효과가 있을 것으로 기대되고 있다(Perrault 등, 1997).

(2) 부분적 D_2 효현제

부분적 D_2 효현제(partial D_2 agonist)는 내인성 도파민 활성의 기저 수준에 따라 효현제 또는

대항제로 작용할 수 있는 이중적인 성질을 지닌다. 즉, 내인성 도파민 활성이 높은 곳에선 도파민 신호전달을 차단하며, 반대로 내인성 도파민 활성이 낮은 곳에서는 효현제로 작용하여 도파민 활성을 높인다. 부분적 D_2 효현제 중의 하나인 SDZ HDC 912는 강경증을 일으키는 용량과 apomorphine으로 유발된 과잉활동을 억제하는 용량이 뚜렷이 구분된다. 즉, SDZ HDC 912가 apomorphine로 유발된 강박적 갉기(compulsive gnawing)를 억제하는 데는 0.02mg/kg으로 충분하지만, 강경증을 유발하기 위해선 2.0mg/kg이 필요하며, 이는 약 100배의 용량비에 해당한다. 비교를 위하여 haloperidol의 예를 든다면, 각각 0.2mg/kg와 0.5mg/kg가 필요하며, 용량비는 2.5에 불과하다. 따라서, 이 모형이 성립한다면 부분적 D_2 효현제는 뚜렷한 비정형성을 갖게 될 것이라 예상할 수 있다. 좀더 나아가, 양성증상과 관계 있는 도파민 과활성 부위에서는 차단 효과를 나타내고, 음성증상과 관련 있는 도파민 저활성 부위에서는 효현 효과를 보이며, 더군다나 EPS도 거의 일으키지 않는다는 이상적인 성질을 띠게 될 것이다(Gerlach, 1991). 이러한 성질을 목표로 하여 개발된 약이 바로 아리피프라졸이다. 이 약물은 비록 5-HT_{1A}와 5-HT_2 수용체에 친화력을 지니기는 하지만, D_2 수용체 결합력에 비해 형편없이 낮기 때문에, 세로토닌-도파민 대항제라고는 볼 수 없다. 한편, 일반적인 D_2 대항제의 경우, 선조체 D_2 수용체 점유율이 80%를 넘으면 EPS가 나타나기 시작한다고 하는데(Kapur 등, 2000), 아리피프라졸은 95% 이상의 점유율을 보이지만 EPS는 거의 없다(Grunder 등, 2003). 이 또한 부분적 D_2 효현제를 기존 약물과 구별하는 점이다.

(3) 여러 가지 도파민 수용체에 대한 대항작용

도파민 수용체는 그 기능의 유사성에 따라 크게 D_1-유사군(D_1, D_5)과 D_2-유사군(D_2, D_3, D_4)으로 나누며, D_2 수용체가 항정신병제의 작용 기제와 관련이 깊다고 할 때 자연히 D_3와 D_4 수용체에 대해서도 관심이 쏠릴 수밖에 없다. 더군다나 D_3 수용체는 변연계에 선택적으로 분포하고 있으므로, 치료 효과와 EPS를 분리하려는 학자들의 주목을 받기에 충분하다(Seeman 등, 1997; Arnt와 Skarsfeldt, 1998). 실제로 항정신병제들은 D_2뿐만 아니라 D_3 수용체에도 어느 정도 친화력을 지니고 있다. Sulpiride, 아미설프라이드, raclopride, remoxipride와 같은 benzamide들은 D_3 수용체에 강한 친화력을 지니고 있으며(Sokoloff 등, 1990), 자율신경계, 심혈관계 부작용 및 EPS가 적다는 특성을 공유한다. 흥미롭게도, 동물실험에서 D_2와 D_3를 동시에 차단하면, 강경증 유발 용량과 apomorphine 유발성 과잉활동의 억제 용량 간에 차이가 커지게 된다. 이는 5-HT_2 수용체 결합과는 아무런 관련이 없다. 일례로, 아미설프라이드는 5-HT_2 수용체에 거의 결합하지 않는다(Bressan 등, 2003).

클로자핀과 nemonapride는 D_4 수용체에 대해서도 상대적으로 높은 친화성을 갖는다(van Tol 등, 1991; Seeman 등, 1997). D_4 수용체는 D_3와 마찬가지로 꼬리핵(caudate nucleus)이나 조가비

핵(putamen)보다는 전두엽이나 해마와 같은 변연계에 더 많이 분포한다. 실제로, D_2 수용체에 약한 친화력을 가지면서 D_4 수용체에 강한 친화력을 가진 항정신병제는 강경증을 유발할 가능성이 낮다(van Tol 등, 1991). 쥐에서 유전자 조작으로 D_4 유전자 발현을 억제하면(knock-out mice), 배측 선조체와 전두엽에서의 도파민 분비가 증가된다(Broderick과 Piercey, 1998). 또한, 원숭이에서 PCP(phencyclidine)에 의한 인지장애를 D_4 대항제로써 호전시킬 수 있다는 연구가 있으며(Jentsch 등, 1999), 정신분열병 환자를 대상으로 D_4 수용체 선택적 대항제인 PNU-101387G을 이용한 임상연구가 진행중이다(Stahl과 Shayegan, 2000). 그러나 D_4 수용체에 대한 친화성이 클로자핀의 비정형성을 설명한다고 단정짓기에는 아직 무리가 있다. 왜냐하면, 우선 D_4 선택적 대항제를 이용한 임상연구에서 아직 항정신병 효과를 입증하지 못하였기 때문이다(Wong과 van Tol, 2003). 또한, 클로자핀은 D_4 수용체뿐 아니라 α_1, 무스카린 수용체, 그리고 또 다른 D_2 수용체의 동종형태(isoform)인 D_{2A}에 대해서도 친화성을 갖고 있는데, 유독 D_4만이 중요하다고 할 근거가 없다. 마지막으로, 비정형성을 지닌 sulpiride는 D_4 수용체 친화성이 아주 낮은 반면, 정형 항정신병제인 haloperidol은 D_4 수용체에 상당한 친화성을 갖고 있다(Jackson과 Westlind-Danielsson, 1994).

D_1 수용체에 대해서도 연구가 진행되고는 있으나, 그 기능에 대해서는 아직 잘 모르는 상태이다. 동물실험 모형만으로 본다면, D_1 차단제 역시 항정신병제 효과를 지닐 가능성이 있다. D_1 수용체의 강력한 차단제인 SCH-23390은 강경증을 유발할 뿐만 아니라 도파민 효현제에 의해 유발된 운동(locomotion), 상동증, 몸가축(grooming behavior)을 억제하기 때문이다(Meltzer, 1991). 하지만, SCH-23390은 D_2 수용체에도 미약한 친화력을, 5-HT_2 수용체에도 중등도의 친화력을 지니고 있으므로, 과연 D_1 수용체 차단작용만으로 이런 실험 결과가 나왔는지는 미지수이다(Lieberman, 1996).

클로자핀의 경우, D_1 수용체 결합력이 D_2 수용체 결합력과 거의 맞먹으며, 결합시간은 오히려 더 길다는 것이 알려지면서 소위 관문가설(gating-hypothesis)이 등장하였다. 이에 따르면, D_1 수용체를 차단하면 동일한 치료 효과를 나타내기 위해 필요한 D_2 수용체의 차단비율이 낮아지게 되며, 따라서 EPS를 일으키지 않는 범위에서 치료 효과를 나타낼 수 있다는 것이다. 실험적으로 D_2 차단제인 sulpiride와 D_1 차단제인 SCH-23390을 역치 이하의 용량으로 같이 주면, D_2 효현제인 LY-171553에 의해 초래된 상동증과 과잉활동이 효과적으로 차단된다. 하지만, 이 이론에 문제점이 없는 것은 아니다. Flupentixol은 이 두 수용체에 모두 비슷한 차단작용을 지니고 있지만 정형 항정신병제로 분류된다는 점, 선택적 D_1 수용체 대항제인 SCH-39166이 임상연구에서 뚜렷한 성과를 내지 못했다는 점(Karlsson 등, 1995), 그리고 지프라시돈, 올란자핀, 리스페리돈, sulpiride 등 대표적 비정형 항정신병제들이 모두 D_1 차단작용이 적다는 점은 이 가설의 제한점이라 볼 수 있다. 아직까지는 D_1 차단이 항정신병 효과에 도움을 준다는 확증을 잡지는 못했으나, 클로자핀의 경우처럼 균형잡힌 D_1/D_2 수용체 차단이 약제의 효과나 안정성에 일조할 가능성은 남아 있다.

(4) 세로토닌과 도파민 수용체에 대한 대항작용

비정형 항정신병제의 특성을 설명하기 위해 가장 많이 언급되는 것은 다름 아닌 세로토닌 수용체이다. 그러나 실제로 세로토닌 수용체 차단의 효과를 딱 집어 말하기는 매우 어려운데, 이는 세로토닌 수용체의 아형이 현재까지 알려진 것만 해도 5-HT_1에서 5-HT_7에 이르는 등, 그 종류와 중추신경계 내의 분포가 다양하기 때문이다. 예를 들어, 가장 최근에 밝혀진 5-HT_6는 클로자핀과의 강한 결합력이나 선조체에의 선택적인 분포 등 특성으로 말미암아, 비정형성과 모종의 연관이 있을 것으로 기대되고 있으나, 워낙 발견된 것 자체가 얼마 되지 않아 기본적인 데이터조차 구비되지 못한 상태이다.

세로토닌 수용체 중에서 비정형성과 관련하여 가장 많이 언급되는 것은 5-HT_{2A} 수용체이다. 이 수용체는 내측 전전두엽 피질에 많이 분포하며, 비정형뿐 아니라 정형 항정신병제에도 어느 정도 친화력을 지니고 있기 때문에 예전부터 주목을 받아 왔다. 특히, 표 1-11에서 보다시피 세로토닌-도파민 대항제를 포함하여 대부분의 비정형 항정신병제가 5-HT_2와 D_2 수용체 대항작용을 동시에 지니고 있는데, 5-HT_{2A}/D_2 수용체의 Ki 비율은 모두 1 미만으로(표 1-9), D_2 수용체에 비해 5-HT_{2A} 수용체에 대한 친화력이 더 크다. 많은 연구자들은 비정형 항정신병제가 음성증상에 좋은 치료 효과를 보이고 운동 부작용이 적은 이유가 강력한 5-HT_{2A} 수용체 차단 때문이라고 생각하고 있다(Stahl, 1999). 그러나 정형 항정신병제에 ritanserin과 같은 선택적 5-HT_2 차단제를 병용투여하면, 분명 EPS는 완화되지만 음성증상에 대한 효과는 별반 기대에 못 미친다. 하지만, 여기에 다시 클로자핀을 추가하면 음성 및 양성증상이 50% 이상 감소한다. 이러한 결과는 클로자핀의 비정형성이 5-HT_2 차단에서 유래하지 않는다는 것을 보여주며, 5-HT_2 차단 가설에 한계가 있음을 시사한다(Inada와 Yagi, 1993). 정형 항정신병제 중에서도 강한 5-HT_2 대항작용을 지닌 약물이 있고, 5-HT_2 차단능력이 강한 비정형 항정신병제라도 다량 사용할 경우에는 비정형성을 상실하며, 5-HT_2 수용체 대항제 단독으로는 항정신병 효과를 기대할 수 없다는 점도 제한점으로 들 수 있다(Kapur와 Mamo, 2003).

이 가설을 조금 수정하여, 5-HT_{2A}의 절대적 차단능력보다는 5-HT_2/D_2 차단비율이 더 중요한바, 이 비율이 적절한 수준에 있을 때 비정형성을 가진다는 주장이 있다. 하지만, 이 또한 비판을 면하지 못하고 있다(Seeman 등, 2002). 선택적 5-HT_{2A} 대항제인 M100,907은 raclopride에 의해 유발된 강경증을 오히려 악화시키고, 임상에서 강경증을 유발하는 용량과 D_2 및 5-HT_{2A} 수용체에 대한 해리상수 간에는 상관관계가 없으며, 비정형 항정신병제의 EPS 유발 정도와 5-HT_2/D_2 차단비율이 반드시 일치하지는 않는다(Schotte 등, 1996). EPS를 일으키는 정도가 퀘티아핀, 올란자핀, 리스페리돈 순서인 것에 반하여, $5\text{-}HT_2/D_2$의 차단비율은 역으로 리스페리돈, 올란자핀, 퀘티아핀 순서이다.

$5\text{-}HT_2$ 이외의 세로토닌 수용체, 즉 $5\text{-}HT_1$, $5\text{-}HT_3$이 비정형성에 기여한다는 주장이 있다(Meltzer, 1999c). 정신분열병 환자의 사후 뇌조직에서 $5\text{-}HT_{1A}$ 수용체의 민감도가 증가되어 있고(Hashimoto 등, 1990), $5\text{-}HT_1$ 효현제인 eltoprazine은 정신병적인 파괴행동을 진정시키며, 동물실험에서도 약간의 항정신병 작용이 있다고 추정된다. 클로자핀과 지프라시돈은 $5\text{-}HT_{1A}$ 수용체를 통해 항불안 및 기분 조절작용이 있다고 시사되며, 개발중인 mazapertine은 강한 $5\text{-}HT_{1A}$ 대항작용을 지니고 있다(Stahl과 Shayegan, 2000). 이 밖에도 클로자핀이 강하게 결합하는 $5\text{-}HT_3$ 수용체도, 정형 항정신병제와는 결합하지 않는다는 점 때문에 최근 주목을 받고 있다. 흰쥐의 변연계에 직접 도파민을 주사하여 유발된 불안과 과잉활동이 $5\text{-}HT_3$ 차단제인 ondansetron이나 ICS205-930에 의해서 감소되는데, 이 때 정형 항정신병제에서 보이는 운동감소증이나 경축(rigidity)은 동반되지 않는다. 이 수용체는 중뇌-피질-변연계에서 도파민의 작용을 조절하는 데 중요한 역할을 하는 것으로 알려지고 있으며, 클로자핀의 중뇌-피질 도파민에 대한 작용은 $5\text{-}HT_3$ 수용체 차단으로 설명할 수 있다는 주장도 있다(Wang 등, 1994; Gerlach, 1991). 그러나 $5\text{-}HT_3$ 차단제가 양성증상을 호전시킨다는 명백한 증거는 아직 부족하며, 리스페리돈, 설프라이드 등은 $5\text{-}HT_3$ 수용체의 차단작용이 없으므로 앞으로 연구가 더 필요하다.

(5) 도파민과 무스카린 수용체에 대한 대항작용

과거에는 도파민-콜린계 불균형이 정신병 증상을 유발하고, 콜린계의 활성 증가가 음성증상을 유발할 것으로 추측되었다. 콜린계 활성을 증가시키는 physostigmine이 음성증상과 유사한 증상을 일으키고, 정신분열병 환자에서 콜린계 과활성에 의한 신체적 증상(동통 지각의 감소, 저체온, 동공반응의 이상)이 자주 동반되는 것으로 보고되었으며, 항콜린 약물이 음성증상을 감소시킨다는(아마도 EPS의 감소 때문인 것으로 생각되지만) 사실 등이 그 근거로 제시되곤 하였다. 또한, 강한 항콜린성 작용을 지니는 클로자핀이나 조테핀이 음성증상을 호전시킨다는 것 역시 이 가설을 뒷받침해 주는 듯하다. 그러나 음성증상에 효과가 있다고 여겨지는 일부 비정형 항정신병제, 특히 리스페리돈, 퀘티아핀은 항콜린 작용이 거의 없으므로, 이 가설 또한 부분적으로만 타당하다 하겠다. 정형 항정신병제에 항콜린성 약물을 병용투여하여 음성증상의 호전을 노린 임상연구들은 연구자마다 결과가 달라 무엇이라 단정짓기 어렵다(Naber 등, 2002).

지난 20여 년간 항콜린 작용은 EPS를 억제한다고 알려져 왔다. 1970년대만 해도 클로자핀이 EPS가 적은 이유는 강력한 항콜린 작용 때문인 것으로 설명되었다(Snyder 등, 1974). 그러나 이러한 설명은 더 이상 타당하다고 보여지지 않는다. 왜냐하면, 서틴돌, 퀘티아핀, 지프라시돈, 리스페리돈과 같은 비정형 항정신병제는 항콜린 작용이 미미하며, 항콜린 작용이 강하다고 알려진 클로자핀이나 올란자핀도 생체 내에서는 항콜린 효과가 생각보다 약한 것으로 밝혀지고 있기 때문이다. 또한, 정형 항정신병제에 항콜린제를 병용하여도 비정형 항정신병제를 쓸 때만큼 EPS가 줄어들지 않는다(Bymaster 등, 2003). 흥미롭게도, 항무스카린 작용이 강한 클로자핀은 입마름을 일으켜야 마땅하겠지만, 실제로는 오히려 침흘림을 유발한다. 이는 클로자핀은 M_1을 차단할 뿐 아니라 M_4 수용체에 효현제로 작용하기 때문에 일어나는 것으로, 항콜린 효과와 EPS의 관계 역시, 적어도 다른 무스카린 수용체를 고려에 넣은 후 총체적으로 접근해 보아야 할 것 같다.

(6) 도파민과 아드레날린 수용체에 대한 대항작용

아드레날린 수용체, 특히 α_1 수용체 차단은 기립성 저혈압뿐만 아니라 치료 효과라는 측면에서도 관심을 가질 만하다. 클로자핀과 umespirone이라는 비정형 항정신병제는 이 수용체에 대한 차단 효과가 상당히 크며, 리스페리돈과 서틴돌도 중등도의 대항작용을 지니고 있다. 최근 개발중인 iloperidone도 강력한 대항작용을 지니고 있다. 특히, Baldessarini 등(1992)은, α_1 차단제인 prazosin을 haloperidol과 같이 투여하면 클로자핀 단독투여와 구별이 불가능한 패턴으로 A9와 A10 도파민 신경계의 비활성을 일으키므로, 클로자핀의 비정형성에는 α_1 수용체 대항작용이 필수적이라고 주장하였다. Prazosin은 전임상연구에서 MK-801에 의해 유발된 과잉활동을 억제하거나, PCP에 의해 유발된 선행자극 억제를 호전시키는 등 동물모델에서 효과를 보여, α_1 차단제가 항정신병 효과를 나타내는 데 일조할 것이라는 가설을 뒷받침한다(Svensson 등, 2003). Svensson 등(2003)은 이러한 전임상연구 결과를 근거로, α_1 수용체 차단이 D_2 수용체 대항제의 항정신병제 효과를 강화하며, 이는 선조체에서의 도파민 안정화와 연관된다고 주장하였다. 그러나 물론 β-아드레날린 대항제인 propranolol나 α_1 차단제인 prazosin 단독으로는 정신병의 치료를 기대하기 어렵다.

한편, α_2 대항제인 clonidine은 어느 정도 치료 효과가 있는 반면, 효현제인 yohimbine은 정신병적 증상을 악화시킨다(Freedman 등, 1982). 클로자핀이 강력한 α_2 차단작용을 지니며, haloperidol에 idazoxan이란 α_2 차단제를 병용하면 효과가 있다는 보고가 있으므로, α_2 대항작용이 음성증상 및 인지기능의 호전에 기여할 가능성이 있다(Svensson 등, 2003). α_2 대항제의 치료 기제에 대해서는 아직 아무것도 알려진 것이 없지만, 대뇌피질에서 5-HT계 활성에 영향을 미칠 것이라는 가능성이 제기되고 있다(Hertel 등, 1999).

이와는 대조적으로 지프라시돈과 조테핀은 아드레날린의 재흡수를 억제하여, 아드레날린계의 활성을 오히려 증가시킨다(Tandon 등, 1997). 이러한 작용이 이들 약물의 항우울 효과에 도움을 줄 것이라 추정되기도 하지만, 아직 증명이 되지 않았으며, 비정형성에 기여하리라는 증거는 더욱 불충분하다.

(7) 글루타메이트 수용체 효현제

반복해서 살펴보았듯이, 현재 임상에서 사용되는 항정신병제들이 도파민 차단작용을 지니고 있다는 데는 이론의 여지가 없다. 그러나 약물의 치료 효과가 순전히 항도파민 효과 때문인가는 짚어보고 넘어갈 필요가 있다. 첫째, 정신분열병의 주된 병태생리가 도파민계의 이상 항진이라고 단정하기에는 무리가 있다. 둘째, 항도파민 작용은 치료 효과보다는 EPS와 더 밀접하고 직접적인 관련성을 지닌다. 셋째, 치료 효과를 얻기 위해서는 선조체의 도파민 수용체를 60~80% 정도만 차단하면 충분하며, 그 이상의 차단은 득보다 실이 많다. 이상을 요약하면, 항도파민 차단과 항정신병 효과를 같은 개념으로 볼 수는 없으며, 따라서 도파민 차단작용을 기반으로 하고, 여기에 다른 작용을 부가하는 식의 구태의연한 약물 개발은 연구자가 스스로 부과한 한계를 벗어나지 못하게 하는 족쇄일 뿐이다. 이와 같은 맥락에서 도파민계에 국한되지 않고, 전혀 새로운 신경전달물질계를 통해 항정신병 효과를 얻어내려는 노력이 활발하게 이루어지고 있다(Gerlach, 1991).

정신분열병 치료제로서 글루타메이트 수용체 효현제(glutamate receptor agonist)의 가능성을 탐구하는 것은, 현실성 문제를 떠나 연구 목적으로도 충분히 가치 있는 일이다. 왜냐하면, 글루타메이트는 신경발달, 신경독성에서 중요한 역할을 하는 것으로 알려져 있으며, 도파민을 비롯한 여러 신경전달물질과 복잡한 상호작용을 하기 때문이다. NMDA 수용체 차단제인 PCP가 정신분열병과 유사한 증상을 유발한다는 것이 알려진 후, 글루타메이트계의 결손이 정신분열병의 병태생리에 중요한 위치를 차지할 것이라는 가설이 제시되었으며, 동물실험과 사후 뇌 연구에서 의외로 이를 지지하는 결과들을 많이 찾을 수 있다. NMDA 수용체는 배위체 반응성 이온채널(ligand gated ion channel)로서, PCP는 이 이온채널을 닫음으로써 정신병 증상을 야기한다. 정형 항정신병제는 PCP에 의한 정신병을 완전히 회복시키지 못하는 것에 비하여, 클로자핀은 완전히 회복시킨다. 클로자핀은 항정신병제 중 NMDA 대항제에 의한 신경독성을 가장 강력하게 억제하는 것으로 알려져 있으며(Onley와 Farber, 1994), 이는 글루타메이트에 대한 작용이 정신분열병의 음성증상 및 인지기능 장애를 회복시키는 데 효과적임을 지지하는 간접적 증거가 될 수 있다(Heresco-Levy, 2003). NMDA 수용체 내부에 위치하는 glycine 결합부위에 작용하는 약물 역시 연구가 활발히 이루어지고 있다. 일부 임상연구에서는 비정형 항정신병제와 비슷한 치료 효과와 부작용을 보이는 것으로 나타났다(Heresco-Levy, 2003). 최근에는 NMDA 수용체뿐 아니라 대사성 수용체(metabotropic glutamate receptor, mGluR)에 작용하는 효현제를 이용하여 항정신병 치료 효과를 점검해 보기도 하는데, 일부 mGluR 효현제가 PCP 유발 과잉활동과 조건화 회피반응을 용량 의존적으로 억제하는 것으로 보고되었다(Cartmell 등, 1999; Takamori 등, 2003). 이러한 mGluR 효현제의 작용은 도파민의 분비와는 상관 없이 일어나므로, 항정신병 효과에 도파민계가 필수적이지 않다는 가설을 지지한다(Moghaddam와 Adams, 1998; Takamori 등, 2003).

하지만, 아직까지 glycine 또는 glycine 전구물질을 이용한 임상시험의 치료 효과가 만족스럽지 못하며, 무엇보다도 신경독성이 없는 직접적인 글루타메이트 효현제를 발견하는 것이 선결과제이다(Inada와 Yagi, 1993).

(8) 시그마 수용체 대항제

아편 제제(opiate) 유사물질이 시그마 수용체에 결합하면 정신병 증상을 유발하므로, 이 수용체를 차단하면 항정신병 효과가 있을 것으로 기대된다. BMY-14802, rimcazole, Dup734, BWU-234 등은 D_2 수용체 차단작용이 전혀 없거나 약한 데도 불구하고 PCP에 의한 이상행동을 억제하는데, 이 물질들의 공통점은 시그마 수용체 대항제라는 점이다(Largent 등, 1988). 시그마 수용체는 도파민, 콜린, 글루타메이트 신경계를 조절하며, 학습, 기억, 공격적 행동에 관여한다. 지금까지의 연구된 약물 중 가장 성과가 좋았던 시그마 수용체 길항제는 remoxipride로서, haloperidol과 비교했을 때 환각, 망상 등 양성증상에 대한 효과는 비슷하면서, 감정둔마, 위축 등 음성증상의 개선 효과는 더 나았다. 하지만 remoxipride는 시그마 수용체일 뿐만 아니라 D_2 수용체에도 강한 친화성을 갖고 있으므로, 치료 효과가 시그마 수용체에 의한 것인지, D_2 수용체에 대한 작용에 의한 것인지, 아니면 양자의 상승작용에 의한 것인지 불명확하다. 한편, 좀더 선택적인 시그마 수용체 차단제인 rimcazole을 이용한 두 개의 이중맹검 시험에서는, 증상 개선에 있어 위약과 차이가 없는 것으로 판정되었다. Rimcazole은 시그마 수용체 결합력이 remoxipride에 비해 약 20분의 1에 불과하기 때문에 고용량을 쓰면 어떻겠는가 싶지만, 경련의 위험 때문에 이는 불가능하다. Haloperidol 등 정형 항정신병제도 시그마 수용체에 결합하지만, 친화성과 적정 용량 사이에는 아무런 상관관계가 없다. 이러한 사실들은 시그마 수용체의 역할에 의문을 던지고 있으며, 오히려 급성 근긴장증 등 부작용만 늘리는 것 아닌가 하는 우려도 논의되고 있다. 아무튼, 최근 Sanofi SR 31742A, OPC-14523 등 비교적 시그마 수용체에 선택적으로 대항작용을 지닌 약물들이 속속 개발되어 임상연구중에 있으니 좀더 지켜보아야겠다(Stahl과 Shayegan, 2000).

(9) GABA 수용체 효현제

지금까지 알려진 바에 의하면, GABA계의 주요 기능은 선택적 억제를 통해 인지, 정동, 행동 등에 미치는 타 신경전달물질의 작용을 세밀히 조절하는 것이라고 할 수 있다. 일례로, GABA는 흑질 내 도파민 뉴런과 상호작용하여 세포의 전기적 활성을 억제한다. 따라서, GABA의 활성을 높임으로써 정신분열병으로 인해 혼란에 빠진 신경전달물질 간의 평형상태를 안정화시킬 수 있을 것이라는 이론이 가능하다. $GABA_A$ 수용체, $GABA_B$ 수용체, GABA 전달체(transporter)의 이상이 정신분열병에서 보고되었고, 연구자들은 주로 피질과 피질하 GABA에 초점을 맞추어 변연계, 전전두엽 피질에서의 GABA 조절 이상이 도파민계의 이상을 불러왔을 것이라고 주장하고 있다(Wassef 등, 2003).

GABA-benzodiozepine계를 통해 효과를 내는 항정신병제는 GABA 유사제(GABA 수용체 효현제, GABA 아미노산 전이효소 억제제) 또는 benzodiazepine 효현제가 모두 가능한데, 아직까지 GABA 유사제로서 정신분열병의 치료 효과가 있다고 인정된 것은 없다. Benzodiazepine에 대해서는 상반되는 보고가 많지만, 학자들은 부분적 효현제에 대해 약간의 희망을 걸고 있다. 부분적 효현제는 항불안 효과와 항경련 효과를 나타내는 영역에서는 효현제로 작용하고, 진정작용과 근육이완 작용을 나타내는 영역에서는 대항 효과를 내는데, 따라서 일반적 benzodiazepine과 달리 진정, 의존, 금단 및 남용의 위험이 적다. Clonazepam은 이런 성질을 갖는 대표적인 약물이다.

(10) 펩티드 수용체 조정자

중뇌 복측 뉴런의 40%는 도파민과 cholecystokinin(CCK)을 같이 가지고 있으며, 이 두 신경전달물질은 서로 상호작용함으로써 상대의 활성을 조절한다. 정신분열병 환자의 측두엽 피질에서 CCK 유사 면역반응이 나타나며, 뇌척수액에서는 CCK의 기저치 감소가 발견된다(Garver 등, 1990). 그렇다면, CCK에 의해 도파민 뉴런이 활성화되는 것을 CCK 대항제로 억제할 수 있지 않겠는가 하고 생각해 볼 수 있다. 실제로 몇몇 연구에 의하면, CCK가 도파민 활성을 증가시키고, CCK의 대항제인 LY262691이 A9과 A10 도파민 뉴런을 강경증 없이 불활성화시키며, 또 다른 대항제인 caerulein은 선행자극 억제를 조정한다고 알려져 있다(Feifel 등, 1999). 하지만, caerulein을 인체에 투여했을 때는 뚜렷한 치료 결과를 찾아볼 수 없었다(Crawley, 1991). 물론, 이 펩티드가 뇌에 들어가지 못했을 가능성이 남아 있으나, CCK 대항제가 정신분열병에 실제로 사용되기까지는 요원한 것 같다.

Neurotensin은 중추신경계와 말초신경계 모두에 존재하는 내인성 펩티드이다. 이 펩티드 역시 대뇌에서 도파민과 같이 분포하는데, 특히 중뇌변연계 경로에 풍부하고 흑질 선조체나 중뇌 대뇌피질 경로에는 드물다(Betancur 등, 1998). 정신분열병 환자의 뇌척수액에서 neurotensin 농도의 감소가 발견되었는데, 항정신병제를 사용하면 이 농도가 정상화된다고 한다(Widerlov 등, 1982). 또한, 실험동물의 중추신경계에 neurotensin을 직접 주입하면, 도파민 효현제에 의한 행동(Jolicoeur 등, 1993), apomorphine으로 유발된 기어오름(McMahon 등, 2002), amphetamine, methylphenidate, cocaine 등에 의한 과잉활동(Nemeroff 등, 1983)이나 선행자극 억제(Feifel과 Reza, 1999), 조건회피 반응(Luttinger 등, 1982)이 억제되는 등 비정형 항정신병제를 투여했을 때와 유사한 현상이 나타난다(McMahon 등, 2002). 이러한 전임상연구들은 neurotensin이 비정형성 치료 효과를 가질 가능성을 시사하는데, 특히 항정신병제 투여 후의 neurotensin mRNA의 발현이 정형 약물이냐 비정형 약물이냐에 따라 차이가 있음이 보고되면서 그러한 가능성은 더욱 지지를 받고 있다. 정형 항정신병제를 만성적으로 투여하면 흑질과 복측 피개에서 neurotensin의 발현이, 선조체와 측중격핵에서는 neurotensin의 분비가 증가하는 데 비하여, 클로자핀을 투여하면 선조체에서는 아무런 반응이 없고, 측중격핵에서만 분비가 증가한다(Radke 등, 1998). 이는 선조체의 neurotensin은 EPS와, 측중격핵에서의 neurotensin은 정신병 증상의 호전과 연관이 있을 가능성을 제시한다. 그러나 neurotensin의 발현 및 분비 변화가 단순히 항정신병제의 만성 투여에 의한 보상 현상일 수 있다는 가능성을 염두에 두어야 한다(McMahon 등, 2002).

5. 비정형 항정신병제의 임상적 특성

1) 치료 효과

(1) 양성증상과 음성증상

비정형 항정신병제가 처음 등장할 당시만 해도, 클로자핀의 효과에 고무된 나머지 모든 비정형 약물이 정형 약물보다 우월한 치료 효과를 나타낼 것으로 기대하였으나, 최근의 분석 결과를 보면 그렇게 자신하기는 어려운 것 같다. 그보다는, 비정형 항정신병제의 가치가 잔류 증상으로 인한 사회기능 장애를 해소하는 데 있다고 보는 것이 더 타당할 것 같다(Thomas와 Lewis, 1998). 비정형 약물은 음성증상에 있어서 정형 약물에 비해 우수한 효과를 보인다 할 수 있는데, 다만 이러한 효과가 일차적 음성증상에 대한 것인지, 아니면 잔류 증상, 부작용 또는 우울증 등에 의한 이차적 음성증상의 호전에만 국한된 것인지는 명확하지 않다.

(2) 기분증상

정형 항정신병제는 우울증세를 경감시키지 못할 뿐더러 오히려 악화시킨다. 반면, 클로자핀을 위시한 비정형 항정신병제는 난치성 양극성 장애 및 우울장애에 있어 기분을 안정시키는 효과가 있으며, 단독 혹은 병용요법으로 우수한 효과가 있음이 판명되었다.

(3) 인지기능 장애

인지기능을 회복시키는 데 있어서도 비정형 항정신병제는 정형 약물보다 상대적으로 더 우수하다. 정형 항정신병제가 오히려 인지기능을 악화시킨다는 점에서 EPS나 항콜린 부작용이 적은 비정형 약물이 좀더 나은 것은 당연한 이야기이겠지만, 많은 연구 결과들은 비정형 항정신병제의 인지기능 개선이 좀더 근본적인 효과일 것이라는 점을 뒷받침하고 있다.

표 1-12 정신분열병의 각 증상 영역별 정형 및 비정형 항정신병제의 치료 효과 비교(Pantelis와 Lambert, 2003)

증상 영역	증 상	결 과
양성	망상, 환청, 사고형태 장애	비정형 ≥ 정형 클로자핀: 치료저항성에서
음성	무의욕, 무정동, 무쾌감증, 정동 둔마, 언어 빈곤	비정형 〉 정형 음성증상에 초점을 맞춘 연구가 많지 않음.
인지기능	기억장애, 주의력, 집행능력, 판단력 및 병식	비정형 〉 정형 비정형 약물마다 인지기능에 미치는 효과에 차이가 있음.
정동증상	기분변화(기분부전, 우울, 불안), 조증	비정형 〉 정형 클로자핀, 올란자핀에 대해 일부 근거 자료가 있음.
자살	자살사고 및 행동	클로자핀 〉 올란자핀 다른 비정형과 정형 약물에 대해서는 근거 자료가 없음.
행동	사회적 관계 위축, 적개심, 과격한 행동, 부적절한 대화	근거 자료가 충분치 않음.
사회적 기능 및 역할, 삶의 질	사회적 관계 빈곤, 일상생활 장애	보다 많은 근거가 필요하나, 일부 근거 자료로는 비정형이 우수한 것으로 보임.

(4) 기타 증상

이 밖에도 비정형 항정신병제는 공격성, 초조, 불안, 과격한 행동 및 자살 등에 효과가 있으며, 특히 클로자핀은 알코올을 비롯한 물질남용이나 다음증(polydipsia)에도 효과가 있다(표 1-12). 자세한 내용은 2장을 참고하기 바란다.

2) 부작용의 비교

비정형 항정신병제가 안전성 면에서 정형 항정신병제보다 한 차원 앞선 것은 사실이지만, 해결되지 못한 부작용 및 새로운 부작용이 아직도 문제가 되고 있다. 자세한 내용은 4장을 참고하기 바라며, 여기에서는 정형 항정신병제와 비교하여 상대적으로 개선된 부작용과, 개선되지 않았거나 오히려 더 악화된 부작용에 대해 간단히 언급하겠다.

(1) 개선된 부작용

비정형 항정신병제의 가장 뚜렷한 특징은 EPS와 TD가 적다는 것이다. 물론, 개중에는 고용량에서 EPS를 자주 일으키는 약물도 있고, 또 장기간에 걸친 임상경험이 부족하여 TD가 과연 적은지 단언하기 어렵다는 제한점은 있지만, 정형 항정신병제와 비교해 보았을 때 운동 부작용이 개선되었다는 데는 이견이 없다.

비정형 항정신병제의 도입으로 신경이완제 악성증후군(Neuroleptic Malignant Syndrome, NMS)이 과연 줄었는지를 증명하기는 쉽지 않다. 왜냐하면, NMS 자체가 매우 드문 현상이라, 그 발생 빈도의 변화를 연구한다는 것은 더더욱 어렵기 때문이다. 증례보고를 통해 접하게 되는 NMS 사례는 아무래도 새로운 약물에 의해 생긴 경우에만 치우치게 되므로, 증례보고를 자주 접한다고 해서 실제로 NMS가 많다고 볼 수는 없을 것이다. 이처럼 자료는 불충분하나, 지금까지의 임상적 인상은 정형 항정신병제에 비하여 NMS의 빈도가 낮은 것 같다는 것이다.

비정형 항정신병제의 또 다른 특징 중 하나는 고프로락틴 혈증이 적다는 것이다. 리스페리돈, 아미설프라이드를 제외한 모든 비정형 항정신병제는 프로락틴 증가 효과가 없고, 아리피프라졸은 오히려 프로락틴을 감소시킨다.

(2) 개선되지 않거나 악화된 부작용

무과립구증이 클로자핀에만 국한된 것은 아니며, 정형 항정신병제나 그 밖의 향정신성 약제를 투여할 때에도 드물게 일어나곤 하지만, 역시 무과립구증을 비롯한 혈액학적 이상은 클로자핀의 독특한 부작용이라 할 수 있다. 그 기전은 아직 규명되지 않았고, 약물의 용량과는 무관해 보이며, 유발인자도 확인되지 않았다(Lieberman 등, 1988).

빈맥을 비롯한 심혈관계 부작용도 비정형 항정신병제가 해결하지 못한 부작용이다. 빈맥은 통상 내성이 생기므로 그다지 문제될 것이 없다 하더라도, 심전도 변화와 이에 따른 부정맥의 위험은 치명적인 부작용일 수 있다. 클로자핀, 서틴돌, 지프라시돈은 QTc 간격의 증가로 인한 부정맥의 위험성이 크며, 특히 클로자핀은 심근염이나 심근병증까지도 일으킬 수 있다.

체중증가와 대사증후군은 비정형 항정신병제의 도입으로 인해 더욱 문제가 불거진 경우이다. 정형 약물도 위험이 있었으나, 일부 비정형 약물은 정형 약물에 비해 더 빈번하고 심한 체중증가를 유발한다(Casey, 1997). 체중증가의 원인으로는 호르몬이나 신경전달물질 등 다양한 기제가 추정되나, 아직까지는 명확하지 않다. 일반적으로 히스타민 H_1 수용체 차단작용이나 항세로토닌(특히, 5-HT_{2C}) 작용이 큰 클로자핀이나 올란자핀이 특히 심각하다. 반면, 지프라시돈, 아리피프라졸은 체중증가의 위험이 거의 없다.

또 한 가지 크게 문제가 된 것은 바로 내당력 저하(glucose intolerance) 및 당뇨병의 발생이다. 특히, 일본 등에서 비정형 항정신병제를 복용하던 당뇨병 환자에서 케톤산증(diabetic keto-acidosis)이 발생된 증례가 보고되면서, 국내에서도 당뇨병 환자의 올란자핀 사용에 대해 경고가 내려진 상태이다. 그러나 비정형 항정신병제가 사용되기 이전에도 정신분열병 환자들이 당뇨병에 걸릴 위험은 일반 대조군보다 높았고, 정형 항정신병제 또한 당뇨병을 유발할 소지를 갖고 있다. 58,000명 이상의 환자와 500만 명 이상의 정상 대조군을 비교한 대단위 연구(Cavazzoni

표 1-13 당뇨병의 위험도 비교

구 분	위험률(hazard ratio)	95% 신뢰구간
정형 항정신병제		
전체	3.5	3.1~3.9
할로페리돌	3.1	2.6~3.7
티오리다진	4.2	3.2~5.5
비정형 항정신병제		
전체	3.1	2.9~3.4
올란자핀	3.0	2.6~3.5
리스페리돈	3.4	3.1~3.8
퀘티아핀	1.7	1.2~2.4
클로자핀	3.3	1.4~8.0

등, 2001)에 따르면, 정형 약물이나 비정형 약물 모두 당뇨 위험성을 약 3배 이상 증가시키는 것으로 밝혀졌다(표 1-13).

세계보건기구(WHO)에 보고된 이상반응 자료(N=868)를 분석한 Hedenmalm 등(2002)도 클로자핀, 올란자핀, 리스페리돈을 사용하는 환자들이 비록 당뇨 및 내당력 저하에 걸릴 위험성이 높지만, 정형 약물과 유의한 차이는 없다고 보고하였다. 반면에, Sernyak 등(2002)은 항정신병제를 4개월 이상 사용한 38,000명을 대상으로 한 연구에서, 정형 항정신병제에 비하여 리스페리돈은 1.05배, 올란자핀은 1.11배, 클로자핀은 1.25배, 퀘티아핀은 1.31배의 위험도 증가가 있다 하였고, Caro 등(2000)도 상대적으로 올란자핀과 클로자핀의 위험성을 강조하였다. 이와 같은 결과의 차이는 혈당 검사방법, 내당력 검사방법, 당뇨병의 정의, 참여 대상의 가족력 여부, 항정신병제의 사용기간, 다 병용약물의 사용 여부 등의 차이에 의한 것으로 보인다. 현재까지의 결과로 볼 때, 단언하기는 어렵지만 비정형 항정신병제가 당뇨병의 위험을 높이는 것은 확실해 보이며, 따라서 당뇨병의 위험인자를 갖고 있는 환자에게 비정형 항정신병제를 쓸 때는 특히 주의하여야 하며, 반드시 정기적인 검사가 필요하다(Hedenmalm 등, 2002).

강박증의 발생은 비정형 항정신병제의 독특한 부작용이라 하겠다. 강박증의 발생 기전과 관련하여 가장 많이 언급되는 것은 세로토닌 수용체이며, 비정형 항정신병제가 5-HT_2를 비롯한 세로토닌 수용체를 강력하게 차단한다는 사실로 볼 때, 새로이 강박증상이 유발되거나 기존의 강박증이 악화될 가능성은 충분히 있다고 하겠다. 최근 조사된 바에 의하면(Lykouras 등, 2003), 1990년부터 2002년까지 보고된 비정형 항정신병제에 의한 강박증상의 발생 증례는 30개이고 증례수는 55명이었는데, 대부분은 클로자핀에 의한 것이었다. 그러나 난치성 강박증에 리스페리돈이 효과적이며(Pfanner 등, 2002), 강박증상을 동반하는 정신분열병에 클로자핀이 효과적인 경우가 있기 때문에 일괄적으로 단정하기는 어렵다. 강박증도 정신분열병과 같이 다양하고 복잡한 질환 군이며, 그 기제도 단일 기제가 아닐 가능성이 높기 때문이다(안용민 등, 2001; Lykouras 등, 2003).

6. 비정형 항정신병제의 일차 약물 자격성

비정형 항정신병제가 우수한 약물이라는 데는 이견이 있을 수 없다. 그러나 비정형 항정신병제를 일차 약물로 쓸 것인가 아닌가를 결정하기 위해선, 그 우수성이 비싼 약값을 만회하고도 남을 정도로 가치가 있는가라는 또다른 측면을 고려하여야 한다. 또한, 이 문제는 약물 자체의 우수성뿐만 아니라, 환자, 가족단체, 보험공단 및 정부기관의 각기 다른 입장이 얽혀져 있기 때문에 복잡하기 짝이없다.

비정형 항정신병제가 일차 약물로서 자격이 있는지를 언급하기 전에 정형 및 비정형 항정신병제의 장단점을 요약하면 표 1-14와 같다.

표 1-14 정형 및 비정형 항정신병제의 장단점 비교

구 분	장 점	단 점
정형 항정신병제	• 데포 제제 사용 가능 • 정맥이나 근육주사가 가능(극도로 초조하거나 과격한 환자에게 유리)	• 보다 많은 부작용(EPS, TD, 성기능 장애, 고프로락틴 혈증) • 약물 순응도의 저하 • 주관적인 안녕감의 저하 • 낙인(stigma) • 이차적인 음성증상과 우울증상 • 우울증상, 음성증상 및 인지기능 장애의 치료 효과 부족 • 난치성 환자의 치료 효과 불량
비정형 항정신병제	• 보다 넓은 치료영역 • 음성증상, 우울증상 및 인지기능 장애의 치료 효과 우수 • 난치성 환자의 부분적 치료 효과 • 보다 나은 주관적인 안녕감과 삶의 질 • 보다 적은 부작용(EPS, TD, 성기능 장애) • 전체 치료비용의 절감	• 체중증가(지프라시돈, 아미설프라이드는 예외) • 강한 진정작용 • 일부 약물에선 고프로락틴 혈증과 성기능 장애(아미설프라이드, 리스페리돈) • 데포 제제 및 정맥이나 근육주사 사용 불가능(조만간 가능 예정)

1) 효용성 논쟁

비정형 항정신병제의 우수성은 아직 검증된 것이 아니며, 무분별하게 교체하는 것은 또 다른 문제점을 야기할 수도 있다는 주장이 있다. Geddes 등(2000)은 비정형 항정신병제와 정형 항정신병제를 비교한 52개 연구자료를 메타분석하여 총 12,000명에 대한 자료를 종합한 결과, 비정형 항정신병제가 정형 약물에 비해 우월한 효능과 월등한 내약성을 보인다는 주장은 근거가 없다고 주장하였다. 또한, 이들 임상시험의 대부분이 과거에 정형 항정신병제에 부분적 치료반응만을 보였던 환자를 대상으로 하였기 때문에, 정형 항정신병제에 대해 부정적 편견이 개입되어 있다고 주장하였다. 그러나 이내 이 보고에 대해 수많은 비판이 쏟아졌다(Anderson, 2001; Prior 등, 2001; Taylor, 2001). 메타분석을 하면 서로 다른 비정형 항정신병제의 특성이 상쇄되어 묻혀 버릴 가능성이 있으며, 비교한 용량이 잘못 선정되었으며, 중도탈락은 치료 효과의 부족에 의해서 발생될 가능성이 많은데도 이를 내약성으로 잘못 평가하였고, 중요한 부작용인 고프로락틴 혈증에 대한 언급이 없으며, 6주간의 자료로는 약물의 장점, 특히 비정형 항정신병제의 장점을 모두 판단할 수 없다는 것이 주된 비판의 요지였다. 특히, 가장 큰 비판은 Geddes 등이 비정형 항정신병제가 EPS가 적다는 것을 인정하였음에도 불구하고, 이에 대해 환자가 느끼는 고통을 무시하였다는 것이다. 이러한 논란의 관건은 항정신병제의 치료 효과와 안정성을 어떻게 판정할 것이냐는 근본적 질문에 있다고 하겠다. 양성증상에 대한 효과만이 아니라 음성증상, 인지기능 장애 및 사회기능 장애의 정도, 재발 예방의 정도, 인격 황폐화에 대한 예방 등 삶의 질과 관련된 심층적인 평가가 반드시 필요하다(Bradford 등, 2003).

Davis 등(2003)은 이런 면에 강조점을 두고 1953년부터 2002년까지 발표된 각종 논문과 자료를 종합한 메타분석을 통해 Geddes 등(2002)과는 반대의 결과를 제시하였으며, 세계정신의학회(World Psychiatric Association, WPA)도 이런 취지에서 비정형 항정신병제를 일차 약물로 추천하는 보고서를 제출하였다.

2) 삶의 질

(1) 사회기능의 재통합

영국의 Aitchison과 Kerwin(1997)은 만성 정신질환자 26명에게 클로자핀을 평균 36.4개월 동안 사용한 결과, 클로자핀 투여 이전에는 21명이 실직 상태였으나, 치료 후에는 실직한 사람의 수가 12명으로 감소하였고, 이 중 일부는 완전 고용직도 가능하였다고 하였다. 이 연구와 이어진 후속 연구들은 클로자핀 등 비정형 항정신병제의 장기 복용이 환자의 직업재활의 정도와 삶의 질을 향상시킨다는 것을 입증하고 있다(Meltzer 등, 1994; Franz 등, 1997; Rou, 1997; Hamilton 등,

1998). 비정형 항정신병제와 정형 항정신병제를 직접 비교한 Franz 등(1997)은 삶의 질에 대한 전반적인 영역에서 비정형 항정신병제가 더 나았다고 보고하면서, 특히 신체적 안녕감, 사회적 및 일상생활 양상이 비정형 항정신병제를 투여한 후 눈에 띄게 좋아졌다고 하였다.

(2) 약물 순응도와 재발

새로운 비정형 항정신병제가 부작용 측면에서 유리하다는 것은 앞서 설명하였다. 부작용은 약물 순응도에 크게 영향을 미치기 때문에, 비정형 항정신병제를 일차 약물로 사용하면 약물 순응도가 크게 개선될 것이라 기대할 수 있다. 더군다나 비정형 항정신병제는 인지기능을 호전시키기 때문에, 병식과 판단력의 회복과 더불어 더욱 순응도를 높일 것이라고 생각된다(Marder, 1998). 약물 순응도 증가는 결국 재발 감소로 이어지며, 단기간적으로는 자살 및 폭력행동의 감소와 함께 입원으로 인한 경제-심리사회적 비용을 감소시키고, 환자 및 가족의 삶의 질을 향상시키는 효과가 있다. 물론, 아직은 가설 단계이지만, 재발이 반복되면 점진적 뇌구조의 변화를 통해 치료에 점점 저항적으로 변해갈 수 있으므로, 일찍부터 비정형 항정신병제를 사용하여 병식을 향상시키고 재발을 막는 것이 장기적 안목에서도 더욱 경제적이다.

(3) 깨어남

깨어남(awakening)이란 인지기능의 극적인 개선으로 인하여 병에 대한 인식과 함께 처해 있는 상황에 대한 현실적인 판단력이 돌아오고, 약물 순응도와 삶의 질이 향상되는 현상을 지칭한다. Andresen 등(2003)은 정신분열병을 비롯한 정신질환에서 회복하는 과정에서 환자는 병에 대한 자각(awareness) 단계를 거치는데, 이러한 현상이 정형 항정신병제에서 비정형 약물로 교체하였을 때 종종 관찰된다고 하였다. Weiden 등(1996)은 이 현상에 대한 치료자의 반응을 세 단계로 나누어서 설명하였다. 첫 번째 단계는, 충격(shock)으로서 난치성이었던 환자가 이렇게 갑자기 호전될 수 있는지 믿겨지지 않는 느낌이다. 두 번째 단계는, 완치 환상(fantasy of cure)으로, 환자의 능력을 과대평가하거나 여전히 지지와 치료가 필요하다는 사실을 간과하게 된다. 환자의 증상 호전은 6~12개월 사이에 최고조에 이르는데, 이에 맞추어 환자는 새로운 기회를 갖기도 하지만, 반대로 전에 경험하지 못한 새로운 문제와 갈등에 부딪히게 되며, 환자와 함께 이를 인정하고 해결하려 노력하는 단계가 세 번째 단계이다. 물론, 이런 극적이고 근본적인 변화가 비정형 항정신병제를 사용하는 환자 중 얼마나 많은 환자에서 나타나는지는 조금 더 지켜 볼 필요가 있다.

3) 지침서 및 알고리듬에서의 위치

맹렬한 논쟁에도 불구하고, 선진국에서는 클로자핀을 제외한 새로운 항정신병제를 일차 약물로 추천하려는 경향이 강하다. 현재까지 발표된 대부분의 임상지침서나 알고리듬은 비정형 항정신병제를 일차 약물로 지정하고 있다. 미국 정신의학회와 Patient Outcome Research Team의 지침서는 정형 항정신병제도 함께 일차 약물로 기술하고 있으나, 그 외의 임상지침서나 알고리듬은 정형 항정신병제를 일차 약물에서 아예 제외하거나(Expert Consensus Guideline, Texas Medication Algorithm), 증상이 심해서 근육주사가 필요하거나, 초조증상을 가라앉히는 목적에서 일시적으로 사용하는 것만을 인정하고 있다(International Psychopharmacology Algorithm Project). 임상지침서에서 정형 약물과 비정형 약물의 위치가 이렇게 뒤바뀐 것은 비교적 최근의 일이다. Expert Consensus Guideline은 1996년에 초판이 나왔고 1999년에 개정판이 나왔는데, 초판과 개정판의 가장 큰 차이점은 비정형 항정신병제가 개정판에서는 일차 약물로 추천되고 있다는 점과, 초판에서는 우울증이나 EPS가 있을 경우 항우울제나 항콜린제의 병용을 추천하였던 데 비해, 개정판에서는 비정형 약물의 단독 사용을 우선 추천한다는 점이다. 이러한 움직임은 비교적 비정형 항정신병제에 부정적 시각을 지니고 있던 영국에서도 마찬가지여서, National Institute for Clinical Excellence(NICE) 지침서(2002) 역시 비정형 항정신병제를 일차 약물로 권고하고 있다. 국내에서도 새로운 항정신병제들이 속속 도입되고 사용이 급증하면서 임상가들의 합의를 위한 한국형 알고리듬(Korean Medication Algorithm Project: KMAP, 2001)이 개발되었는데, 여기에서도 비정형 항정신병제를 일차 약물로 권하고 있다(김대진 등, 2002; 안용민 등, 2002c; 2003).

4) 효과 대 비용 문제

효과 대 비용에 대한 연구에서 가장 중요한 것은, 경비와 효과의 범위를 과연 어디까지 잡을 것이냐이다. 통상적인 용량에서 haloperidol과 비교했을 때, 리스페리돈이나 올란자핀은 약값이 약 16배 이상 비싸지만, 임상가조차 실제 환자 치료에서 약값이 차지하는 비용은 미미하다는 것을 잊어버릴 때가 많다(Thomas와 Lewis, 1998). 적절한 치료에 의해 재발률과 환자의 퇴행 정도를 낮춤으로써 사회적 비용을 절감할 수 있고, 개인의 사회적 부가가치가 증가한다는 것을 고려한다면, 비정형 항정신병제가 정형 항정신병제에 비하여 경제적이라 할 수 있다(Glazer와 Johnstone, 1997; Davies 등, 1998; Palmer 등, 1998; Revicki 등, 1999)(표 1-15). Hudson 등(2003)은 항정신병제 치료의 경제성을 비교한 22편의 연구를 종합하였다. 이 중 총 5편의 임상실험 연구는 모두 비정형 항정신병제가 더 경제적이라고 결론지었고, 비정형 항정신병제의 사용 전과 후를 비교한 10편의 논문 중 4편은 비용이 증가하였다고 하였고, 6편은 비용이 감소하

표 1-15 정형 및 비정형 항정신병제의 경제성 비교(Revicki, 2001에서 수정)

약 물	참고문헌	치료기간	예상 경비	결 과
클로자핀	Revicki와 Brown(1992)	5년	클로자핀: $63,820 정형 약물: $68,284	클로자핀 우세
	Oh 등(1997)	1년	클로자핀: $48,992 정형 약물: $69,988	클로자핀 우세
리스페리돈	Glazer와 Ereshefsky(1996)	1년	haloperidol: $5,752 데포 haloperidol: $4,595 리스페리돈: $7,162	데포 haloperidol 우세
	Oh 등(1997)	1년	haloperidol: $57,274 fluphenazine: $61,698 리스페리돈: $51,641	리스페리돈 우세
	Davies 등(1998)	2년	haloperidol: $14,965 리스페리돈: $12,693	리스페리돈 우세
올란자핀	Palmer 등(1998)	5년	올란자핀: $92,593 리스페리돈: $94,468 haloperidol: $94,132	올란자핀 우세
	Almond와 O'Donnell(1998)	5년	올란자핀: $56,856 haloperidol: $58,194	올란자핀 우세
서틴돌	Launois 등(1998)	10년	서틴돌: $198,800 올란자핀: $205,484 haloperidol: $205,430	서틴돌 우세

였다고 기술하였으며, 총 7편의 시뮬레이션 연구는 모두 비정형 항정신병제가 우월한 것으로 평가하였다.

일부 학자들은 지금까지의 경제적 효과분석 연구들에 대해 대상 환자수가 적거나, 타당도가 검증되지 않은 측정 도구를 사용했거나, 간접 경비의 범위를 좁게 또는 넓게 잡았다는 등 연구 디자인과 관련하여 비판을 가하고 있다(Hamann 등, 2003). 하지만 비정형 항정신병제가 환자를 각성하게 만들며, 발병 전구기나 초기에 있을지도 모르는 인격 퇴행을 방지함으로써 환자의 궁극적 삶의 질에 도움이 될 수만 있다면, 얼마 안 되는 비용차이 때문에 일차 약물, 이차 약물을 따질 필요는 없을 것이다(Aronson, 1997). 무엇보다도, 환자 자신을 위한 인도주의적 입장과 전체 사회의 공공복지에 미치는 영향을 고려하여 당연히 비정형 항정신병제가 일차 약물로 선택되어야 한다. 미국 정신질환자협회(National Alliance for the Mentally Ill, NAMI)의 한 임원은 다음과 같이 토로하였다.

현재 미국의 많은 만성 정신질환자는 비정형 항정신병제를 통해 새로운 희망을 품고, 생산적이고 완전한 삶을 영위할 가능성을 갖게 되었지만, 아직도 많은 환자들은 이 치료법으로부터 배제되고 있다(Hall과 Flynn, 1997).

약물의 가격을 중요시하여 사용을 제한하는 우리 나라의 현행 보험체계는 국내의 수많은 정신질환 환자와 그 가족에게서 행복을 추구할 수 있는 기회와 권리를 박탈하고 있다고 볼 수 있다.

2장

비정형 항정신병제의 적응증

1. 점차로 넓어지는 적응증 40
2. 정신분열병 41
3. 양극성 장애 50
4. 우울장애 52
5. 기타 주요 정신장애 54
6. 소아-청소년기에 발생하는 정신질환 56
7. 노년기의 정신질환 60
8. 기질성 정신질환 64
9. 운동장애 관련 정신병 67
10. 만성 통증 71

1. 점차로 넓어지는 적응증

1950년대 항정신병제가 정신분열병에 처음 사용된 이래로 항정신병제의 적응증은 '정신증(psychosis)'을 보이는 거의 모든 질환, 즉 정신분열병, 분열 정동장애, 양극성 장애, 정신병적 증상을 보이는 우울증, 정신활성 물질에 의해 유발된 정신병, 신체적 상태에 의한 정신병, 헌팅턴 병이나 치매 등 중추신경계 질환에 의한 행동장애를 비롯하여, 전반적 발달장애(pervasive developmental disorder), 정신지체, 뚜렛장애 등 일부 소아-청소년 정신질환, 그리고 경계성 인격장애를 비롯한 인격장애 등으로 넓어져 왔다(Glick 등, 2001).

만약, 추체외로 증후군(Extrapyramidal Syndrome, EPS)이나 지연발생 이상운동증(Tardive Dyskinesia, TD)의 위험이 없었다면 항정신병제의 적응증은 훨씬 더 넓게 확장되었을 것이다. 따라서, 비정형 항정신병제가 일반화되면서 항정신병제의 적응증이 더더욱 넓은 범위로 확대되어 가고 있는 것은 어찌 보면 당연한 현상이다. 하지만, 이렇게 사용영역이 한없이 확장되는 것은, 치료가 어려운 만성 환자들에게 비정형 항정신병제가 마치 만병통치약인 것처럼 뚜렷한 지침 없이 사용되는 세태를 반영하는 것인지도 모른다. 임상증거에 기반하여 약물을 합리적으로 사용하기 위해서는 효과 및 부작용, 비용 대비 효과, 투여 용량의 적정선 및 장기 투여에 따른 위험 여부 등이 다각적으로 고려되어야 한다(Glazer와 Dickson, 1998). 따라서, 새로운 적응증이 정당화되려면, 효과와 안전성을 기존 치료법과 비교하는 체계적인 임상시험이 필요할 뿐 아니라, 효과와 비용의 균형이라는 문제까지도 충분히 검토되어야 한다. 특히, 비정형 항정신병제의 부작용으로 대두되고 있는 체중 및 혈당의 증가, 심전도의 이상 등이 환자의 전반적 건강상태에 어떠한 영향을 미칠 것인가 하는 문제는, 비정형 항정신병제를 광범위하게 사용하기에 앞서 꼭 한 번 짚고 넘어가야 할 문제이다(Ghaemi, 2000b). 하지만, 불행히도 이러한 자료들은 아직까지 불충분하며, 정신분열병 이외 타 적응증에 있어서는 효과에 대한 기본적 자료도 충분히 쌓여 있지 못한 형편이다(Campbell 등, 1999). 그나마 정신분열병 이외의 질환에서 효과와 안전성을 평가한 소수의 임상시험들도 대개 방법론적으로 덜 엄격하였기 때문에, 이들 자료를 갖고 무언가 확실한 결론을 내리기에는 부족한 점이 많다.

임상의들은 일차 적응증에 약물을 사용한 경험이 축적됨에 따라, 문헌으로 제시된 증거보다는 자신의 임상경험에 기초하여 원래의 적응증 이외의 다른 질환에 실험적으로 사용해 보게 되며, 이는 또 다른 경험으로 축적된다. 이러한 경험들이 모여 임상의 사이에 통합된 의견을 형성하게 되며, 이것이 소위 말하는 전문가의 의견(expert's opinion)을 구성한다. 본 장에서는 주로 이러한 임상의의 경험을 토대로 하여, 정신증뿐만 아니라 다양한 정신질환에 대한 비정형 항정신병제의 효과를 기술하고자 한다.

2. 정신분열병

1) 정신분열병의 주요 증상에 대한 효과

(1) 양성증상

비정형 항정신병제가 양성증상에 있어 정형 항정신병제보다 우수한지는 논란의 여지가 있다. 분명한 것은, 비정형 항정신병제의 우수성은 효과의 우수성보다는 안전성에 있다는 것이다. 그러나 다양한 연구들은 효과 자체에서도 주목할 만한 차이가 있음을 시사하고 있다. 북미에서 523명의 정신분열병 환자를 대상으로 haloperidol과 리스페리돈을 비교한 초기 연구의 결과에 따르면, 두 약물 모두 유의한 양성증상의 호전을 가져왔으나, 리스페리돈 6mg 치료군이 haloperidol 20mg 치료군에 비해 좀더 우수한 결과를 보였다(Chouinard 등, 1993; Marder와 Meibach, 1994). 유럽에서 시행된 유사한 연구에는 15개국 1,362명의 정신분열병 환자가 참여하였는데, 전체적으로 리스페리돈이 사고장애, 편집증적 호전성 등의 양성증상에서 haloperidol에 비해 우수한 효과를 나타내었다(Muller-Spahn 등, 1992). 그러나 이후 좀더 통제된 연구에 따르면, 비정형 항정신병제가 양성증상에 보이는 효과는 haloperidol과 비슷하거나 약간 나은 정도라는 것이 공통된 결과이다(Wahlbeck 등, 1999). 다만, 대표적인 양성증상인 환청이나 망상에 대한 효과는 두 약물이 비슷하더라도, 환자의 사회적 기능에 영향을 미치는 '잔류 양성증상'에 대해서는 비정형 항정신병제가 더 우수하다는 주장도 있다(Thomas와 Lewis, 1998).

클로자핀이 치료저항성 정신분열병 환자의 양성증상에 대해 다른 약보다 더 효과적이라는 것 외에는, 비정형 항정신병제 서로 간의 효과 차이는 미미하다는 것이 일반적인 견해이다. 효과 차이를 입증했다고 주장하는 몇몇 비교 연구들(Tran 등, 1997; Ho 등, 1999; Conley 등, 2001b; Kasper 등, 2001a)은 연구설계나 분석방법에 있어서 편파적이었다는 비판을 받고 있다(Kasper 등, 1998; 안용민 등, 2003).

(2) 음성증상

비정형 항정신병제들은 도입 초기부터 정형 약물과는 달리 음성증상에도 효과적일 것이라는 기대를 받아왔다. 특히, 클로자핀이 보여준 고무적인 결과는 비정형 항정신병제들에 힘입어 음성증상도 결국 조만간 해결될 것이라는 희망을 낳게 했다(Kane 등, 1988). 그러나 비정형 항정신병제에 반응하는 음성증상은 일차적 음성증상이 아니라, 잔류 양성증상, 우울증 및 약물 부작용에 의한 이차적 음성증상일 뿐이라는 주장이 폭넓게 받아들여지고 있다. Miller 등(1994)은 클로자핀이 보인 음성증상의 호전이 혼란(disorganization)과 같은 양성증상의 호전과 상관관계에 있음을 지적하면서, 이차적인 음성증상에 대한 효과를 배제하였을 경우에도 클로자핀이 음성증상에 대해 효과가 있다고 판명될지는 좀더 연구가 필요하다고 하였다.

리스페리돈과 정형 항정신병제를 비교한 많은 연구들(Claus 등, 1992; Muller-Spahn 등, 1992; Chouinard 등, 1993; Hoyberg 등, 1993; Marder와 Meibach, 1994)은 리스페리돈이 Positive and Negative Syndrome rating Scale(PANSS)로 측정된 음성증상에 있어 의미 있는 호전을 가져왔다고 하였다. 하지만, 이들 연구에서도 음성증상의 호전이 EPS의 호전과 연관되었다는 점을 볼 때, 일차적 음성증상에 대한 효과였다고 주장하기에는 무리가 있다. 다만, 심한 음성증상에 의한 위축이 문제가 되었던 환자에게 리스페리돈이 효과가 있었다는 증례(Jones, 1994)나, 임상의들의 개인적 경험들, 이와 더불어 세로토닌 길항작용이 음성증상 호전에 기여하리라는 이론적인 추측만이 리스페리돈이 일차적 음성증상 감소에 도움을 줄 것이라는 견해를 뒷받침하고 있다.

올란자핀은 음성증상의 동물모형에서 효과가 있었고(Corbett 등, 1995), 역시 몇몇 임상연구에서 PANSS의 음성증상 소척도 또는 Scale for the Assessment of Negative Symptoms(SANS) 점수를 유의하게 호전시킨다고 보고되었다(Beasley 등, 1996a,b; Tollefson 등, 1997a,b; Sanger 등, 1999). 경로분석(path analysis)을 이용하여 이러한 효과가 EPS의 호전과는 독립적인 치료 효과라고 주장되기도 하지만(Allan, 1998; Tollefson 등, 1998b), 연구 및 분석방법의 문제들로 인하여 아직 결론 내리기에는 이르다. 왜냐하면, 비록 이들 연구들이 양성증상, 우울증상 및 EPS를 통제변인으로 삼아 그 영향을 제거하였다고 주장하지만, 사회적 자극의 빈곤 및 불안 등 이차 음성증상과 관련된 또 다른 요소들은 고려하지 않았기 때문이다(Bridler와 Umbricht, 2003). 또한, 이런 분석을 통해 제시된 일차 음성증상에 대한 효과는 그 크기가 너무나 미미하여 임상적으로는 큰 의미가 없을 듯하다. 더군다나 일차 음성증상이 주된 임상상을 이루는 결핍증후군 환자만을 대상으로 임상시험을 하였을 때는 유의한 효과를 찾아볼 수 없었다(Kopelowicz 등, 2000).

한편, Leucht 등(1999)은 메타분석을 통하여 리스페리돈과 올란자핀은 음성증상에 효과적이지만 퀘티아핀은 그렇지 않다고 발표하였는데, 여기서도 일차 음성증상과 이차 음성증상의 구분이 이루어지지 않았다. 일차 음성증상과 이차 음성증상을 구분하여 분석한 연구에서는 클로자핀과 올란자핀이 일차 음성증상에 효과가 있다는 것을 결국 입증하지 못하였다(Rosenheck 등, 1999; Kopelowicz 등, 2000). 저용량의 아미설프라이드가 일차 음성증상을 개선한다는 보고가 최근에 있었지만, 역시 추후 좀더 엄격한 검증을 요한다(Leucht 등, 2002).

요약하면, 비정형 항정신병제는 이차적인 음성증상에는 분명 효과가 있지만, 일차 음성증상에도 효과가 있는지는 확실하지 않다. 그렇지만, 사회적 기능과 재활 및 장기적인 예후라는 차원에서 보자면 일차 · 이차 음성증상을 구분하는 것이 큰 의미가 없으며, 바로 이런 시각에서 볼 때 비정형 항정신병제의 이점이 뚜렷이 드러난다고 할 수 있다.

(3) 인지증상

Breuler는 일찍이 정신분열병의 핵심적 증상이 인지능력의 쇠퇴에 있다고 하면서, 병태생리의 근본으로서의 인지증상의 중요성을 지적한 바 있다(Klosterkotter 등, 2001). 정신분열병 환자의 인지병리는 다양한 영역에서 나타나지만, 특히 주의력(attention), 작업기억(working memory), 언어기억(verbal memory) 및 실행기능(executive function)의 영역에서 보다 두드러진다(Harvey와 Keefe, 1997).

정신분열병 환자의 사회적-직업적 기능 및 삶의 질 저하는 양성증상보다는 인지기능의 장애와 더욱 밀접한 관계에 있다고 알려져 있다(Breier 등, 1991). 따라서, 인지증상은 양성 및 음성증상과 더불어 정신분열병 치료에 있어 뚜렷한 목표 증상이다(Sharma, 1999). 그간의 연구들을 종합하면, 정형 항정신병제는 일부 환자에서 지각능력과 주의력을 개선시키기도 하지만, 전반적으로는 오히려 인지기능 장애를 일으킬 위험이 높다(Krausz 등, 1999; Moritz 등, 2000). 이에 비해 비정형 항정신병제는 인지기능 개선이라는 면에서 정형 약물보다 월등히 우수하다. 현재까지의 연구들을 분석해 보면, 주의력, 실행기능, 작업기억, 언어 유창성 등에서 특히 호전 정도가 높은 것으로 나타나나, 약물 종류에 따라서 미묘한 차이가 있는 것 같다(표 2-1). 클로자핀의 경우, Lee 등(1994)은 언어 유창성 및 정신운동 속도에서 유의한 개선을 가져온다고 주장하였으며, Meltzer와 McGurk(1999a)는 주의력, 언어 유창성, 실행기능의 호전은 뚜렷하지만, 작업기억과 이차적 언어 및 공간기억에 대해서는 결론을 내리기 어렵다고 하였다. 리스페리돈은 작업기억, 실행기능, 주의력에 있어서의 호전이 일관되게 보고되고 있으나, 언어학습과 기억에 대해서는 연구마다 결과에 차이가 난다. 올란자핀은 언어학습, 언어기억, 언어 유창성 및 실행기능을 호전시키지만, 주의력, 작업기억, 시각적 학습 및 기억의 호전은 관찰되지 않았다. 쿼티아핀 및 지프라시돈에 대한 연구 결과들도 대부분 정형 항정신병제와 비교할 때 더욱 우수한 인지기능 개선 효과가 있음을 보여주고 있다(McGurk 등, 1997; Serper와 Chou, 1997; Sharma, 1999).

하지만, 이런 연구 결과들 역시 비판에 직면하고 있다. 대부분의 연구가 양성 및 음성증상 호전에 의한 간접적인 인지기능 개선 효과를 배제할 수 있도록 디자인되거나 분석되지 않았다는 것이다(Purdon, 1999). 비정형 약물이 EPS 발생이 적고, 그로 인해 항콜린제 사용률 또한 적은 것도 인지기능 호전의 원인일 가능성이 있다(Collaborative Working Group on Clinical Trial Evaluation, 1998).

표 2-1 비정형 항정신병제가 인지기능에 미치는 영향에 관한 연구

검사항목	연 구	연구 설계	결 과
P300	Pallanti(1999)	N=22	P300 증가, 병식 개선
P50	Nagamoto (1999)	N=10 치료저항성 환자	클로자핀만이 P50 gating 개선
신경인지 평가도구	Lindenmayer (1998a)	N=35 전향적 클로자핀 vs 리스페리돈	클로자핀: 치료기간 전체에 점진적 개선 리스페리돈: 초기에 개선, 그 상태가 유지됨.
신경인지 검사	Hoff(1996)	N=30	언어 유창성 및 필기-운동 속도(grapho-motor speed) 개선; 시각적 기억, 실행기능 및 전두엽 기능은 악화
Prepulse Inhibition(PPI)	Kumari(1999)	클로자핀 vs 정형 약물	클로자핀은 PPI를 정상화시킴.
CWAT, DSST, VLT	Lee(1999)	N=64 12개월 추적 클로자핀 vs 정형 약물	클로자핀: 6주에 정신운동 속도, 주의력, 언어 유창성이 개선되어 12개월까지 유지됨.
WAIS-R, WCST	Fujii (1997)	N=10 치료저항성 환자	전반적인 인지기능 개선
신경인지 검사	Buchanan (1994)	10주 이중맹검 후 1년 공개시험 클로자핀 vs haloperidol	클로자핀: 1년 후 언어 유창성, Mooney Faces Closure, 웩슬러 토막짜기, Stroop 검사, 범주 유창성, WAIS-R 논리적 기억의 유의한 개선
SPEM	Litman (1994)	이중맹검 클로자핀 vs fluphenazine	클로자핀: SPEM gain을 줄이고 전체 및 catch-up saccades를 증가시킴.
	Friedman (1992)	N=13 클로자핀 vs 정형 약물	클로자핀: Median catch-up saccade 진폭을 증가시킴.

CWAT = Controlled Word Association Test; DSST = Digit Symbol Substitution Test; SPEM = Smooth Pursuit Eye Movement; VLT = Verbal List Learning Test; WAIS-R = Wechsler Adult Intelligence Scale-Revised Full Scale; WCST = Wisconsin Card Sorting Test

(4) 우울증상

많은 임상의들은 정신분열병 환자를 비정형 항정신병제로 치료한 이후 동반된 정동증상이 호전되는 것을 경험하고 있으며, 일차적 기분장애 환자 중에서도 일부 난치성 환자의 경우 비정형 항정신병제를 써서 효과적이었다는 증례도 심심치 않게 보고되고 있다. 이를 근거로 비정형 항정신병제가 정동증상에 일차적인 효과가 있지 않을까 조심스레 기대해 볼 수 있다. 유럽과 북미에서 정신분열병 환자를 대상으로 이루어진 한 대규모 임상시험에서는, 불안과 우울증상의 호

전에 있어 리스페리돈이 haloperidol에 비해 더 우수한 것으로 나타났으며, 올란자핀 역시 정신분열병에 동반된 우울증상에 효과가 있다는 보고가 있다(Tran 등, 1997; Tollefson 등, 1998a,b). Purdon 등(2001)은 haloperidol과의 비교에서 쿼티아핀 치료군의 성적이 더 우수하였다고 했으며, Mullen 등(2001)은 리스페리돈 치료군과 비교했을 때도 쿼티아핀이 근소하지만 통계적으로 유의한 차이로 우수하였다고 보고하였다.

(5) 강박증상

정신분열병 환자의 약 25%에서 강박증상을 보이는데, 강박증상을 보이는 정신분열병 환자에게 클로자핀(Baker 등, 1992; LaPorta, 1994; de Haan 등, 1999), 리스페리돈(Alzaid & Jones, 1997; Alevizos 등, 2002), 올란자핀(Morrison 등, 1998; Mottard 등, 1999) 등 비정형 항정신병제를 사용할 경우, 강박증상이 악화될 수 있다는 보고들이 있다. 그러나 이와는 반대로 클로자핀이나 올란자핀이 정신분열병 환자의 강박증상을 호전시킨다는 보고도 있다(LaPorta, 1994; Baker 등, 1996; Poyurovsky 등, 2000); 클로자핀과 선택적 세로토닌 재흡수 억제제(SSRI)를 병용하면 정신분열병 환자의 강박증상이 호전된다는 개방연구 결과도 있으며(Rahaman 등, 1998; Strous 등, 1999), 다른 항정신병 약물(정형/비정형)과 SSRI의 병용에도 반응을 보이지 않는 정신분열병 환자의 강박증상에 올란자핀을 추가하여 효과를 얻었다는 증례 연구가 있다(Sasson 등, 2001).

(6) 공격성과 자극과민성

정신분열병 환자의 10~50%가 단순한 위협적 언동에서 극단적인 폭력에 이르기까지 다양한 공격성과 자극과민성을 보인다(Dimova, 2003). 정신분열병 환자들의 공격성은, 이들이 사회에서 소외되고 낙인찍히는 직접적인 요인 중의 하나이다. 비정형 항정신병제의 흥미로운 효과 중 하나는 정신증상의 호전과는 별도로 공격성과 과민성을 감소시킨다는 것이다. 특히, 클로자핀은 적대적인 초조감, 언어적 공격, 그리고 폭력적 행동을 감소시킨다. 치료저항성 정신분열병 환자만을 대상으로 한 Spivak(1997b) 등의 연구는 클로자핀이 정신병적 증상뿐만 아니라 공격성과 충동적인 행동의 조절에 유효하다고 결론지었고, Buckley 등(1995a)은 공격성의 감소는 정신병적 증상의 호전과 관계 없이도 나타난다고 강조하고 있다.

(7) 자살

비정형 항정신병제가 정신분열병에 동반된 우울증상과 과격한 행동을 감소시킨다면 자살 시도 및 성공한 자살의 빈도도 낮출 수 있을 것이라는 예상이 가능하다(Dimova, 2003). 이에 대한 연구는 주로 클로자핀을 중심으로 이루어졌다. Reid 등(1998a)은 3만 명의 정신분열병과 분열 정동장애 환자를 대상으로 조사하여, 환자군의 연간 자살률은 10만 명당 63.1명으로 일반인에 비해 5배 정도 높은 것에 반하여, 클로자핀을 사용하는 환자는 일반인과 비슷한 자살률을 보인다고 하였다. Novartis사의 클로자핀 등록자료에서도 이와 비슷한 수치인 10만 명당 15.7명으로 자살률이 집계되었다. Walker 등(1997)은 클로자핀 사용 이전과 이후를 비교한 결과, 정신분열병 환자의 자살이 현저히 감소하였다고 하였다. Meltzer와 Okayli(1995a)는 환자를 장기간 추적한 결과, 클로자핀이 정신분열병 환자에서 자살과 자살 시도를 현저히 감소시키며, 이는 우울증상 및 고립무원감(helplessness)의 감소와 연관이 있다고 하였으며, Meltzer는 후속 논문(Meltzer, 1999a)에서 정신병리 및 인지기능의 호전과도 연관이 있다고 확장하였다.

클로자핀과 올란자핀 사용자의 자살률을 비교한 연구에서는, 클로자핀 사용군에서 자살률이 더 낮은 것으로 나타났다(Young 등, 2002). 이렇게 자살이라는 특정 영역에서 클로자핀이 효과적인 이유로는, 클로자핀이 좌불안석 등의 부작용을 덜 유발하고, 약물 순응도가 비교적 높으며, 백혈구 검사를 위한 의료진과의 정기적인 만남 때문에 의료진과 관계가 좋다는 점이 지목되었다(Casey, 1996; Palmer 등, 1999; Meltzer, 1999b). 종합해 볼 때, 정신분열병 환자 중 자살의 위험이 높은 군에는 클로자핀이 우선적으로 추천된다 할 수 있다.

(8) 물질남용 및 의존

정신분열병 환자의 약 반수가 알코올을 비롯한 다양한 물질에 대한 남용 및 의존을 경험한다. '보상결핍(reward deficiency) 가설'에 따르면, 이것은 도파민 매개 중뇌-피질-변연계 뉴런의 기능장애로 정상적인 보상(reward)이 이루어지지 않기 때문이다(Green, 1999). 물질남용이 정신분열병의 예후에 큰 영향을 미침에도 불구하고, 정형 항정신병제는 물질남용에 효과가 적거나 오히려 물질남용을 악화시키기도 한다. 그러나 클로자핀은 정신분열병 환자에서 물질남용으로 인한 추가적인 병리와 기능 손상을 방지한다(Buckley, 1994a; Green 등, 1999; Volavka, 1999). 클로자핀은 알코올뿐 아니라 코카인 및 니코틴의 남용을 감소시키는 효과가 있다. Green 등(1999)은 이런 효과에 대해, 클로자핀이 도파민, 세로토닌, 특히 아드레날린성 뉴런에 작용하여 중뇌-피질-변연계의 도파민 결핍을 경감시키기 때문에 정신분열병과 물질남용 모두에 치료적인 효과를 지닌다고 하였다.

(9) 다음증-저나트륨 혈증

체내 수분균형 장애 또는 다음증(polydipsia)에 대한 임상의의 관심은 많지 않다. 하지만, 정신질환자의 6.2~20% 정도가 지나치게 물을 마시며, 또 다음증 환자의 약 80%는 정신분열병 환자라고 한다. 심한 경우는, 저나트륨 혈증이 일어나서 정신증상이 악화되는 것은 물론, 드물게 경련이나 폐부종으로 인한 사망까지 이어질 수 있다.

클로자핀은 이러한 수분 불균형을 교정하는 데 도움이 된다는 보고가 있다. Gupta(1994)는 심한 다음증-저나트륨 혈증을 보이는 치료저항성 정신분열병 환자에게 클로자핀을 투여한 이후, 이들 증상이 극적으로 호전되어서 6개월까지 유지된 증례를 보고하였다. Wicki(1998)는 다음증-저나트륨 혈증으로 횡문근 융해(rhabomyolysis)가 일어난 환자가 클로자핀 치료로 호전된 경우를 보고하였다. Fuller(1996)는 다음증을 보이는 5명의 환자에게 클로자핀으로 6개월간 치료한 결과, 정신병리와 물 마시는 행동이 모두 개선되었으며, 이 효과는 이후 17개월간 지속되었다고 하였다. 정형 항정신병제를 복용하다가 클로자핀으로 교체한 환자에서 평균 혈장 삼투압이 15.2 mosm/kg 상승하였고, 하루 300mg의 클로자핀으로 혈장 삼투압이 정상화되었다는 보고도 있다(Canuso, 1999). 저나트륨 혈증 또는 물 중독은 갈증 조절의 이상, 항이뇨 호르몬(Antidiuretic Hormone, ADH) 분비과다, ADH에 대한 신장의 민감성 증가 등 다양한 원인에 의해 발생하는 것으로 알려져 있다. 그러나 클로자핀이 이 중 어떠한 기전을 통해 수분 불균형을 교정하는지는 밝혀져 있지 않다. Verghese(1998)는 혈청 ADH 수치와는 상관이 없다고 보고하였다.

2) 치료저항성 정신분열병에 대한 효과

비정형 항정신병제가 주목받는 이유 중의 하나는 기존 약물로 잘 치료되지 않는 치료저항성 정신분열병 환자에서도 효과를 나타낸다는 점이다. 클로자핀과 같은 '위험한' 약물이 미국 FDA로부터 허가를 받을 수 있었던 것은 바로 이 점 때문인데, 이 과정에는 Kane 등(1988)의 연구가 큰 역할을 하였다. 이 연구에서 '치료저항성'은 다음과 같이 정의되었다.

1. 최근 5년 이내에 chlorpromazine 등가용량 1,000mg/d 이상의 항정신병제로 6주 이상 치료하였지만 의미 있는 증상의 호전이 없었던 경우가 세 번 이상 있었다(세 번의 치료는 최소한 화학적 구조가 다른 두 가지 이상의 항정신병제를 사용하여 행해졌다).
2. 최근 5년 동안 만족할 만한 기능의 회복을 보인 적이 없다(표 2-2).

이러한 기준으로 정의된 치료저항성 환자를 대상으로 조사했을 때, 클로자핀 투여군에서는 약 30%에서 호전이 있었지만, chlorpromazine 투여군에선 4%만이 호전을 보였다. 물론, 이 연구 이전에도 치료저항성 정신분열병에서의 클로자핀의 효과를 입증한 연구는 많이 있다. Leon(1979)은 장기 추적시 클로자핀이 chlorpromazine에 비하여 재입원율을 낮추었으며, 전체적으로 30~50%에 이르는 치료 효과를 보인다고 하였고, Lindstrom(1988)은 96명 환자를 최고 13년까지에 추적한 결과, 전체적으로 43%가 유의미한 호전을 보였으며, 약 85%가 반복되는 입원으로부터 벗어났고, 2년 이상 사용한 62명의 환자 중에서 39%가 취업을 할 수 있었다고 하였다.

표 2-2 치료저항성 정신분열병의 엄격한 기준(Kane 등, 1988)

구 분	기 준
전체적 평가기간	최근 5년 이내
치료 실패 횟수	3회 이상
1회 치료의 기간	6주 이상
항정신병제 용량	CPZE* 1,000mg/d 이상
치료에 사용된 약물의 종류	화학적 구조가 다른 두 가지 이상
기능적 상태	좋은 기능을 보인 적이 없음.

*CPZE: Chlorpromazine equivalent

그러나 클로자핀을 제외한 다른 비정형 항정신병제들의 경우엔 효과가 그리 뚜렷하지 못한 것 같다. 리스페리돈의 경우, 클로자핀에 반응이 없었던 환자가 리스페리돈에 치료 반응을 보인 증례가 있었고(Avnon, 1995), 기존 약물에 반응하지 않는 환자에게 리스페리돈을 소량 병용하여 좋은 결과를 얻었다는 보고도 있다(Bacher, 1996). Keck 등(1995)은 기존의 약물에 반응이 없어 1년 이상 입원중이던 치료저항성 정신분열병 환자에게 리스페리돈을 투여했는데, 이 중 11%가 퇴원을 할 수 있었다고 하면서, 비록 이 수치가 클로자핀의 치료율인 30~40%보다는 낮지만 정형 항정신병제보다는 높다고 하였다. 한편, Conley 등(1998a)은 전술한 Kane 등(1988)과 비슷한 디자인으로 올란자핀과 chlorpromazine의 효과를 비교한 바 있다. 그 결과는 기대에 훨씬 못 미쳐서, 올란자핀 투여 환자의 7%만이 반응하여, 한 명도 반응하지 않았던 chlorpromazine 투여군과 유의한 차이가 없는 것으로 나타났다. 더욱 흥미로운 것은, 이 연구에서 올란자핀에 반응하지 않았던 환자들에게 클로자핀을 사용하자, 41%에서 유의한 호전이 관찰되었다는 점이다(Conley 등, 1999). 퀘티아핀 역시 치료 저항군에서 haloperidol에 비해 우월한 효과를 나타내지 못하였다고 보고되었다(Emsley 등, 2000).

요약하면, 치료저항성 정신분열병에서 우월한 효과가 입증된 약물은 아직까지 클로자핀뿐이다(Bridler와 Umbricht, 2003). 다른 비정형 항정신병제들이 치료저항성 환자에서 클로자핀과 동등한 효과를 보인다고 볼 만한 근거는 아직 없으며, 다만 무과립증 등의 문제로 클로자핀을 사용할 수 없거나, 클로자핀 투여로도 효과를 보지 못하였을 때에 한하여 다른 비정형 항정신병제의 사용이 권장되는 정도이다(Jibson와 Tandon, 1998).

3) 정신분열병 전구기 또는 초기 정신병

임상의 사이에서는 정신분열병이 완전히 발병하기 이전, 즉 전구기 또는 아주 초기에 적극적으로 치료함으로써 뇌의 비가역적 변화로 인한 만성화 및 황폐화를 예방하자는 움직임이 활발히 전개되고 있다(Lieberman 등, 1990; Hoffman 등, 1997; Olney와 Farber, 1995; Buchanan와 Carpenter, 1996; Wyatt 등, 1997; Lieberman, 1999a; Copolov 등, 2000). 이들의 주장에 의하면, 정신증 삽화 자체가 신경독성이 있어서 재발이 반복되면 뇌구조 자체의 손상이 심화되므로, 이를 예방하기 위해서는 초기에 적극적인 치료가 필요하다는 것이다. 이런 주장의 배후에는 초발환자의 미치료기간(duration of untreated psychosis)이 짧을수록 장기적인 예후가 좋다는 임상적 경험(McGlashan & Johannessen, 1996)과, 현재의 치료법들이 증상을 조절하는 데 머무르고 있기 때문에 일단 만성 경과를 밟게 되면 되돌리기에는 역부족이라는 자각, 만성적인 경과를 수정하거나 예방할 수 있다면 사회적 비용을 크게 줄일 수 있다는 경제적 관점(McGlashan, 1999; McGorry 등, 2000b) 등이 자리잡고 있다. 그러나 무엇보다 가장 중요한 것은, 비정형 항정신병제가 등장했다는 사실일 것이다. 기존의 항정신병제는 TD 등의 부작용으로 인하여 진단조차 애매한 전구기 또는 초기에 사용하는 것이 윤리적 또는 현실적으로 어려웠지만, 비정형 항정신병제는 그런 부작용에서 자유로우므로 마음놓고 사용할 수 있으리라는 것이다(McGorry, 2000a).

조기 치료는 크게 ① 전구기 증상, 즉 전형적인 정신병 증상이 나타나기 전에 보이는 비특이적인 증상에 대한 치료(일차 예방)와, ② 정신병이 본격적으로 시작된 후 가급적 빠른 시기에 하는 치료(이차 예방)로 나눌 수 있다. 이차 예방 활동은 호주의 EPPIC(Early Psychosis Prevention and Intervention Center)가 효시가 되었고, 이를 뒤따라 노르웨이에는 TIPS, 덴마크에는 OPUS, 미국에는 RAPP, 독일에는 FETZ 등 각 나라마다 다양한 프로그램이 운영되고 있다. 논란거리라 할 일차 예방 활동은 영국 버킹검에서 Falloon 등이 1984~1988년에 시행한 것이 효시이며, 이후 호주의 PACE, 독일의 Bonn Early Recognition, 미국의 PRIME, 노르웨이의 TOPP, 핀란드의 DEEP 등의 프로그램이 있다.

McGorry 등(2000b)은 전구기 증상을 보이는 59명의 환자를 무작위로 나누어, 한 군에는 리스페리돈 투여와 함께 심리사회적 치료를, 다른 군에는 심리사회적 치료만을 시행하였다. 그 결과, 6개월 뒤에 정신병으로 전환되는 비율이 각각 19.3%와 35.7%로 약물을 사용한 쪽의 전환 비율이 의미 있게 적었다. 이는 비정형 항정신병제가 정신병의 발병을 예방하거나 연기시킬 수 있음을 시사해 준다. 같은 연구자들이 리스페리돈 대신 항우울제를 사용하여 행한 이전 연구에서는 약물 투여군에서도 41%가 정신병으로 전환하였으므로, 이러한 예방 효과는 항정신병제의 고유한 효과라고 생각된다(Yung 등, 1998). 물론, 아직 비정형 항정신병제가 발병을 막는다거나, 경과 및 예후를 수정할 수 있다는 가설이 증명된 것은 아니다. 전구기에 리스페리돈을 사용한 군은 대조군에 비하여 정신병으로의 전환율이 의미 있게 낮았지만, 약물치료를 중단하고 6개월 뒤에 관찰한 결과에선 오히려 리스페리돈을 사용했던 군이 더 높게 나타났다(Phillips와 McGorry, 1999b). 이 결과는 전구기 치료가 발병을 예방한다기보다는, 다만 연기시키는 정도에 불과한 것 아닌가 하는 의구심을 불러일으킨다.

한편, 비정형 항정신병제가 정신분열병의 경과 및 예후를 수정할 수 있다는 가설을 받아들이더라도 이를 실제로 '예비환자'들에 사용하는 것은 간단하지 않다. 첫째, 어떤 사람을 치료할 것인가 하는 문제가 단순하지 않다. 현재까지 개발된 어떠한 진단기준을 사용하더라도, 실제로는 정상인데 전구기 환자로 분류되는 위양성이 무려 60%에 이르기 때문에, 많은 대상자들은 결국 불필요하게 약물치료를 받게 된다. 또한, 치료를 받는다는 사실 자체가 사회적 낙인이나 소외로 이어질 수 있고, 이에 대한 불안 및 위축 등은 오히려 발병의 위험요소로 작용할 가능성이 있다. 둘째, 비록 TD와 같은 부작용은 없다 하더라도, 체중증가와 당뇨병 등 대사질환을 일으킬 수 있는 약물을 아직 질병이 발생하지도 않은 사람에게 투여하는 것이 윤리적으로 합당한가 하는 문제이다. 차라리 취약성이 있는 고위험군을 가려내어 비약물적인 접근이나 또는 좀더 안전한 다른 약물(항우울제나 항불안제 등)로 스트레스를 조절하면 되지 않겠느냐는 제안이 있다. 셋째는, 전구기나 고위험군 환자에게 발병을 예방하기 위해 항정신병제를 투여한다면, 얼마 동안 어떤 용량으로 사용해야 하는지에 대해서 전혀 확립된 바가 없다는 사실이다. 넷째는, 치료의 대상군은 대개 청소년이 될 터인데, 이들에 대한 비정형 항정신병제의 효과 및 안전성이 아직 확립되지 않은 상태라는 점이다. 일례로, 장기간의 약물사용이 발달기에 있는 뇌에 어떤 영향을 미치는지에 대해 아직 알려진 것이 없다. 이를 확인하려면, 청소년을 대상으로 한 장기 추적 연구가 필요하지만, 미성년자에 대한 연구는 윤리적인 어려움이 있기 때문에 결과가 얻어지려면 많은 세월을 기다려야 할 것 같다(Cornblatt 등, 2001; Schaffner와 McGorry, 2001).

3. 양극성 장애

항정신병제는 오래 전부터 정신병적 증상을 동반했건 그렇지 않건, 양극성 장애의 치료에 사용되어 왔다. 정형 항정신병제는 비록 장기적인 예방 효과는 부족한 것으로 알려져 있지만, 급성 조증 환자의 심한 초조 및 과활동을 조절하는 데 효과가 있고, lithium보다 빨리 환자를 안정시키며, 동반된 정신증까지 해소할 수 있다. 한편, 부작용의 측면에서 양극성 장애 환자는 정신분열병 환자에 비해 EPS나 TD에 대해 좀더 취약하며(Nasrallah 등, 1988), lithium과 정형 항정신병제를 병용투여하면 EPS가 늘어날 뿐 아니라, 신경이완제 악성 증후군(Neuroleptic Malignant Syndrome, NMS)의 위험 또한 증가하는 경향이 있다(Addonizio, 1985). 따라서, 양극성 장애 치료지침도 정형 항정신병제를 양극성 장애의 급성기에만 사용하도록 권장하고 있다(Frances, 1996).

그런데 비정형 항정신병제 도입에 따라 양극성 장애에서 항정신병제를 사용하는 것은 보편적인 현상이 되었다. 특히, 리스페리돈, 올란자핀, 쿼티아핀은 lithium, divalproex와 함께 조증에 대한 일차적 치료제로 허가를 얻은 상태이다. 클로자핀이 치료저항성 환자군을 포함한 양극성 장애 치료에서 장기간의 기분안정 효과를 보인다는 임상적 증거들이 매우 많다. 초기 문헌 고찰에 의하면, 양극성 장애의 70%, 분열 정동장애의 71%가 클로자핀 사용시 유의한 호전을 보인다(Zarate 등, 1995). 양극성 장애에서 클로자핀 효과를 살핀 이중맹검 연구는 없지만, 많은 전향적 연구들은 여전히 클로자핀의 효과를 지지하고 있다(Calabrese 등, 1996; Suppes 등, 1999). 그리고 불쾌성(dysphoric) 조증, 급속 순환형, 청소년기 조증 및 노인 조증 환자 모두에게 클로자핀이 효과가 있다는 개방형 연구 또는 증례보고가 있다(Calabrese 등, 1991; Suppes 등, 1992; Suppes 등, 1994; Schulman 등, 1997; Masi와 Milone, 1998). 클로자핀에 좋은 반응을 보이는 환자의 임상적 특성으로는 ① 현재 조증삽화, ② 급속 순환형이 아닌 경우, ③ 분열 정동장애보다는 순수한 양극성 장애라고 알려져 있지만, 기존의 기분조절제나 항우울제에 반응을 보이지 않는 난치성 기분장애 환자에서도 클로자핀 단독치료로 효과를 보는 경우가 종종 있다(Zarate, 1995).

리스페리돈은 분열 정동장애의 우울형과 정신병적 증상이 동반된 우울증에서, 정신증뿐만 아니라 우울증상에도 효과가 있었다고 보고되었으며, 양극성 장애의 치료에도 도움이 된다고 한다 (Frye 등, 1998). Sachs 등(2002b)은 lithium 또는 valproate를 사용하는 양극성 장애 환자에게 리스페리돈, haloperidol 또는 위약을 추가한 결과 리스페리돈 치료군이 위약군에 비해 치료 1, 2주째 유의한 호전을 보였다고 보고했다. Segal 등(1998)은 입원한 조증 환자를 대상으로 28일간 리스페리돈, haloperidol 및 lithium 단독요법의 치료 효과를 비교하였는데, 모두 비슷한 효과를 보였고, 리스페리돈 치료군에서 haloperidol 치료군에 비해 EPS가 현저히 적었다고 했다. 다수의 개방형 연구들이 리스페리돈을 기분조절제와 함께 사용하면 급성 조증의 증상 조절에 큰 효과를 볼 수 있다고 보고하고 있지만(Goodnick, 1995; Ghaemi 등, 1997a; Frazier 등, 1999), 리스페리돈 단독요법에 대해서는 부정적인 결과도 보고되고 있다. Sajatovic 등(1996a)은 6명의 급성 조증 환자에게 리스페리돈을 단독으로 투여했는데, 2명은 약물을 견디지 못했고 2명은 증상이 악화되었다고 하였다. 따라서, 대조군 연구를 통해 이 문제가 명확해질 때까지는, 조증 환자에 리스페리돈만을 단독 투여하는 것은 권장되지 않는다.

양극성 장애에 대한 올란자핀의 효과는 위약과의 대조연구(Tohen 등, 1999; 2000), lithium과의 대조연구(Berk 등, 1999) 및 divalproex와의 대조연구(Tohen 등, 2002a) 등 비교적 튼튼한 기반 위에서 입증되었다. 이 덕분에 올란자핀은 양극성 장애 조증기에 대한 단독 치료제로 가장 먼저 FDA의 승인을 얻을 수 있었다. 이 밖에 여러 개방연구에서 표준 치료에 반응을 보이지 않는 혼합형이나 급속 순환형에도 효과가 있다는 보고들이 있지만(Zarate 등, 1998), 리스페리돈과 마찬가지로 올란자핀 역시 경조증 또는 조증을 유발한 사례가 있다(Reeves 등, 1998). 양극성 장애의 유지치료에 대해서는, 113명을 대상으로 49주 동안 올란자핀을 투여한 개방형 연구에서 조증 증상 및 인지기능의 유의한 호전을 보였다는 보고가 있으나, 다수의 환자가 lithium이나 항우울제를 병용하는 상태여서 올란자핀의 고유한 효과라고 보기는 어렵다(Sanger 등, 2001).

쿼티아핀의 기분장애에 대한 효과에 대해서는 아직까지 체계적인 연구 결과는 없고, 몇 개의 증례 보고만이 있을 뿐이다. Ghaemi와 Katzow(2000a)는 6명의 치료저항성 양극성 장애 환자 중 2명이 쿼티아핀 투여로 호전되었다는 보고를 하면서, 쿼티아핀 역시 기분 조절작용이 있을 것이라 주장하였다(Ghaemi와 Katzow, 2000a). 지프라시돈의 항조증 효과는 3주에 걸친 위약과의 대조연구에서, 투여 환자의 50% 이상이 호전되었다는 결과로 발표되었다(Keck와 Ice, 2000).

4. 우울장애

정신분열병과 우울장애는 개별적인 진단으로 간주되어 왔지만, 실상은 신경생물학적 또는 치료적인 면에서 상당 부분이 중첩된다. 실제로 우울증 환자의 약 25%에서 정신병적 증상을 보이며(Rothschild, 1996), 정신분열병 환자의 25~75%에서 우울증상을 보인다(Naber 등, 2002). 사실 우울증 치료에 항정신병제가 사용된 역사는 매우 오래 되었다. 예를 들어, 1960, 70년대에만도 chlorpromazine과 thioridazine의 항우울 효과를 보고자 한 이중맹검 연구는 17개나 되었다(Robertson과 Trimble, 1982). 이들 연구의 결론은 phenotiazine 항정신병제가 탁월한 항우울 효과를 보인다는 것이다. 그러나 정형 항정신병제의 항우울 작용에 대해서는 회의적인 시각이 많으며, 오히려 이차성 우울증상을 악화시킨다는 주장도 있다(Harrow 등, 1994). 또한, 좌불안석이 생기면 환자들은 심한 불쾌감과 우울감을 경험하며, 심한 경우 자살을 시도하기도 한다(Van Putten, 1978; Halstead 등, 1994). 따라서, 표준적인 치료 지침에 의하면, 우울증 치료에서 항정신병제를 사용하는 것은 정신병적 증상을 보이거나 심한 초조증상을 동반한 경우로 제한하고 있다(Schatzberg와 Rothschild, 1992).

비정형 항신병제의 항우울 효과에 관한 논의는 클로자핀이 정신분열병보다도 분열 정동장애에 더 효과가 좋다는 임상적인 관찰에서 비롯되었다(Naber와 Hippus, 1990; McElroy 등, 1991; Banov 등, 1994). 정신병 증상과 우울증상을 함께 가지고 있는 환자들에게 리스페리돈을 단독으로 투여한 연구에서 리스페리돈이 항우울 효과를 가지고 있음이 밝혀졌다(Muller-Seicheneder 등, 1998). 또한, 리스페리돈은 정신병적 우울증, 만성 우울증, 치료저항성 우울증 및 초조성 우울증에 항우울제의 보조약제로서도 효과가 있다고 한다(Welner, 1996; Lane과 Chang, 1998b; O'Conner와 Silver, 1998; Ostroff와 Nelson, 1999). 올란자핀의 경우, 정신병적 우울증(Rothschild 등, 1999; Malhi와 Checkley, 1999), 그리고 정신병적 증상이 없더라도 치료저항성 우울증(Shelton 등 1999, 2001; Parker와 Malhi, 2001; Parker, 2002)에 효과가 있다는 보고들이 있다.

표 2-3 비정형 항정신병제에 의한 전전두엽 신경전달물질 방출

약물명	세로토닌	노르에피네프린	도파민
클로자핀	0	++	++
리스페리돈	0	+	+
올란자핀	0	++	+
할로페리돌	-	0	+/-

+, 중등도 효과; ++, 큰 효과; +/-, 효과가 일정치 않음; -, 약간 감소; 0, 효과 없음(Zhang 등, 2000).

표 2-4 비정형 항정신병제와 fluoxetine 병용에 의한 전전두엽 신경전달물질 방출

항정신병제+fluoxetine	세로토닌	노르에피네프린	도파민
클로자핀	0	++	-
리스페리돈	0	+	++
올란자핀	-	+++	+++
할로페리돌	0	0	0

+, 중등도 효과; ++, 큰 효과; +++, 매우 큰 효과; +/-, 효과가 일정치 않음; -, 약간 감소; 0, 효과 없음(Zhang 등, 2000).

Shelton 등(2001)은 치료저항성 우울증 환자군에 올란자핀과 fluoxetine 병용치료를 시행한 결과, 병용치료군에서 치료 효과가 더 빠르고 크게 나타났다고 하였다. 퀘티아핀의 우울증상에 대한 효과는 산발적으로 보고는 되고 있으나, 체계적인 연구는 많지 않다. 지프라시돈은 비교적 최근이 약물로 항우울 효과에 대한 연구 결과가 별로 없지만, 다른 비정형 항정신병제와 비슷한 효과를 가질 것으로 예상된다.

동물모델에서 비정형 항정신병제는 전전두엽을 활성화시키는데, 이 작용이 우울증세에 대한 효과와 관계 있을 것으로 생각되고 있다. 이들 약물은 전전두엽 피질에서 도파민 및 노르에피네프린 유리를 증가시키는데, 약물마다 특성이 서로 다르며(표 2-3), 이들 약물과 SSRI를 병용한 경우에는 또 특성이 달라진다(Zhang 등, 2000)(표 2-4). 이러한 전임상연구 결과가 임상에서 어떤 의미가 있을지는 아직 모르지만, 비정형 항정신병제들 간의 차이를 설명하는 데 유용할 것 같다. 대개의 비정형 약물은 세로토닌 5-HT_{2A} 및 5-HT_{2C} 수용체 길항작용을 갖고 있기 때문에 SSRI와 병용시 우울증 치료 효과를 증가시킬 뿐만 아니라, 세로토닌 매개성의 성기능 장애나 수면장애 등의 부작용을 줄이는 효과도 있을 것으로 생각된다. 그러나 대부분의 우울장애에 있어서 비정형 항정신병제 단독 투여로는 치료 효과가 충분치 않다(Dimova, 2003).

5. 기타 주요 정신장애

1) 분열 정동장애

분열 정동장애로 의심되는 환자는 임상에서 흔히 보게 되지만, 정확한 진단이 쉽지 않아 정신분열병 혹은 단순한 기분장애로 취급되는 경우가 많고, 따라서 정확한 유병률조차 알려져 있지 않다. 다만, 정신과 환자의 2~29% 정도가 되지 않을까 추정될 뿐이다(Keck 등, 1995). 분열 정동장애가 질병 분류학적으로 어떤 위치에 있는 지는 논란의 여지가 있지만, 치료를 위해선 기분조절제와 항정신병제를 함께 사용하는 게 보통이다. 그러나 비정형 항정신병제가 항정신병 효과 및 기분조절 효과를 동시에 지님이 밝혀짐에 따라 비정형 항정신병제 단독 치료에 대해 관심이 높아졌다.

관심도에 비추어 본다면, 아직까지 이에 대한 본격적인 연구가 없다는 것은 의외이다. 그러나 일단 분열 정동장애의 질병 분류학적 위치가 애매하고, 진단을 위해서는 장기간의 관찰이 필요하다는 점을 고려할 때 연구가 쉽지 않으리라는 것은 금방 이해가 된다. 제한된 자료들만을 검토했을 때, 예상되는 바 대로 분열 정동장애에 대한 비정형 항정신병제의 효과가 증명되고 있으며, 클로자핀의 경우에는 정신분열병보다 분열 정동장애에 오히려 더 효과적이었다는 보고도 있다.

2) 강박장애 및 강박증상

강박장애의 치료에 SSRI가 일차적으로 사용되고 있지만, 강박장애 환자의 40~60%는 이와 같은 치료에 반응을 보이지 않는다(Goodman 등, 1989). 이런 경우 lithium, buspirone, clonazepam과 같은 세로토닌 기능강화제를 병용하지만, 그 결과는 그다지 만족스럽지 못한 상태이다. 다음으로 취할 수 있는 조치는 저용량의 항정신병제를 추가하는 방법이다. 이는 강박장애가 뚜렛장애 또는 분열형 인격장애와 동반된 경우, pimozide나 haloperidol 등을 병용하여 좋은 결과를 보였다는 관찰에서 비롯되었다(McDougle 등, 1990, 1994). 비정형 항정신병제의 경우에도, 치료저항성 강박장애 환자에게 리스페리돈, 올란자핀, 퀘티아핀 등을 병용하여 강박증상을 감소시켰다는 보고들이 많이 있다(Jacobsen, 1995; McDougle 등, 1995b, 2000; Saxena 등, 1996; Ravizza 등, 1996; Stein 등, 1997; Atmaca 등, 2002; Denys 등, 2002; Mohr 등, 2002).

3) 경계성 인격장애

경계성 인격장애는 정신병과 관련이 있다고 일찍부터 생각을 해 왔기 때문에(Knight, 1953), 저용량의 항정신병 약물을 추가하는 경우가 많다(Brinkley 등, 1979). 과거의 많은 연구들은 저용량의 항정신병제가 경계성 인격장애 환자의 증상을 분명히 완화시킨다는 결론을 내리고 있다(Leone, 1982; Serban과 Siege, 1984; Goldberg 등, 1986; Sloff 등, 1986). 대개의 임상의는 저용량의 항정신병제가 유용하지만, 부작용과 순응도 문제를 해결하는 데 어려움이 있다는 것에 동의하고 있다.

Frankenburg와 Zanarini(1993b)는 치료저항성 경계성 인격장애 환자에게 클로자핀이 유용하다고 했지만, 정기적인 혈액검사 때문에 임상에 실제로 적용하기는 어려웠다고 하였다. 그 후 리스페리돈과 올란자핀이 도입되면서 증례보고 등을 통해 경계성 인격장애에도 안전하게 사용할 수 있음이 주장되었다(Khouzam과 Donnelly, 1997; Szigethy와 Schulz, 1997; Schulz와 Camlin, 1999). 경계성 인격장애 환자의 치료에 사용되는 비정형 항정신병제의 용량은 정신분열병 환자에게 사용되는 용량의 반 정도로, 올란자핀의 경우 초기 용량은 2.5mg/d로 하고 1주마다 2.5mg씩 증량하여 최대 10mg/d까지 사용한 후 증상의 호전을 보였다는 보고가 있다(Schulz 등, 1999).

4) 공격성 및 급성 초조

클로자핀의 공격성에 대한 효과는 정신분열병 환자에만 국한되지 않는다. 정신분열병 이외에 만성 뇌증후군(Hector, 1998), 정신지체(Cohen, 1994)에서도 공격성과 과격한 행동이 클로자핀에 의해서 조절된다고 하며, 행동적인 공격성뿐만 아니라 언어적인 공격성도 같이 호전된다고 한다(Mallya, 1992; Rabinowitz, 1996). 이러한 공격성 완화의 기전은 명확히 밝혀져 있지 않다. 다만, thioridazine이나 haloperidol과 같은 전통적인 항정신병제는 자해행위와 같은 공격적인 행동에 별로 효과적이지 못한 것으로 밝혀졌기 때문에, 아마도 D_2 수용체 차단 이외의 다른 기전이 관여한다고 추정된다.

공격성을 띤 급성 초조에 대해서는 정형 항정신병제의 비경구(근육주사) 투여가 오랜 관행이며, 처치 후 빠르면 수분 안에 효과를 볼 수 있을 정도로 효과적이다. 비정형 항정신병제가 대개의 치료적 적응증에서 일차 약물이 된 지금도, 이런 경우에는 비경구 정형 약물이 우선적으로 사용된다. 그러나 비정형 항정신병제의 비경구제(현재 지프라시돈과 올란자핀이 개발되어 있음) 사용이 보편화된다면, 아마도 상황이 바뀔 것 같다.

6. 소아-청소년기에 발생하는 정신질환

소아-청소년기에는 비록 주요 정신병의 빈도는 적지만, 정신지체나 자폐증 환자에서 분노발작, 공격성, 자해행동, 과잉행동 및 상동증과 같은 행동증상을 조절하기 위해 항정신병제가 드물지 않게 사용되어 왔다. 그러나 행동독성(behavioral toxicity), EPS, 지나친 진정작용 등 안전성과 내약성에 대한 염려로 사용에 많은 제한을 받았다. 그러나 비정형 항정신병제의 도입 이후, 성인에서 비정형 약물의 효과와 내약성에 대한 자료가 축적되면서, 소아-청소년에서의 사용 역시 급격히 늘어나고 있다. 연구자들은 다양한 비정형 항정신병제가 TD나 EPS의 발생 없이 정신분열병을 비롯하여 자폐증, 뚜렛장애, 행동문제가 동반된 정신지체의 치료에 도움이 된다고 주장한다(McDougle 등, 1998; Potenza 등, 1999).

1) 정신분열병

정신분열병에 있어 소아-청소년기의 조기 발병은 치료저항성의 손꼽히는 위험요인이다. 따라서, 비교적 일찍부터 소아-청소년 정신분열병 환자에게 클로자핀을 사용한 연구자료가 축적되어 왔다. 한 무작위 비교 연구에서, 치료저항성 정신분열병 청소년 21명을 대상으로 클로자핀과 haloperidol을 비교한 결과, 양성 및 음성증상의 호전을 비롯한 모든 면에서 클로자핀이 훨씬 더 우수하였다. 그러나 이 중 5명에서 심각한 백혈구 감소증이, 2명에서는 경련발작이 발생하였다(Kumra 등, 1996). 클로자핀이 소아-청소년에서 더욱 빈번히 심각한 부작용을 일으키는지는 확실하지 않으나, 어쨌든 우려되는 것은 사실이다. 미국 국립보건원의 지침에 따르면, 소아-청소년에서는 체중을 감안하여 6.25~25mg/d로 시작하여 최대 500mg/d까지 증량이 가능한데, 첫 6개월 동안은 매주, 그 이후에는 2주에 한 번씩 혈액검사하도록 권하고 있어, 성인에서보다 더 주의를 기울일 것을 권장하고 있다.

리스페리돈 역시 효과가 만족스럽다는 몇몇 증례보고가 있으나, 대규모 임상 연구자료는 없는 형편이다. 주목할 점은 용량의존적으로 EPS가 빈번히 발생하였고, 체중증가, 불쾌감의 발생률도 상당히 높았다는 것이다(Armenteros 등, 1997; Toren 등, 1998). 올란자핀의 경우에도 마찬가지로 잘 통제된 연구자료는 거의 없다. 클로자핀을 사용하다가 올란자핀으로 약을 바꾼 8명의 소아-청소년 정신분열병 환자를 대상으로 한 후향적 연구에서 5~20mg/d의 올란자핀이 혈액검사할 필요가 없으면서, 이전에 사용하던 클로자핀 만큼 효과적이었다는 보고가 있다(Mandoki 등, 1997). 치료저항성을 보이는 청소년 환자에서 40mg 정도의 고용량을 사용한 경우 중등도의 효능을 보았고, 생각보다 내약성이 좋았다는 증례보고도 있다(Heimann, 1999). 그러나 비슷한 설계의 다른 연구에서는 클로자핀의 효능에 미치지 못하는 것으로 나타났다(Kumra 등, 1998). 비록, 올란자핀이 치료저항성 환자에서 클로자핀 만큼의 효과를 보이지 못한다 하더라도, 무과립구증과 경련발작 때문에 클로자핀을 사용할 수 없는 경우 유용한 대안으로 사용될 수 있을 것이다. 소아-청소년에서 권장 사용량은 2.5~15mg/d이다(Taylor 등, 2003).

2) 기분장애

청소년에서 제1형 양극성 장애의 발생률은 0.6% 정도로 추정된다. 성인기에 발병한 경우와 비교하여, 소아-청소년기에 발병한 기분장애는 심한 정신병적 증상을 동반하는 경우가 훨씬 많기 때문에 거의 대부분 항정신병제를 병용할 필요가 있다.

정형 항정신병제나 기분조절제에 치료 반응을 보이지 않았던 5명의 양극성 장애 환자에서 클로자핀으로 기분증상과 공격적 행동이 호전되었다는 연구가 있다(Kowatch 등, 1995). 리스페리돈 역시 심한 공격성을 보이는 8명의 소아-청소년 양극성 장애 환자에서 효과적으로 사용되었다(Mandoki, 1995; Simeon 등, 1995). 그러나 Mandoki(1995)의 연구에서는, 리스페리돈 치료를 시작한 지 3개월 내에 6명 중 4명에서 불쾌감이 발생하였고, 그 중 두 명은 주요 우울증으로 진단되어 항우울제 치료가 필요하였다. 이는 리스페리돈이 항우울 효과가 있다는 성인에서의 결과와는 일치되지 않는 것이다. Khouzam과 El Gabalawi(2000)는 제1형 양극성 장애로 진단받은 17세 소년에게 올란자핀을 투여하여 치료에 성공한 증례를 보고하였다. 성인에서와 같이 올란자핀은 단독투여로도 효과가 좋고, 특히 불쾌한 기분이 주된 증상인 양극성 장애 환자(dysphoric mania)의 치료에 효과적인 것 같다는 주장이 있다(Frazier 등, 2001; Gonzalez-Pinto 등, 2001). 이 밖에 청소년 양극성 장애 환자에서 divalproex와 쿼티아핀을 병용한 결과, 효능과 부작용 면에서 divalproex 단독요법보다 더 뛰어났다는 연구가 있다(Delbello 등, 2002)

3) 행실장애/공격성

소아-청소년 환자에서는 종종 공격성 때문에 항정신병제를 사용하게 되기도 한다. 정신분열병 환자가 아니더라도 자폐증, 정신지체 등에 공격성이 동반된 경우, 원인 질환 자체에 대한 효과는 기대하지 않더라도 공격성이라는 증상을 조절하기 위해 항정신병제를 사용할 수 있으며, 행실장애(conduct disorder)의 경우 심리사회적 치료와 함께 약물을 사용함으로써 효과를 배가시킬 수 있다.

소아-청소년 행실장애 환자에서 공격성이나 파탄적 행동 조절에 리스페리돈이 위약보다 뛰어난 효능이 있음을 보여주는 연구가 있다(Findling 등, 2000; Snyder 등, 2002). 또한, 비교적 적은 용량의 리스페리돈으로 발달지체가 있는 청소년에서의 공격성과 행실 문제를 감소시킨 증례도 있다(Aman 등, 2001; 2002). 대체로, 소아 환자에서 리스페리돈의 권고용량은 0.25~2.0mg/d이다. 아미설프라이드도 사용하는데, 하루 50~300mg 정도가 효과적이었다(Taylor 등, 2003). 성인에서는 공격성과 관련해서 클로자핀의 효과와 관련된 연구자료가 풍부한데, 이에 반해 소아-청소년에서는 그다지 관련 자료가 많지 않다. 양극성 장애, 정신분열병 혹은 기타 정신병을 앓는 10명의 청소년에서 공격성을 감소시켰다는 증례보고가 있고(Kowatch 등, 1995), 기존의 어떤 치료에도 반응하지 않고 지속적으로 공격적 행동을 보이던 17세 자폐증 환아에게 사용하여 15일 후 뚜렷이 문제행동이 줄었다는 보고가 있다(Chen, 2001). 올란자핀이 자해행동과 사람 및 사물에 대한 공격성, 폭발적 분노를 감소시켰다는 보고도 있다(Horrigan 등, 1997; Potenza 등, 1999). 아무래도 혈액학적 부작용 등의 문제 때문에 소아-청소년 환자의 공격성에서는 클로자핀보다는 리스페리돈, 올란자핀을 먼저 사용하는 추세이다.

4) 강박장애

전형적인 강박장애의 치료에는 SSRI가 일차적으로 쓰이나, 일부 치료저항성 환자에서는 항정신병제를 병용하는 것이 일반적이다. SSRI에 반응하지 않는 성인 강박장애 환자에게 리스페리돈을 병용하여 효과를 보았다는 몇 개의 연구 결과가 있으나, 소아 강박장애 환자에서는 그다지 효과가 뚜렷하지 않다. 클로자핀과 올란자핀 역시 보고마다 결과가 일치하지 않는다. 오히려 비정형 약물에 의해 강박증상이 악화되거나, 새로이 강박증상이 발생했다는 보고가 더 눈에 띈다. 클로자핀의 경우, 성인에서 심심치 않게 강박증상을 유발하는데, 청소년 환자에서도 마찬가지의 현상이 보고되고 있다(Mozes 등, 1994). 리스페리돈도 정신분열병과 강박장애가 겹쳐져 있는 13세 소년에서 강박증상을 심하게 악화시켰다는 보고가 있다(Dryden-Edwards와 Reiss, 1996). 따라서, 강박증상의 과거력이 있거나 현재 증상에 강박적 요소가 포함된 경우, 비정형 약물을 사용하는 것은 조심하여야 한다.

5) 틱장애 및 뚜렛장애

틱증상을 치료할 때 가장 흔히 사용하는 약물은 haloperidol과 pimozide이다. 그러나 질환의 특성상 장기간 투여시의 안전성이 큰 문제가 되면서, 비정형 항정신병제가 이들을 대체할 수 있는지에 대해 관심이 높다. 특히, 리스페리돈이 주목받고 있는데, 이는 클로자핀과 같이 D_2 차단 효과가 약한 약물은 틱 치료에 효과가 없기 때문이다.

리스페리돈을 사용한 두 가지 개방연구에서는 하루 0.5~9mg으로 틱을 효과적으로 억제할 수 있었다(Lombroso 등, 1995; Bruun과 Budman, 1996). 최근 유럽에서 시행된 리스페리돈(평균 3.8mg/d)과 pimozide(평균 2.9mg/d)의 효능 비교연구에서는, 12주간의 치료 후 틱의 심각도나 강박증상 혹은 불안증상의 평가에서 양 군 사이에 차이가 없었으며 내약성에서도 차이가 없었으나, 전체적으로는 리스페리돈이 조금 더 나았다고 하였다(Bruggeman 등, 2001). Sandor와 Stephens(2000)은 뚜렛장애 환자에서 틱뿐 아니라 동반된 공격적 행동 조절에도 리스페리돈이 유용하다고 보고하였다. Gaffney 등(2002)은 뚜렛장애 환아에서 틱에 대한 리스페리돈의 효과가 clonidine과 동일한 수준이었으며, 동반된 강박증상에는 리스페리돈의 효과가 더 좋았다고 하였다. 국내에서도 오은영 등(2000)이 뚜렛장애를 포함한 틱장애 환아에서 리스페리돈과 haloperidol의 효과를 비교했는데, 효과 면에서는 차이가 없으나 리스페리돈 치료군에서 피로, 급성 근긴장증, 변비가 적었다고 보고하였다. 이들 결과를 종합하면, 틱장애에 리스페리돈을 일차 선택제로 사용하는 데 무리가 없을 것 같다.

지프라시돈을 사용한 다기관 이중맹검 연구에서 중등도 이상의 틱증상을 가진 뚜렛장애 환아에서 내약성이 좋고, 증상 경감에도 효과적이었다. 하루 평균 30mg을 하루 두 번 분복시킨 결과 틱증상의 35%가 호전되었으며, 일시적 진정, 불면, 좌불안석 등의 부작용이 있었으나, 심전도 이상이나 프로락틴 증가 및 체중증가는 위약과 차이가 없었다(Sallee 등, 2000).

6) 주의력 결핍-과잉행동 장애

주의력 결핍-과잉행동 장애(Attention Deficit Hyperactivity Disorder, ADHD)에서 항정신병제를 사용하는 것은 뚜렛장애나 정신병이 동반된 경우에만 국한된다(Campbell 등, 1999). 그러나 최근 들어 행실장애가 공존하는 ADHD에 대해 리스페리돈의 유용성을 뒷받침하는 자료가 발표되고 있다.

7) 자폐증 및 전반적 발달장애

자폐증에서 항정신병제를 사용하는 것은 상동증, 분노발작, 공격성, 과잉행동을 억제하기 위함이다. 이러한 목적으로 가장 많이 연구된 약물은 리스페리돈이다. McDougle 등(1998)은 11명의 자폐증 어린이를 대상으로 한 개방연구에서, 리스페리돈 3mg/d가 반복행동이나 공격성을 감소시키는 데 효과적이었으며 내약성도 좋았다고 하였다. 이 외에도 자폐행동에 대한 리스페리돈의 긍정적 효과에 대한 보고가 많은데, 가장 흔하게 보이는 부작용은 체중증가와 진정작용이었다. Potenza 등(1999)은 자폐증 어린이 및 성인 환자에서 올란자핀 평균 7.8mg/d로 정형 약물과 비슷한 효과를 얻었다고 보고하였다. 하지만, 자폐아에서는 식이조절이나 운동요법을 하기가 어렵기 때문에, 비만과 이에 따른 대사장애가 심각한 문제를 야기할 수 있다. 따라서, 분명한 이점이 있는 경우를 제외하고는 체중이 증가함에도 불구하고 항정신병제를 장기간 사용하는 것은 바람직하지 못하다. Dollfus 등(1992)은 아미설프라이드가 전반적인 자폐행동에는 별 영향을 못 미치지만, 행동억제와 위축과 같은 음성증상에는 효과적이었다고 보고하였다. 퀘티아핀의 경우, 아직 연구가 없다.

7. 노년기의 정신질환

1) 주요 정신병

노인 인구에서의 주요 정신병은 젊었을 때부터 주요 정신병을 앓아 오다가 노년에 이른 경우와, 노년기에 처음 발병하는 경우로 나눌 수 있다. 젊었을 때부터 이어진 정신병의 경우, 대개 만성 경과를 밟아서 심한 양성증상보다는 잔류증상 및 음성증상이 주를 이루는 경우가 많고, 또 상당수는 치매와 구별되지 않을 정도의 심한 인지기능 장애를 보이는 경우가 많다. 한편, 노년기에 처음 발병하는 경우는, 뇌의 기질적 장애가 깔려 있을 가능성이 높기 때문에, 어떻게든 남아 있는 뇌의 잔여기능을 최대한 살리기 위해 노력해야 한다. 이렇듯 노인 인구에서의 치료의 목표는 청장년 성인과는 차이가 날 수 있으며, 노년이라는 특수성 때문에 안전성을 특히 강조하게 된다.

노인 환자에서 클로자핀을 사용한 증례보고는 많지만, 잘 통제된 임상연구는 부족하다. 초기 연구는 주로 노인 정신분열병 환자를 대상으로 하였다. Chengappa 등(1995)은 6명의 노인을 대상으로 3주 동안에 걸쳐 300mg/d를 목표로 빠르게 증량한 결과 어떤 환자도 견뎌내지 못하였다고 하였고, 다른 연구자들은 더 낮은 목표용량으로 더 천천히 증량하였더니 67~77%의 환자에서 급성기 치료가 가능하였다고 보고하였다(Oberholzer 등, 1992; Richards 등, 1996). 이들이 세운 목표용량은 53~208mg/d 정도로, 이 용량으로 계속 유지치료했을 때 비교적 장기간(최장 39개월) 동안 별 문제 없이 지낼 수 있었다고 하였다. 약물을 중단하게 되는 가장 흔한 부작용으로 자율신경계 증상, 백혈구 감소증, 그리고 호흡기 합병증이었다. 이들 연구에서의 공통된 결론은, 노인에게 클로자핀을 사용할 때에는 적은 용량에서 조심스럽게 증량해야 하며, 특정 부작용에 특별히 주의를 기울여야 한다는 것이다. 특히, 여성 노인에서는 클로자핀 청소율이 더욱 감소되어 있는데(Haring 등, 1990), 이는 여성에서 CYP3A4의 활성이 노화와 함께 감소하기 때문으로 생각된다.

노인 정신병 환자 11명을 대상으로 리스페리돈을 사용한 12주간의 개방연구에서는, 3mg/d 이상 투여군과 3mg/d 이하 투여군 모두에서 양성 및 음성증상에 유의한 호전이 있었으며, 가장 흔한 부작용은 어지러움(22%)이었다(Madhusoodanan 등, 1995). 이후 보다 많은 수의 노인 정신분열병 또는 분열 정동장애 환자(103명, 평균 71세)를 대상으로 한 12주간의 후향적 연구에서도 리스페리돈이 증상의 심각도를 효과적으로 감소시키며, 특별한 부작용 없이 내약성도 좋았다고 하였다(Madhusoodanan 등, 1999b). 노인 정신병 환자에서 장기 사용 성적을 얻기 위한 다국가 개방 임상시험에서는, 초기 용량을 하루 0.5mg로부터 시작하여 하루 최대 4mg까지 증량하도록 한 결과, 하루 3~4mg을 복용한 환자에서 최대의 임상적 호전을 얻었으며, 이후에도 1년간 지속적인 증상의 호전을 보였고, TD 등의 심각한 부작용에 대한 보고는 없었다고 하였다(Davidson 등, 2000). 리스페리돈을 정형 항정신병제와 비교한 Barak 등(2002)은, 노인 만성 정신분열병 환자를 대상으로 18개월간 정형 약물과 리스페리돈으로 치료하였는데, 양쪽 모두 증상의 유의한 호전이 있었으나 리스페리돈 치료군에서 호전 정도가 유의하게 더 컸고, 부작용의 출현도 더 적었다고 보고하면서, 노인 만성 정신병 환자에서는 리스페리돈과 같은 비정형 약물로 교체하는 것이 바람직하다고 주장하였다.

올란자핀에 대한 연구는 그리 많지 않다. 11명의 노인 정신병(정신분열병 혹은 분열 정동장애) 환자를 대상으로 한 소규모 연구에서 올란자핀 5~20mg/d의 효과와 안전성을 평가하였는데, 7명의 환자에서 양성 및 음성증상의 호전이 관찰되었다(Madhusoodanan 등, 2000). 또 다른 소규모 연구에서는 27명의 노인 정신분열병 환자에서 올란자핀을 하루 평균 8.4mg씩, 평균 6.2주 투여하였는데, EPS의 유의한 호전이 있었고, 인지기능의 저하는 관찰되지 않았다(Sajatovic 등, 1998). 노인에서는 올란자핀의 배출 반감기가 젊은이에 비해 남자는 68%, 여자는 42% 증가하므로, 연령 증가에 따른 용량 조정이 필요하다(Ereshefsky, 1996). 올란자핀은 클로자핀과 유사하게 다양한 수용체에 고루 결합하므로, 높은 용량이 필요한 경우 자율신경계 부작용과 진정, 의식저하 등에 주의해야 한다(Sweet와 Pollock, 1998).

쿼티아핀에 대한 연구 결과는 아직 잠정적이다. Tariot 등(2000)은 치매나 신체질환에 의한 정신병을 포함한 노인 정신병 환자에서 52주간 쿼티아핀을 투여하였다. 이 중 정신분열병을 비롯한 주요 정신병 환자를 분석한 결과, 투여 용량의 중앙값은 150mg/d였으며, 이 중 47%의 환자에서 유의한 임상적 호전이 있었다. 가장 흔한 부작용이 졸리움(33%)이었으며, 어지러움 및 기립성 저혈압도 보고되었으나, 치료를 중단할 정도로 심하지는 않았다. 많은 환자들이 심혈관계 약물을 복용하고 있었으나, 특별한 심혈관계 부작용은 발생하지 않았다. 쿼티아핀은 무스카린성 수용체에 친화성이 없으므로 심각한 항콜린성 부작용을 일으키지 않고, EPS의 위험성도 낮아서 노인 환자에서 유리한 점이 있다(Kasper와 Muller-Spahn, 2000).

지프라시돈은 노인에 대한 연구가 거의 되어 있지 않다. 약리적 특성상 노르아드레날린 및 세로토닌 재흡수를 저해하기 때문에 정신병적 증상이 동반된 주요 우울증의 치료에 사용될 수 있을 것이다. 그러나 역으로 조증증상을 악화시킬 잠재적인 위험성이 있을 수 있다(Sweet와 Pollock, 1998).

2) 치매

치매(dementia)에는 행동 문제 및 정신병적 증상이 흔히 동반된다. 많게는 80%의 치매 환자에서 피해망상이나 환청과 같은 정신병적 증상이 관찰되고, 한편 정신분열병 환자의 약 13%에서 50세 이후에 치매가 발생한다(Palmer 등, 1999). 치매 환자에서 보이는 행동-심리증상(Behavioral and Psychological Symptoms of Dementia, BPSD)을 표 2-5에 정리하였다. 이는 질병의 경과중 어느 시기에나 나타날 수 있으며, 환자는 물론 환자를 돌보는 사람에게 커다란 부담이 된다.

초기에 비교적 증상이 경할 때에는 비약물적 치료가 우선이나, 중등도 이상의 BPSD가 나타날

표 2-5 치매의 행동-심리증상(BPSD)

구 분	I군	II군	III군
심리증상	가장 흔하고 고통스러움 • 망상 • 환각 • 우울한 기분	중간 정도 흔함 • 착오	흔하지 않고 다루기 쉬움
행동증상	• 신체적 공격 • 안절부절 못함	• 초조 • 부적절한 비명 지르기 • 배회	• 울기 • 악담 • 욕구 결여 • 불면 • 질문을 되풀이함 • 불안 • 따라하기 • 탈억제

표 2-6 BPSD의 약물치료

표적 증상	약 물
환각, 적개심, 공격성, 난폭 행동, 수면장애	비정형 항정신병 약물
우울증상, 강박증	SSRI
불안, 초조, 수면장애	Benzodiazepine
반복성 초조, 수면장애, 파탄행동	항경련제

때는 약물치료가 반드시 필요하다. 약물의 선택은 표적 증상에 따라 달라질 수 있다(표 2-6). 항정신병제의 표적 증상은 초조, 공격성과 같은 행동 문제, 망상, 환각과 같은 정신병적 증상, 수면장애, 불안 등이며, 비교적 치료에 잘 반응한다(Cummings 등, 2002). 기존의 정형 항정신병제도 만족할 만한 효과를 보이지만, 항콜린 효과에 의한 인지기능 장애로 일상생활 능력이 더 저하되는 단점이 있으며, 기립성 저혈압도 큰 문제가 된다. 따라서, 정형 항정신병제보다는 비정형 항정신병제가 우선적으로 선택되고 있다.

이에 더하여, 치매의 종류 역시 약제를 선택하는 지침이 될 수 있다. 도파민 기능이 저하되어 있는 파킨슨 병일 때는 도파민 차단 효과가 적은 클로자핀이나 쿼티아핀이 더 유리할 것이며, 콜린 활성이 떨어져 있는 알츠하이머 병에는 항콜린성 작용이 가장 적은 리스페리돈, 쿼티아핀, 지프라시돈이 유리할 것이다. 항콜린성 작용이 큰 클로자핀이나 올란자핀은 인지기능을 악화시킬 것이라 추정되나, 이들 약물은 콜린 효현제 역할도 하므로 단정할 수는 없다(Byerly 등, 2001). 클로자핀과 올란자핀이 정신분열병 환자의 인지기능을 호전시킨다는 것은 문제가 그리 단순하지 않음을 보여준다.

클로자핀은 단순한 BPSD에 일차 선택제로 추천되지 않는다(Honigfeld 등, 1998). 그러나 다른 항정신병제에 반응하지 않는 심한 정신병이 동반되거나 TD가 있는 경우, 만성 정신분열병 환자가 나이가 들어 치매와 감별이 곤란하게 된 경우, 파킨슨 병으로 인해 발생된 치매에서는 유용하게 사용될 수 있다.

반면, 리스페리돈은 일반적인 치매 환자에서 가장 많이 처방되고 있으며, 자료도 풍부한 편이다. Katz 등(1999)이 시행한 연구에 의하면, 625명의 중증 치매 환자를 대상으로 리스페리돈을 하루 0.5mg, 1mg, 2mg과 위약을 투여하였더니, 리스페리돈 1mg 혹은 2mg을 복용한 환자에서 뚜렷한 증상의 호전이 있었다고 하였다. 단, 부작용 발생 빈도가 2mg 투여군에서 위약 투여군보다 높게 나타나, 치매 환자에서는 하루 1mg가 적정 용량인 것 같다고 하였다. 후에 동일한 환자군을 1년 이상 관찰하였더니 치료 효과가 그대로 지속되었고, TD 발생률은 2.6%로 정형 항정신병제의 10분의 1 수준이었으며, 전반적 내약성이 매우 좋았다고 하였다(Bhana와 Spencer, 2000). De Deyn 등(1999)은 리스페리돈, 위약 및 haloperidol을 사용한 무작위 임상시험에서 리스페리돈 평균 1.1mg/d가 BPSD의 모든 증상, 특히 공격성을 유의하게 호전시켰다고 하였다. 위의 두 연구 모두에서 1mg/d 정도의 낮은 용량을 권하고 있는데, 이는 리스페리돈이 상대적으로 EPS와 관련된 부작용이 흔하다는 사실과 관련이 있다. 결론적으로, 현재까지의 임상경험을 종합한다면 치매 환자의 BPSD에는 리스페리돈이 가장 먼저 추천된다.

Street 등(2000)은 치매 환자를 대상으로 한 6주간의 이중맹검 연구에서 올란자핀 5mg/d가 정신병적 증상에 의미 있는 호전을 가져왔음을 보고하였다. 이 연구에서 가장 흔한 부작용은 졸리움이었으나, 보행장애도 상당히 많이 발생하였다. 그러나 인지장애나 EPS는 위약군과 차이가 없어 내약성이 매우 좋은 것으로 판단되었다. Clark 등(2001)은 연구 시작 당시 정신병적 증상이 없었던 알츠하이머 병 환자에게 올란자핀을 6주간 복용시켰더니, 이후에 정신병적 증상이 발현할 위험을 미리 줄일 수 있었다고 주장하였다. Edell과 Tunis(2001)은 BPSD 치료에 있어 올란자핀이 리스페리돈이나 haloperidol보다 더 큰 증상의 호전을 보였다고 하였다. 그러나 물론 이와 반대로 리스페리돈이 더 우수하다는 결과도 보고되어 있다(Bhana 등, 2000).

파킨슨 증상과 환각을 동반한 루이소체 치매(dementia with Lewy bodies)에서 리스페리돈은 haloperidol과 마찬가지로 1mg/d 정도의 낮은 용량으로도 심한 EPS가 발생했다는 증례가 다수 보고되어, 이보다는 클로자핀이 더 낫다는 것이 전문가들의 의견이다. 올란자핀 역시 최저 용량에서도 부작용이 심하여 많은 주의를 필요로 한다(Walker 등, 1999). Fernandez 등(2002)은 파킨슨 병과 루이체 치매 환자에서 쿼티아핀을 장기간 사용한 결과, 일부에서 운동증상이 약간 악화되기도 하였으나, 전반적인 증상의 호전도와 내성을 고려했을 때 유용했다고 하였다.

8. 기질성 정신질환

정신분열병 치료에 있어 항정신병제의 근본적인 한계는 원인을 치료한다기보다는 증상을 조절하는 데 그친다는 점이다. 그러나 이러한 한계는 역으로 어떤 원인에 의해서라도 정신병적 증상이 나타나면 항정신병제가 효과적으로 사용될 수 있음을 내포한다. 따라서, 뇌질환 혹은 뇌에 영향을 미칠 수 있는 전신성 질환에 이차적으로 발생하는 정신증상의 경우에도 역시 항정신병제가 효과적으로 사용될 수 있다. 단, 이 경우엔 특히 주의할 점이 있다. 그것은 정신증상을 일으킨 원인질환이 이미 뇌기능의 상당 부분을 망가뜨려 조그마한 손상에도 매우 취약하게 만들었거나, 혹은 이러한 취약성의 결과로서 정신증상이 생겼을 것이라는 점이다. 이러한 취약성은 약력학적 작용을 변화시킴으로써 전혀 예상치 못한 부작용을 일으킬 가능성이 있다. 따라서, 원인질환 및 환자의 신체상태에 따라 가능한 부작용을 예측하고, 이에 대비하여 최소의 용량만을 사용하는 것이 현명할 것이다. 또한, 원인질환의 치료에 사용하는 약물과 항정신병제 간의 약물 상호작용도 고려해야 한다.

1) 후천성 면역결핍증

Human Immunodeficiency Virus(HIV)에 감염된 환자에서 기질성 정신병이 발생할 수 있다. 일부는 HIV 감염과 관련된 뇌의 병리 때문이며, 또 다른 일부는 의인성(iatrogenic) 원인으로, 혹은 물질남용의 이차적인 결과로 발생할 수 있다. 또한, 애초의 정신질환자가 HIV 감염 위험이 높다는 것은 상황을 복잡하게 만드는 요인이 된다. 후천성 면역결핍증(Acquired Immune Deficiency Syndrome, AIDS)에 동반된 특징적 정신병 증상으로는 환각, 특히 환시와 다양한 망상을 들 수 있다. 이 경우, 항정신병제를 쓸 때에는 체중 및 전신 상태, 병용되는 약물 등을 고려하여 용량을 조절하는 것이 필요하다. AIDS 환자는 치료 전에 이미 11%의 환자에서 신경학적 합병증이 존재하고, 정형 항정신병제에 의해 EPS가 유발될 위험이 2.4배나 더 높으며, 심한 NMS가 자주 발생한다는 보고도 있다. 이런 현상은 HIV가 대뇌 기저핵을 침범하여 도파민 차단약물에 대해 과민성을 띠게 되기 때문이라고 설명된다. 이런 점에서 비정형 약물은 정형 약물에 비해 유리하다 하겠다(Ayuso-Mateos 등, 2000).

Singh 등(1997)은 21명의 HIV 보유자 혹은 AIDS 환자의 정신병 증상 치료에 리스페리돈을 사용한 결과(평균 3.3mg/d, 평균 6.4주), 1명을 제외한 20명에서 증상이 없어지거나 상당히 호전되는 결과를 얻었다. 특히, 조증 환자에서 치료 반응이 좋았고, 특별한 부작용은 없었다. 따라서, 그는 HIV 관련 정신병의 치료에는 현재로서는 리스페리돈이 일차 선택제라 주장하였다. Haloperidol이나 fluphenazine 혹은 thiothixene에 반응하지 않았던 AIDS 유발 치매 환자의 BPSD를 리스페리돈 0.5~3.0mg/d로 안전하게 조절할 수 있었다는 보고도 있다(Belzie, 1996). Meyer 등(1998)은 이전에 정형 항정신병제와 리스페리돈에 과민성을 보였던 환자에게 올란자핀을 투여했더니, EPS는 없었으나 대신 용량의존적으로 좌불안석이 발생하였고, β-차단제를 투여한 후에야 좌불안석이 완화되었던 증례를 소개하였다. 그는 HIV 환자는 리스페리돈과 올란자핀에 대해 서로 다른 부작용을 나타낼 수 있다고 설명하였다. AIDS 환자는 이미 혈액학적 이상이 있으므로 클로자핀 사용은 적절하지 않다.

2) 뇌혈관 장애 및 뇌손상

Zimnitzky 등(1996)은 허혈성 뇌손상 이후 이차성 정신병을 보이는 19세 환자에게 두 가지 정형 항정신병제와 valproate를 사용했는데도 치료에 실패했으나, 리스페리돈을 투여했더니 치료 4일 이내에 효과를 보았다고 하였다. 일부에서는 비정형 항정신병제가 대사증후군을 일으켜 오히려 뇌혈관 장애의 발생률을 높이지 않겠는가 하고 우려하기도 하나, 실제로는 크게 문제가 되지 않는다.

외상성 뇌손상 환자의 회복과정에 있어 항정신병제가 인지기능 회복을 늦춘다는 보고가 있기 때문에, 항정신병제를 꼭 사용해야 되는지에 대해 논란이 많다. 동물실험 결과, haloperidol은 뇌손상 회복과정에 부정적인 영향을 미친다(Feeney 등, 1982; Feeney와 Westerberg, 1990; Goldstein, 1993). 영장류를 대상으로 한 연구에서도 카테콜라민 치료로 촉진된 인지기능이 haloperidol 투여로 억제된다는 보고가 있고(Sawaguchi 등, 1990), Rao 등(1985)은 외상성 뇌손상 후 초조증상을 보이는 환자들에게 haloperidol을 투여한 결과 기억상실증의 기간을 연장시키더라는 보고를 하기도 했다. 그러나 뇌손상 환자들은 항정신병제 이외에도 여러 가지 약물을 함께 사용하기 때문에 인과관계를 명확히 하기는 어렵다. 더구나 작용 기전이 상이한 비정형 항정신병제 역시 비슷한 문제가 있는지는 아직 체계적으로 연구되지 않았다.

외상성 뇌손상 환자가 정신병적 증상을 보이거나, 혹은 정신병적 증상이 없더라도 심한 초조증상, 공격성 또는 분노발작을 보일 때, 조증과 같은 기분변화를 보일 때, 뚜렛증후군이 새로 생겼을 때는 할 수 없이 항정신병제를 사용하게 된다. 클로자핀에 대해 시행한 임상연구(Michals 등, 1993)에서는 클로자핀을 하루 평균 400mg 사용하여 9명 중 6명에서 임상적 호전이 있었으나, 고용량을 투여하던 환자 두 명에서 간질발작이 일어났다. 그러나 저자는 보다 천천히 용량을 적정하면 하루 600mg까지는 안전하게 사용할 수 있는 것 같다고 주장하였다. 이 밖에는 리스페리돈이나 올란자핀의 효과에 대한 증례보고가 있을 따름이다. 국내에서는 두부외상에 의한 기질성 망상장애 환자에서 리스페리돈 1～4mg 투여로 부작용 없이 호전된 1례가 보고되어 있다(김철응과 신상은, 1997). Schreiber 등(1998)의 증례에서는 뇌손상으로 인한 수면장애 및 편집성 질투를 보이는 환자에서 리스페리돈 2mg/d로 유의한 증상의 호전이 있었다. Butler(2000)는 외상성 뇌손상 이후 발생한 Capgras 증후군 및 Cotard 증후군을 보이는 환자에서 올란자핀을 하루 5mg씩 14일간 투여한 후 망상이 없어졌던 증례를 보고하였다. 비록, 연구가 불충분하기는 하나, 임상가들은 외상성 뇌손상 환자에서 정신병 혹은 행동장애가 발생한 경우에는, 부작용이 비교적 적은 올란자핀이나 리스페리돈을 일차 선택제로 고려하는 경향이 있다.

3) 간질 관련 정신병

간질 환자에서 정신병적 증상이 나타날 위험은 일반인에 비해 6～12배 더 높은 것으로 알려져 있으며, 이른 나이에 발병, 심한 간질, 항경련제에 대한 저항성, 그리고 경련중첩증(status epilepticus)의 병력 등이 중요한 위험요인으로 작용한다(Kanner와 Barry, 2001). 간질발작 와중에 혹은 발작 전후기에 발생하는 일시적 정신병과, 반대로 간질발작이 조절된 후 나타나는 정신병이 있는데, 후자를 교대정신병(alternative psychosis)이라 부르기도 한다. 그리고 간질 치료에 사용하는 zonisamide 같은 항경련제가 정신병을 유발하기도 한다(Sachdev, 1998; Kanemoto 등, 2001).

간질 관련 정신병은 많은 경우 항경련제의 용량을 조절하는 것만으로도 증상이 호전된다(Trimble과 Schmitz, 1997). 항정신병제를 사용하게 된다면, 간질발작의 역치가 변화하기 때문에 조심해야 한다. Alldredge(1999)의 고찰에 의하면, 리스페리돈의 간질 발생률이 0.3%로 가장 낮았고, 올란자핀과 쿼티아핀은 0.9%였으며, 클로자핀은 3.5%로 가장 높았다. 특히, 클로자핀은

표 2-7 간질이 있는 정신병 환자의 치료 지침

1. 항정신병 작용이 있는 항경련제의 사용을 고려한다(예를 들면, carbamazepine, valproate, lamotrigine 등)
2. 간질발작의 위험이 높다고 알려진 약은 사용을 피한다.
3. 아주 적은 용량으로 시작한다.
4. 조금씩 천천히 증량한다.
5. 최소 유효 용량으로 유지한다.
6. 복잡한 약물 병용 요법은 피한다.
7. 가능하다면 혈중농도를 감시한다.
8. 갑작스러운 뇌파 변화에 주의를 기울인다.
9. 뇌파나 간질이 악화되면 항정신병 약물을 바꾸거나 항경련제를 증량하거나 조절한다.

고용량(600mg/d 이상)에서 간질 발생률이 4~5% 이상까지 상승하였다는 보고가 있었다. 클로자핀은 뇌파의 변화 및 간질발작을 일으킬 위험성이 크며, 혈액학적 이상 위험 때문에 carbamazepine과 병용하기 어렵다는 문제가 있다. 조테핀 역시 용량의존적으로 간질유발 효과가 있으므로 사용이 금기시된다. 결론적으로 간질 환자에게 항정신병제를 사용하기 위해선, 투여 전에 발작의 위험요인을 철저하게 평가하고, 항경련제와의 약물 상호작용을 미리 검토하며, 의심될 때마다 혈중농도를 점검하고, 최소 유효 용량을 유지하고, 복잡한 복합처방을 피함으로써 위험을 최소화하여야 한다(Pisani 등, 2002). 참고로, 클로자핀과 올란자핀, 리스페리돈, 쿼티아핀 및 조테핀은 carbamazapine의 혈중농도를 감소시키고, 클로자핀과 쿼티아핀은 phenytoin의 혈중농도를 감소시킨다.

간질과 정신병이 공존하는 환자에서의 일반적 치료 지침을 표 2-7에 제시하였다. 이런 경우 저용량의 리스페리돈이 유용한데, 초기 용량은 0.5mg/d로 시작하여, 2mg/d 정도를 사용하는 것이 EPS 발생의 위험이 적다. 국내에서는 채정호 등(1998)이 측두엽 간질 환자에서 발생한 정신병 증상을 리스페리돈(최대 하루 8mg)으로 치료한 사례가 보고되어 있다. 올란자핀 역시 종종 사용되는데, 보통 5~25mg/d 정도의 용량을 사용하나, 일부 환자에서는 2.5mg/d 정도의 소량을 장기투여하는 것으로 충분할 수도 있다(Alper 등, 2002).

9. 운동장애 관련 정신병

1) 파킨슨병

도파민성 약물로 오랫동안 치료받고 있는 파킨슨병 환자의 약 3분의 1에서 일과성 혹은 지속

적인 정신병 증상이 발생할 수 있다. 파킨슨병이 심할수록 발생빈도가 더 높고, 특히 치매를 동반한 환자에서는 빈도가 22%에 달한다. 이 밖에도 뇌 위축, 고용량의 levodopa 및 항콜린성 약물, 여러 가지 약의 병용, 최근 용량의 증가 등이 정신병 발생 위험인자에 속한다(Poewe와 Seppi, 2001). 정형 항정신병제는 정신병 증상은 호전시키지만 운동장애를 악화시키기 때문에 사용이 어려웠으나, 비정형 약물은 운동 부작용 없이 정신병 증상을 호전시킬 수 있다는 큰 이점이 있다. 파킨슨 병 환자에서 보이는 정신병 증상의 치료를 위한 일반적인 지침을 표 2-8에 제시하였다.

파킨슨병 환자를 대상으로 한 대부분의 연구는 클로자핀과 올란자핀에 집중되어 있다. Scholz와 Dichgans(1985)가 네 명의 파킨슨병 환자에서 클로자핀을 사용하여 운동증상의 악화 없이 정신병을 성공적으로 치료했다고 보고한 이후, 이를 지지하는 후속 연구가 줄을 이었다. 이를 종합하면, 대상 환자 중 85% 이상에서 치료 반응이 있었으며, 효과적인 용량은 보통 50mg/d 이하로 정신분열병 환자에서 사용되는 용량의 10분의 1에 지나지 않았다(Poewe와 Seppi, 2001). 최근에 시행된 대규모의 무작위 이중맹검 연구에서도, 클로자핀 하루 평균 24.7mg(최대 50mg)은 파킨슨병 환자에서 정신병 증상 호전 및 기능 향상에 위약보다 우수한 효과가 있고, 운동기능의 악화는 일으키지 않는다고 보고되었다. 더욱이, 이 정도 용량의 클로자핀은 수면의 질, 불안, 우울을 호전시킬 뿐 아니라, 안정시 진전(resting tremor)도 호전시킨다고 한다(The Parkinson Study Group, 1999). 진전이 호전되는 것은 5-HT_2에 대한 높은 친화성 때문으로 설명된다. 그러나 백혈구 감소증이 보고된 바 있고, 이들 환자군에서는 낮은 용량에서도 진정, 침흘림 과다, 기립성 저혈압 및 어지러움 등의 부작용이 발생할 수 있으며, 비록 1% 이하이긴 했으나 간질발작도 보고된 바 있다. TD나 NMS, 급성 근긴장증의 발생 위험에 관해서는 아직 확실하게 집계된 자료가 없다. 어쨌든, 클로자핀은 현재 파킨슨병 환자의 정신병 치료에서 일차 선택제로 추천되고 있다. 초기 용량은 6.25mg/d로 취침 전 한 번 투여하고, 정신병 증상이 호전되거나 부작용이 나올

표 2-8 파킨슨병의 정신증상 치료를 위한 일반적인 지침

1. 다제요법을 피하고 약물 처방을 단순화한다.
2. 항파킨슨 약물을 감량하여(특히, 병용시 정신병 위험도가 높은 항콜린성 약물, deprenyl, amantadine을 먼저) 중단한다. 이후 증상이 지속하면 도파민 작용제나 COMT 저해제를 감소하거나 중단하고, 그래도 증상이 지속하면 마지막으로 levodopa를 감량해 본다.
3. 비약물적 요인— 탈수나 감염 등을 교정한다.
4. 위와 같은 조치에도 불구하고 정신병 증상이 지속하면 항정신병 약물을 사용한다.
5. 클로자핀이나 쿼티아핀을 먼저 사용한다. 실패하면, 올란자핀을 선택한다.
6. 모든 비정형 약물이 다 실패하면, 전기경련 충격요법이나 정형 항정신병 약물을 사용한다.
7. Levodopa는 다시 적은 용량부터 서서히 증량한다.

때까지 4~7일마다 한 번씩 동일한 용량을 증량한다. 75~100mg/d를 넘기지 않는 것이 바람직한데, 대부분의 환자는 50mg/d, 취침 전 한 번 투여로 치료가 잘 된다(Juncos, 1999b).

리스페리돈에 대한 자료는 많지 않은데, 일부 연구에서 소량(평균 0.7mg/d)으로 효과적이었다는 보고와, 처방한 모든 환자에서 운동증상이 악화되었다는 상반된 보고가 있다. 리스페리돈 사용 후 무동성-경직 증후군(akinetic-rigid syndrome)이 발생하였다는 보고도 있다. 현재까지의 중론은 아주 적은 용량(0.25~0.5mg/d)을 단기간 사용할 때는 파킨슨병에 보조적으로 사용할 수 있겠으나, 경직에 민감한 환자에서는 혈액검사의 불편함을 무릅쓰고라도 클로자핀을 사용하는 것이 더 낫다는 것이다(Rich 등, 1995; Juncos, 1999a).

올란자핀은 리스페리돈보다는 EPS의 위험이 낮으나, 클로자핀이나 쿠에티아핀보다는 현저히 높다. Aarsland 등(1999)은 정신병적 증상이 동반된 매우 진행된 파킨슨병 환자에게 올란자핀을 사용한 결과, 초조 및 환각 등의 증상이 상당히 호전되었고, 운동증상이나 인지기능의 악화는 관찰되지 않았다고 하였다. 하지만, 29%에서 치료가 중단되었는데, 주된 이유는 지나친 졸리움 때문이었다. 이와는 달리, 한편에서는 올란자핀이 운동장애를 악화시킬 위험이 크다는 보고가 이어졌다(Friedman 등, 1998; Graham 등, 1998). 클로자핀과 비교하면 올란자핀이 확실히 파킨슨 증상을 더 악화시키며(Goetz 등, 2000), 심지어 2.5~7.5mg/d의 아주 낮은 용량에서도 운동증상의 악화가 두드러졌다는 보고도 있다(Manson 등, 2000). Juncos(1999a)는 파킨슨병을 앓는 노인 환자는 특히 혼돈이나 섬망 같은 의식변화에 취약하므로, 올란자핀을 투여할 때 이 점을 염두에 두어야 한다고 했다.

쿠에티아핀 역시 EPS 발생이 매우 낮다고 알려져 있어, 파킨슨병 치료에 효용을 기대할 수 있다. Juncos 등(1998)은 하루 평균 62.5mg으로 운동기능 악화 없이 정신증상 개선에 효과적이었다고 했으며, 1년간 장기 사용 후에도 EPS나 불수의 운동의 발생은 없었다고 보고하였다. 이 때 사용한 쿠에티아핀의 중앙값은 70mg/d로, 부작용은 일시적인 진정작용 외에는 특별한 것이 없었다고 한다. 좀더 높은 용량(200~400mg/d)을 사용한 Parsa와 Bastani(1998)의 연구에서도 역시 운동기능 악화 없이 정신증상이 개선되었다. 정신병을 동반한 루이체 치매 환자에서도 EPS 발생 없이 9명 중 6명에서 정신병 증상이 호전되었다는 보고가 있으나, 안전하다고 결론을 내리기는 이르다(Kasper와 Muller-Spahn, 2000).

이상을 요약하면, 클로자핀과 쿠에티아핀이 가장 EPS가 적고, 올란자핀은 그보다는 좀더 많으며, 리스페리돈은 확실히 EPS를 악화시킨다. 아직은 파킨슨 병에 효과가 있다고 확인된 것은 클로자핀뿐이며, 현재까지의 자료를 종합하면 쿠에티아핀이 내약성 측면에서 장점이 많다고 보여진다. 최근에는 쿠에티아핀을 일차 선택제로 추천하는 사람도 많아지고 있다(Friedman과 Factor, 2000). 조테핀은 파킨슨병에 사용하지 않는 것이 좋다(Prakash와 Lamb, 1998).

2) 헌팅턴병

헌팅턴병(Huntington's disease)에 동반된 정신병 증상의 치료에도 항정신병제를 사용할 수 있다. 이 때 무도 운동장애를 악화시키지 않는 것이 중요한데, 클로자핀(Safferman 등, 1994), 리스페리돈, 올란자핀이 효과적이었다는 보고가 있다(Dallocchio 등, 1999). Squitieri 등(2001)은 올란자핀을 하루 5mg 이상, 6개월 이상 사용한 결과 무도병의 악화 없이 우울, 불안, 및 강박증상이 감소하였다고 하였다. 그 밖의 다른 비정형 약물에 대한 자료는 아직 없다.

3) 섬망

섬망(delirium)은 모든 내과 및 외과계 입원 환자의 10~18%에서 발생하고, 특히 노인 환자의 경우 발생률이 14~56%에까지 이른다(Innouye, 1994). 섬망의 치료는 원인을 교정하는 것이 근본이겠으나, 우선 의식을 회복시키는 데는 haloperidol과 같은 도파민 차단제가 효과적이다. Sipahimalani와 Masand(1997)는 저산소성 뇌손상 후 섬망이 발생한 두 명의 환자에게 리스페리돈 1~2mg/d로 성공적인 치료를 하였다고 보고하였으며, 이어 후속 증례보고들이 이어졌다. 경도에서 심한 정도의 초조에는 리스페리돈 0.25~0.5mg을 하루 두 번 투여하는 것으로 시작하여, 증상이 호전되지 않으면 4mg/d까지 증량한다. 일부 저자는 심한 초조증상에 0.25~0.5mg을 4시간마다 투약하는 것을 권하기도 한다(Schwartz와 Masand, 2002). 올란자핀 역시 노인 섬망 환자 치료시 haloperidol과 비교하여 효과에서 차이가 없었으나, 내약성 면에서 훨씬 유리하였다(Sipahimalani와 Masand, 1998). Passik와 Cooper(1999)는 백혈병 말기 상태에서 아편계 진통제와 prochloperazine을 복용하면서 섬망에 빠진 환자에게 올란자핀을 5~10mg 투여함으로써 성공적인 치료를 한 사례를 보고하였다.

11명의 섬망 환자를 대상으로 퀘티아핀 평균 211.4mg/d와 haloperidol 평균 3.4mg/d를 비교한 결과 치료 효과는 동일하였으나, 퀘티아핀 쪽이 호전 속도가 조금 더 빨랐고, 퀘티아핀 투여군에서는 한 명이 졸리움 때문에 중단한 반면 haloperidol 투여군에서는 두 명이 EPS로 중단하였다(Schwartz와 Masand, 2002). 지프라시돈은 HIV와 크립토콕쿠스 뇌막염(cryptococcal meningitis)에 걸린 환자의 섬망 치료에 효과적으로 사용되었다는 증례보고가 있다. 그러나 이 환자에서 amphotericine 투여로 인해 저칼륨 혈증과 저마그네슘 혈증이 일어났을 때, 중등도의 QTc 간격 연장이 발생하였다(Leso와 Schwartz, 2002).

요약하면, 섬망에서도 비정형 항정신병제가 합리적인 일차 치료제로 선택될 수 있다. 현재 주로 리스페리돈을 많이 선택하는데, 리스페리돈 치료가 실패한다면 진단을 재평가하고 haloperidol을 다시 사용해 보는 것을 권장한다(Schwartz와 Masand, 2002). 위의 모든 약물은 환자가 완전히 회복되고, 특히 수면-각성 주기가 되돌아 오면, 7~10일이 지나서 별 무리 없이 중단할 수 있다.

4) 물질유발 정신병

약물에 의한 정신병적 상태란 급성 중독(intoxication)시 정신병과 유사한 증상을 보이는 경우, 플래시백(flashback) 현상과 같은 만성적인 환각증, 물질에 의한 기존 정신병의 재발, 또는 금단 증상의 일환으로서의 정신증상 등이 포함되겠으나, 진정한 의미의 물질유발 정신병(substance-induced psychosis)은 중독상태에서 정신병적 증상이 발생하였지만 약물 배설 이후까지 지속되며, 원인물질에 다시 노출될 경우 정신병이 재발하는 경우를 말한다. 물질유발 정신병의 치료에 대해서는 지침이 서 있지 않고, 항정신병제의 효과에 대해서도 일치된 결과가 없어, 체계적인 연구가 절실히 필요한 상황이다. DeSilva 등(2002)은 천식 때문에 prednisolone을 사용하여 오던 22세 여자 환자에서 생긴 정신증을 리스페리돈 1~1.5mg/d로 치료한 사례를 보고하였다.

물질유발 정신병 치료를 위해 항정신병제를 사용하는 경우, 또는 다른 이유로 항정신병제를 투여받는 환자가 남용 약물을 사용할 때는 약물 상호작용이 심각한 문제가 될 수 있다. 비정형 약물을 복용하는 환자가 대마초를 사용할 경우, 진정 효과가 부가될 위험이 높아지고, CYP1A2를 유도함으로써 혈중 올란자핀과 클로자핀의 농도를 저하시킬 수 있다(Zullino 등, 2002). 헤로인이나 methadone을 복용하고 있는 사람에서도 역시 비정형 약물은 진정 효과를 더 높일 위험이 있고, 리스페리돈에 의한 methadone 금단 증례가 보고되기도 하였다. 그리고 리스페리돈은 코카인의 다행감(euphoric effect)을 감소시킬 수 있다고 알려졌으나(Newton 등, 2001), 코카인 사용 자체를 감소시키지는 못한다. 알코올 남용자에서 올란자핀을 다른 β-차단제와 병용할 경우, 저혈압 발생의 위험성이 높아지므로 주의해야 한다.

10. 만성 통증

항정신병 약물이 통증의 치료에 사용된 것은 30년 이상 되었지만, 그 효과에 대해서는 논란이 많았다(Khojainova 등, 2002). 비정형 항정신병제 중 올란자핀은 동물실험에서 진통 효과가 있다는 것이 알려져 있으며(Schreiber 등, 1999), 난치성 두통(Silberstein 등, 2002), 섬유근육 통증(fibromyalgia)(Kiser 등, 2001), 암으로 인한 통증(Khojainova 등, 2002)에 올란자핀이 효과가 있다는 증례 보고들이 있다.

3장

비정형 항정신병제의 선택 및 사용

1. 항정신병제 치료의 원칙 74
2. 약물 선정시 생각할 문제들 74
3. 문헌 참조시 고려할 점 78
4. 용량의 결정 및 적용 전략 84
5. 노인 환사에서의 사용 87
6. 임신 및 수유시의 사용 89
7. 신체질환이 동반되어 있을 때의 사용 94
8. 약물 사용의 실제 97
9. 약물의 교체 99
10. 비정형 항정신병 약물의 병용투여 105
11. 항정신병제의 중단 107
12. 비정형 항정신병제의 약물 상호작용 112
13. 비정형 항정신병제를 사용한 정신분열병 치료 전략 118

1. 항정신병제 치료의 원칙

1990년대 들어 비정형 항정신병제의 개발은 약물 선택의 폭을 크게 넓혔으며, 치료의 목표 역시 정신분열병의 양성증상뿐만 아니라 음성증상, 인지기능, 그리고 삶의 질까지로 크게 확장되어, 전반적으로 정신분열병의 치료의 질을 상향 조정시켰다. 또한, 부작용의 감소로 인해 항정신병제가 사용되는 적응증의 범위가 급격히 넓어져서, 정신증이나 기분장애뿐만 아니라 다양한 신경증, 기질성 질환, 노인 및 소아-청소년 정신질환에도 비정형 항정신병제의 적용이 시도되고 있거나, 이미 사용이 일반화되어 있다. 그렇지만, 정신분열병의 약물치료 원칙이 근본적으로 바뀌었다고 할 수는 없으며, 정신분열병 이외의 질환에 항정신병제를 사용하는 경우에도 약물치료의 기본 원칙이 달라지지는 않는다. Janicak 등(1997)이 제시한 약물치료의 다음 원칙은 비정형 항정신병제라 하더라도 동일하게 적용된다. 이를 약간 수정하여 소개하면 다음과 같다.

- 진단적 평가는 필수적이고, 치료 도중이라도 필요할 때마다 항상 재검토되어야 한다.
- 약물 투여가 가장 중요하나, 약물 이외의 치료도 이에 못지않게 중요하다.
- 질병의 단계(급성기 혹은 유지기)에 따라 치료방법 및 치료기간이 달라져야 한다.
- 환자의 사회심리적 · 신체적 조건에 대해 약물치료가 주는 부담과 도움을 고려하여 치료 전략을 결정해야 한다.
- 과거에 환자나 가족이 어떤 약물에 잘 반응하였는가를 참고로 하여 약물을 선택하는 것이 좋다.
- 질환의 병태생리를 가장 가깝게 반영한다고 생각되는 증상을 치료의 목표로 정해, 치료중 이 증상의 변화를 예의 주시하는 것이 중요하다.
- 부작용의 발생과 진행을 잘 관찰하고, 정기적으로 필요한 검사를 실시해야 한다.

2. 약물 선정시 생각할 문제들

1) 비정형 항정신병제를 굳이 사용할 것인가

약물의 적절한 사용을 위한 지침서 및 치료 알고리듬이 속속 개발되고 있는 현 시점에서, 대부분의 지침서들은 정신분열병을 치료할 때, 비정형 항정신병제를 일차 약으로 권장한다. 이는 비정형 항정신병제가 추체외로 증후군(Extrapyramidal Syndrome, EPS) 및 지연발생 이상운동증(Tardive Dyskinesia, TD)의 위험이 적고, 음성증상 및 인지기능에 효과를 나타내기 때문이다. 양극성 장애에서도 마찬가지로 단독요법으로 사용되건, 기분조절제와 병용되건 간에, 정형 약물보다는 비정형 약물이 일차 약으로 선택된다. 아마도, 약값 등의 경제적 문제만이 비정형 약물을 일차 약으로 사용하는 것을 주저하게 하는 유일한 요인일 것이다. 다소 과격한 주장이긴 하지만, 비정형 항정신병제라는 더 효과적인 치료법에 대해 환자에게 정보를 제공하지 않고 정형 약물을 투여하는 것은 비윤리적이며, 따라서 명백한 의료과실이라는 이야기마저 나오는 실정이다(Mossman과 Lehrer, 2000).

2) 어떤 약물을 먼저 사용할 것인가

'정신분열병 약물치료에 대한 한국형 알고리듬(KMAP)' (한국형 정신분열병 및 양극성 장애 약물치료 알고리듬 개발위원회, 2001)의 1, 2, 3단계는 각기 다른 비정형 항정신병제를 차례로 사용하는 것으로 되어 있다. 이는 환자마다 잘 반응하는 약물이 다를 수 있음을 감안한 것인데, 비정형 항정신병제 서로 간의 약리학적 차이가 비교적 뚜렷하다는 것도 이런 지침의 이론적 근거가 된다. 그러나 정작 비정형 항정신병제 중 어느 것을 일차로 사용할 것인지에 대해서는 이론적 근거는 물론 경험적 지침도 많지 않다. 한편, KMAP에서는 일차 약으로 리스페리돈과 올란자핀을 추천하는데, 이는 이 약물들이 객관적으로 우월해서라기보다는, 알고리듬 제작 시점인 2001년 10월 현재 다른 약물에 비해 이 약물들에 대해서만 국내의 임상경험 및 보고가 충분히 축적되었기 때문이다.

(1) 부작용 위험에 따른 선택

정형 항정신병제 시절부터 내려오는 약물의 선택방법은 무엇보다 먼저 '과거에 효과가 있었던 약물'을 사용하며, 과거력이 없는 경우에는 '부작용을 위주로 선택한다'는 것이다. 다만, 정형 항정신병제 시대에 널리 퍼진 '고강도 약물은 EPS, 저강도 약물은 자율신경계 부작용'이라는 일반론은 비정형 항정신병제에는 적용하기 힘들다. 비록, 비정형 항정신병제들이 EPS와 TD, 고프로락틴 혈증, 신경이완제 악성증후군(Neuroleptic Malignant Syndrome, NMS) 등의 부작용을 줄였다고는 하지만, 약물에 따라 상당한 차이가 있다. 또한, 일부 약물은 여전히 자율신경계 부작용에서는 자유롭지 못하며, 정형 약물에서는 크게 부각되지 않았던 체중증가, 혈당증가, 심혈관계 이상, 간질, 혈액질환 등이 주요한 부작용으로 새롭게 대두되었다. 비정형 항정신병제의 부작용 특성은 약제마다 다르기 때문에 이를 약물 선택의 근거로 삼을 수 있다. 예컨대, 노인 환자에선 기립성 저혈압의 부작용이 적은 약물을, 심장질환이나 경련성 질환이 동반된 경우는 해당 신체질환을 악화시킬 가능성이 적은 약물을 선택하는 식이다.

(2) 증상에 따른 선택

모든 임상가가 다 동의하는 것은 아니지만, 표적증상에 따라서 그에 가장 효과적인 항정신병제를 선택하자는 의견이 제시된 바 있다. 대표적인 예로 Sato(1995)는 정신분열병의 증상을 3군으로 나누어, 제1군은 불안, 초조, 망상적 기분, 흥분증상을 주로 보이는 노르에피네프린성 증상군, 제2군은 환각, 망상, 사고과정 장애, 상동증상 등의 도파민성 증상군, 제3군은 자폐, 감정 및 의욕의 둔마 등의 세로토닌성 증상군이라 가정하였다. 그는 환자의 가장 두드러진 증상이 이 중 어떤 군에 속하느냐에 따라 가장 적절한 약물을 선택할 수 있으리라 생각하였다. 그러나 공인된 임상지침들은 특정 증상에 더 효과적인 약물이 존재한다는 것을 부인하고 있다. 굳이 과거 문헌에 근거하여 각 증상별로 효과적인 약물을 제시한다면, 표 3-1과 같다. 그러나 대개의 경우, 증상에 따른 선택은 그다지 성공적이지 못하다.

(3) 진단에 따른 선택

비정형 항정신병제는 정신분열병뿐 아니라 다양한 정신질환에 사용되고 있다. 이런 상황에서 특정 질환에는 특정 약물이 효과적일 것이라 기대하는 것은 매우 자연스럽다. 예를 들어, 소위 '증거기반 의학'에서 주장하는, 기분장애에는 리스페리돈과 올란자핀이 효과적이며, 파킨슨병에는 클로자핀이, 노인성 치매의 행동-심리증상(Behavioral and Psychological Symptoms of

표 3-1 정신분열병 특정 증상군에 대한 비정형 항정신병제들의 효과 차이

구 분	클로자핀	리스페리돈	올란자핀	쿼티아핀	지프라시돈	서틴돌
양성증상	+++	+++	+++	+++	+++	+++
이차적 음성증상	+++	++	+++	++	++	++
일차적 음성증상	+	±	±~+	±	±	±
불안증상	++	++	+	+	±	±
우울증상	++	+	++	++	±	±
인지증상	+	++	?	?	?	?
치료저항성 정신증	+	±	±	±	±	±

?: 연구된 바 없음
±: 이론적 · 전임상적 또는 간접적 임상증거
+: 다른 목적으로 시행된 연구에서 얻어진 데이터의 통계분석 중 효과가 시사됨.
++: 하나 이상의 직접적 연구 또는 메타분석에서 주장됨.
+++: 둘 이상의 독립적 연구진들에 의해 주장됨.
(Dawkins 등, 1999 및 Blin, 1999 등에서 수정)

Dementia, BPSD)에는 리스페리돈이 좋다는 식의 추천은 바로 이런 기대의 산물이다. 그러나 이런 특정 진단과 특정 약물과의 관계는 ① 약물의 특정 효과보다는 해당 진단을 갖는 환자들이 공통된 부작용 위험을 갖기 때문에 맺어진 관계이거나, ② 단순히 특정 질환과 관련하여 특정 약물에 대한 연구 결과가 충분히 축적되어 있음을 의미하는 것일 수 있다. 예를 들어, 파킨슨병에 클로자핀이 좋다는 것은 이 질환을 앓는 환자들이 특히 EPS에 민감하기 때문에 얻어진 결과이며, BPSD에 리스페리돈이 좋다는 것은 현재까지 가장 많이 연구된 약물이 리스페리돈이기 때문에 얻어진 잠정적 결론에 불과하다. 다시 말하면, '증거기반 의학'에서 강조하는 것은 특정 질환에서 효과가 명확하게 입증된 약물을 선택하는 것이 바람직하다는 것이지만, 증거 불충분으로 인해 아직 효과가 입증되지 못한 약물을 사용해선 안 된다고 말하는 것은 아니다.

(4) 약물유전학적(pharmacogenetic) 및 약물유전체적(pharmacogenomic) 지표

하나의 약물에 반응을 보이지 않다가도 다른 약물로 교체하면 극적인 반응을 보이는 환자가 있다는 것은, 환자 개개인에 맞는 약물을 선택하는 것이 매우 중요하다는 것을 시사한다. 약물유전학이 발전하면서 제시된 가능성 중의 하나는, 유전형의 분석을 통해 개개 환자에게 가장 효과적인 약물을 찾아낼 수 있다는 것이다. 즉, 약물의 작용 기전과 관련된 표적 유전자의 유전자형을 판별하거나(pharmacogenetic), 시험적으로 약물을 투여한 후 다수의 유전자가 발현되는 패턴의 변화를 분석함으로써(pharmacogenomic) 특정 약물에 대한 환자의 반응성을 예측한다는 것이다. 클로자핀과 관련하여 이런 방향의 몇몇 연구가 진행되었고, 의미 있는 결과가 산출되고 있는 것이 사실이다(Basile 등, 2002). 그러나 항정신병제의 작용 기전은 매우 복잡하여 수용체 단계 외에는 거의 아는 바가 없는 상태이며, 그나마 유의한 결과를 얻었다는 연구도 잘 들여다보면 위양성 및 위음성의 문제를 해결하지 못하고 있어서, 유전자형 판별이나 유전자 발현 패턴 분석을 통한 약물 선택은 아직 현실과는 거리가 멀다 다만, 약물역동학과 관련하여 시토크롬 P450(CYP) 계열 유전자의 유전자형 판별을 통해 개개인에 적절한 용량을 설정하는 것은 충분히 가능성이 있어 보인다(Dahl, 2002).

(5) 기타 요인들

약물을 선택하는 데 있어, 각 제약회사들이 내놓는 판매전략이나 자사 약품의 '이미지 메이킹(image making)' 등도 일정 부분 영향을 끼치는 게 사실이다. 각 제약회사들은 자사 약품이 "이러이러한 경우에 특히 효과가 있으며, 저러저러한 경우에 특히 안전하다"는 식으로 광고를 함으로써, 해당 환자군을 확보하는 고도의 마케팅 전략을 구사한다. 특히, 항정신병제와 같이 약물간의 차이가 두드러지지 않고 대규모 무작위 이중맹검 연구가 부족한 상황에서는, 과학적이고 객관적인 연구 결과보다 이러한 가공된 이미지에 매혹되기 쉽다.

이 외에도 알약, 캡슐, 서방정, 구강내 분해정제, 액상 제제, 주사제, 데포(depot) 제제 등 약물의 제형에 따라 환자의 호응도가 달라질 수 있고, 이 때문에 사용 가능한 제형이 어떤 것이 있는가에 따라 약물 선택이 달라지기도 한다. 물론, 특정 약물에 대한 임상의의 숙련도나 교육기회는 말할 것도 없고, 보험급여 여부 등의 약물 외적인 요인도 약물 선택에 상당한 영향을 끼친다.

3. 문헌 참조시 고려할 점

1) 임상연구 및 증례보고

(1) 임상연구 보고

비정형 항정신병제가 등장하면서 약물들의 효용성을 증명하는 잘 디자인된 연구들이 끊임없이 발표되고 있다. 이들의 결과는 인상적이지만, 임상 현장에 적용할 때에는 고려할 점이 많다. 임상연구의 디자인은 연구의 목적에 따라 달라지지만, 약물 시판의 법적 요건을 충족시키기 위한 3상(phase III) 임상시험은 엄격한 무작위 임상시험(Randomized Clinical Trial, RCT)이어야 한다. 이상적으로는 위약과 비교하여 치료 효과가 검정되어야 하겠지만, 윤리적인 문제 때문에 대개는 이미 효과가 입증된 표준 치료제와 비교하게 되며, 따라서 입증하고자 하는 가설은 약물의 우월성이 아니라, 표준 치료제에 대한 비열등성이 된다. 이들 무작위 임상시험에서 흔히 사용되는 결과 변수로는 정신분열병의 경우 Positive and Negative Syndrome Scale(PANSS)이 주로 사용되며, 보조적으로는 Clinical Global Impression(CGI) 등이 사용된다. 그런데 환자의 입장에서는 이런 객관적이고 외부적인 지표보다는 삶의 질이나 주관적 느낌 등 정량화하기가 까다로운 요소들이 더 중요할 수 있다. 따라서, 임상연구에서 얻어진 결과가 꼭 실제 임상에서 느껴지는 효과와 일치하는 것은 아니다. 통계 역시 중요하다. 측정 변인의 치료 전후 차이에 대해 신약 및 대조약 사용군을 서로 비교할 때에는 크게 두 가지 방법을 사용한다. 하나는 변화량의 평균치를 그룹 간에 비교하는 것이고, 다른 하나는 일정 기준 이상 변화한 대상(반응군)의 비율을 그룹 간에 비교하는 것인데, 이 두 방법이 항상 동일한 결과를 산출하지는 않는다. 두 군 간에 탈락률의 차이가 있을 가능성을 고려하여, 중도 탈락자도 모두 최종 분석에 포함시키는 intention-to-treat(ITT)법에 의한 통계가 원칙이지만, per-protocol법이라 하여 연구과정을 완수한 대상자만을 따로 분석하기도 한다. 문제는 이 역시 결과가 분석법에 따라 달라질 수 있다는 것이다. 이렇게 분석법의 차이를 강조하는 이유는, 어떤 분석법을 선택하느냐에 따라 연구자가 자신이 원하는 결과를 산출할 수 있다는 데 있다.

한편, 이런 무작위 임상시험에 포함되는 환자는 엄격한 기준을 만족해야 하는데, 보통은 가장 전형적인 임상상을 보이며, 다른 동반 질환이 없는 신체 건강한 청 · 장년기 환자가 대상이 된다. 그러나 이는 실제 임상에서 만나는 환자 중 극히 일부에 지나지 않는다. 또한, 임상시험에서는 약물 용량 및 투약 스케줄이 인공적인 상황으로 제한되며, 병용 약물은 불가피한 경우를 제외하고는 금지된다. 이러한 상황은 임상가가 실제 진료에서 부딪히는 상황과는 너무나 큰 차이가 있다. 그러므로 이런 무작위 임상시험에서 증명되는 것은 effectiveness(외적 타당성, 실제 임상에서 보편적인 환자에게 기대할 수 있는 효과)가 아닌 efficacy(내적 타당성, 이상적인 조건에서 나타나는 효과의 최대 가능성)에 불과하다. 그러나 일단 약물이 시판되면, 임상가는 약물의 effectiveness가 증명된 것으로 간주하고, 연구조건과는 다른 환자들에게 사용하면서도 연구에서 보고된 결과가 재현되기를 기대한다. 한편, 투여기간도 중요한 문제이다. 보통 급성기 연구는 4~8주, 장기 연구는 6~24개월 정도에 걸쳐 행해지는데, 시판 전 3상 연구는 대부분 급성기 연구이다. 따라서, 처음 시판되었을 때는 장기적 효과에 대한 데이터가 전혀 없다 해도 과장이 아니지만, 임상의는 이 약물이 장기 유지요법에도 효과적일 것이라고 아무런 의심 없이 믿는다.

따라서, 이러한 통제된 임상연구의 결과를 실제 임상에 적용할 때는 연구가 이루어진 조건이 임상의가 맞닥뜨리는 임상 상황과 얼마나 유사한지, 다시 말하여 연구가 얼마나 현실적인 조건에서 행해졌는지를 먼저 판단해야 한다. 또한, 항상 effectiveness는 efficacy에 못 미친다는 것을 감안하여, 과도하게 연구 결과를 맹신하는 우를 범해선 안 된다.

(2) 증례보고

증례보고에서 가장 문제가 되는 것은 인과성을 얼마나 증명할 수 있는지, 동일한 현상을 다른 임상의도 보고한 적이 있는지이다. 이들 증례보고는 가설을 세우는 기초 자료로서 가치가 있는 것이지, 이 자체가 증거기반 의학에서 이야기하는 증거가 될 수는 없다. 항상 가능한 것은 아니지만, 반복된 증례보고를 통해 세워진 가설은 무작위 임상시험을 통해 확인되어야 할 필요가 있다. 증례보고는 대개 특별한 증상을 보이는 환자에 대한 것, 특정 치료방식의 알려지지 않았던 효과나 부작용, 예상하지 못했던 약물 상호작용 등에 대한 것이 주를 이루는데, 이렇게 보면 보편적인 임상경험을 대변한다고 보기는 어렵다.

임상의가, 자신이 현재 처한 상황과 유사한 증례가 특정한 치료법에 의해 성공적으로 해결되었다는 보고를 접하면, 당장 그 치료법을 구사하고 싶어질 것이다. 그러나 증례보고는 어디까지나 증례보고인 만큼 최소한의 합리적인 이론적 근거가 있어야 함은 물론이다. 보다 문제가 되는 것은, 특정 치료법의 예상치 못한 부작용, 심각한 결과를 초래한 약물 상호작용에 대한 증례보고인데, 이런 보고를 접하게 되면 그것이 얼마나 자주 발생하는가에 대해선 전혀 고려하지 않은 채, 임상의는 해당 치료법에 대해 편견을 갖고 사용하기를 꺼리게 되며, 그럼으로써 환자는 효과적인 치료를 받을 기회를 박탈당하기도 한다.

(3) 비정형 항정신병제 간 상호 특성 비교

비정형 항정신병제 상호간의 차이를 입증하려는 연구는 작고 미묘한 차이를 최대한으로 드러내야 하므로 보다 정교하고 세련된 연구 디자인을 필요로 한다. 그런데 연구의 결과는 환자군의 특성, 측정되는 임상 변인 및 최종 결과의 평가방법 등에 따라 천차만별로 달라지기 때문에, 때로는 동일한 질문에 답하기 위해 시행된 연구들이라도 서로 전혀 다른 결과를 낳기도 한다(Casey, 2001; Conley, 2001b). 따라서, 특정 약제가 다른 약제보다 우수하다는 연구 결과가 발표되면, 얼마 지나지 않아 연구 디자인의 수정을 통하여 반론을 제기하는 연구가 줄을 잇는 것이 보통이다. 또한, 이렇게 연구 디자인에 따라 뒤집어질 수 있는 약물 간의 상대적 우열도가 임상적으로 의의가 있는지는 생각해 볼 문제이다.

(4) 제약회사 후원 연구

현재 정신약물학의 발전을 주도하는 것은 다국적 제약회사들이다. 후보 약물을 검색하고, 새로운 분자를 디자인하며, 제조공정을 확립하고, 시험관 내(in vitro) 평가, 전임상(동물)연구, 제1, 2, 3상 임상연구 등을 시행하는 데는 천문학적인 인력과 장비 그리고 자금이 소요된다. 최근에는 많은 임상의들이 제약사에 소속되거나, 아니면 적극적인 후원을 받아 전임상연구 단계부터 본격적으로 참여하는 경우가 흔하다. 그러나 투자한 만큼 수익을 얻고자 하는 제약사들의 특성상 이러한 연구자들이 얼마만큼 제약사의 입김으로부터 자유로울 수 있을지는 의문이다. 제약사에서 주관하는 연구는 기본적으로는 새 약물의 특성 및 장점을 홍보하기 위한 투자의 일종이므로, 투자 목적에 맞는 결과만을 선별적으로 공개할 수 있다. 또한, 예를 들어 다른 약물과 효과 및 안전성을 비교하는 연구가 있다면, 윤리적 상식을 벗어나지는 않는다 하더라도 연구 디자인을 통해 비교 약물에 대해 미묘한 불평등이 이루어질 수도 있으며, 측정하는 부작용 항목을 자사 약에는 유리하고 비교 약물에는 불리하게 선정할 수도 있다. 새로 시장에 출범하는 항정신병제는 흔히 리스페리돈 또는 올란자핀과 상호 비교과정을 거치게 되는데, 대부분의 연구는 리스페리돈과 비교할 때는 프로락틴 상승을 부작용 변인으로 넣고, 올란자핀과 비교할 때는 체중증가를 넣음으로써 자사 약물의 장점을 강조한다. 이런 문제 때문에 최근에는 임상연구 결과를 발표할 때, 연구자가 어느 회사에서 재정적 지원을 받았는지를 밝히도록 하여, 독자가 연구자의 공정성을 평가할 기회를 갖도록 하고 있다.

2) 증거기반 의학

증거기반 의학(Evidence-Based Medicine, EBM)이라는 용어는, 그 용어를 사용하는 사람에 따라 약간씩 의미하는 바가 달라진다. Gary와 Pinson(2003)은 EBM을 "환자 개개인에 대해 의학적 결정을 할 때, 현재까지의 가장 훌륭한 의학적 증거를 양심적이고 명시적으로 그리고 사려 깊게 사용하는 것(the conscientious, explicit and judicious use of current best evidence in making decisions about the care of individual patients)"이라 정의하였다. 이는 '전문가의 직관적 · 관행적 판단'에 입각한 의학적 결정은 과학적 근거가 부족하며, 따라서 틀릴 수도 있다는 사실에서 출발한다. 임상에서 EBM의 원칙을 적용한다는 것은 ① 문제를 찾아내고, ② 그에 대한 해답을 검색하고, ③ 검색된 결과를 평가하고, ④ 결과를 치료 상황에 적용하고, ⑤ 치료 결과를 평가하는 다섯 단계를 밟는다(Gary와 Pinson, 2003). 관행적인 치료와 크게 다른 점은, 문제에 대한 해답을 치료자의 경험과 직관이 아닌 데이터베이스 검색과 검색 결과의 평가를 통해 얻는다는 점이다. 따라서, 임상가가 EBM을 적용할 때 첫 번째 관건은, 항상 새로운 내용으로 바뀌는 데이터베이스에 어떻게 접근하느냐 하는 문제이다.

코크란 데이터베이스(Cochran's database)는 전 세계 어디서나 온라인으로 접근 가능한 임상 증거들의 데이터베이스이다. 이 곳에서 제시되는 증거는 그 강도에 따라 등급이 매겨지는데, 다수의 이중맹검 무작위 임상연구들을 체계적으로 분석한 메타분석 결과가 가장 강한 증거(quality 1a)로 인정받는다. 그러나 치료와 관련된 다양한 상황들에 대해 일일이 이런 대규모 연구가 이루어질 수는 없으므로, quality 1a의 증거는 매우 드물고 제한적이다. 더군다나 이는 통제된 실험 환경에서 얻어진 증거들이므로, 임상가가 실제로 부딪히는 환자에게 적용될 수 있다는 보장도 없다. 따라서, 중요한 점은 그 적용 여부를 평가하는 것이다. 전술한 EBM의 정의에서도 'best evidence' 뿐만 아니라 'individual patients'가 강조되고 있다. 예컨대, 다른 신체적 질환이 없는 30~50세의 만성 정신분열병 백인 남성 환자에 대해 어떤 치료가 효과적이라는 사실이 1a 등급의 가치를 인정받았다 하더라도, 이 치료법이 청소년기부터 당뇨병을 앓다가 갑자기 정신분열병 증세를 보이는 18세 한국인 여성을 치료하는 데는 적용될 수 없다는 것이다.

한편, 개개 환자의 특별한 상황을 중요시하여 상황상항을 세분하게 되면, 축적되어지는 증거는 내부문 증례보고에 기반한 것일 수밖에 없고, 따라서 이러한 증거가 갖는 가치는 낮아질 수 밖에 없다. 따라서, 적용성과 증거의 신빙성 사이에 존재하는 이러한 갈등을 이해하고, "양심적이고 명시적으로 그리고 사려 깊게 생각하는 것"이 필요하다. 뒤에 언급할 알고리듬 중에도 EBM에서 말하는 '의학적 증거'들에 근거하는 것들이 있는데, 이러한 알고리듬은 임상의가 특정한 의학적 증거를 언제, 어떻게, 어떤 식으로 사용해야 하는지에 대해 훌륭한 예를 보여준다.

3) 알고리듬적 접근

(1) 외국의 항정신병제 사용지침 및 알고리듬

기존 약물에 대해 충분한 경험이 축적되기도 전에 새로운 약물이 시장에 도입되는 현재와 같은 추세에서 혼란을 막기 위해서는, 어떤 약물을 어떻게 사용하는 것이 가장 효율적이며 합리적인지에 대한 지침이 필요하며, 이런 필요성 때문에 다양한 알고리듬이 개발되었다. 이러한 알고리듬을 제작할 때는 EBM 원칙에 입각하여 축적된 임상적 증거들이 주된 근거자료가 되겠지만, 이것만 갖고는 부족하기 때문에 해당 영역의 전문가들이 대체로 합의를 본 견해(expert's opinion)가 흔히 사용된다. 물론, 후자는 전자에 비해 객관성이 떨어질 수밖에 없다.

일례를 들어, 정신분열병 치료를 위한 알고리듬으로는 EBM을 기초로 한 미국 정신의학회(APA) 임상지침(1997), Patient Outcome Research Team(PORT)의 추천사항(1995, 1998), International Psychopharmacology Algorithm Project(IPAP) 알고리듬(1994, 1995, 1998) 등이 있으며, 전문가 합의를 바탕으로 한 것으로는 Expert Consensus Guideline(ECG) Series(1996, 1999)가 있다. 한편, 절충적인 입장에서 출발한 것이 Texas Medication Algorithm Project(TMAP)이다. 이들은 기본적으로는 정신분열병 치료지침이지만, 핵심이 되는 요소는 항정신병제를 어떻게 적용할까 하는 문제이다. 이들의 개발방법과 기본적 주장을 정리하면 표 3-2와 같다.

APA 지침(1997)과 PORT 추천사항(1998)은 정형 항정신병제도 일차 약물로 추천하고 있지만, 이외의 지침서나 알고리듬에서는 정형 약물을 일차 약물에서 배제되고 있고, 다만 비정형 항정신병제에 치료 반응이 없거나(ECG 및 TMAP), 비경구 제제가 필요하거나, 급박하게 진정이 필

표 3-2 정신분열병의 약물치료 가이드라인

구 분	ECG	APA	IPAP	PORT	TMAP
최신판 간행연도	1999	1997	1998	1998	1998
개발방법	전문가 합의	증거기반	전문가 합의 및 증거기반	증거기반	증거기반 (+전문가 합의)
일차 약물로 비정형 약물 사용	모든 비정형	리스페리돈	리스페리돈, 올란자핀, 조테핀, 지프라시돈, 서틴돌, 퀘티아핀	리스페리돈	리스페리돈, 올란자핀, 퀘티아핀
일차 약물로 정형 약물 사용	No	모든 정형 약물	No*	모든 정형 약물	No
클로자핀 사용 이전 단계 수	2	1~2	2~3	2	3~4

* 급성기의 일시적인 할로페리돌 비경구투여는 허용(Milner와 Valenstein, 2002).

요한 경우에만 일시적으로 사용할 것(IPAP)을 권하고 있다. 이는 점차적으로 비정형 항정신병제가 정신분열병 치료의 중심무대를 차지하는 최근의 추세를 반영하는 듯하다. 또 다른 예로, ECG의 경우, 1996년 초판에서는 비정형 항정신병제가 일차 약물이 아니었지만, 1999년 개정판부터 일차 약물의 자리를 차지하게 되었으며, 동반된 우울증이나 EPS에 대해서도 초판에서는 항우울제나 항콜린제를 병용하라고 되어 있었으나, 개정판에서는 비정형 항정신병제를 단독으로 사용하는 것이 추천되고 있다. 그러나 EBM 원칙에 기반하는 지침서는 정형 약물을 일차 약물로 추천하고 있는 데 반해, 전문가 합의를 토대로 한 지침서는 정형 약물을 배제시키고 있다는 점은, 전문가들의 공통된 견해에도 불구하고 실제적으로 비정형 약물이 정형 약물보다 우수하다는 객관적 자료가 불충분함을 시사한다.

(2) KMAP 정신분열병 알고리듬의 개발

지난 2001년 정신분열병의 약물치료에 대한 한국형 알고리듬이 Korean Medication Algorithm Project for major psychiatric disorders(KMAP)이라는 이름으로 개발되었다(한국형 정신분열병 및 양극성 장애 약물치료 알고리듬 개발위원회, 2001). KMAP은 외국의 임상지침서와 알고리듬, 그리고 국내의 문헌을 기초로 하여서 임상전문가들의 공식적 합의를 통해서 개발되었다. 여기에서는 비정형 항정신병제를 일차 약물로 정하였으며, 우선 추천 약물과 그 외의 약물을 구별하고 있다. KMAP은 정신병 증상 자체에 대한 치료, 약물 부작용에 대한 치료, 동반된 증상에 대한 치료 등 세 부분으로 구성되어 있으며, 정신분열병 증상에 대한 알고리듬은 6단계로 구성되어 있다.

(3) 알고리듬의 임상 적용

알고리듬을 실제 환자에 적용하는 것은 단순한 일이 아니다. 알고리듬은 구체적 상황에 대하여 가장 합리적인 치료지침을 제시하는 것을 목적으로 하지만, 대개는 몇 가지 대안을 제시하기 때문에 항상 임상의가 선택할 여지를 남겨두고 있다. 따라서, 어떤 경우에도 알고리듬이 임상의의 자율적 판단을 대신하지는 않는다. 한편, 빠른 속도로 축적되는 새로운 의학적 증거들 속에서 어느 시점에 작성한 알고리듬은 금세 낡은 것이 되어버릴 수 있다(예컨대, 2001년 10월판 KMAP 알고리듬에는 지프라시돈, 퀘티아핀 등에 대한 자료가 적다). 또한, 무엇보다 알고리듬이 모든 가능한 임상 상황을 전부 반영할 수는 없기 때문에, 개개 상황의 특수성을 고려하지 않고 일률적으로 적용하는 것은 불합리하다. 어떤 알고리듬이나 지침서도 주의 깊은 임상의의 치료적 결정을 대신할 수는 없다. 따라서, 의료행위를 규제할 의도를 가진 기관(의료보험 공급자 등)이나 의료분쟁의 상황에서 임상의의 치료 적절성 여부를 판단하려는 법적 권한을 지닌 주체가 알고리듬을 오용하는 것은 어떤 수를 써서라도 막아야 한다. 알고리듬 및 지침서에 의한 치료적 접근의 장점과 단점을 표 3-3에 제시하였다.

표 3-3 알고리듬 접근법의 장단점

단 점	장 점
• 임상적 판단을 대체할 위험성 • 진료의 표준으로서의 질이 낮을 수 있음. • 불충분한 증거 및 공정하지 않은 견해 • 비용 및 의료서비스 이용의 불필요한 증가 • 부적절하게 행정가 등에 의해 사용됨. • 부적절하게 의료분쟁에 악용됨.	• 임상적 의사결정을 쉽고 분명하게 함. • 임상 관행의 불필요한 차이 감소 • 다른 환경에서도 일관된 치료 제공 • 환자 개인별 개별화된 치료 • 치료의 품질 및 비용-효과 향상 • 치료비용 산정의 근거 제공 • 치료 효과를 비교 측정할 수 있음. • 피드백을 제공하여 지식의 증가에 기여

4. 용량의 결정 및 적용 전략

1) 표준적 용량 및 용법

1950년대 항정신병제가 처음 도입된 당시에는 상당히 높은 용량을 사용하였고, 대부분의 환자들은 심한 EPS를 겪을 수밖에 없었다. 1960년대와 1970년대에는 용량이 상당히 감소되었지만, 탈수용화 바람으로 평균 재원일수가 6개월에서 3주로 감소한 1970년대 말과 1980년대에는 조속한 안정을 위해 거대용량(megadose)이 사용되기도 하였다. 그러나 이후에는 다시 낮은 용량을 사용하는 것이 유행처럼 되었다.

이와 같이 정형 항정신병제의 경우에도 표준화된 용량 및 투여 방법은 없다고 해도 과언이 아닌데(Osser와 Patterson, 1996), 상대적으로 자료가 적은 비정형 항정신병제에 대해 표준용량이 정해지지 않은 것은 당연하다 하겠다. 2상 연구 때 사용하는 용량은 수용체 친화도에 대한 시험관 연구 및 동물실험 결과에 기반하여 결정되지만, 이런 예측이 실제 환자에 적용되었을 때에는 맞지 않는 경우가 많다. 약물이 허가를 받고 시판되기 시작할 때 명시되는 제약사의 권장 유효용량은, 고정용량 또는 가변용량을 이용한 대규모 3상 임상연구를 통해 최종적으로 결정된다. 그러나 약물이 본격적으로 도입된 이후에도, 경험이 축적됨에 따라 권장용량은 변화할 수 있다. 한 예로, 리스페리돈이 처음 시판되었을 때는 하루 14mg까지 사용할 수 있는 것으로 소개되었으나, 용량의존적으로 EPS가 발생한다는 것이 알려지면서 현재는 6~8mg/d 정도가 상한선으로 받아들여지고 있다. 따라서, 임상의가 사용설명서에 전적으로 의존하여 약물을 사용하는 것은 바람직하지 않으며, 다양한 정보를 통해서 약물과 관계된 지식을 항상 축적하여야 한다. 한편, 약물의 적정 용량은 인종적 차이와도 관계된다. 사용설명서에 적혀져 있는 권장용량은 주로 백인을 대상으로 하여 얻어진 자료를 기반으로 하는데, 약물 대사효소인 CYP계 활성 및 약력학적 요소에 인종적 차이가 존재하므로, 인종에 따라 용량이 달라질 수 있다. 정형 항정신병제를 주로 사용하던 시기에도, 대체로 동양인이 서양인보다 항정신병제 필요량이 적다는 보고가 있어 왔다(Bond, 1991; Frackiewicz 등, 1997).

한편, 제약사에서 제시하는 표준 사용방법 이외의 다른 방법으로 사용할 경우(권장사항 이외의 적응증, 특수 환자군, 다른 약물과의 병용 등), 제약사의 지침과 실제 임상상황 간에는 건널 수 없는 괴리가 생길 수 있다. 일례로, 대개의 약물들은 동물실험 단계에서 임신중 태아에 대한 독성 문제에 대해 검증을 거치지만, 대부분의 사용설명서는 '특수 환자군에 대한 경험의 부족'을 이유로 임산부 및 소아에서의 사용을 권장하지 않고 있다. EBM적으로 말하자면, 증거자료가 없으므로 특정 환자군에서 안전을 보장하지 못한다는 이야기일 것이다. 그러나 다양한 환자를 대하는 임상의의 입장에서는 이러한 특수 환자군에 대한 투약도 고려할 수밖에 없다. 비록, 기술지원 문서(technical sheet) 등에 제시된 실제 동물실험에서의 안전성 자료 등이 있긴 하지만, 제약사는 항시 어떤 법적 문제에도 책임을 지지 않는다는 태도를 취하고 있다. 따라서, 이런 상황에서 약물을 사용할 때는 이러한 문제에 대한 다각적인 정보를 환자 및 보호자에 제공하고, 충분히 의논하며, 의논 과정에 대한 기록을 잘 남겨두는 것이 중요하다.

2) 등가량

정형 항정신병제의 역가는 chlorpromazine 등가량(Chlorpromazine Equivalent, CPZE)이라는 개념으로 평가할 수 있었다. 비정형 항정신병제 역시 유사한 개념으로 각각의 약물을 서로 비교할 수 있다. Woods(2003)는 비정형 항정신병제에 대해 CPZE를 제시하였는데, 이에 따르면 chlorpromazine 100mg 혹은 haloperidol 2mg에 해당하는 각 약물의 양은 리스페리돈 2mg, 올란자핀 5mg, 쿼티아핀 75mg, 지프라시돈 60mg, 아리피프라졸 7.5mg이었다. 이 연구에서는 문헌상 나타난 각 약물의 '최소 유효용량'을 chlorpromazine 200mg으로 잡고, 이를 기준으로 각 약물들을 서로 비교하였다. 이런 개념에 의한 CPZE는 초기 용량이나, 장기 유지치료시 어느 정도까지 용량을 낮출 수 있을 것인가를 가늠하는 데 도움을 줄 수 있지만, 적정 치료용량을 설정하는 지침으로 삼기에는 무리가 있다. 예컨대, '어느 정도의 용량까지 증량 가능한가' 하는 문제는 약물의 효과가 용량과 어느 선까지 선형적 비례관계에 있는지, 고용량에서의 안전성은 얼마나 확보되는지 등에 따라 다르며, 단순히 CPZE에 의해 결정할 수 있는 문제가 아니다. 정형 약물의 경우에도, 1,000mg CPZE인 haloperidol 20mg은 흔히 사용되지만, 정작 chlorpromazine 1000mg은 안전이 보장되지 않는 용량으로 간주된다. 따라서, 치료자에게 더 중요한 것은 약물의 용량을 바꿀 때마다 효과 및 부작용 면에서 환자의 반응을 정확하게 평가하는 것이라 하겠다.

3) 특별한 사용법

(1) 급성 초조에 대한 사용

급성 초조(agitation)에 대해서는 통상적으로 haloperidol 또는 lorazepam의 근육주사를 사용하거나, 이 둘을 병용하는 것이 보통이다. 비정형 항정신병제의 경우, 아직 근육주사제가 우리 나라에 도입되지 않았지만, 올란자핀과 지프라시돈은 개발이 완료되어 있다. 급성 초조에 대한 올란자핀의 근육주사는 제조사 후원 연구에서 효용성이 증명되었다(Jones 등, 2001b). 약물의 효과는 투여 후 수십 분 내에 흥분성의 감소 및 수면유도로 나타나게 되며, 표준용량 투여 후 결과가 만족스럽지 않으면 30분~1시간 후 한 번 더 투여할 수 있다. 고용량의 항정신병제를 경구로 투여하는 것도 효과가 있다고 하나(Dubin 등, 1985), 비정형 항정신병제에서는 아직까지 이를 시도한 연구는 없다.

(2) 급속 정온법

수일 동안 계속, 수시간 간격으로 고강도 항정신병제를 반복 투여하는 급속 정온법(rapid tranquilization)은 1970년대 급성기 정신분열병 환자에게 흔히 적용되던 기술로서, 초조를 줄이기 위한 일회성 비경구 다량 투여와는 개념적으로 다르다. 후자에서는 초조라는 목표증상만 해소되면 원래의 증량 계획에 따라 경구 항정신병제를 투여하게 되며, 전자에서는 정신질환 자체를 조기 치료하기 위해 초반부터 대량을 투여하는 것이다(Cavanaugh, 1986). 이 방법은 과거 널리 사용되긴 하였지만, 온건한 방법에 비해 효과가 더 빠른지는 확실한 검증이 이루어지지 않았다(Solano 등, 1989). 이와 유사하게 비정형 항정신병제를 초기에 다량 투여하려는 시도가 있다(Karagianis 등, 2001). 비록 비정형 항정신병제가 급성 근긴장증의 위험 등이 적은 만큼 비교적 안전하다 할 수 있겠으나, 효과가 증명되지 않은 상태에서 신체가 적응할 여유를 주지 않고 초기부터 고용량을 사용하는 것은 바람직하지 않다. 다수의 임상의들과 치료지침서들은 소량에서 시작해서 급성 부작용 발현을 관찰하면서 서서히 증량하는 쪽을 권하고 있다.

(3) 거대 용량법

초기에 집중해서 투여하지 않는다 해도, 목표 용량 자체를 통상 용량보다 매우 높게 잡는 것을 거대 용량법(megadose)이라 한다. 이 역시 급속 정온법에서와 유사한 지적을 할 수 있다. 비록, 표준용량에서 치료저항성을 보이는 환자에게 초고용량을 투여하여 호전을 보았다는 증례 보고들이 있긴 하지만, 거대 용량법의 유용성은 정형 약물에서도 확립된 바 없으며, 비교적 안전한 비정형 약물이라도 일정 용량 이상을 쓰게 되면 정형 약물과 마찬가지의 부작용을 나타내어 비정형 약물의 이점을 살리지 못하게 된다. 따라서, 비정형 항정신병제의 이점을 포기하면서까지 고용량을 투여할 필요는 없을 것이다. 유럽에서 행해진 대규모 리스페리돈 임상연구에서는 용량과 치료반응 간의 관계가 종 모양을 보여, 4~8mg/d 사이에서 가장 좋은 반응을 보이고 그 이상에서는 오히려 치료효율은 감소하고 부작용만 증가하였다(Peuskens, 1995). 한편, 부득이하게 고용량을 사용하게 되는 경우에는 심혈관계 부작용에 대한 정기적 평가가 가장 중요하다.

5. 노인 환자에서의 사용

노인 정신질환 환자의 70% 이상은 신체질환을 동시에 갖고 있으며, 상당수는 심혈관계 약물 및 다른 향정신성 약물을 복용하고 있다. 따라서, 약물 상호작용의 가능성에 특히 신경을 써야만 한다.

1) 약물의 적정 용량과 기간

클로자핀을 노인에게 사용할 경우에는 6.25~12.5mg/d로 시작하고, 적정 용량도 100mg/d를 넘지 않는 것이 바람직하다(Jeste 등, 1996; Buckley, 2001a). 리스페리돈을 치매나 파킨슨 병에 사용하는 경우, 기립성 저혈압이 있다면 1mg/d를 넘지 않는 것이 좋고, 다른 합병증이 없는 정신병이라면 보통 2.5mg/d 정도 사용한다. 몰아서 투여하는 것보다는 하루 두 번 분복하는 것이 안전하며, 증량할 때도 하루에 0.5mg씩 서서히 올린다. Williams(2001)는 0.25mg/d로 시작하여 천천히 증량해야 하고, 일반적으로 2mg/d로 EPS의 발생 없이 충분한 치료반응을 얻을 수 있다고 하였다. 물론, 일부 환자에서는 3~4mg/d까지 사용해야 하는 경우가 있으나, 일반 성인에서와 마찬가지로 6mg/d 이상은 효과보다는 EPS의 위험만 높인다.

올란자핀은 취침 전 1~5mg부터 시작해서, 5~7일간에 걸쳐 5~15mg/d 정도까지 증량한다(Bergmans 등, 1999). 올란자핀은 하루 한 번 복용해도 무방하나, 기립성 저혈압을 최소화하기 위해서 천천히 증량한다. 특히, 흡연하지 않는 여성 노인이나 쇠약한 사람에서, 약물 대사를 방해할 수 있는 다른 위험요인이 겹쳐져 있을 때는 특별히 주의한다(Eli Lilly Company, 2000).

쿼티아핀의 배출 반감기는 노인이 젊은이에 비해 30~50% 낮으므로, 용량 역시 젊은이보다 30~50% 감소시키는 것이 필요하다(Thyrum 등, 1996). 대부분의 임상의들은 노인에서 50~300mg/d 정도를 처방한다(Targum과 Arvanitis, 1997).

지프라시돈에서는 연령과 성에 따른 약동학적 차이가 임상적으로는 의미가 없지만(Wilner 등, 2000), 약물 반감기가 5.3~5.7시간으로 매우 짧기 때문에 두 번 이상 분복시키는 것이 필요하다(Sweet와 Pollock, 1998). 조테핀 역시 연령이 약동학에 별 영향을 주지 않는다고 알려져 있으

표 3-4 노인 환자에서의 일반적인 항정신병제 사용지침

- 적은 용량에서 시작하여 천천히 증량한다.
- 최저 유효 용량을 사용한다.
- 부작용을 주의 깊게 감시한다.
- 꼭 필요하지 않은 약물의 처방은 피한다(예를 들면, 부작용을 치료하기 위한 약을 사용하기보다는 내약성이 더 좋은 다른 약물로 대체한다).
- 적절한 치료반응이 나오거나 부작용이 출현할 때까지 약물 용량을 증량한다.
- 잠재적인 약물 상호작용을 항상 염두에 둔다.

나, 50mg 경구복용시 노인은 젊은이에 비해 최고 혈중농도가 더 높고 반감기가 더 길다는 보고가 있다(Velagapudi 등, 1997). 아미설프라이드의 경우, 노인에서 신장으로 배출되는 속도가 늦어지므로 역시 적절한 용량 조정이 필요하다(Curran과 Perry, 2001).

2) 노인에서 약물의 선택

Byerly 등(2001)은 광범위한 문헌 고찰을 통해 다음과 같은 결론을 내렸다. 첫째, 노인에게는 리스페리돈, 퀘티아핀, 지프라시돈과 같이 항콜린 작용이 약한 약물을 사용하는 것이 인지적인 측면에서 이득이 된다. 둘째, 노인에서 약물을 선택할 때에는 약동학적 특징과 약물 상호작용 측면을 고려하는 것이 중요하다. 셋째, 심혈관계 질환이 동반되어 있고, 심장의 전도시간(conduction time)을 변화시킬 수 있는 병용 약물을 쓰고 있다면, 지프라시돈을 쓰는 데 신중을 기해야 한다.

클로자핀은 효능은 좋지만, 노인에서는 내약성이 좋지 않은 것으로 보인다. 고령은 무과립구증의 위험인자 중 하나이고, 노인에서의 발생률은 1% 정도이다. 간질발작도 5%에서 발생하고, 항콜린성 부작용, 예를 들면 졸리움, 입마름, 변비, 요저류, 섬망이 노인에서 더 심각할 수 있다. 특히, 저혈압으로 인한 낙상을 조심해야 한다. 리스페리돈 사용시에는 복용 초기에 발생하는 기립성 저혈압과 EPS가 가장 큰 문제가 된다. 올란자핀은 EPS가 적다는 장점이 있으나, 잠재적인 항콜린성 부작용을 염두에 두어야 한다. 퀘티아핀은 이론상 EPS가 가장 적기 때문에, 혈액학적 부작용을 가진 클로자핀 대신에 운동장애에 동반된 정신증상 치료에 안전하게 사용될 수 있다. 지프라시돈은 심장질환이 있는 경우 조심해서 사용해야 한다. 조테핀은 benzodiazepine과 상호작용하여 항정상태(steady state)에서의 혈중농도가 상승한다(Prakash와 Lamb, 1998). 아미설프라이드는 노인에서 저혈압과 진정 효과의 위험이 크다(Curran과 Perry, 2001).

6. 임신 및 수유시의 사용

임신중 정신병 발생률은 연간 7.1/100,000명으로, 임신하지 않은 인구집단에서의 발생률 35.1/100,000명보다 상당히 낮다(Nurnberg, 1989). 이는 임신중의 호르몬 변화와 관련될 것으로 추측된다(McEwen과 Parsons, 1982). 그러나 정신병 병력이 있는 환자는 임신 후 재발률이 50% 이상 높아지고, 특히 과거 산후 정신병을 경험했던 여성의 30~50%는 이후 임신중 한 번 이상 재발한다. 따라서, 임신중 항정신병제 투여를 중단할지 말지는 상당한 고민거리이다. 한 조사에 의하면, 임신한 정신분열병 환자의 59%가 임신기간 동안 정신증상이 악화되었다. 이에 반해, 호전되었던 경우는 29%에 불과하였다(McNeil 등, 1984).

임신중 정신증상이 새로이 발생하거나 재발한 경우, 약물을 쓰건 안 쓰건 어떤 결정도 나름대로의 문제점이 있다. 어떤 약물도 잠재적으로 태아에 영향을 미칠 위험이 있다. 만약 정신병으로 치료받고 있는 환자가 임신을 원한다면, 호르몬 변화에 의한 재발의 위험성, 약물을 끊거나 줄임으로써 생기는 재발 가능성, 재발시 입원의 필요성, 약물의 기형 발생 위험, 약동학적 변화에 의한 부작용 발생 가능성 등 제반 사항을 환자 및 환자 가족에게 충분히 설명하고 서로 상의하여야 한다(Pinkofsky, 2000). 거의 모든 향정신성 약물은 태반을 통과하고 모유로도 배출된다. 따라서, 태아나 수유기 영아는 약물에 노출될 가능성이 있고, 더구나 신생아는 혈뇌 장벽(blood-brain barrier)이 충분히 발달하지 않았고, 대사와 약물 배설능력이 적기 때문에 모든 향정신성 약물에 특히 민감하다. 영아의 간 대사능력은 성인의 20% 정도이고, 혈장단백질 결합능력도 낮은데, 특히 생후 15일 동안은 더욱 낮다. 신장 배출능력도 성인의 30% 정도에 불과하다. 따라서, 태아나 신생아가 약물에 노출되는 일은 최대한 막아야 한다. 임신기 약물치료에 대한

표 3-5 임신기의 향정신성 약물 사용지침(Naber 등, 2002)

- 임신중 향정신성 약물은 확실한 적응증이 있는 경우에만 처방한다.
- 항상 최저 유효 용량을 선택한다.
- 하루 전체 용량을 최대한 분복시킨다. 적은 용량이 태아에게 덜 해롭다.
- 알려진 모든 기형이나 태아, 신생아에 대한 독성의 가능성을 임신부와 그 배우자에게 자세히 설명한다.
- 임신부가 겪을 수 있는 임신중독증, 난산 등의 위험에 대해 미리 알려주어야 한다.
- 가능하다면, 임신 첫 3개월 동안에는 약물치료를 피하고, 약물치료 대신 입원치료를 할 수 있을지 고려하며, 부득이하다면 최저 용량을 투여한다.
- 득과 실을 따져보아, 정신병의 재발과 향정신성 약물의 독성 중 어느 것이 태아에게 더 위험한지를 신중히 생각한다.
- 출산 예정일 전에 약물 용량을 감소시킴으로써 신생아에서 나타날 수 있는 진정, 쇠약감 등을 예방한다.
- 새로 도입된 향정신성 약물은 경험부족 때문에 사용하지 않는 것이 낫다.

표 3-6 임신기의 항정신병제 사용지침(Naber 등, 2002)

- 가능하다면, 임신 첫 4~10주 동안은 항정신병제 사용을 피한다.
- 가능하다면, 신생아에서의 EPS를 피하기 위해 출산 2주 전에 항정신병제를 끊는다.
- 저강도 약물보다는 고강도 항정신병제를 사용한다. 저강도 약물은 진정, 기립성 저혈압, 빈맥, 소화기 장애가 더 많으며, 특히 저혈압은 태반의 혈액공급을 저해한다.
- 임신중 NMS가 발생하면, 즉각 항정신병제를 끊고 중환자실에서 bromocriptine 등을 투여한다.
- 출산 후 증상 악화를 예방하기 위해 출산 후 48시간 내에 항정신병제 투여를 재개한다.
- 예방적으로 항파킨슨 제제를 사용하는 것은 피하며, 심한 EPS가 발생한 경우에만 응급처치로 사용한다.

일반적인 지침과 항정신병제의 사용지침이 각각 표 3-5 및 3-6에 제시되어 있다.

1) 항정신병제의 태아에 대한 영향

(1) 비정형 항정신병제의 태아에 대한 위험성

임신의 첫 3분기(first trimester)는 태아의 기관 발생(organogenesis)이 일어나는 시기로, 기형의 위험이 상대적으로 높다. 특히, 수정 후 2~10주 사이의 기간은 기형과 가장 관련이 높다. 따라서, 첫 3개월 동안에는 가능하다면 항정신병제 투여를 피해야 한다(Mortola, 1989).

클로자핀은 태아의 혈장에 축적되며, 산모에서보다 태아에서 혈장농도가 더 높아질 수 있다(Barnas 등, 1994). 그러나 태아의 골수에 미치는 영향이나, 무과립구증의 위험에 대해서는 알려져 있지 않다. 클로자핀과 올란자핀 사용 도중 기형이 발생한 증례가 보고된 바 있으며, 리스페리돈은 동물실험에서 기형 형성의 증거가 없었고, 사람에서도 증례가 발표된 적이 없으나, 정보가 아직 부족하다. 정신분열병 환자에서 엽산(folate)의 부족과 비만이 태아의 신경관 결손(neural tube defect)의 위험을 높인다는 연구보고가 있다(Koren 등, 2002)

현재 미국 FDA 규정에 따르면, 클로자핀은 categoty B(동물실험에서 태아에 대한 위험성은 없으나, 사람에 대해서는 충분히 연구되지 않았음)에 해당하고, 나머지 약물은 category C(동물실험에서는 태아에 대한 위험이 밝혀졌지만, 인간에서는 대조군 연구가 없음)에 해당되어, 태아에 대한 잠재적 위험을 정당화할 수 있는 상황에서만 사용할 수 있는 약물로 분류되어 있다.

(2) 항정신병제와 병용되는 약물의 기형 유발 위험

항히스타민제나 항콜린성 약물에 노출된 영아에서 미세기형(minor malformation)이 통계적으로 유의하게 증가한다고 하며, 임신중 amantadine을 사용하면 심장 기형을 포함한 선천성 기형 및 임신중 비특이적인 합병증이 증가된다는 보고가 있다(Golbe, 1987; Rosa, 1994). Valproate나 carbamazepine은 임신 첫 3분기에 중추신경계 기형을 유발할 위험이 높다. 두 약물을 사용하는 가임기 여성은 예방적으로 엽산을 복용해야 한다. Lithium 역시 심장 기형에 대한 보고가 있다. 따라서, 재발 위험성이 상존하는 양극성 장애 환자라도, 현재 재발의 징후가 보이지 않는다면 첫 3분기 동안 기분 조절제는 사용하지 않는 것이 좋다. 임신 첫 3분기 동안에 diazepam을 포함한 benzodiazepine 사용이 구순열(oral cleft) 발생과 유의한 상관성이 있다는 보고가 있으므로, 역시 임신중에는 피하는 것이 좋다. 삼환계 항우울제는 태아에 대한 위험성이 있는 것으로 알려져 있으나 임상에서는 비교적 안전하게 많이 사용되고 있고, 선택적 세로토닌 재흡수 억제제(SSRI)가 태아에서 기형을 초래했다는 증거는 아직 없다(Taylor 등, 2003).

(3) 항정신병제의 산모에 대한 부작용

임신 중기와 마지막 3분기의 초반까지가 동맥 혈압이 가장 낮은 시기인데, 항정신병제로 인해 저혈압이 생기면 태반으로 가는 혈액이 제한을 받아 영양과 산소 공급이 감소될 수 있다. 또한, 임신 말기에 커진 자궁이 정맥 환류를 방해하거나 대동맥을 눌러서 저혈압을 더 악화시킬 수도 있다. 저혈압을 일으키는 약물은 자궁부전(uterine insufficiency)이라 하여 분만시 자궁의 수축력을 약화시킬 위험성이 크다. 그러므로 클로자핀과 같이 α-아드레날린 수용체 차단작용이 있는 약물은 주의해야 한다. 임신중 올란자핀 5~25mg/d를 복용한 23명의 산모에서 자연유산, 사산 및 조산의 비율은 일반 인구집단과 비슷하였다. 그러나 당뇨병에 대한 가족력이나 기왕력이 없던 두 명의 산모에서 임신성 당뇨병이 발생하였고, 가족력이 있던 한 명(15~20mg/d 투여)에서는 임신성 당뇨병, 고혈압 및 임신중독증(eclampsia)이 발생하였다(Patton 등, 2002). 일반적으로 비만이나 당뇨병 발생의 위험이 큰 약물, 즉 클로자핀이나 올란자핀은 임신성 당뇨병을 유발할 가능성도 크다. 산모의 당뇨병은 출산 전후기의 영아 사망률, 조산 위험, 신경관 결손과 같은 선천성 기형의 위험을 높이고, 태아의 체중이 비대해져 난산의 유발할 수 있다. 그 밖에 항콜린성 작용이 큰 약물은 위장관 운동을 서하시켜 자궁을 압박하고, EPS는 산모의 자세를 불안정하게 만들어 분만시 어려움이 있을 수도 있다.

2) 임신기에서 비정형 항정신병제의 사용

Gregoire와 Pearson(2002)은 정형 항정신병제나 데포 제제를 사용하던 네 명의 만성 정신병 환자가 비정형 약물로 교체한 후 원하지 않은 임신을 했던 증례를 보고하였다. 이들은 모두 임신이 확인된 후 약물을 중단하였고, 불행하게도 이런 도중 정신병이 악화되고 말았다. 정형 항정신병제는 고프로락틴 혈증으로 말미암아 부수적인 피임 효과가 있었으나, 비정형 약물로 교체한 후 그런 효과가 없어지면서 위 예와 같이 계획하지 않은 임신을 할 가능성이 높아진다. 뿐만 아니라, 비정형 약물을 사용하면서 사회적응 수준이 개선됨에 따라 성 생활이 활발해지고 임신율도 점차 높아지는 경향이 있다. 따라서, 가임기 여성 환자의 성 활동에 대해 관심을 갖고, 실제적인 피임방법에 대한 조언과 도움을 주는 것이 바람직하다.

항정신병제를 사용하고 있는 가임기 여성이 임신을 계획한다면, 다음과 같은 몇 가지 사항을 반드시 고려해야 한다. 환자의 상태가 정신과와 산부인과에서 요구하는 산전 관리에 순응할 만큼 안정적인지, 환자의 지지체계는 어떠한지, 환자가 임신 첫 3분기 동안 약물치료 없이도 잘 지낼 수 있을지, 그리고 환자의 양육 기술은 어떠한지를 충분히 생각하고 결정을 내려야 한다.

임신 내내 분만시까지 약물을 쓰지 않고 유지하려면, 무엇보다도 환자를 잘 관찰하고, 정신치료나 행동요법으로 뒷받침해 주어야 한다. 이를 위해서는 가족의 강력한 지지와 의료진과의 긴밀한 접촉이 필요하다. 또 외래에서 치료가 불가능해지는 경우, 언제든지 입원시킬 준비가 되어 있어야 한다. 만약 증상이 악화된 채로 그대로 방치한다면, 산모가 자신을 돌보지 못하거나, 산전 관리에 순응하지 않게 되거나, 임신에 대한 태도가 왜곡되어(예를 들면, 망상이 생기거나, 정서적 스트레스를 물질남용으로 달래는 경우) 산모와 태아 모두에게 해로운 결과를 초래할 수도 있다. 뿐만 아니라, 분만 이후 모자 사이의 애착관계를 왜곡시키거나, 심지어 정신병적 사고 때문에 진통의 시작을 인지하지 못하거나, 스스로 조기분만을 유도할 수도 있다(Miller, 1997). 한 조사에 의하면, 임신으로 인하여 약물을 중단한 정신분열병 환자의 약 65%가 임신기간중 증상의 재발을 경험하였다고 한다(Casiano와 Hawkins,1987). 이런 식으로 약물치료를 기피하여 발생하는 위험이 약물치료 때문에 발생하는 위험을 능가한다면 약물치료를 하는 것이 더 낫다.

계획하지 않았는데 임신한 사실을 알게 된 경우, 보통 첫 번째 생리주기를 건너뛸 때까지(2주)는 약물이 태아에게 주는 영향이 거의 없기 때문에 늦었다고 걱정할 필요가 없다. 그러나 임신을 유지하고자 한다면, 이후 10주까지는 항정신병제 사용을 피하는 것이 좋다. 병용하던 항파킨슨제가 있다면 중단하고, benzodiazepine은 서서히 줄여서 끊는다. 10주가 지나면 항정신병제가 태아에 미치는 영향이 최소화되므로, 재발의 위험이 있다면 평소 유지치료시 사용했던 용량을 다시 투여한다.

임신 중기 동안 약물치료를 계속하였다면 출산 직전 언제 약을 끊어야 할지도 문제가 된다. 일부에서는 재발위험 때문에 분만시까지도 약 끊는 것을 반대하지만, 항정신병제에 의한 진정효과나 EPS로 분만이 어려워질 우려가 있고, 신생아에게서 금단현상이 나타날 수 있기 때문에, 분만 예정 약 2주 전에 모든 약물을 끊었다가 분만 직후 다시 사용하는 것이 보통이다.

3) 주산기 합병증 및 장기적인 신경행동학적 후유증

출산 전에 항정신병제에 노출된 신생아에서 간혹 발생하는 산후 억제(postnatal depression)는 산후 5일까지, 초조는 산후 7개월까지도 관찰된다. 신생아의 EPS가 생후 10개월까지 지속하는 경우도 있다. 임신 마지막 3분기 동안에 항정신병제에 노출된 신생아는 생후 보름까지 정상 신생아에 비해 많이 떨고, 근육의 톤이 증가하고, 운동발달이 늦다.

클로자핀의 경우, 간질발작과 무과립구증의 위험성이 있으나, 태아는 혈구의 수를 세기가 불가능하기 때문에 이를 확인하기는 어렵다. 클로자핀을 사용한 산모의 신생아에서 간질과 위식도 역류가 관찰되었다는 증례가 있다. 리스페리돈을 사용한 환자에서는 신생아 합병증에 대한 보고가 아직은 없다(Ratnayake와 Libertto, 2002). 올란자핀의 경우, 2000년까지 보고된 임신중 사용 사례 23명에서 자연유산 13%, 사산 5%, 미숙아 5%로 조사되었으나, 주요 기형은 보고된 바 없었다(Goldstein 등, 2000). 신생아기에 chlorpromazine 등 phenothiazine에 노출되었다 하더라도 이후 발달이나 지능에는 특별한 영향이 없다고 밝혀진 바 있으나(Pinkofsky, 2000), 비정형 항정신병제가 태아에 어떤 장기적 신경행동학적 후유증을 유발하는지는 아직 밝혀지지 않았다.

4) 수유기의 문제

수유기 동안의 향정신성 약물 안전성에 관한 자료는 거의 대부분 증례보고에 바탕을 두고 있어, 주로 급성 부작용에 대한 자료가 많고, 장기적인 부작용에 대해서는 알려진 사실이 없다. 일반적인 수유기 약물치료에 대한 지침은 표 3-7에 제시되어 있다.

(1) 항정신병제의 모유 분비

모든 항정신병제는 모유로 분비되며, 그 농도와 효과는 약물과 개인에 따라 매우 다양하다. 따라서, 항정신병제를 투여하고 있는 산모가 수유하는 것은 금기시되며, 수유가 꼭 필요한 경우에는 영아에게 미칠 위험과 치료로 인해 환자가 얻는 이익을 신중하게 저울질해 봐야 한다. 보

표 3-7 수유기의 약물사용 지침

- 개개의 경우마다 수유로 얻는 산모와 영아에 대한 이익과 영아가 약물에 노출될 때의 위험성을 잘 따져본다.
- 미숙아와 신장, 간, 심장의 장애 혹은 신경학적 장애가 있는 영아는 약물에 노출될 경우 위험성이 더 높다.
- 영아에서 특정한 부작용의 발생뿐 아니라, 젖 먹는 양상 및 성장발달 과정을 잘 감시해야 한다.
- 가능하다면,
  - -임신기간 동안 사용한 것과 동일한 약물을 사용한다.
  - -최저 유효 용량을 사용한다.
  - -복합 처방은 피한다.
  - -반감기가 긴 약물은 피한다.
  - -산모 체내의 약물 농도가 최고치에 달했을 때를 피해서 수유한다.

통 두 가지 이상의 항정신병제를 병용하고 있거나, 단일 약물이라도 투여 용량이 높다면 수유를 해선 안 된다. 불가피하게 수유를 하는 경우에는, 모유와 영아의 혈장농도를 감시하고, 무엇보다도 영아의 상태를 잘 감시하는 것이 필수적이다(Tenyi 등, 2000).

클로자핀을 복용하는 산모로부터 수유를 받은 네 명의 영아 중 두 명은 아무런 부작용이 관찰되지 않았으나, 한 명은 무과립구증이 발생하여 수유를 중단했더니 정상화됐고, 다른 한 명은 진정 효과가 심했다(Trixler와 Tenyi, 1997). Barnas 등(1994)은 분만 후 3일까지 클로자핀을 하루 50mg씩, 그 후 100mg씩 복용한 수유부의 혈장 및 모유 내의 약물 농도를 측정한 결과, 분만 당시 혈중농도는 14.7ng/ml, 초유에서는 63.5ng/ml였고, 분만 1주일 후 혈중농도는 41.1ng/ml, 모유에서의 농도는 115.6ng/ml로 모유 내에 클로자핀이 농축된다고 주장하였다. 올란자핀은 수유를 받은 신생아의 혈중농도가 산모의 3분의 1 정도였고(Kirchheiner 등, 2000), 그 밖의 다른 비정형 약물에 대해서는 자료가 없다.

(2) 병용 약물의 모유 분비

Benzodiazepine은 직접 모유로 분비되지는 않으나, 반감기가 긴 활성 대사물이 분비될 수 있으며, 신생아에서 이 대사물이 진정이나 금단증상을 일으킬 수 있다. 보통 산모의 불안증상에는 반감기가 짧은 lorazepam을 사용하고, 수면조절을 위해서는 zolpidem을 사용한다. 기분조절제는 가능하면 피하는 것이 좋다. Lithium은 모유로 분비되는 양이 많아서 수유시 영아에서 중독증상을 일으킬 수 있고, carbamazepine 역시 영아에게 축적될 가능성이 있으며, 간 장애, 경련, 진정, 이자극성(irritability) 등이 일어났다는 증례보고가 있다. 삼환계 항우울제 역시 모유로 분비되고 축적될 가능성은 있으나, 일단은 수유 가능한 약물로 분류되어 있다. Paroxetine이나 sertraline과 같은 SSRI는 비교적 안전하다고 알려져 있다. 모유로의 분비는 불명확하나, 영아는 특히 항콜린제와 항히스타민제에 민감하므로 주의를 요한다(강웅구 등, 1998; Taylor 등, 2003).

7. 신체질환이 동반되어 있을 때의 사용

1) 심혈관계 질환

콜린성 수용체나 아드레날린 수용체에 대한 작용이 큰 약물은 심장에 무리를 주기 때문에, 이미 심혈관계 질환이 있는 환자에게는 주의하여야 한다. 클로자핀은 빈맥, 저혈압, 고혈압, 심근병증과 같은 심혈관계 부작용과 관련이 있으며, 리스페리돈 역시 일부 심혈관계 질환을 갖고 있는 환자에서 용량의존적으로 저혈압을 일으킨다. 단, 클로자핀이나 리스페리돈 모두 QTc 간격을 연장한다는 분명한 증거는 없다(De Deyn 등, 1999; Katz 등, 1999; Meltzer, 2002). 올란자핀 역시 치료용량에서 QTc 간격 연장과 유의한 상관성은 없다(Czekalla 등, 2001). 그러나 치료 전에 이미 혈중 지방 수치가 높거나 체중증가, 당뇨병과 같은 심혈관계 질환 발생의 위험요인이 있을 때는 올란자핀을 사용하지 않는 것이 좋다. 지프라시돈은 용량의존적으로 QTc 간격을 증가시키고, 이는 치명적인 심실성 빈맥(torsades de pointes)으로 진행될 잠재적 위험성이 크다. 따라서, 치료 전 QTc 간격이 450ms 이상이거나, QTc 간격 연장 증후군의 가족력이 있거나, 저마그네슘 혈증 및 심장질환 위험인자가 있는 사람들에게는 투여하지 않는 것이 좋다(Keck 등, 2001a). 아미설프라이드는 심장에 대한 작용은 적으나 저혈압에 주의해야 한다. 조테핀은 심한 저혈압이나 고혈압 환자에서는 상대적 금기에 해당한다(Prakash와 Lamb, 1998).

2) 저혈압

환자가 고령이며, 여성이고, 이전에 저혈압의 병력이 있거나, 현재 항고혈압 약물 또는 이뇨제를 사용하고 있다면, 기립성 저혈압의 위험 역시 높아진다. 또한, 클로자핀은 diltiazem이나 enalapril과 같은 고혈압제의 혈압강하 효과를 증가시킨다. 위험성이 높은 환자들은 정기적으로 혈압을 측정해야 하며, 위험성을 낮추려면 약물을 천천히 증량해야 한다.

3) 간질환

비정형 약물은 phenothiazine계 약물보다는 간기능 이상을 적게 일으키는 것으로 알려져 있으나, 드물지 않게 간기능 관련 부작용을 일으킨다. Wiltfang 등(2001)은 클로자핀이 용량의존적으로 혈장 cholinesterase를 증가시키므로, 클로자핀이 간에서의 지방 대사에 영향을 주거나 cholinesterase 효소 유도에 영향을 미칠 것으로 추측하였다. 이 밖에도 클로자핀에 의해 유발된 간염, 황달, 담즙정체, 및 간기능 부전에 대한 보고들이 있다(Taylor 등, 2003). 클로자핀은 진정작용이 매우 강하고 변비를 일으키므로 구역, 식욕부진 혹은 황달을 동반한 활동성 간질환, 진행성 간질환, 및 간기능 부전 환자에게는 금기에 해당된다. 신체가 건강한 사람에서도 약 10%의 환자는 일시적으로 AST/ALT의 상승(정상범위의 약 두 배까지) 소견을 보일 수 있다.

제약회사는 간 장애 환자에서도 리스페리돈을 최대 4mg/d까지 안전하게 사용할 수 있다고 말하고 있지만, 그 이하의 용량에서도 간기능 이상이 초래된 증례보고들이 있다. Krebs(2001)는 편집형 정신병 환자에게 리스페리돈을 투여하던 중 담즙정체성 간독성이 나타났던 증례를 보고하였다. 이 환자는 1개월간 모든 항정신병제를 다 중단한 후에야 회복되었다. 저자는 리스페리돈 처방 시, 특히 치료 초반에 간기능 효소와 함께 담즙정체 지표를 반드시 확인하도록 권고하였다. 국내에서도 간 장애의 기왕력이 없던 환자에서, 리스페리돈 투여 후 발생한 간 독성에 대한 증례보고가 있다(이해국 등, 1999). 간기능이 나쁜 환자에서는 노인에서와 같이 초기 용량으로 하루 0.25mg을 취침 전에 주고, 이틀 후에 0.5~1.5mg/d로 증량하고, 최대 2~3mg/d까지 올려서 사용한다.

올란자핀 역시 간에서 대부분 대사되지만, 심한 간 장애 환자에서도 약동학적 변화는 별로 없다고 한다. 그러나 진정 및 변비 효과 때문에 심한 간질환에서는 주의해야 한다. 용량을 정할 때는 혈장농도(20~40ng/ml)를 참조한다. 클로자핀과 마찬가지로 건강한 사람에서도 일시적으로 용량과 관련된 AST/ALT 상승이 있을 수 있다. 쿼티아핀 역시 거의 간에서 대사되나, 반감기가 짧기 때문에 상대적으로 안전하다. 가끔 일시적인 간 효소 및 빌리루빈 수치의 상승을 보인다. 간 장애 환자에서도 약동학적 변화가 없고, 알코올성 간경변 환자에서 초기 용량으로 하루 25mg를 사용해도 무방하다고는 하지만, 개인 간의 청소율 차이가 크므로 약물을 증량할 때는 주의해야 한다(Thyrum 등, 2000). Taylor 등(2003)은 간 장애가 있을 때는 약물 청소율이 평균 30% 정도 감소하므로, 적은 양으로 시작하고 천천히 증량할 것을 권고하였다. 쿼티아핀도 클로자핀이나 올란자핀과 마찬가지로 진정과 변비를 일으킬 수 있다.

지프라시돈 및 조테핀은 간기능 장애 발현율이 리스페리돈과 비슷하다. 아미설프라이드는 대부분 신장에서 배출되므로 간기능 장애 발현율이 가장 낮고, 따라서 간질환 환자에게 가장 이상적이다. 하지만 역시 임상경험의 부족으로 주의해야 할 필요는 있다.

4) 신장질환

신장기능이 저하되면 약물의 청소율이 낮아져서 약물이 체내에 축적될 위험성이 있다. 소변으로 배출되는 클로자핀은 미량이지만, 사이질 콩팥염(interstitial nephritis)과 급성 신부전이 온 증례가 보고되어 있으므로 심한 신 장애 환자에게는 금기에 해당한다. 리스페리돈의 경우, 신기능 장애 환자에서는 배설 반감기가 24~29시간 정도로 유의하게 길어지며, 활성 대사물의 청소율이 50% 정도 감소한다(Snoeck 등, 1995). 따라서, 크레아티닌 청소율(Creatinine Clearance Rate, Ccr)이 10ml/min 이하인 심한 신 장애가 있는 경우, 하루 0.5mg 두 번으로 시작해서 천천히 증량한다.

올란자핀의 경우, 7%가 대사되지 않은 형태로 소변으로 배출된다. 신질환 환자와 정상인에서 약동학적 차이가 없으므로 신기능의 정도에 따른 용량 조정은 불필요하다. 그러나 심한 신질환 환자에서는 5mg/d 정도를 초기 용량으로 삼는다.

지프라시돈은 정상인과 중등도 이상의 신기능 장애를 가진 환자를 대상으로 한 약동학적 비교연구에서 의미 있는 차이가 나타나지 않았다. 따라서 기능장애가 심하지 않다면 용량조절이 필요하지 않다(Gunasekara 등, 2002). 그러나 주사제를 사용하는 경우에는 첨가물 중에 신장으로 배설되는 cyclodextrin sodium이 포함되어 있으므로 주의해야 한다.

쿼티아핀은 경도의 신 장애가 있는 경우 혈중 청소율이 평균 25% 정도 감소하므로, 하루에 25mg으로 시작하여 효과를 얻을 때까지 매일 25~50mg씩 천천히 증량하는 방법이 좋다(Taylor 등, 2003). 아미설프라이드는 주로 신장으로 배출되기 때문에 Ccr의 감소에 역비례하여 약물의 배출 반감기가 길어진다. 따라서, Ccr이 1.8~3.6l/h인 경우 통상 용량의 반, 0.6~1.8l/h인 경우에는 3분의 1을 투여해야 한다. 그리고 이보다 더 심하다면(Ccr 〈 0.6l/h) 사용하지 않는 것이 좋다(Curran과 Perry, 2001). 일반적으로 신 장애 환자에서는 sulpiride나 아미설프라이드의 사용을 피하고, 요폐색을 일으킬 수 있는 항콜린성 작용이 강한 약물도 피해야 한다.

8. 약물 사용의 실제

1) 환자 및 보호자에게 먼저 이야기해야 할 사항

약물치료를 하는 이유, 예상되는 효과 및 부작용, 이에 따른 주의사항, 임신이나 신체질환 등 치료 외적으로 나타날 수 있는 상황에 대한 대처법 등에 대해 환자와 보호자에 미리 설명해 주어야 한다. 증상의 관해가 온 후 향후 유지치료의 계획 및 필요성을 설명하고, 재발의 신호를 빨리 찾아내고 대처할 수 있는 방법을 교육하는 것이 중요하다.

비정형 항정신병제를 사용하기 전 반드시 설명해 주어야 할 부작용으로는 EPS말고도 졸리움과 기립성 저혈압이 있다. 첫 수일 간은 많이 졸릴 수 있으니, 운전이나 각성상태를 요구하는 작업을 될 수 있는 한 피하도록 교육하고, 갑작스레 자세변경을 하면 어지러워 쓰러질 수 있다고 미리 알려준다. 비정형 약물에서 확률은 떨어지지만 TD 등 비가역적 부작용, NMS와 같은 치명적인 부작용이 올 수 있다는 사실 역시 언급해야 할 것이다. 또한, 비정형 항정신병제에서 특이적으로 나타나는 체중증가, 당뇨, 무월경, 성기능 장애 등도 언급해야 한다. 클로자핀 사용자에게는 무과립구증의 가능성 및 이의 초기 증상을 미리 알려주고, 항시 의사와 연락할 수 있어야 한다. 그리고 환자 및 보호자가 이 문제를 이해하는 상태에서 클로자핀 치료에 동의한다는 동의서를 받는 것이 필수적이다.

2) 항정신병제를 투여하면 안 되는 상황

절대적으로 항정신병제를 투여해서는 안 되는 상황이란 없다. 그러나 과거에 특정 계열 약물에 대해 과민성이 있었던 환자에게는 같은 계열의 약물을 다시 사용해선 안 된다. 예를 들어, chlorpromazine에 과민반응이 있었던 환자에게 다른 phenothiazine 계열 약물을 사용하는 것은 금기로 되어 있다. 또한, 혼수상태에 있거나 알코올, barbiturate, 아편계 약물 등 중추신경계 억제제를 과량 복용하여 심하게 중추신경의 기능이 저하되어 있는 환자에게는 항정신병제를 사용해선 안 된다. 피질하 뇌손상이 의심되는 환자, 심한 심혈관계 질환, 골수기능 저하, 혈액장애, 간질환 또는 신장질환이 있는 경우도 금기로 기술되어 있지만, 실제 임상에서는 환자 상태를 주의 깊게 살펴가면서 불가피할 때는 사용하는 것이 보통이다.

3) 사용 전 사전 검사

문진, 활력징후 측정 및 이학적 검사를 통해 다른 약물을 복용하고 있는지, 항정신병제 사용의 금기나 주의사항이 되는 병력이나 신체징후가 있는지 확인해야 한다. 특히, 약물 상호작용의 가능성이 높은 약물을 복용하고 있는지, 협우각 녹내장, 전립선 비대, 심혈관 질환, 당뇨 및 대사성 질환, 간질, 혈액질환 등이 있는지 확인해야 한다.

외래 초진 등의 상황에서는 흔히 생략하기도 하지만, 약물 투여 전에 일반적인 임상병리 검사가 필요하다. 일반 혈액검사, 요검사 등 기본 검사와 아울러, 약물 대사와 관련하여 간기능 및 신기능 검사가 필요하다. 특히, 비정형 항정신병제는 대사 이상이 큰 문제이므로, 공복시 혈당, HbA1c, 체중 등에 대한 측정도 필수적이다. 또한, 심혈관계 부작용의 발생을 찾아내기 위하여 심전도 또한 필수적이다. 이 외에도 약물의 특성에 따라, 클로자핀의 경우 뇌파검사, 퀘티아핀의 경우 안과적 검사, 리스페리돈이나 아미설프라이드의 경우 혈중 프로락틴 검사가 필요할 수 있다. 한편, 가임 여성이라면 임신검사도 반드시 포함되어야 한다.

4) 사용 후의 정기적 혹은 부정기적 검사

클로자핀을 사용할 때의 일반 혈액검사 외에는 의무적으로 해야 하는 검사는 없다. 그러나 주기적인 활력징후와 체중측정이 필요하며, 임상병리 검사로는 당뇨 발생의 가능성과 관련해 HbA1c를 3~6개월마다 검사하고, 간기능 검사, 전해질 검사, 요검사 등도 6개월 간격으로 시행하는 것이 추천된다(Taylor 등, 2003). 정기적 검사 이외에도 용량이 어느 선을 넘을 때, 약물을 바꿀 때, 특정 부작용이 의심될 때 등에 필요한 검사를 다시 해야 할 것이다. 즉, 어지러움증을 보이는 경우에는 기립/앙와위(supine/erect) 혈압을 측정해야 하며, HbA1c 이상이 보이는 경우에는 당부하 검사를, 무월경이나 유즙분비가 있으면 프로락틴 검사, NMS가 의심되면 Creatinine Phosphokinase(CPK), 근간대성 경련이 나타난다면 뇌파검사를 해야 한다.

5) 치료적 약물농도 측정

항정신병제에서 치료적 약물농도 측정(Therapeutic Drug Monitoring, TDM)을 하게 되는 이유는 ① 적정 용량에 도달했는지 확인하기 위해, ② 약물 순응도가 의심될 때 이를 확인하기 위해, ③ 약물 상호작용 등에 의한 부작용 발생을 미리 예방하기 위함이다. 정형 항정신병제 중에는 haloperidol의 혈장농도와 치료반응 간의 관계가 주장된 바 있으며, 비정형 항정신병제 중에는 클로자핀과 올란자핀에 대한 데이터가 있다. 클로자핀의 경우, 치료 효과를 기대할 수 있는 농도는 최소 350ng/ml 이상이어야 한다고 보고되었다. 일정 농도 이상이면 부작용이 급증한다는 그런 역치는 없지만, 고용량을 사용하고 있고 경련 발생의 위험요인이 있다면 혈장농도를 측정할 필요가 있을 것이다(Cooper, 1996). 또한, 저용량을 투여하고 있는데도 심한 부작용이 나타난다면, 한 번쯤 혈장농도를 측정하는 것이 도움이 될 것이다. 올란자핀의 경우에는, 9.3ng/ml 가 치료적 역치이며, 23.2ng/ml에서 뚜렷한 반응이 있다는 보고가 있다(Perry, 2000). 반면, 리스페리돈은 한 개인에서 동일 용량을 투여할 때에도 총 투여기간에 따라 혈장농도에 차이가 있으며, 혈장에서 측정되는 물질의 대부분이 대사물로 나타나(Darby 등, 1997), TDM의 의미를 부여하기 힘든 것 같다.

6) 약물 순응도의 유지

Pekrins(2002)에 의하면, 순응도를 결정하는 요인은 환자가 갖고 있는 병인 및 치료 효과에 대한 믿음, 경제적 비용, 부작용, 치료에의 접근성, 가족의 지지 등이다. 부작용 중에는 EPS, 불쾌감, 좌불안석, 성기능 장애, 체중증가 등이 중요하며, 인지기능 장애 역시 순응도를 떨어뜨리는 주요한 요인이다. 클로자핀, 올란자핀, 리스페리돈 등 비정형 항정신병제들은 이러한 부작용이 적고, 정신병적 증상의 개선과 함께 병식, 판단력의 개선을 가져오므로, 이를 통해서도 순응도를 증가시킬 것으로 기대된다. 순응도의 증가는, 장기적 안목에서 볼 때, 정신병적 증상의 유병기간을 감소시킴으로써 뇌의 비가역적 변화 및 만성화-치료저항화를 예방할 수 있을 것이다. 이런 효과가 입증된다면, 가능한 한 발병 초기부터 비정형 항정신병제를 사용해야 하는 근거가 될 것이다.

9. 약물의 교체

어떤 이유건 항정신병 약물을 교체하는 일은 매우 흔하다. 정신분열병의 경우, 외국의 통계를 보면 환자의 절반가량은 2년 이내에 약물이 바뀌며, 데포 제제를 처방받기 시작한 환자의 30% 이상이 2년 내에 데포 제제를 중단한다(Covell 등, 2002).

1) 정형 약물에서 비정형 약물로의 교체

정형 약물을 반드시 비정형 약물로 교체해야 할 경우란 존재하지 않겠지만, 양성증상이 충분한 치료반응을 보이지 않고, 음성증상이 잔류하며, 동반된 기분증상과 인지증상이 삶의 질을 낮추고, 양호한 약물 순응도에도 불구하고 재발이 잦고, EPS 등 부작용으로 인해 삶의 질이 떨어지며, 그런 부작용을 해결하기 위해 처방이 지나치게 복잡해져서 결국 순응도가 떨어지는 경우, 비정형 항정신병제로 바꾸게 되면 상당 부분을 해결할 수 있을 것이다.

2) 약물교체의 원칙

성공적인 약물교체를 위해서는 다음과 같은 사항에 유념해야 한다.

- 환자의 이해와 협조하에 교체가 이루어져야 하며, 환자 상태를 세밀히 평가할 수 있는 적절한 환경(예, 입원환경)이 갖춰져야 한다.
- 교체기간중 증상의 재발을 막아야 한다.
- 이전 약물의 금단증상과 새 약물의 부작용에 주의해야 한다.
- 약물교체의 효과를 측정할 수 있는 평가도구를 교체 전후 적용하여, 효과의 객관적 증거를 잡을 수 있어야 한다.
- 정확한 cross-titration보다는 새 약물의 증량 스케줄에 더 신경을 쓴다.

3) 언제 교체할 것인가

KMAP 알고리듬에 의하면, 정신분열병의 경우 2주간의 용량조절 기간과 3주간의 적정 용량 투여기간이 지난 후(5주 후) 약물반응 여부에 대한 첫 번째 판단이 이루어지게 된다. 이 때 다음과 같은 가능성을 고려해 볼 수 있다.

- 현재 용량으로 유지치료를 지속해도 될 정도로 만족스러운 반응을 보였다.
- 만족스럽지는 않아도 부분적인 치료반응을 보여서, 용량을 조절하면 더욱 나은 반응을 얻을 수 있을 것 같다.
- 반응이 전혀 또는 거의 없어서 알고리듬의 다음 단계로 넘어가야만 한다.

KMAP을 계속 인용하자면, 반응이 있었다고 보기 위해선 다음 기준을 만족시켜야 한다.

- 양성증상 간이척도(PANSS 항목 중 1. 망상, 2. 환각행동, 3. 의심/피해, 4. 이상한 사고내용)의 점수합계가 8점 이하이고,
- 위 4개 항목 중 4점 이상인 항목이 1개도 없고, 3점인 항목이 1개 이하이며,
- 음성증상 간이척도(PANSS 항목 중 1. 둔마된 정동, 2. 감정의 위축, 3. 수동적/무감동적 사회적 위축, 4. 대화의 자발성과 흐름의 결여)의 점수 합계가 14점 이하이고,
- 위 4개 항목 중 5점 이상인 항목이 하나도 없고, 4점인 항목이 1개 이하임.

이 시점에서 부분적 반응을 보인 경우라면, 약물의 용량조절이 우선한다. 용량을 조절하여 3주간 더 지켜본 뒤(즉, 투여 시작 후 7~9주) 더 이상 호전이 없다면 알고리듬상의 다음 단계, 즉 약물교체에 이르게 된다(한국형 정신분열병 및 양극성 장애 약물치료 알고리듬 개발위원회, 2001).

4) 약물교체를 피하거나 늦춰야 할 상황

그러나 약물을 교체하는 것이 바람직하지 않은 경우도 있는데, Weiden 등(1997)은 몇 가지 상황을 제시하면서 주의를 요구하고 있다.

- 가까운 장래에 증상이 악화될 가능성이 높고, 악화될 경우 자신이나 타인에게 위험을 초래할 가능성이 있는 경우
- 급성 정신병적 삽화에서 최근에 벗어난 경우
- 약물에 비순응을 보여 데포 제제를 사용하는 경우
- 기존 약물에 분명한 치료반응이 있는 경우
- 급성 정신병 삽화로 심한 초조와 과격한 행동을 보여 항정신병제의 비경구투여가 급히 필요한 경우
- 약물교체를 환자가 거부하는 경우

약물교체를 서두르지 말아야 할 상황으로, 현재 사용하는 약물에 부분적 반응이 있다면 수주일 동안 더 지켜보아야 할 것이며, 간단한 처치로 부작용이 해결될 것 같다거나 병용 요법으로 더 나은 효과를 기대할 수 있다면 약물교체를 늦출 수 있을 것이다. 많은 임상의들은 클로자핀을 다른 약물로 교체하고자 할 때에는, 특히 더 오랫동안 지켜보아야 한다고 권한다. 왜냐하면 용량을 조절하는 데 시간이 오래 걸리고, 특히 음성증상 및 인지증상의 경우 수개월 이상에 걸쳐 서서히 호전이 일어날 수 있기 때문이다(Breier와 Buchanan, 1996). 클로자핀 이외의 다른 비정형 항정신병제도 역시 마찬가지로 효과를 판정하기 전 좀더 오래(3개월 이상) 지켜보아야 한

다는 주장이 있다(Weiden 등, 1998). 클로자핀은 대다수의 알고리듬에서 맨 마지막 단계를 차지하고 있기 때문에, 일단 클로자핀을 사용하기 시작하면 선뜻 다른 약물로 교체할 엄두가 안 난다는 현실적 문제가 있다.

5) 어떤 약으로 바꿀 것인가

비정형 항정신병제 사이에서 약을 교체할 때에는 수용체 프로파일에 근거하여 작용 기전이 이전 약과 다른 약으로 바꾸는 것이 추천된다. 예를 들어, 순수 도파민성 약물인 아미설프라이드를 쓰다가, 세로토닌-도파민 길항제인 리스페리돈으로 바꾸어 보고, 그래도 안 되면 다수용체 작용약물인 클로자핀, 올란자핀, 지프라시돈 등으로 바꾸어 볼 수 있겠다.

6) 직접교체와 교차교체

일반적으로 항정신병제를 교체하는 방법은, 기존 약물을 갑자기 끊고 나서 새로운 약물을 즉시 투여하는 직접교체와, 이전 약물과 새로운 약물을 한동안 같이 사용하는 교차교체로 나눌 수 있다. 교차교체는 다시 이전 약물을 줄여가면서 동시에 새 약물을 늘리는 방법과, 이전 약물의 용량을 그대로 둔 채 새 약물을 적정 용량까지 올려놓고, 그런 연후에 이전 약물을 줄여가는 방법으로 나눌 수 있다. 이전 약물에 의해 심각한 부작용이 발생했을 때에는 직접교체가 유리하나, 이전 약물에 대한 금단증상이 발생할 가능성이 있다. 반면, 교차교체는 미리 계획하여 약을 바꿀 때 흔히 사용되는데, 두 약물을 함께 투여할 때 용법이 복잡해지며, 약물 과다로 부작용이 생길 가능성이 있다. 그러나 일반적으로는 과다 투여에 의한 부작용 발생보다는 콜린성 반동이나 withdrawal dyskinesia의 발생, 증상 악화 등이 더욱 큰 문제라고 생각하므로 직접교체보다는 무난한 교차교체를 선호하는 경향이 있다. 타 약물에서 올란자핀으로 교체할 때, 직접교체이든 교차교체이든 어느 쪽이나 효과와 안정성 면에서 차이가 없었다는 국내 연구 결과가 있으나(안용민 등, 2002a,b), 이것이 직접교체를 합리화하는 근거가 될 수는 없다.

7) 특수한 경우의 교체방법

(1) 다른 약물에서 클로자핀으로 교체하기

다른 약물을 사용하다가 클로자핀으로 교체할 때에는, 보통 이전의 약물을 완전히 중단하고 최소한 하루 정도의 drug-free 시기를 둔 다음 클로자핀을 투여한다. 이는 이전 약물과의 상호작용으로 혈액학적 부작용이나 경련 역치의 저하가 나타날 가능성이 높다고 보기 때문이다. 그러나 증상이 심한 환자라면 교차교체를 시도할 수도 있다(Naber 등, 1992). 이 경우, 클로자핀을 서서히 증량하면서 기존 약물은 7~8주에 걸쳐 끊는다. 항콜린제를 사용하고 있었다면, 기존 항정신병제를 중단한 뒤에도 항콜린제는 2주 더 사용한다. 특히, 교체 초기에는 잦은 활력징후 측정이 필요하며, 입원해서 교체하는 것이 안전하다.

(2) 클로자핀에서 다른 약물로 교체하기

클로자핀을 끊을 때는 상당한 주의가 요망된다. 클로자핀을 끊을 때는 유독 발한, 구역, 구토, 설사, 섬망, 초조, 불면 등과 같은 금단증상과 EPS, TD의 악화가 자주 나타나기 때문에, 용량을 줄이기 시작하여 완전히 끊기까지 2개월 정도가 필요하다. 감량 스케줄은 주당 100mg의 속도로 줄여 나가다가, 100mg/d까지 줄인 다음에는 주당 25mg씩 줄이면 된다. 무과립구증 등으로 인해 갑자기 중단해야 할 경우에는, 콜린성 반동을 막기 위해 새로 도입하는 항정신병제에 항콜린제를 병용하거나, 항콜린 효과가 큰 thioridazine을 사용한다.

(3) 데포 제제에서 경구 제제로 교체하기

데포에서 클로자핀으로 바꿀 때는 인위적인 감량이 필요 없고, 클로자핀을 다음 주사 예정일부터 투여하면 되는데, 다른 경우보다는 클로자핀을 더욱 서서히 증량해야 한다. 데포에서 리스페리돈으로 바꿀 때는 데포 주사를 맞은 후, 다음 주사를 맞을 때까지의 기간의 반이 지났을 때 리스페리돈 2mg/d로 시작하여, 3~7일 후 4mg/d로 증량한다. 다음 주사 예정일에는 데포를 기존 용량의 2분의 1만 주사하고, 리스페리돈은 하루 0.5~1mg 정도 범위에서 가감하여 용량을 조절한다. 올란자핀으로 바꿀 때에는 다음 주사 예정일 2~3일 전에 5mg/d로 시작하고, 3일 뒤 10mg/d로 올린다. 퀘티아핀으로 바꿀 때에는 클로자핀과 같이 다음 주사 예정일부터 투여하면 되며, 서서히 증량한다. 지프라시돈은 다음 주사 예정일에 기존 용량의 2분의 1을 투여하면서 지프라시돈은 80mg/d로 시작한다. 아미설프라이드는 다음 주사 예정일에 적정 용량의 아미설프라이드를 바로 투여해도 된다. 다만, 양성증상이 상당히 남아 있는 경우에는 교차교체를 하는데, 주사 간격의 반이 지났을 때 아미설프라이드 100~200mg/d를 아침에 주며, 1주일 뒤에는 2회로 나누어 400mg/d를 투여한다. 다음 주사 예정일에는 기존 용량의 반을 주사로 주고, 아미설프라이드는 50~ 100mg/d 범위에서 가감하여 조절한다.

(4) 리스페리돈 주사제(Consta®)로 교체하기

최근 리스페리돈의 장기작용 주사제가 Consta®라는 상품명으로 출시되었다. 이 제제는 물론 순응도를 높이는 데 큰 기여를 할 것으로 기대되나, 작용 시간이 2주에 불과하다는 한계가 있다. 경구 리스페리돈을 쓰다가 교체할 때는 25mg 근육주사로 시작하며, 경구 약물은 주사를 시작하고도 최소한 3주간 같은 용량으로 지속한 뒤 1~2주에 걸쳐 끊는다. 항정신병제를 사용하지 않고 있는 환자에게 처음부터 Consta®를 쓸 때에는, 우선 리스페리돈을 경구로 투여하여 이틀간에 걸쳐 내약성을 확인한 후, 3일째부터 앞과 같은 방법으로 교체한다.

다른 비정형 항정신병제에서 교체하는 경우, 리스페리돈에 대한 내약성이 확인된 환자라면 직접교체를 시도할 수 있지만, 그렇지 않은 경우에는 역시 일단 경구 리스페리돈으로 교체하여 내약성을 확인한 후 Consta®로 바꾼다. 어느 경우건 Consta®의 투여 간격은 2주가 추천되는데, 혈중농도가 항정상태에 이르기까지는 6주 이상이 소요된다. 따라서, 경구 유지용량으로 보아 더 고용량의 주사제가 필요하다고 판단되는 경우에도, 일단은 한 번에 25mg만 투여하고 기다려 본다(Taylor 등, 2003).

8) 교체시 고려해야 할 사항

(1) 교차교체의 속도 결정

이전에 쓰던 약물을 얼마나 빨리 줄여가고, 새 약물을 얼마나 빨리 증량할 것인지에 대해서 정해진 원칙은 없지만, 이전 약의 성급한 중단이 미치는 영향 및 적정 용량의 약물이 투여되지 않았을 때 재발할 위험성, 치료 세팅(입원인지 외래인지) 등을 다각적으로 검토하는 것이 필요하다. 예를 들어, 환자가 입원하고 있는 상황이어서 일시적인 급성 악화에 즉시 대처할 수 있다면 빠른 교체도 가능하겠지만, 외래 상황이라면 좀더 조심스러운 접근이 필요할 것이다. KMAP에서는 약물이 교차되는 기간을 통상 1~3주로 정하고 있으며, 클로자핀의 경우에는 최소 3개월을 권하고 있다.

(2) 약물을 교체하는 도중에 호전되는 경우

약물을 교체하는 과정, 즉 두 가지 약물을 같이 사용하고 있을 때 증상이 좋아졌다면 어떻게 할 것인가? 물론, 두 약물이 병용투여됨으로써 치료 효과가 나타났다고 볼 수도 있지만, 그보다는 새 약물의 효과로 좋아졌다고 보고 원래 계획대로 교체를 진행하는 것이 원칙이다. 둘 이상의 항정신병제를 병용투여하는 것은 아직까지 뚜렷한 이점이 있다고 증명되지 않았다. 더군다나, 불필요한 변인을 줄여 현재 사용하고 있는 약물에 대해 정확한 평가를 할 수 있도록 해야만 환자의 장기적 치료 계획을 세우는 데 도움이 되며, 병용투여하는 약이 많으면 많을수록 제어할 수 없는 약물 상호작용의 가능성이 늘어나는 만큼, 일단은 단일투여로 가는 것이 바람직하다. 교체 완료 후 다시 악화된다면, 그 때 다시 병용투여로 돌아가도 늦지 않을 것이다.

10. 비정형 항정신병 약물의 병용투여

1) 복합처방은 필수적인가

항정신성 약물은 한 번에 하나만 투여해야 한다는 원칙을 금과옥조로 삼던 시대는 지나간 것 같다. 현재의 정신과적 진단체계 자체가 원인보다는 현상에 치중하고 있고, 약물치료 역시 증상 조절에 그치고 있으므로, 이런 진단에는 이런 약이라는 접근방식은 별 쓸모가 없다. 실제로 DSM 진단체계에서 다른 진단과 중복되지 않는 순수한 질환이 정의되는 경우는 많지 않다. 따라서, 대다수의 환자는 증상군(syndrome)을 갖고 있으며, 치료자는 진단에 근거하기보다는 각각의 증상에 맞추어 몇 가지 약물을 같이 사용하려는 경향이 생기게 된다(Preskorn과 Baker, 2002). 최근 개발되는 약물들이 약물 상호작용이 적은 것을 장점으로 내세우는 것은 바로 이러한 복합처방의 추세를 잘 이해하고 있기 때문이다.

2) 두 가지 이상의 항정신병제의 복합처방 현황

정형 항정신병제 시대의 복합처방은 보통 주된 치료제로 고강도 약물을 사용하면서 수면을 유도하고 초조 증세를 조절하기 위해 저강도 약물을 같이 사용하는 정도였지만, 비정형 항정신병제 도입 이후에는 병용치료의 양상도 보다 복잡해지고 있다. 항정신병제 처방 관행에 대한 미국 코네티컷 주 공중정신보건체계의 연구에 의하면, 무려 11%의 환자가 둘 이상 항정신병제의 복합처방을 받고 있었다. 이 중 데포 제제와 비정형 약물의 조합이 5%, 데포 제제와 정형 약물의 조합이 4%였으며, 두 가지 이상의 비정형 항정신병제를 사용한 경우도 2%로 나타났다. 그러나 이 조사에서는 병용기간이 길지 않아, 2년 내에 절반 이상이 병용 약물 중 하나를 중단하는 것으로 나타났는데, 이는 결국 약물을 교체하면서 일시적으로 복합해서 사용하는 경우가 많았다는 것을 의미한다. 하지만, 소수의 환자는 2년 이상 병용투여를 하기도 한다(Covell 등, 2002). 뉴햄프셔 주에서 얻어진 또 다른 통계에 의하면, 항정신병제를 두 가지 이상 사용하는 비율이 1995년 5.7%에서 1999년 24.3%로 증가하였다고 한다. 특히, 14%의 환자는 정형과 비정형 약물을 같이 쓰고 있었으며, 둘 이상의 비정형 약물을 병용하는 경우도 12.4%에 이르렀다(Clark 등, 2002). 우리 나라를 포함한 동아시아 국가들의 항정신병제 처방 관행에 대한 2004년 논문에서는, 평균 46.3%의 환자가 둘 이상의 항정신병제를 투여받고 있는 것으로 나타났는데, 이 중 반수 이상은 정형 + 정형 약물의 조합이며, 비정형 약물을 포함하는 병용치료는 전체 환자의 20% 선에서 이루어지고 있었다(Chong 등, 2004).

3) 항정신병제의 복합처방이 필요한 경우

각 비정형 약물은 수용체 결합 프로파일이 서로 다르기 때문에, 이론적으로는 약물의 조합을 통해서 다양한 수용체 차단 프로파일을 얻을 수 있고, 다양한 조합은 일부 환자에게 새로운 치료적 효과를 가져올 가능성이 있다. 그러나 임상적으로는 이러한 복합처방이 금기는 아니라 할지라도 별로 권장되지 않는데, 그 이유는 효용성이 입증되어 있지 않고(Freudenreich와 Goff, 2002), 부작용이 증가하며, 약물 상호작용의 가능성이 높아지고, 순응도가 떨어지고, 값이 비싸며, 향후 약물치료의 계획을 짜기 어려워진다는 것 등이다. 전문가의 합의된 견해에 의하면, 클로자핀을 포함한 여러 약물의 단일요법에 실패한 경우가 아니면 항정신병제 복합처방은 그다지 이점이 없다(Miller와 Craig, 2002). 그보다는 과거에 시도되었던 단일요법이 적정 용량으로 적정 기간(16주 이상) 시행되었는지를 먼저 살펴보고, 효과가 없다는 판단이 합리적인 기준에 의해 내려진 것인지 확인하는 게 먼저이다.

특히, 논란이 많은 부분은 치료저항성 정신분열병에서 클로자핀의 효과가 만족스럽지 않거나, 부작용으로 인해 클로자핀을 충분히 증량하기 어려운 경우, 또 다른 항정신병제를 추가하는 경우이다. 이론적으로는 D_2 수용체 길항능력이 약한 클로자핀에 선택적 D_2 길항제를 병용함으로써 치료 효과를 기대하자는 것인데, 이러한 복합처방의 효과에 대해 연구된 바는 없지만 대안이 없는 상황에서 간간이 사용되고 있다.

4) 항정신병제 이외 약물과의 병용

정신분열병 치료시 복합처방은 크게 두 가지로 나누어 생각해 볼 수 있다. 하나는 단일요법으로는 정신증상에 대한 효과가 불충분할 때, 정신병적 증상 자체에 대한 상승 효과를 노리기 위해 쓰는 것이고, 다른 하나는 항정신병제만으로는 잘 조절되지 않는 부수 증상을 치료하기 위해 해당 증상에 적절한 약물을 병용하는 것이다. 후자의 대표적인 예로, 정신분열병 환자에서 우울증상이나 강박증상이 동반되면 SSRI를 병용투여하는 것을 들 수 있다.

비정형 항정신병제가 기분증상을 비롯한 다양한 증상에 효과가 있음이 속속 밝혀지면서 정신분열병에서 이러한 병용투여의 필요성은 조금씩 줄어들고 있다. 그러나 외국의 보고에 의하면, 1999년 현재 항정신병제와 다른 종류의 약물을 병용하는 경우는 항우울제가 35.6%, 항불안제는 33.5%, 기분조절제는 30%에 이르며, 이는 1995년보다 상당히 증가된 수치이다(Clark 등, 2002). 다양한 규모의 연구에서 이들 복합처방의 효과가 평가되었는데, 긍정적인 결과도 있고 부정적인 결과도 있다. 대체로 약물 상호작용은 큰 문제가 안 되며, 클로자핀과 carbamazepine의 병용과 같은 특별한 금기를 제외하고는 어떤 약이나 자유롭게 복합투여될 수 있다. 단, 기분조절제로 사용되는 항경련제나 SSRI는 항정신병제의 혈중농도를 변화시킬 수 있으므로 용량조절에 주의해야 한다.

5) 비정형 항정신병제 투여중의 전기경련요법

전기경련요법(Electroconvulsive Therapy, ECT)은 우울증, 조증뿐만 아니라 약물에 저항하는 정신분열병에서도 효과적으로 사용된다. 오랫동안 정형 항정신병제와 ECT는 함께 사용되어 왔으며, 표준적인 치료법의 하나로 받아들여졌다. 다만, 항정신병제가 경련의 역치를 변화시킬 수 있기 때문에, 약물의 용량이나 경련 유도에 필요한 전압을 조절해 주어야 함은 물론이다. 특히, 그 자체가 경련유발 작용이 있는 클로자핀은 많은 우려를 불러일으키는데, 실질적으로 큰 위험은 없다. 클로자핀을 하루 550mg까지 사용한 환자에서 ECT는 안전하고 효과적이었다고 한다(Safferman와 Munne, 1992a; Frankenburg 등, 1993a). 비록, 경련의 기간이 증가하고, 사소한 심혈관계 부작용 등이 나타나긴 했지만, 대체로 안전하다고 한다(Kupchik 등, 2000). 리스페리돈 사용중의 ECT에 대해서는 보고가 많지는 않지만, 공격성을 보이는 정신분열병 환자에서 안전하고 효과적이었다고 한다(Farah 등, 1995; Hirose 등, 2001). 올란자핀, 지프라시돈, 퀘티아핀 등과 ECT의 병용에 대한 보고는 없다.

11. 항정신병제의 중단

섬망 등 일시적 · 가역적 상태에 항정신병 약물을 사용하는 경우, 증상의 관해가 오면 곧 약물 중단을 해야 할 것이지만, 만성 정신질환 치료중 항정신병제를 중단하는 것은 쉬운 판단이 아니다. 무과립구증 등 약물치료를 갑자기 중단해야 할 상황이 아닌 경우, 중 · 장기적으로 처방하던 항정신병제를 언제 어떻게 중단하며, 어떤 점을 고려해야 할 것인지를 개략적으로 살펴보면 다음과 같다.

1) 초발 정신분열병 환자에서의 중단

재발을 자주 겪는 정신분열병 환자에게 무한정 유지치료가 필요함은 재론의 여지가 없다. 그러나 정신분열병으로 생각되는 첫 삽화에 약물치료를 하여 관해가 온 뒤 항정신병제를 얼마나 오랫동안 유지할 것인가에 대해서는 아직 논란이 있다. 첫 관해 뒤에는 약물을 끊어볼 필요가 있다는 지침들도 있지만, 실제적으로 재발의 위험은 상당히 높다. 50여 명의 안정된 초발 환자에서 데포 제제 투여를 중단한 뒤 장기 관찰한 한 연구에서는, 증상의 악화나 재발 없이 1년을 버티는 환자가 11%, 2년을 버티는 환자가 4%에 불과했다고 하였다. 재발까지의 평균 기간은 8개월에 불과하였다. 2년까지 재발하지 않은 두 명의 환자도 결국 각각 28개월 및 93개월에 재발하였다고 한다. 그러나 이 연구에서는 재발 및 악화의 기준을 상당히 낮게 잡았으며, 입원이 필요할 정도의 악화는 13%에서만 나타났다. 이를 다시 해석하면, 약물을 지속적으로 투여하지 않더라도 재발의 증후가 보일 때 초기에 약물투여를 다시 시작하면, 입원까지 이르게 하는 심한 악화를 상당수 방지할 수 있었다는 뜻이 된다(Gitlin 등, 2001). 종합하면, 협조만 된다면 초발 환자일지라도 지속적 유지치료가 가장 확실한 방법이겠지만, 지속적 투약을 환자가 못 받아들이는 경우에는 일단 투약을 중단해 본 후 세심한 관찰을 하는 것이 가능한 전략일 수 있겠다.

2) 급성기를 지난 양극성 장애에서의 중단

양극성 장애의 치료에서 비정형 항정신병제의 위치는 정형 약물과는 많이 다르다. 즉, 정형 약물이 급성기 증상을 일시적으로 억제하는 보조적 약제로서만 생각되었던 반면, 비정형 항정신병제는 기분의 변동 자체를 억제한다고 생각되며, 따라서 기분조절제 없이 단독으로 조증 치료에 사용되기도 한다(2장 참조). 비정형 항정신병제 단독요법을 하고 있는 경우라면, 유지요법 역시 양극성 장애의 전반적 치료 지침을 따라야 할 것이며, 따라서 장기적인 유지치료가 절대적으로 필요하다 하겠다. 그런데 비정형 항정신병제를 급성기에 보조적 약제로 사용한 경우에는 또다시 문제가 복잡해진다. 많은 임상의는 조기 중단을 주저하며, 일부 환자는 기분조절제를 계속 유지하는 상황에서도 비정형 항정신병제를 중단하면 증상이 다시 악화되곤 한다. 그러나 최근의 양극성 장애 치료지침에 따르면, 급성기가 지나면 항정신병제를 조속히 중단할 것을 권하고 있다(Sachs 등, 2000a). 양극성 장애 환자의 3분의 1이 4주 내에 항정신병제 투여를 중단할 수 있었으며, 15% 만이 6개월 이상 지속적 투여가 필요하였다는 보고도 있다(Soares 등, 1999). 그러나 정신병적 증상을 동반하는 경우가 많은 소아-청소년 양극성 장애에서는 항정신병제를 4주 이상 유지해야 한다는 주장도 있다(Kafantaris 등, 2001). 종합하자면, 기분조절제에 병용투여된 항정신병제는 급성기가 지나면 끊는 시도를 해 볼 가치가 있다는 것이다.

3) 비가역적 기질성 장애에서의 중단

6개월 이상 항정신병제 치료를 받아 증상이 안정된 치매 환자를 대상으로 항정신병제 중단의 영향을 조사한 한 연구에서는, 통계적 중요성은 없지만 약물을 중단한 군에서 행동 악화 및 EPS 악화가 더 많았으며, 무기력과 무감동이 증가했으나 인지기능은 조금 나아졌다고 하였다. 또한,

일일 용량이 높았던 환자일수록 약물중단 이후 행동악화를 나타낼 위험이 높았다(van Reekum 등, 2002). 결국, 소량의 항정신병제로 행동조절이 가능했었던 치매 환자에서는 항정신병제 중단을 고려해 볼 수 있으나, 그렇지 못했던 환자는 계속 유지하는 편이 낫다는 것이다.

4) 잔류형 정신분열병 환자에서의 중단

비정형 항정신병제가 보급된 이후, 만성 환자에서 유지치료의 중단에 대한 논의는 많이 사라진 것 같다. 이는 많은 임상의가 TD 등 비가역적인 부작용이 해결되었다고 믿기 때문이라고 생각된다. 그러나 체중증가, 당뇨, 심혈관계 질환 등 장기간에 걸친 항정신병제 투여가 가져올 수 있는 부작용을 고려할 때, 이러한 믿음은 아직 섣부른 듯 싶다. 정신증상의 재발 방지를 위해서는 영원한 유지요법이 가장 합리적인 방법이겠지만, 전반적 건강상태를 평가했을 때 득보다 실이 많다면 재발의 위험을 감수하고라도 약물중단을 고려해야 할 것이다. 이 때 다음과 같은 점을 고려해야 한다(Wyat, 1995).

- 환자가 현재 전혀 증상이 없는 상태인가? 얼마나 오랫동안 이런 상태를 유지했는가?(단, 이 때 지속적이고 약물치료에 반응하지 않지만, 큰 괴로움이나 기능상의 문제를 초래하지 않는 증상은 제외한다.)
- 부작용이 얼마나 심한가?
- 과거 발병 패턴이 어떠했는가?(재발의 속도, 재발 삽화의 지속기간 및 심각도, 자신 및 타인에 대한 위험 정도)
- 과거 저용량 유지요법을 해 보았는가? 그 성과는?
- 환자의 현재 사회적 상황이 안정된 상태인가, 아니면 스트레스가 많은 생활이 예상되는가?
- 재발했을 경우의 사회적 비용은?(예를 들어, 환자가 가계 수입을 전담하는 유일한 사람인가?)
- 환자나 보호자가 증상을 예의 관찰하고 이상이 생기면 곧바로 의학적 도움을 청할 능력이 있는가?

예컨대, 양성증상이 거의 없이 사회적 위축 등의 음성증상만 남은 상태로 수년 이상 유지되었으며, 항정신병제에 의한 체중증가가 심한데 다른 조절방법이 없고, 과거 병력상 재발과정이 급격했지만 위험한 상태로 몰고 가진 않았으며, 낮은 용량에서도 유지요법이 잘 이루어졌고, 안정된 주거환경과 가족의 지지가 있고, 질병에 대해 환자 및 보호자가 잘 이해하고 협조할 수 있다면, 약물을 중단해 볼 수 있을 것이다. 반대로, 불과 몇 년 전까지만 해도 심한 공격성이나 자살기도 등이 문제되었거나, 현재 약물에 반응하는 양성증상이 많이 남아 있는 경우는, 약물중단을 시도해서는 안 된다.

5) 중단 후의 조치 및 재사용

장기간 사용하던 항정신병제를 중단하는 경우, 급격한 중단보다는 서서히 중단하는 것이 필요하다. 약물중단을 위해 어떤 속도로 감량해야 하는가에 대한 체계적인 연구는 없다. 다만, 약물교체를 위해 감량할 때보다는 훨씬 더 천천히, 조심스럽게 하는 것이 안전할 것이다. 감량 도중 및 중단 후에 임상적으로 가장 중요한 조치는, 환자를 세심히 관찰하여 금단증상 및 재발을 방지하는 일이다. 언제까지 세심한 관찰이 필요한가에 대해서는, 초발 환자에서 약물중단 후 악화되기까지의 기간이 평균 8개월이었다는 Gitlin 등(2001)의 보고가 참고가 되겠으나, 이 경우는 데포 제제를 사용한 연구였으므로, 경구약물 중단 후 재발까지의 기간은 평균 8개월 미만일 것으로 예상된다. 또한, 한 번 이상 재발을 경험했던 환자라면, 그 환자 자신의 과거력이 중요한 참고사항이 될 수 있다. 이러한 관찰을 통해 재발의 초기 증상을 일찍 잡아내어 약물을 조기에 재사용한다면 재발 및 재입원 없이 유지치료가 가능할 것이다. 그러나 필요할 때만 약물을 사용하는 간헐적 약물투여는 큰 이점이 없는 치료전략이며, 또 현실적으로 약물을 사용하지 않는 환자를 자주 외래에 방문하게끔 설득하기도 쉽지 않으므로, 재발 위험을 무릅쓰고 약물중단 상태에서 환자를 추적 관찰하는 것은 신중히 결정할 문제이다.

6) 항정신병제의 금단증상

약물 순응도가 높은 환자들 중 "약을 안 먹으면 잠이 안 오기 때문에" 유지요법에 응하는 사람들이 제법 있다. 금단증상인지 확실치 않지만, 약물을 갑자기 중단하면 잠을 이루지 못하는 것은 매우 흔한 현상인 것 같다. 그러나 또 다른 환자들은 "어쩌다 하루 안 먹어 보니 너무나 몸이 개운하더라"라고 말하는 것을 보면, 약물의 금단증상 역시 개인차가 크다고 할 수 있다. 정신증상의 악화가 항정신병제의 금단증상인지, 단순히 약 기운이 떨어져 원래 질환이 악화된 것인지에 대한 논란은 차치하고라도, 항콜린성 금단증상, 금단성 운동곤란증(withdrawal dyskinesia) 등은 명백한 항정신병제의 금단증상으로 흔히 지적된다(Borison, 1996b).

(1) 정신증상

금단에 의한 정신증상의 악화는 단순한 원래 질환의 재발과 감별하기 어렵다. 그러나 정신분열병의 자연 경과상 약물 감량/중단 후 수일 이내에 바로 재발하는 것은 드문 일이므로, 이러한 경우가 발생한다면 금단에 의한 악화라고 의심하는 게 옳을 것이다. 초과민성 정신병(supersensitivity psychosis)이 실제 있는가에 대해서는 논란이 있지만, 약물 감량/중단 후 갑자기 발현되며, 이전의 정신증 증상과는 다른 양상이 나타나고, 약물 재투여로 쉽게 조절된다면 이를 생각해 보아야 한다. 정신증이 악화되진 않더라도 금단에 의해 불안, 초조 등이 심해지기도 한다.

(2) 운동증상

정형 항정신병제를 갑자기 중단하거나 감량하면, EPS는 좋아지더라도 TD는 일시적으로 악화될 수 있다는 사실은 익히 잘 알려져 있다. 꼭 TD가 아니더라도 금단에 의해 가역적인 운동 곤란증(withdrawal emergent dyskinesia)이 생기기도 하는데, 이는 약물 중단/감량 후 수일 내에 생기며, 대개는 별다른 조치가 없더라도 수주 내 사라지지만 간혹 수개월 이상 지속되기도 한다. 운동 곤란증 이외에 좌불안석 등 다른 운동증상이 보고되기도 한다(Rosebush 등, 1997). 이러한 문제들은 비정형 항정신병제를 중단/감량했을 때도 동일하게 나타날 수 있다.

(3) 자율신경계 증상

만성적 약물 사용하에 항상성을 이루던 자율신경계가 갑자기 자극을 받으면서, α-아드레날린 및 콜린 자율신경계의 과활성이 나타날 수 있다. 그러나 항고혈압 약물인 clonidine을 중단할 때 반동으로 심한 고혈압이 나타날 수 있는 것 외에는, 아드레날린 길항작용을 갖는 항정신병제가 이런 문제를 일으킨 예는 매우 드물다. 콜린성 반동은 이에 비해 상당히 흔한데, 오심, 구토, 설사, 발한, 초조에서 정신증, 섬망에 이르는 다양한 증상들이 나타날 수 있다. 항정신병제 금단뿐만 아니라 병용하던 항콜린제를 줄이는 경우에도 콜린성 자율신경계 증상이 올 수 있다. 비정형 항정신병제 중에는 클로자핀이 항콜린성이 강하므로 금단시 이런 종류의 부작용이 흔히 나타난다. 예방하기 위해서는 천천히 약물을 감량하여야 하며, 일시적으로 항콜린제를 사용할 수도 있을 것이다.

(4) 약물별 금단증상

클로자핀을 갑자기 끊으면 운동장애나 정신증상이 악화될 수 있다는 보고가 끊임없이 이어지고 있다(Verghese 등, 1996; Ahmed 등, 1998; Tolletson 등, 1999b). 정신분열 환자를 대상으로 한 연구에서, 클로자핀(평균 300mg/d)을 갑자기 중단하고 3~5일간 위약 혹은 올란자핀을 투여한 결과, 위약군의 4분의 1, 그리고 올란자핀군의 7.5%에서 양성증상의 악화가 나타났다(Tollefson 등, 1999b). 이는 클로자핀의 금단증상을 다른 항정신병제로 어느 정도 예방할 수 있다는 면에서 흥미롭다. 여하튼, 클로자핀은 불가피한 경우를 제외하고는 절대로 갑작스레 중단해서는 안 되는 약이다. 더군다나 갑작스레 끊었더니 증상이 악화된다고 해서 바로 원래의 용량을 투여한다면 진정, 저혈압과 같은 초기의 부작용이 그대로 나타날 수 있으므로, 여러 가지로 약물 사용에 제한을 받게 된다. 즉, 클로자핀의 급성 부작용에 대한 내성이 투약 중단 수일 만에 사라져 버릴 수 있다는 뜻이다. 이 외에도 클로자핀 금단시 과다 침분비, 기관지 막힘, 초조, 야뇨증 등이 나타난다고 보고되었는데(Delassus-Guenault 등, 1999), 이들 중 일부는 역시 항콜린성 금단증상으로 생각된다.

리스페리돈의 경우, 자폐증 아동 일부에서 금단성 운동곤란증이 보고된 바 있으며(Malone 등, 2002) 금단 후 토끼증후군(rabbit syndrome)이 나타났다는 보고도 있다(Nishimura 등, 2001). 이 외에도 금단시 나타나는 운동장애로서 지속적인 좌불안석(Rosebush 등, 1997) 및 틱(Rowan과 Malone, 1997)이 보고되었다. 한편, 클로자핀과 마찬가지로 금단에 의한 조증 및 정신병적 증상의 급격한 악화도 보고되었다(Lane과 Chang, 1998a). 올란자핀 금단 후에는 근간대성 경련이 보고된 바 있으며(Nayudu와 Scheftner, 2000), 갑작스런 중단시 정신증이 악화되어 Koro(성기에 관련된 기괴한 망상)가 나타났다는 보고도 있다(Ramos와 Budman, 1998). 퀘티아핀, 지프라시돈 등에서는 현재까지 보고는 없지만, 약물 사용 경험이 늘어남에 따라 새로운 증례가 나오게 될 가능성이 있다.

12. 비정형 항정신병제의 약물 상호작용

약물 상호작용 때문에 심각한 건강상의 문제가 야기되는 경우는, 이론적인 가능성에 비해선 실제로 그리 흔하지 않다. 또한, 비정형 항정신병제들은 부작용의 위험이 현저히 적으므로, 병용투여를 할 때에도 그다지 부작용에 대해 걱정하지 않는다. 그러나 다양한 이유로 복합처방이 증가 추세에 있고, 환자들이 만성화 · 고령화됨에 따라 동반된 질환에 대해 약물을 투여받고 있는 경우가 늘어나면서, 약물 상호작용의 문제는 결코 간과할 수 없는 문제가 되었다. 주의 깊은 임상의라면 평소 문헌고찰을 통해 자신이 흔히 처방하는 약물들이 일으킬 수 있는 약물 상호작용을 항시 숙지하여야 하며, 환자에게 새로운 약물을 투여하기 앞서, 그 환자가 현재 사용하고 있는 약물이 무엇인지를 확인하고, 약물 상호작용이 일어날 가능성을 미리 예측하여야 한다.

약물 상호작용은 크게 약동학적(pharmacokinetic), 약력학적(pharmacodynamic), 그리고 특이성(idiosyncratic) 상호작용으로 구분할 수 있다. 약동학적 상호작용은 비교적 예측할 수 있는 부분이 많고, 또 연구도 가장 많이 되어 있다. 약력학적 상호작용은 수용체 레벨에서의 상호작용으로 약물의 작용 기전을 고려하여 예측은 할 수 있겠으나, 실제 결과와 맞지 않는 경우가 많고, 연구도 매우 힘들다. 특이적 상호작용은 증례보고는 많이 되어 있는 편이나, 워낙 예측하기도 어렵고 또 인과관계 규명도 쉽지 않다. 따라서 일반적인 약물학 문헌은 주로 약동학적 상호작용에 많은 부분을 할애하고 있다.

1) 약동학적 상호작용

(1) 약물의 흡수 단계

항콜린성 약물은 소화관 내 내용물의 장내 정체시간을 연장시킴으로써 타 약물의 흡수를 증가시킬 수 있다.

(2) 혈장 단백질 결합

대개의 항정신병제는 혈장 단백질 결합률이 매우 높다. 혈장 단백질의 양은 한정되어 있으므로, 복수의 약물이 동시에 투여되는 경우 결합부위를 놓고 서로 경쟁하게 되어, 각 약물의 비결합 분획(unbound portion)의 비율이 커지게 된다. 약리학적 효과는 주로 이러한 비결합 분획에 의해 일어나므로, 두 약물 모두 약리학적 효과가 증가될 수 있다. 치료창(therapeutic window)의 범위가 좁은 약물(예를 들어, theophylline, 항응고제, digitalis 등)을 사용하던 환자에게 항정신병제를 투여하면 문제가 발생할 여지가 높다.

(3) 대사

간에서 약물 대사에 주로 관계되는 효소는 소포체의 시토크롬 P450(CYP)계 효소들이다. 이들 중 특히 1A2, 2D6, 2C9, 2C19, 3A4는 항정신병제의 대사와 관련하여 매우 중요하다. 약물 중에는 이 효소들에 의해 대사될 뿐만 아니라, 이들의 발현을 유도하여 양을 증가시키거나, 또는 결합부위에 경쟁적으로 붙어 활성을 억제하는 것들이 있다. 이런 약물들은 다른 약물의 대사에 영향을 미쳐 예기치 못한 결과를 초래할 수 있다.

대개의 비정형 항정신병제는 CYP계 효소에 의해 대사되나, 이들 효소의 활성을 변화시키지는 않기 때문에 비교적 약물 상호작용에서 자유롭다. 오히려 다른 약물에 의해 CYP 활성이 변화됨으로써 항정신병제의 약리학적 작용이 변화될 가능성이 더 크다.

클로자핀은 주로 CYP1A2와 3A4에 의해 대사되며, CYP2C19와 2D6가 미미한 기여를 한다. 일부 CYP계 효소를 억제하거나 발현을 유도하지만, 임상적 중요성은 없다. 리스페리돈의 혈장농도는 CYP2D6 및 CYP3A4 활성에 영향을 받지만, 임상적으로 문제가 될 만큼 민감하게 반응하는 것은 아니며, 따라서 약물 상호작용의 가능성도 매우 낮다. 올란자핀의 대사에는 CYP1A2 및 flavin-containing monooxygenase 시스템이 관여한다. CYP2D6는 관여하기는 하나, 주된 역할을 하지는 않는다. 올란자핀 역시 CYP계 모든 종류의 효소 활성에 별 영향을 미치지 않는다. Dibenzothiazepine인 쿼티아핀과 dibenzothiepine인 조테핀은 CYP3A4에 의해 대사되는데, 조테핀의 N-demethylation 대사물은 약리학적 활성이 있다. 임상적 농도의 쿼티아핀은 시험관 내에서 CYP계 활성을 변화시키지 않는 것으로 밝혀졌다. 지프라시돈도 CYP3A4에 의해 주로 대사되며,

표 3-8 새 항정신병제의 대사와 관련된 CYP 동종효소들

동종효소	Abun dance	클로자핀	리스페리돈	올란자핀	쿼티아핀	아미설 프라이드	지프라시돈	조테핀
1A2	13%	++		++				
2C9	15%							
2C19	4%	+						
2D6	2%	+	++*	+				
3A4/5	29%	++	+		++		++	++**

* 대사산물은 항정신병 약물로서의 활성이 있음.
** 간에서 대사되지 않은 상태로 신장을 통해 배설됨.
(Taylor, 1997b; Prior 등, 1999; Caccia, 2000; Prakash 등, 2000; DeVane과 Nemeroff, 2001a,b; Greenblatt 등, 2002).

치료용량에서 CYP2D6와 3A4 활성을 변화시키지 않는다. 아미설프라이드는 예외적으로 CYP에 의해 대사되지 않고 활성상태로 그대로 신장을 통해 배설된다. 각 약물별로 대사에 관계하는 CYP 동위효소를 요약하면, 표 3-8과 같다. 또한 각 동위효소별로 억제제, 발현 유도제를 표 3-9에 요약하였다.

(4) 배설

담즙을 통해 배설되는 비정형 약물의 경우, 문맥-간 순환(enterohepatic circulation)에 영향을 미치는 약물에 의해서, 그리고 신장을 통해 주로 배설되는 아미설프라이드의 경우, 신장 세뇨관 재흡수에 영향을 미치는 다른 약물에 의해 배설속도가 변할 수 있다.

2) 각 약물별 주의해야 할 약물 상호작용

(1) 항정신병제

약물을 교체할 때와 같이 두 가지 이상의 비정형 항정신병제를 병용하는 경우라도, 약동학적 상호작용이 큰 문제가 되지는 않는다. 다만, 다양한 수용체 결합 성질 때문에 약력학적 상호작용의 가능성이 높을 것으로 예상된다. 권장되는 약물 교체방법을 잘 따라주는 것이 필요하다.

(2) 항우울제

일부 SSRI는 CYP계 효소를 강력하게 억제한다. 특히, fluvoxamine은 병용투여하는 항정신병제의 혈중농도를 크게 상승시킨다. 최근에는 항정신병제에 SSRI를 복합처방하는 것이 매우 흔한

표 3-9 약물대사와 관련하여 중요한 시토크롬 P450 동위효소 및 이에 의해 대사되는 약물과 각 효소의 억제제 및 발현 유도제(Spina 등, 2003)

효소(Enzyme)	기질 약물들(Substrates)	억제제 (Inhibitors)	유도제 (Inducers)
CYP1A2	Antidepressants: amitriptyline, clomipramine, imipramine, fluvoxamine, mirtazapine Antipsychotics: haloperidol, clozapine, olanzapine Methylxanthines: theophylline, caffeine Miscellaneous: paracetamol, phenacetin, tacrine, R-warfarin	fluvoxamine ciprofloxacin	smoking (tar) rifampicin barbiturates phenytoin carbamazepine
CYP2C9	NSAIDs: diclofenac, ibuprofen, naproxen, piroxicam Antiepileptics: phenytoin, phenobarbital, valproic acid Miscellaneous: S-warfarin, phenytoin, tolbutamide, losartan, torasemide	sulphaphenazole fluconazole miconazole fluoxetine fluvoxamine	rifampicin barbiturates phenytoin carbamazepine
CYP2C19	Antidepressants: amitriptyline, clomipramine, imipramine, citalopram, moclobemide Miscellaneous: phenytoin, diazepam, omeprazole, propranolol, proguanil, S-mephenytoin, R-warfarin	omeprazole ticlopidine fluvoxamine	rifampicin barbiturates phenytoin carbamazepine
CYP2D6	Antidepressants: amitriptyline, clomipramine, imipramine, desipramine, nortriptyline, trazodone, fluoxetine, paroxetine, fluvoxamine, citalopram, venlafaxine, mianserin, mirtazapine Antipsychotics: thioridazine, perphenazine, zuclopenthixol, haloperidol, risperidone, clozapine, olanzapine, sertindole Opiates: codeine, destromethorphan, tramadol β-blockers: alprenolol, bufuralol, metoprolol, timolol, pindolol Anti-dysrhythmias: encainide, flecainide, propafenone Miscellaneous: debrisoquine, sparteine, phenformin	quinidine thioridazine perphenazine fluoxetine paroxetine	(none known)
CYP3A4	Antidepressants: amitriptyline, clomipramine, imipramine, trazodone, sertraline, nefazodone, mirtazapine Antipsychotics: haloperidol, clozapine, risperidone, quetiapine, ziprasidone, sertindole Benzodiazepines: alprazolam, midazolam, triazolam Calcium-antagonists: diltiazem, felodipine, nifedipine, verapamil Anti-infective agents: erythromycin, clarytromycin, indinavír, ritonavir Immunosuppressants: cyclosporin, tacrolimus Miscellaneous: cisapride, terfenadine, astemizole, carbamazepine, tamoxifen, amiodarone, quinidine, methadone, ethynilestradiol, levonorgestrel, statins	ketoconazole itraconazole fluconazole erythromycin troleandomycin nefazodone ritonavir grapefruit juice	rifampicin barbiturates phenytoin carbamazepine

관행으로 자리잡았으므로, 이러한 문제에 대해 잘 인지하고 있어야 한다.

(3) 기분조절제

Carbamazepine은 CYP2D6의 강력한 발현 유도제로서 비정형 항정신병제를 포함한 다른 약물의 대사를 촉진할 수 있다. 이 경우 문제가 되는 것은, carbamazepine을 사용하다 끊으면 병용투여하던 약물의 농도가 급격히 오를 수 있다는 것이다. 반면, valproate는 CYP 억제제로서 병용투여하던 약물의 농도를 올릴 수 있으나, 실제적 임상적인 중요성은 분명치 않다. Lithium과 정형 항정신병제를 병용투여하면 신경독성이 커진다고 하나, 비정형 항정신병제에 대해서는 특별한 보고가 없다.

(4) Benzodiazepine

Benzodiazepine과 관계된 약동학적 상호작용은 그리 많이 알려져 있지 않다. 그러나 약력학적으로 알코올을 포함한 어떤 중추신경계 억제제도 항정신병제가 갖는 진정작용을 강화시킬 수 있다.

(5) 항치매 제제

치매 환자들에게는 인지기능의 개선을 위해 콜린에스테라아제 억제제(cholinesterase inhibitor)를 투여하면서, 동시에 행동조절을 위해 항정신병제를 소량 투여하는 경우가 많다. 이 경우, 아세틸콜린과 도파민의 균형이 깨어지면서 EPS의 위험이 급격히 커질 수 있다. 국내에서도 이러한 증례가 보고된 바 있다(Kwak 등, 2000).

(6) 심혈관계 약물

일부 비정형 항정신병제가 갖고 있는 α-아드레날린 차단작용에 의해 혈압강하제의 작용이 강화될 수 있다. Thiazide 이뇨제는 저칼륨 혈증에 의한 부정맥 유발이 가능하므로, 클로자핀 등 심혈관계 부작용의 위험이 큰 항정신병제와 병용시 주의할 필요가 있다. 일부 β-차단제는 비정형 항정신병제와 함께 혈중 지방의 프로파일을 악화시킬 수 있다. Propranolol은 일부 정형 항정신병제와 서로 대사를 억제하는 관계에 있다고 하는데, 비정형 항정신병제에 대해서는 아직 그런 보고가 없다. 안지오텐신 전환효소 억제제는 간혹 백혈구 감소를 가져오므로, 클로자핀과 병용시 주의할 필요가 있다.

항혈소판제로 흔히 사용하는 아스피린은 비정형 항정신병제와 상호작용 위험이 별로 없다. 반면, ticlopidine(Ticlid®)은 CYP2C19와 2D6 억제제이므로 이들 효소에 의해 대사되는 비정형 항정신병제의 대사를 억제할 수 있다. 또한, 이 약물은 간혹 혈액학적 부작용을 일으키므로 클로자핀과 병용하기 어렵다. 따라서 clopidogrel(Plavix®)이 더 나을 수 있다(Baptista 등, 2004).

(7) 대사장애 치료제

비정형 항정신병제의 흔한 부작용인 체중증가, 혈당증가 및 당뇨병, 고지혈증 등 대사장애를 치료하기 위해 많은 약들이 항정신병제와 함께 병용투여될 수 있다. 경구 혈당조절제의 경우, sulfonylurea 계통 약물(Diabenese®, Amaryl®)은 주로 CYP2C9에 의해 대사되며, meglitinide (Prandin®) 계통 약물은 CYP3A4 및 기타 효소에 의해 대사된다. 약동학적 상호작용의 가능성이 그리 높은 것은 아니지만, 인슐린 분비 촉진제는 정교한 용량조절이 필요한 약물이므로 주의를 요한다. 인슐린에 대한 감수성을 높이는 metformin(Glucophage®)은 대사가 되지 않기 때문에 약물 상호작용을 일으키지는 않지만, 소화기계 부작용이 흔하며, 드물게 락트산 산증(lactic acidosis)을 일으킬 수 있다. Thiazolidinediones 계통(Actos®, Avandia®)은 다양한 CYP계 및 기타 효소로 대사되는데, 이 약물들은 혈당은 낮추지만 체중은 오히려 증가시킬 수 있다(Lebovitz, 2001). α-글루코시다아제 억제제(α-glucosidase inhibitor)인 Acarbose®는 장내에서 흡수되지 않으며, 다른 약물의 흡수도 방해할 가능성이 있지만, 항정신병제와 관련된 보고는 없다. 인슐린 자체는 펩티드 호르몬으로 항정신병제와 약동학적 상호작용을 일으킬 가능성은 별로 없다.

정신분열병 환자에게 당뇨병 치료를 할 때는, 약물의 상호작용도 문제이지만, 세심하게 용량을 조절해야 하는 이들 약물을 심한 정신병리에 시달리고 동시에 병식이 없는 환자에게 안전하게 사용할 수 있는가를 먼저 고려하여야 한다. 즉, 인슐린이나 인슐린 분비 촉진제를 사용중인 환자가 저혈당 반응을 일으켜도 진정상태와 구분이 안 되어 간과될 수 있으며, 환자 스스로 자살 목적으로 과량 투여할 수도 있다.

Statin 계통의 고지혈증 약물 중 atorvastatin, lovastatin, simvastatin은 주로 CYP3A4에 의해 대사되며, pravastatin과 fluvastatin은 그다지 3A4의 역할이 크지 않다. Fibric acid 유도체들은 혈장단백질 결합이 높은 약물이며, 3A4가 대사에 관여한다. Cholestyramine 등의 담즙 재흡수 억제제는 전반적으로 지용성 약물의 흡수를 저해할 수 있다(Baptista 등, 2004).

(8) 항파킨슨제

EPS의 조절을 위해 사용되는 항파킨슨제는, 비정형 항정신병제의 시대가 오면서 사용이 현저히 줄기는 했으나 완전히 없어진 것은 아니다. 정형 약물 시대에는 '초기에 예방적 투여'라는 관행이 합리적인 면도 있었으나, 비정형 항정신병제를 사용하면서 이런 예방적 투여는 권장되지 않으며, 이미 사용중이라도 정기적으로 평가하여 될 수 있는 한 중단할 것을 권한다. 항파킨슨제는 크게 항콜린제와 도파민 효현제로 나뉘는데, 전자는 항정신병제 자체의 항콜린 독성을 강화하며, 인지기능에도 좋지 않은 영향을 미칠 수 있다. 또한, 갑자기 중단하면 콜린성 반동을 일으킬 수도 있다. 반면, 도파민 효현제인 amantadine이나 bromocriptine은 정신증을 악화시키지 않을까 하는 우려를 항상 동반한다. 그러나 항정신병제 사용자에게 도파민 효현제를 병용하였을 때 정신증이 악화된다는 보고는 예상보다 드물기 때문에, 두 약물을 병용하는 것을 금기라고 볼 수는 없을 것 같다. 오히려 bromocriptine은 EPS뿐 아니라 고프로락틴 혈증에도 효과가 있으며, 일부에서는 음성증상에도 효과가 있다는 주장이 있다(Levi-Minzi 등, 1991; Lindenmayer, 1995b).

(9) 한약 및 민간요법

많은 환자들이 항정신병제를 복용하면서 한약이나 성분이 확실치 않은 민간요법제 또는 건강식품 등을 같이 복용하는 것이 현실이다. 이들 중에는 그 약물이 질환 자체에 효과가 있다고 믿는 경우도 있지만, 또 다른 사람들은 '독한 양약'을 먹을 때 몸을 보호하기 위해 한약이나 건강보조제를 사용한다고 한다. 특히, 진정작용이나 EPS 등으로 행동이 불편해지면 '기가 쇠했다'고 생각하여 이러한 약물을 더욱 찾기도 한다. 그러나 천연물을 포함한 어떤 외래물질(genobiotics)도 간을 통해 대사되므로 항정신병제와 약동학적 상호작용을 일으킬 가능성이 있다. 대표적 한약재인 인삼의 경우도 haloperidol과의 상호작용 가능성이 제기된 바 있다(Wong 등, 1998). 문제는 체계적 연구가 부족하며, 임상의들이 참조할 만한 관련 정보가 절대적으로 부족하다는 것이다. 약물 부작용을 최소화하여 이런 보조약물에 대한 필요성을 줄이고, 천연물은 부작용이 없을 것이라는 환자들의 잘못된 믿음을 교정해야 할 것이지만, 임상의는 그 기저에 단순한 무지 이상으로 불안, 부정, 비현실적 기대감 등이 섞여 있음을 알아야 하며, 이런 행동을 질병행동(illness behavior)의 일종으로 생각하고 약물학적-비약물학적 대처방법을 찾아야 할 것이다.

13. 비정형 항정신병제를 사용한 정신분열병 치료 전략

이 책의 초점은 일차적으로 비정형 항정신병제의 약물학적 특성과 임상적용에 대한 것이다. 물론, 비정형 항정신병제는 '정신분열병 치료제' 이상의 적용범위를 갖고 있지만, 실제 사용의 대표적인 예로 비정형 항정신병제를 사용한 정신분열병 치료 전략을 간략히 정리해 보기로 한다.

1) 급성기 용량 및 증량 계획

(1) 급성기 용량

정형 약물의 경우, 급성기의 적정 치료용량은 CPZE로 300~1,000mg/d 정도가 추천된다

표 3-10 KMAP가 권장하는 새 항정신병제의 정신분열병 급성기 사용 용량

약물명	시작용량(mg)	증량속도	유효량(mg/d)	투여방법
클로자핀	12.5	시작 3일 후 증량 이후 25mg/3일, 100mg 초과시 50mg/3일	150~600	bid(1/3 am 2/3 pm)
리스페리돈	1	1mg/2~3일	2~8	1회(hs 또는 am)
올란자핀	5~10	5mg/주	10~30	hs
퀘티아핀	50(25 bid)	50mg/일	300~750	bid
조테핀	50~75	25~50mg/일	150~300	bid or hs

(표에서 제시한 시작용량, 증량속도, 유효량 등은 반드시 준수할 내용은 아니며, 임상상황에 따른 임상의의 판단에 따라 벗어날 수 있다.)

(Buchanan 등, 2002). 정형 약물 시대에는 급성기 용량을 결정하는 지침으로 '항정신병제 역치가설'이 제기된 바 있는데, 이에 따르면 가장 약한 정도의 EPS(예를 들어, 글씨를 쓰게 했을 때 점점 작아지는 증상)가 나타나는 용량이 최소한의 적정 치료용량이라는 것이다(Osser와 Patterson, 1996). 그러나 EPS가 극소화된 비정형 항정신병제에서 이런 지침은 유용하지 않다. 각 약물별 급성기 적정 용량에 대한 KMAP의 권장사항은 표 3-10과 같다.

(2) 초기 평가 및 증량 계획

Mount Sinai 회의에서 제시된 전문가들의 견해에 의하면, 정신분열병 급성기에 적정 치료용량의 항정신병제를 1주 이상 사용해도 아무런 반응이 없는 경우에는, 이후에도 좋은 반응을 기대하기 힘들다고 한다(Marder 등, 2002). 이와 같은 맥락에서 약물의 반응 여부를 조기에 평가해야 한다고 주장하는 측에서는, 첫 2주 안에 전혀 반응을 보이지 않는 경우엔 더 기다리지 말고 치료 전략을 전면 수정할 것을 주장한다. 그러나 전통적으로 급성기 치료 평가에는 적어도 3~6주가 걸린다고 보는 것이 일반적이며(Weiden 등, 1998), 여러 알고리듬들은 비정형 항정신병제를 사용했을 때에도 비슷한 기간 동안 기다려 볼 것을 권한다. 비정형 항정신병제 투여 초기에는 어느 정도는 맹목적으로 증량할 수밖에 없는데, KMAP의 지침을 따른다면, 표 3-10에 제시된 용량으로 시작해서 최저 적정 용량까지 증량하고 일단 기다려 보다가, 1주 정도 지난 뒤 반응을 보아가면서 추가 증량을 하고, 적정 용량의 상한선까지 도달했다면 여기서 3~5주 기다리다가, 그래도 안 되면 다음 단계 조치를 취하게 된다. 물론, 이 지침은 참고일 뿐 절대적 기준은 아니며, 각 약물의 최대 허용량도 제시되지 않았다. 이 지침은 우리 나라의 경험을 반영한 것으로, 제조사의 지침서와는 차이가 있다. 예컨대, 올란자핀의 경우 제조사에서는 적정 용량을 10mg/d

로 보며 20mg/d 이상의 안전성은 확립되어 있지 않다고 주장하지만, 국내 임상의들의 경험은 10~30mg/d 정도가 적정 용량이라고 본다.

2) 장기 유지치료

(1) 유지용량

정형 항정신병제의 유지용량으로는 일단 급성기에 사용했던 용량을 그대로 사용하였다가, 이후 환자의 관해상태가 안정되었다고 판단되면 서서히 감량하여 300~600mg CPZE 정도의 높지 않은 용량으로 유지하는 것이 추천된다(Buchanan 등, 2002). 낮은 용량으로 유지하면 순응도가 높고, 주관적 불쾌감이 적으며, 결과적으로 사회적응이나 삶의 질을 올릴 수 있다. 반면, 비정형 항정신병제의 유지용량에 대해서는 이견이 많아서, 사용설명서에조차 권장 유지용량이 표시되어 있지 않다. 문헌들에 의하면, 리스페리돈의 경우 3~6mg/d(150~300mg CPZE) 정도가 유효하다고 이야기되고 있으며(McEvoy 등, 1999), 올란자핀은 5~15mg/d(100~300mg CPZE) 유지 시 재발방지 효과가 컸다(Dellva 등, 1997). 지프라시돈은 급성기에는 80~160mg/d를 사용하지만, 유지기에는 40mg/d(70mg CPZE) 정도가 추천된다(Stimmel 등, 2002). 아미설프라이드의 급성기 용량은 400~800mg/d, 많게는 1,200mg까지도 사용하지만, 유지기 동안 양성증상이 심하지 않은 환자에게는 50mg/d(50mg CPZE)의 저용량도 시도해 볼 만하다(Curran과 Perry, 2001). 비정형 항정신병제에서 CPZE라는 개념의 유효성에 대해서는 의문이 있지만, CPZE로 환산하였을 때 정형 약물보다도 낮은 용량의 유지요법이 권고되고 있는 것은 주목할 만하다.

(2) 장기간 작용 주사제를 사용한 유지요법

비정형 항정신병제 중 리스페리돈의 장기간 작용 주사제(Consta®)가 개발되었지만, 아직 임상 경험이 그리 풍부하지 않다. 정형 약물의 데포 제제는 지용성 제제이기 때문에 주사할 때 특별한 주의사항이 요구되었고, 반복적 근육주사로 인한 문제점도 생길 수 있었다. 그러나 Consta®는 수용성으로 개발되어 주사부위의 국소적 부작용 및 장기간 사용의 문제점이 데포 제제보다 덜하리라 기대된다. 단, 작용기간이 2주밖에 안 된다는 문제가 있다.

(3) 극소량 유지요법

리스페리돈 1mg/d(50mg CPZE) 이하의 용량만으로도 관해가 오거나, 관해상태를 유지하는 환자들도 심심치 않게 볼 수 있다. 너무 소량이라 효과가 있을까 싶지만, 이들 중 상당수는 이 약을 끊으면 수개월 내에 재발한다. 즉, 경우에 따라서는 극소량 유지요법도 분명히 유효하다. 그러나 어느 정도가 최저 용량인지에 대해서는 합의가 없다. 정형 약물의 경우, 관해상태를 유지시키는 최소한의 용량을 찾기 위해 강박적이다 할 정도의 노력을 기울여 왔으나, 부작용 프로파일이 유리한 비정형 항정신병제에서 있어서까지 재발위험을 무릅쓰고 최저 용량 전략을 고집할 필요는 없을 것이다. 전술한 대로, 문헌들이 권고하는 비정형 항정신병제의 유지용량이 이미 비교적 낮은 용량에 속하며, 올란자핀을 극소량(1mg) 사용하는 경우, 표준용량(5~10mg)을 사용하는 경우보다 재발률이 현저하게 높다는 연구보고도 있다(Dellva 등, 1997). 최소 용량 전략의 극단적 경우는 간헐적 약물 투여라 할 것인데, 재발의 징후를 주의 깊게 관찰하더라도 이 방법은 재발률이 높으며, 그렇다고 TD의 발현 빈도가 줄어드는 것도 아니다(Herz 등, 1991). 종합하자면, 비정형 항정신병제로 유지요법을 할 때, 급성기 때보다는 낮은 용량이더라도 비교적 충분한 용량을 투여하는 것이 궁극적으로는 더 이익이 된다고 할 수 있다.

3) 전구기 치료

아직 뚜렷한 정신병적 증상이 나타나지 않은 전구기에 예방 차원에서 약물치료를 할 때는, 약물 부작용에 의한 삶의 질 저하가 없어야 한다는 것이 가장 중요시되며, 따라서 최소 용량 사용이 적극 권장된다. 이에 대한 국내외 문헌은 많지 않은데, 한 가지 제안은 시작 용량에서 상당 기간 오래 고정하고 관찰하는 것이다. 물론, 약품 설명서에는 리스페리돈 2mg/d 정도를 시작 용량으로 간주하지만, 실제로는 이보다 더 낮추어 사용해야 할지도 모른다. 한편, 이럴 바에야 아예 더 안전한 항불안제로 전구기를 치료하자는 주장도 있는데(Cornblatt 등, 2001), 전구기에 흔히 동반되는 우울증이나 불안 등에는 효과가 있을지 몰라도 정신증의 핵심 병리의 진행을 막아주리라는 기대는 하기 어렵다. 유전적 취약성, 가볍거나 일시적인 정신증 증상, GAF 점수의 저하 등으로 정의되는 초고위험군에 대해 6개월 동안 약물(리스페리돈 평균 1.3mg/d) 및 인지행동 치료를 병합하여 시행한 결과, 대조군에 비해 정신증 발병률이 현저히 낮았으며, 이러한 예방 효과는 약물치료 중단 후에도 6개월 이상 지속되었다고 한다(McGorry 등, 2002). 그러나 약물의 장기 사용으로 발생할 수 있는 부정적 효과에 대한 평가는 제대로 되어 있지 않으며, 언제까지 치료를 지속해야 하는지에 대한 합의도 아직은 이루어지지 않은 상태이다.

4) 치료저항성 정신분열병

(1) 치료반응과 저항성

약물치료에 대한 반응 유무를 어떻게 정의하느냐 하는 문제는 결코 단순하지 않으며, 임상의의 철학에 상당 부분 의지한다. 단순히 양성증상의 호전만을 볼 것이냐, 아니면 인지기능과 직업적 · 사회적 기능의 개선까지를 고려하느냐에 따라서 판단은 달라질 수밖에 없다. 그러나 보통 치료저항성이라고 이야기할 때는 현재 뚜렷한 양성증상이 있으며, 약물을 적절히 투여했음에도 불구하고 이러한 증상이 해결되지 않는 상황을 지칭한다.

이렇게 치료저항성이라 판단하기 전에 먼저 확인해야 할 것은, 현재까지의 치료가 적절했는지 여부이다. 엄격한 치료저항성의 기준에 부합하기 위해서는 두 가지 이상 서로 계열이 다른 약물을 각각 최소 6주 이상, CPZE로 1,000mg/d 이상 사용하여 효과를 보지 못했다는 과거력이 필요하다. 많은 경우, 부작용 때문에 충분한 용량을 투여하지 못하는 경우가 많으므로, 부작용에 대해 적극적으로 접근하여 해결한 후 충분한 용량으로 재시도한다. 한편, 일부 부작용은 증상 악화와 감별이 어려운데(강직증과 구분하기 힘든 NMS, 항콜린성 독성으로 인한 인지장애, 불안, 초조와 감별이 어려운 좌불안석, 음성증상과 감별이 어려운 무동증이나 심한 진정상태 등), 이런 부작용의 가능성을 인지하고 이를 해결해 줌으로써 약물에 대한 반응성을 정확하게 평가할 수 있다(이중서 등, 1998). 환자가 실제 용량에 맞게 약을 복용했는지 점검하는 것도 중요하다. 약물대사의 이상 및 비순응 여부를 알아내기 위해서는 TDM이 도움될 수 있으나, 용량과 혈장농도의 관계 및 혈장농도와 치료반응 간의 관계가 불명확한 경우가 많으므로 결과 해석이 쉽지 않을 수 있다. 이런 평가를 통해서 치료에 대해 저항적이라고 판단되면, 알고리듬상의 다양한 다음 단계로 넘어가게 된다.

(2) 비정형 항정신병제 단독요법

클로자핀을 제외하면, 난치성 환자들에 대한 비정형 항정신병제들의 성적은 별로 낙관적이지 못하다. 리스페리돈의 경우, 클로자핀에 듣지 않았던 환자가 리스페리돈에 반응하였다는 증례는 있으나, 리스페리돈이 클로자핀보다 훨씬 사용이 편리한 약물임에도 불구하고, 치료저항성 환자에 있어 클로자핀을 대체할 수 있겠느냐는 질문에는 많은 회의가 제기되었다(Lacey 등, 1995).

(3) 치료저항성 환자에서의 병용치료

엄격하게 정의된 치료저항성 환자에서 클로자핀의 반응률은 30% 정도로, 아직도 많은 수의 환자가 클로자핀을 사용해도 잘 치료되지 않는다. 이런 경우, 클로자핀에 다른 항정신병제를 병용함으로써 치료 효과를 높이려는 시도가 행해지고 있다. 이 중 한 가지 방법은 D_2 수용체 길항작용이 약한 클로자핀에 D_2 수용체 길항능력이 강한 다른 항정신병제를 병용함으로써, 전체적인 수용체 차단 프로파일을 바꾸어 새로운 치료적 반응을 유도한다는 것이다. 이러한 목적으로 클로자핀과 리스페리돈을 함께 사용하기도 하고, sulpiride를 함께 쓰기도 하는데, 과연 더 나은 효과가 있는지, 더 낫다면 그것이 약력학적 상호작용에 의한 것인지, 단순히 약동학적 상호작용에 의해 클로자핀의 혈중농도가 올라간 것인지, 아직은 그 어떤 질문에도 답하지 못하고 있다.

결론적으로, 어떤 치료 지침이나 알고리듬도 클로자핀에도 반응하지 않는다는 것이 밝혀진 이후에 대해서는 자신 있게 다음 단계를 제시하지는 못하고 있다.

(4) 치료저항성 환자에서 정형 약물의 역할

비정형 항정신병제가 정형 약물을 제치고 정신분열병의 일차 약제로 인정받게 되었지만, 정형 약물의 치료적 가치 역시 무시해서는 안 된다. 몇 가지 비정형 항정신병제를 충분히 사용했는데도 치료 효과를 거두지 못했다면, 부작용을 감수하더라도 다음 단계로 정형 약물을 시도할 가치가 있다. 한편, 정형 약물로 분류되고 있는 약물들 중에는 다소간 비정형 항정신병제와 유사한 성질을 가진 약물이 있는데(molindone, thioridazine, loxapine mesoridazine, pimozide 등), 이들 약물의 우선적 적용을 고려해 볼 수 있을 것이다.

4장

비정형 항정신병제의 안전성

1. 서론 126
2. 중추신경계 부작용 129
3. 내분비와 대사 부작용 144
4. 자율신경계 부작용 162
5. 소화기계 부작용 169
6. 비뇨기계 부작용 173
7. 기타 부작용 174
8. 과량복용 177

1. 서 론

1) 부작용의 심리사회적 영향

정신질환의 치료에 있어 약물이 동반하는 여러 가지 부작용은 성공적인 치료를 가로막는 가장 큰 걸림돌이다. 환자가 약물의 효과로 인한 이득보다 부작용에 의한 손실을 더 크게 평가할 때, 환자는 치료에 협조하지 않게 되고 자연히 순응도는 떨어진다. 정형 항정신병제를 사용하던 시절 이루어진 한 조사에 의하면, 첫 1년 동안에는 전체 환자의 48%, 2년 동안에는 무려 74%가 치료에 순응하지 않는다(Corrigan 등, 1990). 물론, 모든 비순응이 부작용 때문인 것은 아니지만, 절반 이상은 약물 부작용이 원인이 된다(Hellewell, 1998; Hoge 등, 1990)(그림 4-1). 부작용에 대한 환자와 의사의 인식 차이는 상당히 커서, 환자의 35%가 부작용 때문에 치료를 중단했다고 답한 반면, 의사는 단지 치료 중단 사례의 7%만이 부작용 때문이었다고 답하였다(Hoge 등, 1990). 따라서 순응도를 높이기 위해서는 치료적 유대를 강화하고 환자가 실제로 걱정하는 부작용이 어떤 것인지, 환자는 무엇 때문에 부작용이 생겼다고 이해하는지 살펴볼 필요가 있다. 참고로, 김종훈 등(2003)이 비정형 항정신병제로 유지 치료중인 정신분열병 환자 101명을 대상으로 조사한 결과에서는, 부작용 중에서 특히 정신 부작용과 추체외로 증후군(Extrapyramidal Syndrome, EPS)이 환자가 느끼는 삶의 질과 연관성이 높았다.

비정형 항정신병제는 정형 항정신병제에 비해 EPS의 위험이 크게 줄었으나, 대신 체중증가나 당대사 이상, 심장기능 이상과 같은 새로운 문제가 부각되기 시작하였다. 이러한 부작용들은 정형 항정신병제 시절에도 마찬가지로 심각했었던 문제였기 때문에, 현재처럼 그 심각성이 강조되는 것은 제조사끼리의 치열한 경쟁 때문이라는 주장도 있지만(Glick, 2001), 결국 환자의 기대수준은 점점 올라가기 마련이며, 환자의 기대에 부합하지 못하면 약물에 대한 순응도는 떨어지기 마련이라는 점을 명심해야 한다.

2) 부작용과 수용체 특성

항정신병제가 일으키는 부작용은 대부분 중추신경계의 신경전달물질 수용체를 차단하기 때문에 생긴다(표 4-1). 예를 들어, 도파민 수용체 차단이 EPS 및 프로락틴 증가를 일으키고, 콜린

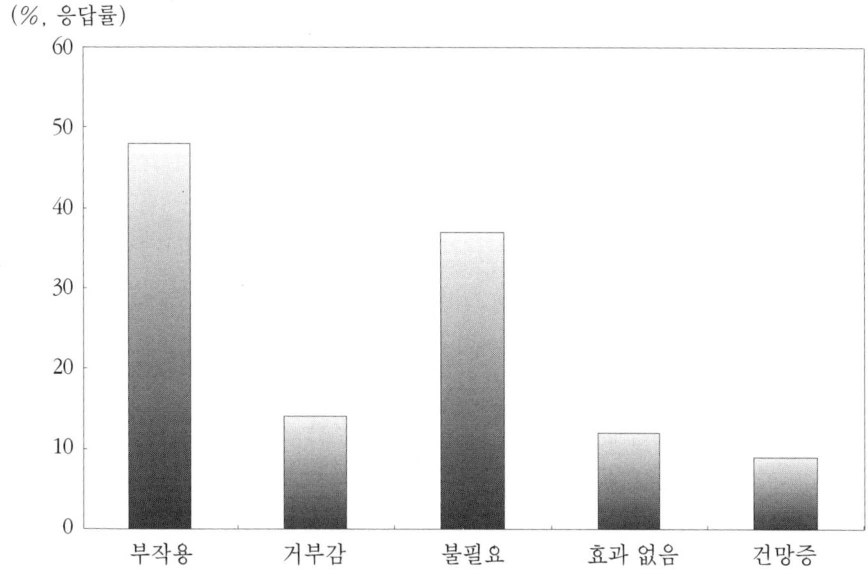

그림 4-1 환자의 투약 중단 이유(Hellewell, 1998)

표 4-1 수용체별 작용에 따른 임상 부작용

수용체 약리작용	부 작 용
D_2 수용체 차단	추체외로 증후군: 운동이상증, 파킨슨증, 좌불안석, 지연발생 이상운동증 신경내분비 증상: 프로락틴 증가로 인한 생리불순, 젖분비 과다, 여성형 유방증, 성기능 장애, 과다 침분비(?), 체온조절 장애, 신경이완제 악성증후군, 무동 우울증(?), 불쾌감
무스카린 수용체 차단	시야 흐림, 안압 상승, 입마름, 심전도 변화, 변비, 소변저류, 빈맥, 구음장애, 인지기능 장애, 땀분비 저하, 섬망, 침흘림(?)
5-$HT_{2/3}$ 수용체 차단	저혈압, 식욕항진(?), 사정장애
H_1 수용체 차단	진정, 졸리움, 저혈압(?), 체중증가(?)
α_1 수용체 차단	기립성 저혈압, 어지러움, 반사성 빈맥, 사정량 감소, 코막힘, α_1-차단성 고혈압 치료제의 효과 상승, 기억장애
α_2 수용체 차단	α_2-작용성 고혈압 치료제의 효과 차단, 초조, 지속발기증
도파민 재흡수 차단	위장장애, 불안의 증가 또는 감소, 성기능 장애, 추체외로 증후군
노르에피네프린 재흡수 차단	떨림, 빈맥, 발기장애, 사정장애

수용체 차단은 시야 흐림, 안압 증가, 변비, 인지기능 장애를 초래하며, 히스타민 수용체 차단은 진정, 식욕증가 등의 원인이 된다. 물론, 수용체 특성만으로 모든 부작용을 설명하지는 못한다. 예를 들어, 콜린 수용체 차단 효과가 큰 클로자핀은 이에 걸맞게 입마름과 변비가 심한 편이나,

비슷한 정도의 수용체 친화도를 갖는 올란자핀은 이런 부작용을 거의 초래하지 않는다.

3) 비정형 항정신병제의 부작용

앞서 언급한 바와 같이, 비정형 항정신병제가 도입되면서 부작용이 대폭 준 것은 사실이나, 새로운 부작용들이 하나하나 드러나면서 환자와 의사 모두의 우려를 자아내고 있다(표 4-2). 또한 이들 약물에 대한 임상경험은 기껏해야 지난 10여 년간 축적된 것이 고작이며, 십수 년 이상이 지나야 드러나는 부작용은 아직 우리에게 나타날 시기가 되지 않았다. 따라서 비정형 항정신

표 4-2 정형과 비정형 항정신병제 간의 부작용 비교

구 분		정 형	클로자핀	리스페리돈	올란자핀	쿼티아핀	아미설프라이드	지프라시돈
항콜린 증상		+~+++	+++	±	+~++	±	±~ ++	±
신경이완제 악성증후군		+	±	±	±	±	ID	ID
중추신경계 부작용	불면, 초조	+~+++	+	++	+	ID	+~++	ID
	진정	+~+++	+++	+	++	++	±~+	+
	경련	±~+	++~+++	±	±~+	±	-	±
	정좌불능	++~+++	±	+~++	±	±	-~+	±
	근긴장곤란증	++~+++	-	+	-	±	-~+	±
	파킨슨 증후군	++~+++	-	+	-	±	-~+	±
	추체외로 증후군	++	-	++	±	-~±	+	±
	지연발생 이상운동증	+++	-	±~+?	±~+?	ID	±	ID
심혈관 부작용	빈맥	+~+++	++	+	+	±	+	±
	기립성 저혈압	±~+++	+++	+	±	+	-	±
	QTc 간격 연장	±~+	+	±~+	±~+	±~+	±	±~+
소화기 부작용	AST/ALT 상승	±~+	+	±	±	±	±	±
	체중증가	±~++	+++	++	+++	++	±	±
기타	알레르기 피부발진	±~+++	ID	±	+	ID		ID
	피부 광과민성	±~+++	±	+~++	ID	ID		+
	프로락틴 상승	++~+++	-	++	±	±	+++	±
	성기능 장애	++~+++	±	+~++	ID	ID	++	ID
	무과립구증	±~+	++	±~+	±~+	±~+	±~+	±~+
	침흘림	- ~ +	+++	-	++	-	-	-

ID: 충분치 않은 자료(insufficient data), -; 없음, ±; 최경도, +; 경도, ++; 중등도, +++; 고도
(Jibson과 Tandon, 1998; Tandon 등, 1999; Schatzberg와 DeBattista, 1999)

병제를 사용하는 임상의는 자신의 실제 경험 하나하나가 이들 약물을 이해하는 디딤돌이 된다는 것을 명심하고, 비정형 항정신병제는 무조건 좋다 또는 나쁘다라는 선입관에서 자유로울 필요가 있다. 이를 위해선 환자의 호소를 기존 문헌에 기술된 현상에 짜맞추기보다는, 좀더 적극적으로 질문하여 현상을 기술하고, 객관적인 부작용 평가척도를 사용하여 그 변화를 추적하는 것이 바람직하다.

2. 중추신경계 부작용

1) 운동 부작용

약물치료를 받지 않은 정신분열병 환자에서도 다양한 운동장애가 나타난다는 것은 이미 오래전부터 확인된 바 있으나, 대다수의 운동장애는 역시 항정신병제의 부작용이다. 더구나 지연발생 이상운동증(Tardive Dyskinesia, TD)와 같은 현상은 보기 흉할 뿐 아니라 환자에게 말할 수 없는 고통을 안겨주어 왔다. 결과적으로, 이러한 운동 부작용을 없애고자 한 갈망이 바로 비정형 항정신병제 개발의 주요한 원동력이 되었다.

운동 부작용은 편의상 치료 초기에 나타나는 EPS와 후기에 나타나는 TD로 나눈다. EPS는 다시 좌불안석(akathisia), 파킨슨증(parkinsonism), 근긴장증(dystonia)으로 나누는데, 대개 용량에 비례하며 가역적이다.

(1) 추체외로 증후군

비정형 항정신병제는 모든 형태의 EPS 발생과 이로 인한 중노 탈락, 그리고 항파킨슨제 병용 필요성을 감소시킨다. EPS는 환자에게 수치감과 불편을 초래할 뿐만 아니라, 우울증을 유발하고, 물질남용의 위험을 높이며, 경우에 따라서는 정신병의 증상이 악화된 것으로 오인되게 만들어 치료를 불합리한 방향으로 이끌기도 한다. 특히, 좌불안석은 심할 경우 자해나 타해 행동을 초래할 수도 있다.

a. 비정형 항정신병제에서 EPS가 적은 이유

비정형 항정신병제가 EPS를 덜 일으키는 이유로는 ① 도파민 수용체에 대한 비교적 약한 결합력, ② 세로토닌 수용체 및 그 밖의 다양한 수용체에 대한 작용, ③ 작용부위 선택성 등이 제시된다. 대다수의 정형 항정신병제와 리스페리돈은 D_2 수용체 결합력이 강하여 EPS를 일으키기 쉬운 반면, 클로자핀, 퀘티아핀은 D_2 결합력이 가장 약한 동시에 EPS의 위험이 거의 없다. 한편,

올란자핀과 서틴돌은 결합력이나 부작용 위험 모두 앞에서 든 두 약의 중간 정도에 속한다(Seeman과 Tallerico, 1998). 이러한 예를 보면, EPS를 일으킬 위험은 도파민 차단능력과 가장 관련이 깊은 듯하다.

세로토닌 수용체 가설이란, 흑색질(substantia nigra)의 도파민 분비 세포에 있는 5-HT_{2A} 수용체를 차단하여 음의 되먹임을 억제하면 도파민 분비가 증가하고, 따라서 EPS가 줄어든다는 이론이다. 이 이론은 퀘티아핀을 제외한 거의 모든 비정형 항정신병제가 5-HT_{2A} 수용체에 대해 높은 친화성을 갖고 있으므로 그럴 듯해 보인다. 좌불안석의 경우에는 그 기본 병태생리가 도파민 불균형과 연관되어 있을 것이라는 데는 이론의 여지가 없지만(Marsden과 Jenner, 1980), 최근 들어 세로토닌 수용체의 역할도 점차 강조되고 있다(Lane, 1998). 이 점은 세로토닌 수용체 차단능력이 강한 비정형 항정신병제가 좌불안석을 덜 일으킨다는 사실을 일부 설명해 줄 것이다(Hansen, 2001).

작용부위 선택성 가설이란, 비정형 항정신병제가 선조체에 위치한 도파민 수용체보다는 중뇌부위에 위치한 도파민 수용체에 더 강하게 결합하기 때문에, 항정신병 효과는 그대로 유지하면서도 부작용 위험은 적다는 이론이다. 예를 들어, 클로자핀은 D_2에는 약하게 결합하나, 변연계에 집중적으로 분포하는 D_3에는 매우 강하게 결합한다.

b. 임상양상과 위험요인

일반적으로 비정형 항정신병제의 EPS 발생률은 클로자핀, 퀘티아핀, 올란자핀의 순서로 높아지며, 지프라시돈은 올란자핀보다 높거나 같다. 리스페리돈은 이중적이어서 저용량에서는 발생률이 낮지만, 고용량에서는 정형 항정신병제 만큼이나 발생률이 높다(Caroff 등, 2002; Tarsy 등, 2002).

비정형 항정신병제가 도입된 이후에도 좌불안석은 임상적으로 여전히 문제가 되고 있다(Hansen, 2001; Hirose, 2003). 그 동안 보고된 약물별 발생률을 살펴보면, 리스페리돈 6.7~50%(Murasaki 등, 1993; Kopala 등, 1997; Rosebush와 Mazurek, 1999; Wirshing 등, 1999), 올란자핀 2.8~16%(Beasley 등, 1996b; Tollefson 등, 1997b; Gomez 등, 2000; Ishigooka 등, 2001), 퀘티아핀 2~5%(Small 등, 1997; Emsley 등, 2000), 클로자핀은 0~39%(Claghorn 등, 1987; Cohen 등, 1991; Safferman 등, 1993; Miller 등, 1998)였다. 이러한 발생률이 물론 기존 약물에 비해 낮은 것은 사실이지만 충분히 낮은 것은 아니며, 오히려 임상의가 좌불안석의 가능성을 간과할 위험을 높인다는 점에서 주의를 요한다(Hirose, 2003).

특이한 운동 부작용으로서 토끼 증후군(rabbit syndrome)이 있다. 규칙적인 떨림이 특징이고 항콜린제에 잘 반응하므로 파킨슨증의 변형으로 추정된다. 대개는 투약 후 1년 내에 출현하며, 중년이나 노인 환자, 그리고 여성에 많다. TD로 가는 중간과정이라는 의심을 받기도 하지만, 항콜린제를 투여하면 호전된다는 점이 다르다. 현재까지의 공식 보고로는 비정형 항정신병제 중 리스페리돈에서만 보고되었다. 모두 리스페리돈 4mg/d 이상의 용량을 4개월 이상 투여 후 나타났고, 선택적 세로토닌 재흡수 억제제(Specific Serotonin Reuptake Inhibitor, SSRI)를 병용했던 경우가 많았다(Hoy와 Alexander, 2002).

c. 치료와 예방

비정형 항정신병제라도 EPS를 예방하기 위해서는 서서히 증량하는 것이 좋다. 항콜린제를 예방적으로 투여할 필요는 없으며, 일단 투여하기 시작했더라도 3개월 내에 중단을 시도하는 것이 좋다. 항정신병제를 단독 투여하다가 항우울제를 병용하거나 병용 투여하던 carbamazepine을 중단하면 항정신병제의 혈중농도가 갑자기 증가되어 EPS가 출현할 수 있으니 유의해야 한다. 또한, 정형 항정신병제를 비정형 항정신병제로 교체할 때, 그 동안 써 오던 항콜린제를 갑자기 중단하거나, 작용시간이 긴 benztropine을 작용시간이 짧은 trihexylphenidyl로 갑자기 바꾸는 경우 EPS가 나타날 수 있다.

근긴장증은 항정신병제를 끊거나 용량을 줄이면 대개 48시간 이내에 사라진다. 급히 호전시켜야 할 경우, benztropine을 서서히 정맥주사하기도 하나, 국내에는 주사 제형이 시판되지 않으므로 대신 diazepam 혹은 lorazepam을 주사한다. 호전이 없으면 한 번 더 투여하되, 그래도 호전이 없다면 다른 원인에 의한 근긴장증이 아닌지 고려해야 한다. 주사제로 증세가 완화된 후에는 2주 이상 항콜린제를 경구투여한다. 항콜린제에 효과가 없다면, 약한 도파민 효현제인 amantadine 또는 diphenhydramine을 투여한다. 단, amantadine은 신장으로 배설되기 때문에 신장질환이 있는 환자에게는 조심해야 한다.

좌불안석이 발생한 경우, 역시 항정신병제의 용량을 줄이거나 다른 약물로 교체하면 대개는 1주 이내에 호전된다. 좌불안석만 있을 경우에는 지용성 β-차단제인 propranolol이 일차 선택약이다. β-차단제는 천식, 신장장애, 중증 근무력증(myasthenia gravis)을 동반한 환자에서는 투여할 수 없음을 유의해야 한다. 다른 EPS를 동반한 경우에는 항콜린제를 먼저 시도한다. 좌불안석에는 항히스타민 작용도 겸하는 trihexylphenidyl이 benztropine보다 더 유용하다. 호전이 없을 경우, 항콜린제를 benzodiazepine, clonidine, amantadine, cyproheptadine 등으로 교체하거나 같이 투여한다. 또한, 5-HT_2 길항제인 ritanserine이나 mianserine을 소량 사용하기도 한다. 어떠한 시도에도 반응하지 않으면서 좌불안석이 심하고 정신병 증상도 호전이 없다면, 클로자핀 사용을 고려해 볼 수 있다(Spivak 등, 1997b).

토끼 증후군은 benztropine이나 biperidine을 투여하면 2~3주 내에 소멸하는데, 항콜린제를 중단하면 다시 나타나는 경우가 많으므로 3개월마다 조심스럽게 항콜린제를 끊어 보고, 계속 지속될 경우에는 다른 항정신병제로 교체할 것을 권한다.

(2) 지연발생 이상운동증

비정형 항정신병제는 정형 항정신병제에 비해 TD를 적게 유발한다. Correll 등(2004)이 비정형 항정신병제를 1년 이상 복용한 환자를 대상으로 시행된 11편의 연구 결과를 종합하여 분석한 결과, haloperidol의 경우 TD의 발생률이 5.4%에 이르렀는 데 비해, 비정형 항정신병제는 0.8%에 지나지 않았다.

a. 기전

TD를 설명하는 데 있어 가장 대표적인 가설은 도파민 수용체 과민화 가설로서, 항정신병제에 의해 지속적으로 도파민 수용체가 차단된 결과 흑질 선조체의 D_2 수용체 민감도가 보상적으로 증가한다는 것이다. 한편, 비정형 항정신병제도 도파민 수용체를 차단하는 것은 마찬가지라는 점에서, 도파민계는 단지 간접적 혹은 이차적 역할을 할 뿐임을 뒷받침한다는 주장도 있다(Casey, 2000). 한편, 카테콜아민 대사과정에서 발생하는 자유기(free radical)가 뇌세포 손상을 초래하기 때문이라는 주장이 있는데, 이 이론에 따라 비타민 E가 TD의 치료제로 거론되기도 하였다.

b. 위험인자

가장 뚜렷한 위험인자는 고령이다. 40세 이후에는 TD의 빈도가 3~5배 증가하며, 그 정도가 심하고, 자연적으로 호전되는 경우는 드물어진다. TD가 있는 환자는 그렇지 않은 환자에 비해 음성증상, 인지기능 장애, 신경학적 연성증후(neurological soft sign), 뇌실 확장 등 뇌의 기질적 손상을 시사하는 소견이 더 많은데, 이는 기질적 손상으로 더욱 여력이 떨어진 뇌가 항정신병제의 부정적 영향에 더 취약하다는 간접적인 증거이다. 기분장애 환자에서 더 호발한다든가, 니코틴이 흑질 선조체의 도파민 경로를 자극하므로 흡연 환자에서 더 많다는 보고도 있고, 당뇨병이 위험인자라는 보고도 있다. 약물 유전체학적 관점에서는, 도파민 D_3 수용체의 첫 번째 exon상에 있는 A25G 변이에 대해 동형 접합체(homozygote)인 사람이 TD의 발병 위험이 높다는 보고가 있다(Steen 등, 1997).

c. 예방과 치료

TD를 치료하기 위해서는, 우선 항정신병제 투여를 중단하는 것이 가장 먼저 추천된다. 항정신병제의 용량을 높이면 증상 발현을 일시적으로 억제하여 겉으로는 호전되는 것처럼 보이나, 장기적으로는 더 악화될 가능성이 있으므로 추천할 만한 방법이 아니다. 결국 예방이 최선의 치료이며, 항정신병제를 장기간 투여해야만 하는지를 명확하게 따져 보고, 항상 최소한의 필요 용량을 투여하며, 주기적으로 불수의 운동의 등장을 평가해야 한다.

그 밖의 치료법으로는 노르아드레날린 수용체 길항제, GABA 효현제 등이 일부 환자에서 효과적이라고 알려졌으며, 비타민 E, buspirone, 칼슘차단제, pyridoxine, melatonin, donepezil 등이 이차 약물로 고려될 수 있다. 지연발생 근긴장증(tardive dystonia)은 더더욱 치료하기가 어렵다. Benzodiazepine과 근육이완제가 약간의 도움이 되고, 도파민을 고갈시키는 reserpine이나 tetrabenazine, 고용량의 trihexylphenidyl, botulinum toxin, 시상 파괴술(thalamotomy) 등이 시도되었으나, 뚜렷한 효과를 보지 못하였다.

그나마 가장 효과적인 치료법은, 클로자핀으로 교체하는 것이다(오명신 등, 1997; Simpson, 2000). TD, 특히 지연발생 근긴장증 환자에게 클로자핀을 3년간 투여했을 때 43%의 환자에서 증상이 절반 이상 감소하였다고 한다(Lieberman 등, 1991).

(3) 기타 운동 부작용

근간대성 경련(myoclonus)이란 몸의 일부, 특히 정강이나 턱 부위가 갑자기 불수의적으로 움직이는 현상으로, 클로자핀 복용 후 나타난 사례가 보고되었다. 또한, 항정신병제가 틱을 유발하기도 한다. 특히, 안면부위에서 관찰되는데, 저절로 소실되기도 하며 도파민 길항제에 의해 호전되기도 한다. 클로자핀을 복용한 후, 또는 리스페리돈 투여를 중단한 후 틱이 발생하였다는 보고가 있다.

항정신병제를 장기간 복용하던 중 안구가 갑자기 위로 올라가 수초 내지 수시간 동안 눈을 잘 감지 못하는 안구운동 발작(oculogyric crisis)이 생길 수 있다. 통증을 수반하지는 않지만, 심한 공포감, 불안, 흥분, 환시, 이인현상, 강박사고, 함구증, 자율신경계 항진 증상 등을 동반할 수 있다. 젊은 환자에서 많으며, 알코올, 스트레스, 피로 등에 의해 유발되고, 부갑상선 기능 저하증, 저칼슘 혈증, 저마그네슘 혈증 등이 위험인자이다. 항콜린제나 benzodiazepine에 반응한다.

2) 신경이완제 악성증후군

(1) 임상 특성

신경이완제 악성증후군(Neuroleptic Malignant Syndrome, NMS)은 항정신병제의 드문 부작용으로, 고열, 근육경축, 자율신경계 불안정, 의식변화를 특징으로 한다. 정확한 기전은 알 수 없으나, 시상하부와 선조체에 위치하는 도파민 수용체의 갑작스런 차단이 체온조절 중추의 기능 부전을 가져와 발생한다고 여겨지고 있다.

자율신경계 불안정으로 인해 빈맥, 빈호흡, 고혈압, 발한, 요실금 등이 나타나고, 근육경축에 의해 연하곤란, 함구증을 보일 수 있으며, 의식장애는 혼탁, 혼미로부터 섬망에까지 이를 수 있다. 그 밖에도 극도의 초조, 불안과 함께 근육경축 및 부분수축(fasciculation), 활모양 강직

(opisthotonos), 조음장애, 안구운동 발작 등이 동반될 수 있고, 검사실 소견으로는 CPK, AST/ALT, Bun/Cr, LDH의 상승과 함께 백혈구 증다증이 보일 수 있다. 심한 경우, 합병증으로 흡인성 폐렴, 폐색전증, 부정맥, 간부전, myoglobinuria와 이에 따른 신부전, 파종성 혈관내 응고(disseminated intravascular coagulation)가 동반되어 사망까지 이르기도 한다. 치사율은 4~10%에 이른다(Tarsy 등, 2002). 대개는 항정신병제 투여 첫 4주 이내에 발생하나, 발생을 미리 예측하기는 매우 힘들다. 경우에 따라 단 한 번 항정신병제를 투여한 후 발생하기도 하며, 수개월 동안 아무런 문제 없이 복용하다가 갑자기 발생한다거나, 갑자기 복용을 중단한 뒤에 발생하기도 한다. 발병 24~48시간 내에 가장 증세가 심하며, 항정신병제를 당장 끊는다 해도 증상이 5~10일간은 지속되는데, 종종 그보다 오래 지속되기도 한다. 원인 약물을 중단하면 대부분 한 달 이내에 회복되는데, 데포 제제의 경우엔 회복이 더디다.

비정형 항정신병제에 의한 NMS 증례보고는 많지 않으나, 정형 항정신병제와 비교하기 위해선 더 경험이 쌓여야 될 것 같다. 게다가 비정형 항정신병제에 의한 NMS는 그 임상양상이 달라 진단하기 애매한 경우가 많다. 클로자핀에 의한 NMS는 고전적 NMS에 비해 떨림과 근육경축이 적고, 고열이 오르더라도 그 정도가 덜 심하다. 따라서 이렇게 약화된 형태의 증상군을 역시 NMS로 진단한다면, 클로자핀도 정형 항정신병제 못지않게 NMS를 일으킨다고 해야 할 것이다(Karagianis 등, 1999; Caroff 등, 2000).

그러나 실제 임상경험에 의하면 비정형 항정신병제로 인한 NMS 발병률은 Tarsy 등(2002)의 주장처럼 상당히 낮은 것 같다. 전형적 항정신병제의 NMS 발병률이 0.2%로 알려진 것에 비해, 클로자핀은 0.08~0.16%로 보고된다. 더군다나 비정형 항정신병제는 NMS와는 관계 없이 치료 초기에 고열을 잘 유발하고(클로자핀), 약 4분의 1 가까운 환자에서 자율신경계 불안정 증세를 유발하며(클로자핀, 리스페리돈)(Buckley와 Meltzer, 1995), NMS의 타 증상 동반 없이도 CPK 상승을 가져온다(클로자핀, 리스페리돈, 올란자핀)(Scelsa 등, 1996; Kontaxakis 등, 2000). 이러한 부작용들이 NMS로 진단됨으로써 그 발생률이 부풀려졌을 가능성도 있다.

지금까지 보고된 증례를 중심으로 살펴보면, 올란자핀과 관련된 NMS는 2001년 초까지 17예가 보고되었는데, 증상은 정형 항정신병제에서와 비슷하며, 대개 투여 시작 2주 이내에 발생하고 치료 후 2주 이내에 회복되었다(Kontaxakis 등, 2000). 한편, 클로자핀에 의해 NMS가 유발된 이후 올란자핀으로 바꾸어 무난하게 정신분열병을 치료했던 경우도 있다(Nemets 등, 2000). 리스페리돈에 의한 NMS는 고열이 적은 것이 특징이다. 우리 나라에서는 8mg/d를 1년 9개월 동안 유지하다가 갑자기 발생한 경우가 보고된 바 있다(이헌정 등, 1999). 쿼티아핀과 지프라시돈 역시 NMS를 유발한 사례가 보고되었으며(Stanley와 Hunter, 2000; Murty 등, 2002; Sing 등, 2002), 한 환자에서 클로자핀 또는 리스페리돈 그리고 아미설프라이드를 복용하던 도중 각각 세 차례에 걸쳐 NMS가 출현한 증례도 보고되었다(Bottlender 등, 2002).

(2) 감별진단 및 유사한 부작용

NMS는 치명적인 결과를 초래할 수 있기 때문에 조기 진단이 무엇보다 중요한데도 아직까지 일치된 진단기준이 없으며, DSM-IV에는 연구용 진단기준만이 제시되어 있다(표 4-3). NMS와 감별해야 할 질환으로는 세로토닌 증후군(serotonin syndrome), 악성 고열(malignant hyper-thermia), 급성 치명적 긴장증(acute lethal catatonia), 독성 뇌병증(toxic encephalopathy) 등이 있다.

세로토닌 증후군은 중추신경계의 5-HT_{1A}, 5-HT_2 수용체 과잉 자극에 의해 나타나는 현상으로서, 1950년대에 처음 보고되었으나 세로토닌 증후군이라 명명된 것은 1990년대에 와서이다. 이는 세로토닌계를 자극하는 약제를 병용하였을 때 주로 나타나나, venlafaxine, clomipramine, moclobemide, sumatriptan, 그리고 다양한 SSRI를 단독으로 투여했을 때에도 보고된 바 있다(Keck과 Arnold, 2000). 비정형 항정신병제도 세로토닌 증후군을 유발할 수 있다. 올란자핀이나 리스페리돈을 기존에 처방하던 mirtazapine, lithium, citalopram, paroxetine 등에 추가하였을 때 세로토닌 증후군이 출현하였다는 증례보고가 있는데(Hamilton과 Malone, 2000; Duggal과 Fetchko, 2002; Haslett과 Kumar, 2002), 아직은 비정형 항정신병제의 인과적 역할이 증명되지 않았다(Isbister 등, 2003). 세로토닌 증후군 역시 드물지만 치명적일 수 있으며, NMS와 증세가 유사하기 때문에 감별하기 어렵다. 정신분열병 환자들은 병용투여가 흔하기 때문에 특히 주의를 요한다. 아직 공식 진단기준은 없지만, 흔히 사용되는 Sternbach 진단기준을 표 4-4에 제시하였으며, NMS와의 감별점을 표 4-5에 정리하였다. 정신증상으로는 경조증, 불쾌감, 불안, 자극과민성, 혼동, 섬망, 혼수가 올 수 있고, 대개 안절부절못하고 초조해 한다. NMS에서 보이는 자

표 4-3 신경이완제 악성증후군의 DSM-IV 연구용 진단기준

1. 항정신병약과 연관되어 발생한 심한 근육경직과 체온상승
2. 다음 증세 중 둘 또는 그 이상
   - 발한
   - 연하곤란
   - 떨림
   - 요실금
   - 의식의 변화: 혼동부터 혼수까지 다양
   - 함구증
   - 빈맥
   - 혈압상승 또는 혈압 불안정
   - 백혈구 증가증
   - 근육손상의 임상검사실 소견(예: CPK 상승)
3. 기준 A 또는 B의 증상이 물질(예: phencyclidine)이나 신경학적 또는 내과적 질환(예: 바이러스 뇌염)에 의한 것이 아님.
4. 기준 A 또는 B의 증상이 다른 정신질환(예: 긴장증을 동반한 기분장애)에 더 적합하지 않아야 함.

표 4-4 세로토닌 증후군의 진단기준((Radomski 등, 2000)

1. 기존의 치료에 세로토닌성 제제를 추가하거나, 증량한 후 아래의 주증상이 4개 이상 나타나거나, 주증상 3개에 부증상 2개 이상이 동반되어 나타날 것
   • 인지 및 행동 증상
   주증상: 혼동, 들뜬 기분, 혼수나 반혼수(semicoma)
   부증상: 초조와 신경과민, 불면
   • 자율신경계 증상
   주증상: 열, 다한증
   부증상: 빈맥, 빈호흡과 호흡곤란
   • 신경계 증상
   주증상: 근간대성 경련, 떨림, 오한, 근육경축, 과다반사
   부증상: 협응장애, 동공확대, 좌불안석
2. 세로토닌성 제제를 복용하기 전의 정신질환 자체 또는 악화가 아닐 것
3. 감염성, 대사성, 내분비성 또는 독성 원인을 배제할 것
4. 증상 시작 전 항정신병약을 새로이 투여하였거나 증량하지 않았을 것

표 4-5 신경이완제 악성증후군과 세로토닌 증후군의 비교

구 분	신경이완제 악성증후군	세로토닌 증후군
원인 약물	항정신병약	세로토닌성 약제
증상 시작	투약 7주일 내 서서히	투약 첫 24시간 내 갑자기
체온	반드시 고열	고열이 있을 수 있음
정신상태	의식의 변화	의식과 감정의 변화
흔한 신경학적 증상	근육경축, 연하곤란, 과다 침흘림	동공확대, 과다반사, 간대성 근경련증
흔한 행동학적 증상	무동증 또는 초조	안절부절못함
흔한 자율신경계 증상	발한, 요실금	설사

율신경계 증세 외에 침흘림이 있을 수 있고, 약 3분의 1에서 고열이 관찰된다. 구역, 구토, 설사와 같은 소화기 증세 및 근육경축, 떨림, 근간대성 경련, 근반사 항진(hyperreflexia), 조화운동불능(ataxia), 협응장애(coordination difficulty) 등의 신경학적 증세를 보일 수 있다. 검사실 소견으로 백혈구 증가증, CPK와 간효소 수치의 상승, 저나트륨 혈증, 저마그네슘 혈증, 고칼슘 혈증 등이 관찰된다. 드물게 경련발작, myoglobinuria와 이에 따른 신부전, 파종성 혈관내 응고, 급성 호흡부전 등의 합병증으로 사망하기도 한다. 대부분은 후유증 없이 1주일 내에 소멸되며, 원인 약물을 계속 사용해도 증세가 저절로 완화된다. 치료 약물로는 항히스타민제로서 항콜린, 항세로토닌 작용을 겸한 cyproheptadine이 가장 선호되며, benzodiazepine, propranolol, dantrolene도 대증적으로 사용된다. 과거에는 5-HT_{1A}와 5-HT_2의 길항제인 chlorpromazine이 많이 사용되었으

며, 최근에는 5-HT_{1A} 수용체의 강력한 억제제인 지프라시돈이 기대를 모으고 있다(Birmes 등, 2003).

악성 고열은 항정신병제를 복용하는 환자가 흡입 마취제나 succinylcholine에 노출된 이후 급격한 근육강직과 고열이 오는 병으로서, 80%는 가족력이 있다(오동렬과 Davis, 1993). 급성 치명적 긴장증은 약물치료가 대중화되기 이전 많이 관찰되던 소견으로, 정신증 환자에서 갑자기 고열이 발생하고, 극심한 불안, 초조와 함께 과행동성, 공격성을 보이는 현상이다. 이는 항정신병제를 끊어도 호전되지 않고, 오히려 더 악화되기도 한다. NMS는 통상적으로 극심한 근경축으로 시작하는 데 비해, 급성 치명적 긴장증은 며칠간 흥분과 초조행동을 보이다가 고열로 발전한다. 전기경련요법으로 긴장증을 해소시키는 것이 최선의 대책이다. 독성 뇌병증은 신경학적 증상과 함께 뇌척수액에서 백혈구가 발견되는 것이 특징이다. 항콜린제를 감량하는 과정에서 출현하는 도파민 과잉 고열 증후군(hyper-dopaminergic hyperpyrexia syndrome)도 감별을 요한다. Salicylate, amphetamine, cocaine 또는 phencyclidine의 중독, 항콜린제 중독 등에서도 NMS와 비슷한 증상을 보일 수 있다.

(3) 치료

EPS가 점차 심해질 때 미리 항정신병제의 용량을 조절하고, 수분을 충분히 섭취시키는 것이 예방책이다. 일단 NMS로 진단되면 즉시 중환자실로 옮긴다. 항콜린제를 투여하고 있었다면 끊지 말고 계속 투여하며, 모든 항정신병제를 중단하고 충분한 수분을 공급하면서 열을 떨어뜨리는 대증요법을 시행한다. 신부전, 폐울혈, 욕창, 혈전증 등에 대한 대비가 필요하다. 도파민 효현제를 사용할 수 있는데, bromocriptine이나 amantadine을 투여하면 고열과 근육경축에 효과가 있다. 근육이완제인 dantrolene, benzodiazepine, levodopa-carbidopa 병용도 시도될 수 있다. 전기경련요법도 보조적으로 사용되는데, 특히 급성 치명적 긴장증과 감별이 어렵거나, 정신병 증세는 지속되는데 항정신병제를 재투여하기 어려울 때 고려될 수 있다.

NMS를 겪은 환자에게 항정신병제를 다시 사용하려면 상당한 주의가 필요하다. 정형 항정신병제의 경우, 재투여시 약 30%에서 NMS가 재발한다고 알려져 있는데, 비정형 항정신병제의 경우에도 역시 30~40%에서 재발할 것으로 예상된다(Caroff 등, 2000; Tarsy 등, 2002). 재투여할 때까지의 기간이 짧으면 짧을수록 NMS의 재발률이 높으므로, NMS에서 완전히 회복된 후 적어도 2주 이상 지난 뒤, 원인이 되었던 약과는 다른 약을 소량부터 서서히 증량하는 것이 원칙이다.

3) 감정과 인지 부작용

항정신병제가 주관적 정신상태, 특히 정서와 인지상태에 악영향을 미칠 수 있다는 사실은 그 중요성에 비추어 그 동안 합당한 관심과 주목을 받지 못했다고 볼 수 있다. '신경이완제 유발 불쾌감(neuroleptic-induced dysphoria)', '신경이완제 유발 결핍증후군(neuroleptic-induced deficit syndrome)', '행동 독성(behavioral toxicity)' 등 이 현상을 기술하는 용어 자체도 통일되지 않고 있으며, 그 개념과 정의에 대해 의견 일치가 이루어지지 않고 있다는 사실은 이러한 무관심을 보여준다(Gervin, 1999). 그러나 이러한 상황은 비정형 항정신병제의 등장으로 변화하기 시작하였다. 특히, 삶의 질이 중요한 이슈로 떠오르면서, 치료과정에 있어서 환자의 능동적 참여와 함께 주관적 경험이 강조되기 시작하였다(Awad와 Voruganti, 2000). '주관적'이라는 말 자체가 객관적으로 평가하기 어렵다는 의미를 안고 있고, 또 아직도 많은 의사들은 환자를 보살핀다기보다는 병을 치료하는 데 강조점을 두기 때문에, 이러한 주관적 느낌에 대한 악영향에 대해 심각하게 받아들이지 않을지 모르나, 환자들은 운동 부작용보다도 오히려 정신기능과 정서기능의 장애를 훨씬 더 큰 문제로 삼는다(Buis, 1995).

(1) 불쾌감

정형 항정신병제를 처방받던 환자가 비정형 항정신병제로 바꾸면 "정신이 맑아져 좋다"고 말하는 경우를 임상에서 흔히 접한다. 그러나 처음부터 비정형 항정신병제를 사용한 환자들은 비교할 대상이 없으니만큼, 약을 먹은 후 막연히 "컨디션이 안 좋다", "어떻게 설명하기 힘들지만 아무튼 기분이 좋지 않다"며 약 먹기를 꺼려하기도 한다. 외적으로 환자는 동작이 느려지거나 멍해지고 뭔가 부자연스럽고 불안정해 보이므로, 경우에 따라 음성증상이나 양성증상의 악화로 오인되어 오히려 항정신병제의 용량이 늘어나 악순환에 빠지는 경우가 있다. 또한, 약물에 대한 심리적 거부감이라든가, 졸리움에 대한 불쾌감이라고 간과하게 되는 경우도 많다. EPS 때문에 불쾌하다고 호소할 수도 있으며, 항콜린제를 갑자기 중단하였을 때에도 불안, 불쾌감, 우울, 신체증상 등이 나타날 수 있다는 점을 역시 명심해야 한다. 이러한 부작용은 용량을 낮추고, 증량 속도를 줄임으로써 예방할 수 있다.

(2) 우울

우울증상은 정신분열병 자체에 동반된 증상일 수도 있지만, 항정신병제의 부작용으로도 많이 온다는 것이 정설이다(Harrow 등, 1994). 특히, 슬픈 감정보다는 무쾌감증(anhedonia), 무동-우울증(akinetic depression) 등으로 나타나, 음성증상과 감별하기 어렵다. EPS의 다른 형태라는 설명도 있고, 항정신병제에 의한 프로락틴 증가와 그에 따른 에스트로겐 결핍이 우울증을 유발한다는 주장도 있다(Maguire, 2002). 그러나 우울증의 심각도가 D_2 수용체 차단 정도와 직접적으로 관련된다는 사실이 최근 단일양자방출 전산화 단층촬영술(SPECT)을 이용한 연구에서 밝혀졌으며, 이에 반해 음성증상이나 EPS의 심각도와는 상관관계가 높지 않은 것으로 나타났다(De

Haan 등, 2000; Bressan 등, 2002).

비정형 항정신병제는 우울증을 유발할 가능성이 적으며, 오히려 항우울 효과를 가지고 있다. 이러한 효과는 세로토닌계에 대한 영향뿐만 아니라 선조체 도파민 수용체에 영향을 덜 준다는 것도 한몫 하는 것 같다(Bressan 등, 2002). 그러나 비정형 항정신병제 사용으로 우울증상이 완전히 해결되었다고 볼 수는 없다. 오히려 환자가 인지기능 회복 및 음성증상 호전에 힘입어, 증상을 적극적으로 호소하고 치료를 원하게 될는지도 모른다. 약을 감량함으로써 많은 경우 자연적으로 좋아진다고 하며, 항콜린제의 사용을 가급적 줄이고, 진정 효과가 강한 약은 취침 전에 몰아주는 것이 좋다.

(3) 기분의 고양

역설적으로 비정형 항정신병제가 조증이나 경조증을 유발할 수 있다는 주장이 있다. 대체로 세로토닌은 도파민과 노르아드레날린 활성을 억제하는데, 비정형 항정신병제가 세로토닌 활성을 억제하게 되면 균형이 무너짐으로써 조증이 유발될 것이라는 주장이다. 한편, 지프라시돈은 세로토닌과 노르아드레날린의 재흡수 억제를 통해 조증을 유발할 수 있을 것이라는 우려가 있다.

이렇게 비정형 항정신병제를 처방한 뒤 발생한 조증 또는 경조증은 리스페리돈, 올란자핀, 퀘티아핀, 지프라시돈 등에서 모두 보고된 바 있다(Fitz-Gerald 등, 1999; Zolezzi와 Badr, 1999; Fahy와 Fahy, 2000; Benazzi, 2001; Baldassano 등, 2003). Aubry 등(2000)이 1999년까지의 문헌을 조사한 바에 의하면, 리스페리돈은 16건, 올란자핀은 10건의 보고가 있었는데, 이 중 절반 이상에서 인과관계가 강하게 의심된다고 하였다. 보통 투여 초기 1~2주 정도 지나서 출현하나, 정두훈 등(1998)과 정동선 등(1998)은 리스페리돈을 복용한지 2~3일 만에 갑자기 나타난 사례를 보고하기도 하였다.

그러나 조증이 발생된 증례 대부분이, 원래 진단이 양극성 장애거나 분열 정동장애였다는 사실로 미루어 볼 때, 비정형 항정신병제가 새로이 조증을 일으켰다기보다는 내재된 취약성을 촉발시켰던 것이라 생각된다. Baker 등(2003)은 급성 조증 환자에게 올란자핀과 위약을 투여하고 3주간 관찰하였는데, 일부 올란자핀 투여군에서 분명한 조증의 악화가 관찰되긴 했지만, 이 비율은 위약 투여군보다 현저히 적었다고 하였다. 그는 비정형 항정신병제가 조증을 일으켰다는 증례 중 일부는 양극성 장애의 증상을 제대로 조절하지 못했던 것에 지나지 않을 것이라는 반론을 제시하였다. 한편, 정신분열병 환자에서 기분의 고양이 나타났다는 증례의 경우, 약물에 의한 불안 및 초조증상, 혹은 음성증상에서 깨어나는 현상(awakening)을 기분의 고양으로 확대해석한 것은 아닌가 하는 의문을 제기할 수 있다.

기분의 고양이 심하면 대부분 약의 용량을 줄이거나 중단하면 호전되며, 기분조절제, benzodiazepine 등을 단독 또는 조합하여 사용해 보기도 한다. 그러나 지프라시돈에 의한 조증은 모두 소량(40mg/d 이하)에서 발생되었으므로, 오히려 용량을 증량하는 것이 도움이 될 것이라는 의견도 있다(Baldassano 등, 2003).

(4) 인지기능 장애

환자의 주관적 관점에서 볼 때, 항정신병제가 투여 초기에 유발하는 인지기능 장애는 특히 고통스러울 수 있다. 이러한 인지기능 장애는 진정작용이 강한 약, 그리고 항콜린 효과가 강한 약에서 더욱 심하며, 더욱이 EPS 치료를 위해 흔히 병용되는 항콜린제와 benzodiazepine은 인지기능을 더욱 저하시킨다. 전통적으로 의사들은 항정신병제가 판단력, 사고력, 운동기술을 저하시킬 수 있으므로, 운전을 하거나 위험한 기계를 다루는 것은 삼가도록 환자들을 교육하여 왔으며, 인지기능 장애를 피할 수 없는 부작용으로 여겨 왔다.

물론, 비정형 항정신병제는 정형 약물에 비해서는 인지기능 저하의 부작용이 훨씬 덜하다(Tuynman-Qua, 1998; Naber, 2001). 그러나 유달리 항콜린 작용이 강한 클로자핀은 투여 초기에 인지기능을 상당히 떨어뜨린다. 정상인에게 클로자핀 50mg을 투여했더니 주의력, 집중력, 정신운동 능력이 저하되었고, 뇌파의 변화 소견도 항콜린제 투여시와 비슷하였다(Saletu 등, 1987). 클로자핀이 정신분열병 환자의 작업 기억(working memory)과 시공간 기억을 저하시킨다는 보고 역시 맥을 같이한다(Daniel, 1994; Goldberg와 Weinberger, 1994). 그러나 이러한 장애는 모두 투여 초기에 국한된 것으로 보여지며, 궁극적으로는 클로자핀이 언어 유창성, 반응시간, 주의력 등 특정 영역의 인지기능을 호전시킨다는 보고가 대부분이다.

(5) 강박증상

비정형 항정신병제를 투여받은 정신병 환자에서 강박증상이 새로이 유발되거나 기존의 강박증상이 악화되는 경우가 종종 보고되고 있다. 그러나 이것이 정신분열병의 경과중 일과성으로 나타날 수 있는 강박증상인지, 원래 내재되어 있던 강박증상이 정신병의 호전에 따라 표면으로 드러나는 것인지 논란이 많다(Levin 등, 1996). 그러나 정형 약물에서보다 비정형 약물을 사용했을 때 이런 사례가 많고, 고용량 사용시 더 빈번하게 발생하며(Saxena, 1996), 보고된 증례의 반수 이상은 약물을 투여한 이후 최초로 강박증상이 발생했다는 점에서, 비정형 항정신병제가 새로이 강박증상을 유발하였을 가능성이 좀더 큰 것 같다.

가장 일반적으로 받아들여지는 기전은 세로토닌 수용체 길항작용이다. 이는 강박증상 발생에 대한 기존 이론과 잘 부합하며, 클로자핀에 의해 강박증상이 생겼을 때 SSRI 병용투여가 도움이 된다는 사실이 이를 지지한다. 그러나 소수 환자에서는 SSRI 치료가 도움이 안 되고, 오히려 항정신병제 용량을 더 늘림으로써 호전된다는 것을 볼 때, 도파민계의 관련성 역시 생각해 볼 수 있다.

이러한 강박증상은 주로 클로자핀에서 흔하지만, 리스페리돈, 올란자핀, 퀘티아핀에서도 보고된 바 있다. De Haan 등(1999)은 다른 항정신병제를 복용한 환자의 1.3%에서 강박증상이 출현하거나 악화된 데 비해, 클로자핀을 복용하는 환자는 이 비율이 20.6%에 달한다고 보고하였다. 이준영(2001) 등의 연구에서도 6개월의 투여기간 동안 다른 항정신병제는 한 건도 강박증상의 발생이 없었던 데 비해, 클로자핀 투여군에서는 16.7%에서 강박증상이 발현하였다. 리스페리돈의 경우, 정신분열병 환자 및 소아 틱장애 환자에서 강박증상을 유발시켰다는 사례가 보고되었고(Remington과 Adams, 1994; Diler 등, 2003), 이와는 대조적으로 정신병적 증상을 동반하지 않는 난치성 강박장애 환자들에게 SSRI와 리스페리돈을 병용하여 유의한 호전을 보았다는 보고도 있다(Jacobsen, 1995). 흥미롭게도, 강박장애에 효과를 본 리스페리돈의 용량은 대개 2.5mg/d 이하였던 반면, 강박증상을 유발했던 용량은 대개 3mg/d 이상이었다(Lykouras 등, 2003b). 올란자핀도 다양한 용량에서 강박증상을 유발한 사례가 보고되었지만, 증례 수가 많지 않아 특성을 논하기 어렵다. 쿼티아핀은 아주 소량(50mg/d)에서, 투여한 지 1개월쯤 지났을 때 기존 강박증상을 악화시켰던 예가 있다(Lykouras 등, 2003b).

이렇게 생긴 강박증상이 항정신병제의 용량을 낮추지 않고도 저절로 호전되거나, 오히려 용량을 올림으로써 호전되었던 경우도 있지만(Poyurovsky 등, 1996), 대부분의 경우 치료를 위해서는 항정신병제의 용량을 줄이거나 그대로 둔 상태에서 SSRI를 병용투여한다. 물론, 항정신병제를 끊거나 감량하는 것만으로 호전되기도 한다(Lykouras 등, 2003b).

(6) 진정/졸리움

히스타민 H_1 수용체 차단에 의해 일어나는 작용으로, 클로자핀, 올란자핀, 조테핀, 쿼티아핀 등이 진정 효과가 강한 데 비해, 리스페리돈, 아미설프라이드, 지프라시돈은 상대적으로 진정 효과가 약하다. 약물 투여 초기에 흔하며, 보통 1~6주 정도 지나면 내성이 생긴다. 환자에게 미리 설명을 해 주며, 가능한 한 최소량을 투여하고, 밤에 한 번 투약하거나 취침 전에 더 많은 양을 할당함으로써 조절한다. 진정작용 때문에 순응도가 떨어질 위험이 있다면, 결국 다른 약으로의 교체를 고려해야 한다.

(7) 뇌파이상 및 경련발작

a. 뇌파이상

Centorrino 등(2002)이 입원한 정신질환 환자 323명을 대상으로 조사한 바에 따르면, 어떤 종류든 항정신병제를 투여한 경우 뇌파이상의 발생률이 높았고, 또한 비정형 항정신병제를 투여했을 때 haloperidol을 투여했을 때보다도 발생률이 높았다. 이 연구에서 집계한 바에 따르면, 각 약물의 뇌파이상 발생률은 클로자핀 47.1%, 올란자핀 38.5%, 리스페리돈 28%, 정형 항정신병제 14.5%의 순이었다. Amann 등(2003)이 조사한 결과에서도, 비정상 뇌파의 비율은 올란자핀

35%, haloperidol 23%로, 대조군 7%나 퀘티아핀 5%보다 유의하게 높았다.

b. 경련

모든 항정신병제는 경련의 역치를 감소시키는데, 일반적으로 역가가 낮고 진정작용이 강한 약이 경련 유발 가능성이 높다. 특히, 항정신병제를 갑자기 증량하거나, 지나치게 고용량을 투여할 때, 경련발작의 과거력이나 가족력이 있을 때, 주사제를 사용할 때, 뇌손상이 있었거나 최근 전기경련 요법을 받았을 때, 알코올이나 benzodiazepine 사용을 갑자기 중단하였을 때 위험이 높아진다.

뇌파이상이 반드시 경련으로 이어지는 것은 아니지만, 뇌파이상을 잘 일으키는 클로자핀이 역시 경련위험도 가장 크다. 비정형 항정신병제 중에서는 클로자핀과 조테핀이 경련을 유발하는 경우가 상대적으로 흔하며, 리스페리돈, 올란자핀, 퀘티아핀, 서틴돌, 아미설프라이드에서도 경련이 보고되었다. *Physicians' Desk Reference*에 실린 자료에 의하면, 발작 빈도는 클로자핀이 가장 높고(3.5%), 올란자핀, 퀘티아핀이 그 다음이며(0.9%), 리스페리돈이 상대적으로 적었다(0.3%). 용량과 관계가 있어서 클로자핀의 경우, 300mg/d 이하에서는 경련 발생률이 1.0%인데 비해, 300~600mg/d에서는 2.7%, 600mg/d 이상에서는 4.4%에 이른다(Devinsky 등, 1991).

c. 처치 및 예방

약물에 의해 뇌파의 이상이 보이거나 경련이 발생된 경우, 용량을 줄이거나 경련 유발 가능성이 적은 다른 약으로 교체하는 것이 원칙이다. 둘 다 여의치 않다면 항경련제를 추가할 수 있는데, 클로자핀을 사용하고 있다면 무과립구증 유발 가능성이 높은 carbamazepine은 피해야 한다. 물론, 한 번 경련을 일으켰다 해서 이후에 해당 약물을 다시는 사용하지 못한다는 것은 아니다. 한 조사에 의하면, 클로자핀을 복용하다가 대발작 또는 근간대성 발작을 하였던 환자의 4분의 3 이상은 용량을 줄이거나 항경련제를 병용투여함으로써 클로자핀을 그대로 복용하더라도 추후 경련발작을 예방할 수 있었다(Young 등, 1998). 비정형 항정신병제를 사용할 때는 예방 차원에서 투약 전과 투약 1개월 후 뇌파검사를 시행하여 비교해 보는 것이 좋다. 단, 과거에 발작 경력이 있거나 클로자핀, 조테핀을 사용하는 경우에는 3개월마다 한 번씩 검사할 것을 권장한다(Naber 등, 2002).

(8) 금단 증후군

a. 콜린성 반동

항정신병제를 갑자기 중단한 뒤 2~7일이 지나면서 콧물, 두통, 식은 땀, 어지러움, 한기와 열감 같은 독감 유사 증세를 보일 수 있고, 종종 불면, 과민성, 불안, 초조, 혼동 같은 행동증세가 뒤따르는데, 이를 콜린성 반동(cholinergic rebound) 현상이라 부른다. 그 밖에도 근육통, 감각이상, 떨림, 구역, 구토, 설사, 식욕부진 등이 동반되기도 한다. 금단 후 1주경에 가장 심하지만, 2주가 지나면 대개 호전된다. 이러한 현상은 갑작스런 콜린계의 과항진 때문에 일어나며, 항콜린 작용이 강한 항정신병제나 항콜린제를 갑자기 끊었을 때 호발한다.

b. 정신병 증상의 악화

장기간 안정적으로 사용하던 항정신병제를 갑작스럽게 중단하면, 간혹 급격히 정신병 증상이 악화되어 당황하게 되는 경우가 있다. 이러한 현상은 과거 정형 항정신병제 시절부터 초과민성 정신병(supersensitivity psychosis), 반동 정신병(rebound psychosis) 또는 금단 정신병(withdrawal psychosis)이라고 불려 왔다. 비정형 항정신병제 중에서는 특히 클로자핀과 관련해서 이러한 현상이 많이 보고되었기 때문에 clozapine discontinuation syndrome(Tollefson 등, 1999b)이라는 용어가 새로이 만들어지기도 하였으나, 올란자핀, 쿼티아핀에서도 유사한 사례가 보고되었다(Llorca 등, 1999; Llorca 등, 2001; Margolese 등, 2002b). Seeman과 Tallerico(1999)는 클로자핀과 쿼티아핀은 D_2 수용체에 매우 느슨하게 결합하고 쉽게 해리되기 때문에, 장기 투여로 인해 보상적으로 도파민 수용체 밀도가 증가되어 있는 상태에서 약물을 끊으면, 금방 내인성 도파민이 수용체에 결합해 있던 약물을 밀어내고 과다 자극을 일으킴으로써 정신증상의 악화를 가져온다고 설명하였다.

c. 금단성 운동곤란증

약물을 감량하거나 중단하였을 때 TD와 비슷한 금단성 운동곤란증(withdrawal dyskinesia)이 나타날 수 있다. 약물 중단 후 수일 내에 출현하고, 1~2주 또는 수개월 간 지속하다가 저절로 호전된다. 기저핵 내의 일시적인 도파민 과잉상태가 원인이라고 추정된다.

(9) 항콜린성 섬망

노인에게 비정형 항정신병제 투여시 초기에 지남력 상실, 착란, 운동성 불안, 환각, 사고장애 등의 섬망증후군이 나타날 수 있다. 체온조절 장애나 자율신경계 증상이 없다는 점에서 NMS와는 다르다. 아마도 항콜린 작용 때문이라고 추정되는데, 항콜린 효과가 약한 약물에서도 섬망상태가 유발되므로 항콜린 작용만으로 단정하기는 힘들다. 전형적인 중추성 항콜린성 섬망에서는 의식장애, 경조증, 초조, 근간대성 경련, 과다반사, 땀, 오한, 떨림, 피부와 점막 건조증, 빈맥, 협응장애, 이상행동, 환각, 졸리움 등이 나타난다. 이런 증상이 보이면 즉시 원인 약물을 중단하고 benzodiazepine을 투여한다. 섬망의 원인이 애매할 경우, physostigmine을 정맥주사하였을 때 즉각적인 호전을 보인다면 항콜린성 섬망으로 진단할 수 있다.

3. 내분비와 대사 부작용

1) 프로락틴 증가

정신분열병 자체는 프로락틴 농도의 변화를 초래하지 않지만, 일부 항정신병제는 혈중 프로락틴 농도를 증가시킨다. 프로락틴 증가는 성기능 이상을 비롯하여 골다공증, 유방암 등 다양한 질환으로 이어질 수 있다.

(1) 기전

시상하부에서 분비된 도파민은 뇌하수체 전엽의 D_2 수용체에 직접 작용하여 프로락틴 분비를 억제한다. 따라서 항정신병제가 도파민 수용체를 차단하면 프로락틴은 자연적으로 증가하게 된다. 그런데 세로토닌은 프로락틴 분비를 촉진하는 효과가 있으므로, 세로토닌 길항작용이 강한 약물은 프로락틴 증가를 덜 일으키게 된다. 이 외에도 히스타민, 노르아드레날린, 프로스타글란딘, 내인성 아편 등도 항정신병제에 의한 프로락틴 분비와 관련된 것으로 거론된다.

(2) 약물 간의 차이

비정형 항정신병제는 대체적으로 정형 약물보다 프로락틴을 증가시키는 효과가 덜하다. 그러나 약물에 따른 차이가 심한 편이다(Kleinberg 등, 1999). 리스페리돈은 4mg 이상, 조테핀은 300mg 이상, 아미설프라이드는 600mg 이상에서 프로락틴치를 심하게 올리는 반면(Naber 등, 2002), 클로자핀, 퀘티아핀, 서틴돌은 프로락틴 농도에 거의 영향을 주지 않고, 올란자핀과 지프라시돈은 일시적으로 약간 상승시키기도 하지만 금세 정상화된다(Cutler, 2003). 아리피프라졸은 도파민 부분 효현제로서 오히려 프로락틴치를 떨어뜨린다.

(3) 임상적인 영향

혈중 프로락틴 농도가 높으면 단기적 · 장기적으로 다양한 합병증을 유발할 수 있다(표 4-6). 여성에서는 월경불순, 무월경이 생기며, 심하면 폐경이 앞당겨지기도 한다. 또 남녀 모두 유방조직이 자극되어 유방 울혈, 압통 및 젖분비 과다를 일으키며, 남성에서는 여성형 유방을 유발하기도 한다. 프로락틴은 성호르몬 분비를 억제하는데, 이는 성욕상실, 발기부전, 사정장애, 극치감 상실, 정자형성 저하, 불임 등 다양한 성기능 장애를 일으킨다(Maguire, 2002). 특히, 여성에서는 에스트로겐 농도가 저하되면서 골다공증과 심혈관 질환의 위험이 높아진다. 심혈관 질환의 위험이 높아지는 것은, 에스트라디올 분비가 감소하면서 심근세포에서 신호전달에 관여하

표 4-6 프로락틴 증가의 영향

구 분	여 성	남 성
단기 영향	월경불순(90%까지) 젖분비 과다(5~50%) 유방 울혈 성기능 이상(30%) 불임증	성기능 이상(20~60%) 정자형성 및 운동성 저하 여성형 유방증(5~10%) 젖흐름증(3%) 테스토스테론 감소
장기 영향	골밀도 감소 심혈관계 질환 암(유방암, 자궁내막암) 우울증, 적대감, 과민성 기억장애? 면역기능 이상?	골밀도 감소 심혈관계 질환 적대감, 과민성, 우울증 기억장애? 면역기능 이상?

는 일산화질소(NO)의 생성이 줄기 때문이다(Shaarawy 등, 1997). 에스트로겐 저하가 정신병리 자체의 악화를 초래하거나 우울증을 일으킨다는 보고도 있다(Seeman, 1997; Maguire, 2002).

고프로락틴 혈증이 지속되면 과연 유방암 및 자궁내막암의 위험이 높아지는지에 대해서는 논란이 많다(Maguire, 2002). 정형 항정신병제를 사용하던 1989년부터 1995년까지를 대상으로 한 후향적 역학조사(Wang 등, 2002)에 의하면, 항정신병제 사용자에서 유방암의 유병률이 16% 가량 높았으며, 누적 용량과 연관성이 있었다. 프로락틴 유전자를 과발현시킨 동물모델에서 고프로락틴 혈증이 지속되면 유방암이 발생되었다는 보고도 있다(Wennbo 등, 1997). 한편, 이와는 반대로 사람에서는 고프로락틴 혈승이 장기적으로 지속되어도 유방암이나 뇌하수체 선종의 빈도가 증가하지 않는다는 반론이 있으며, 도파민 결핍상태인 파킨슨병 환자에서 유방암의 유병률은 오히려 낮더라는 반박도 있다(Lalonde와 Myslobodsky, 2003).

(4) 감별진단과 대책

프로락틴 증가에 대해 대책을 세우기 전에 먼저 성 발달력과 월경력에 관해 자세히 물어보아, 항정신병제 외에 다른 원인은 없는지 철저히 조사해야 한다. 혈중 프로락틴치가 100~200ng/ml을 넘는다면, 뇌하수체 종양 가능성도 생각해 보아야 한다. 스트레스, 임신, 피임약, 갑상선 기능 저하증, 간경화, 신부전 등도 프로락틴을 증가시킬 수 있으며, MAO 억제제, amitriptyline, fluoxetine, domperidone, metoclopramide, 에스트로겐, 아편류, verapamil, α-methyldopa 등이 원인이 될 수 있으니, 이런 모든 원인을 고려에 넣어야 한다.

항정신병제를 투여하기 전 프로락틴의 혈중농도를 측정하고, 이후에는 임상증상이 있을 때마다 재평가한다. 혈중농도 측정은 공복상태에서 할 필요는 없지만 호르몬의 일중변동을 고려하여 항상 일정한 시간에 측정해야 하며, 보통 갑상선 호르몬, LH/FSH, 에스트라디올, 프로게스테론 및 테스토스테론을 같이 측정한다. 일반적으로 항정신병제에 의한 프로락틴 증가는 정상치보다 25~50ng/ml가량 더 높은 정도에서 그치지만, 경우에 따라 150ng/ml 이상으로 증가하는 경우도 있다.

프로락틴이 증가되어 있더라도 그 정도가 높지 않고 증상이 없을 경우에는 환자에게 일시적인 현상으로 그칠 것이라고 안심시켜 주며, 장기간 지속될 때에는 이러저러한 합병증이 올 수 있으니 경과를 주기적으로 관찰하자고 설명한다. 그러나 성기능 이상, 무월경, 젖분비 과다 등의 증세가 환자의 삶의 질을 저하시킨다면, 용량을 줄이거나 약물을 교체한다. 정형 항정신병제는 보통 투약을 중단한 지 3개월이 지나서야 월경이 회복된다. 고프로락틴 혈증에도 불구하고 항정신병제를 계속 투여해야 한다면, 도파민 효현제를 사용한다. 리스페리돈으로 무월경이 되었던 여성 환자 5명에게 bromocriptine을 투여하여 정신병 증상의 악화 없이 월경이 회복되었던 증례가 보고되었다(박지홍 등, 2002). Bromocriptine은 구역, 두통, 어지러움, 복통, 피로감 등을 흔히 일으키고, 저혈압, 구토, 변비, 우울증이나 열감을 유발할 수도 있다. 선택적 D_2 효현제로서 반감기가 긴 cabergoline은 주 1~2회만 복용하므로 매우 간편하다. Cabergoline은 부작용이 적지만 태아 안전성에 관한 자료가 적으므로, 임신을 계획한다면 bromocriptine을 처방하는 편이 낫다.

2) 성기능 장애

외국의 예이긴 하지만, 40여 명의 환자에게 정신병 증상 19가지와 부작용 20가지에 대해 자신에게 중요한 순서대로 평가하라고 요청하였더니, 성기능 장애가 어떤 정신병 증상보다도 불쾌하며 생활에 지장을 준다고 대답하였다(Finn 등, 1990). 성문화에 있어서 우리보다 개방적인 서구에서도 환자들이 처음부터 자발적으로 성기능의 변화에 관해 언급하기보다는 상당한 기간이 지난 다음 질문을 받은 연후에야 토로하는 실정이니, 동양권 문화에서 이런 문제가 금기시되는 것은 어찌 보면 당연하다. 그러나 삶의 질을 끌어올린다는 비정형 항정신병제의 장점을 살리려면, 환자의 성생활에 좀더 관심을 두어야 할 것이다. 임상의가 면담 초기부터 자연스럽게 성기능 변화에 관해 대화를 이끌어 간다면, 환자의 어색함도 사라질 것이며, 따라서 부작용에 관한 올바른 평가가 이루어질 수 있을 것이다.

성욕이 저하되어 있던 환자가 증상이 호전되면서 성에 대한 관심과 기능이 향상되는 경우도 있지만, 일반적으로 항정신병제를 복용하고 나면 정도의 차이는 있을지라도 성기능의 장애가 발생한다. 다행한 것은, 그나마 비정형 항정신병제가 정형 항정신병제에 비해 성기능 부작용의 발생률이 적다는 것이다(Cutler, 2003).

(1) 비정형 약물과 성기능 장애

비정형 항정신병제가 성기능 장애를 덜 유발하는 이유는 여러 가지가 있겠으나, 무엇보다 프로락틴을 덜 증가시키는 것이 가장 중요한 이유이다(Gilbert, 1994). 그 밖에도 도파민 친화도가 낮은 대신 세로토닌 친화도가 높으며, 말초의 아드레날린 또는 콜린 수용체에 대한 친화도가 낮은 점도 중요한 이유이다. 특히, 극치감과 사정 조절, 발기에는 말초의 아드레날린 및 콜린 수용체 차단작용이 큰 영향을 미친다. 한편, 세로토닌 수용체는 말초의 혈관 확장 및 수축에도 관여하기 때문에, 세로토닌계에 대한 효과 역시 성기능에 영향을 줄 수 있다. 영향은 미미하겠지만, 비정형 항정신병제가 진정, EPS, 혈압 저하 등이 적다는 것도 성기능 장애가 적은 원인으로 들 수 있다(표 4-7).

(2) 임상적 특성

말초의 콜린 수용체, 아드레날린 수용체 또는 칼슘통로 차단에 의해 사정 지연과 무사정, 또는 역행성 사정 등이 초래될 수 있다. 이런 현상은 리스페리돈을 사용하는 환자의 8~18%에서 보고되었다(Bazire, 2001). 지속발기증(priapism)은 성적 자극이 없는데도 남성의 성기가 발기상태를 유지하는 것으로서, 4시간 이상 경과하면 50%에서 회복 불능의 발기부전을 초래하므로 신속히 치료를 해야 하는 응급상황이다. 과거에는 phenothiazine계 약물에서 흔히 발생했으나, 모든 비정형 항정신병제에서도 심심치 않게 보고되고 있다(Seftel 등, 1992; Deirmenjian 등, 1998; Compton 등, 2000). 퀘티아핀의 경우에는 과량 복용 후 발생한 증례 하나만이 유일하게 보고되었을 뿐 매우 드문데, 그 이유는 아마도 콜린 차단작용이 약하기 때문일 것이다(Cutler, 2003). 이러한 성기능 장애의 회복을 위해 과거에는 amantadine, bethanechol, yohimbine, benztropine, diphenhydramine, cyproheptadine 등이 사용되었으나, 최근에는 sildenafil(Viagra)이 좋은 효과를 내고 있다.

표 4-7 성기능 장애의 수용체 관련 기전

구 분	성욕	발기, 질 분비	극치감	사정
아세틸콜린 차단		억제 또는 지속발기증?		
도파민 차단	억제	?	억제	?
히스타민 차단	억제			
노르아드레날린(α) 차단		지속발기증?		억제
세로토닌(5-HT_{2A}) 차단	?			?
프로락틴 증가	억제	억제	?	억제?
테스토스테론 감소	억제?			

?: 의심되나 명백하지 않음.

3) 체중증가와 비만

항정신병제 투여로 말미암은 체중증가는 1950년대부터 이미 알려져 왔지만 그다지 관심을 받지 못하다가, 1990년대 이후 사회적으로 체중에 대한 관심이 높아지고 일부 비정형 항정신병제가 특히 심한 체중증가를 일으킨다는 것이 알려지면서 부쩍 관심의 표적이 되었다. 항정신병제 투여는 환자의 약 50% 정도에서 체중을 증가시키며, 여성의 36%, 남성의 15%에서는 비만까지 초래한다고 알려져 있다(Wirshing 등, 1999). 정신분열병 환자가 제2형 당뇨병과 심혈관 장애의 위험성이 일반인보다 높다는 것을 상기할 때, 이는 큰 문제라 아니할 수 없다. 최근에는 지질대사 장애, 제2형 당뇨병, 고혈압, 심혈관 질환 등과 함께 복부비만이 공존하는 상태를 지칭하는 '대사 증후군(metabolic syndrome)' 이라는 용어가 등장하였다(표 4-8). 복부비만이란 지방조직이 가슴과 골반 사이의 공간에 집중적으로 배치된 것을 지칭하는데, 엉덩이나 허벅지에 지방조직이 증가한 하부비만에 비해 관상동맥 질환, 뇌졸중 및 조기 사망과 연관이 높다. 정신분열병 환자 중 많은 수가 대사 증후군에 해당하며, 이는 불건전한 생활습관, 부실한 영양섭취, 운동부족 또는 시상하부-뇌하수체-부신 축의 과잉활성이 주요 요인으로 지목되고 있다(Ryan과 Thakore, 2002). 비정형 항정신병제 사용 이후 대사 증후군이 늘어나는 추세여서 정신과 의사는 더욱 관심을 가지고 지켜봐야 할 것이다.

(1) 체중증가의 기준

체중은 개인차가 심하므로 체중의 절대값보다는 체중변화를 비율로 표시한 값이 더 유용하다. 미국 FDA에서는 기본체중에서 7% 이상 늘었을 때를 '임상적으로 유의한 체중증가' 라고 정의하고 있으며, 보통 '비만' 이란 표준체중에서 20% 이상 초과할 때를 일컫는다. 그러나 표준체중에 관해 일관된 기준이 없기 때문에, 대신 신체질량지수(Body Mass Index, BMI)라는 개념을 많이 이용한다. BMI는 체중(kg)을 신장의 제곱(m^2)으로 나눈 값으로서, 20~25를 정상, 25~30

표 4-8 대사증후군 관련 질환

- 비만
- 혈압 상승
- 포도당 내성과 성인 발병 당뇨병
- 관상동맥 질환 위험성 증가
- 혈중 중성지방 증가
- 고밀도 지질단백(HDL) 감소
- 혈액응고계 장애
- 혈중 요산 농도 증가

은 과체중, 30 이상은 비만이라고 하며, 40 이상이면 고도비만이라고 정의한다.

(2) 후유증

체중증가와 비만은 제2형 당뇨병, 심혈관 질환, 고혈압, 담석증, 암(대장암, 자궁내막암, 신장암, 담낭암, 유방암)의 위험인자로서 알려져 있다. 그 밖에 동맥경화증, 뇌졸중, 골관절염, 이상지질혈증(dyslipidemia), 울혈 심부전증(congestive heart failure), 생리불순, 불임증, 수면 무호흡증 등을 일으킬 수 있다. 또한, 일상생활을 불편하게 할 뿐 아니라, 신체상과 자존심을 손상시켜서 사회활동의 위축을 초래하고 우울한 기분을 일으킨다. 특히, 청소년 비만일 경우는 심리적 타격이 크고, 성인에서도 대인관계나 직업 적응에 막대한 영향을 끼친다. 이러한 후유증들은 결국 환자가 항정신병제 복용을 기피하게 만든다.

(3) 기전

항정신병제로 인한 비만의 기전은 아직 명확히 밝혀지지 않았다. 약물의 진정 효과로 인해 에너지 소비가 감소하고 기초대사량마저 감소하기 때문이라고도 하나, 식욕증가를 설명할 수 없다는 한계가 있다(Devlin 등, 2000). 또한, 항콜린 작용에 의한 입마름 때문에 칼로리가 높은 음료수를 섭취하여 체중이 증가한다는 주장도 있으나, 일부 사례를 설명하는 데 그치는 것 같다. 그 밖에도 프로락틴의 증가, 코티졸의 변화, 인슐린 분비의 변동 등이 비만의 기전으로 언급된다.

항정신병제로 인한 비만에서 빠뜨릴 수 없는 것은 바로 식욕증가이다. 히스타민 H_1, H_2 수용체 및 5-HT_{2A}, 5-HT_{2C}, D_2 수용체 등이 식욕을 조절하는 데 관여한다(Wetterling, 2001). 체중증가가 심한 클로자핀과 올란자핀은 H_1 수용체 친화도가 유달리 높다. 한편, 세로토닌 수용체가 차단되면 지방보다는 탄수화물의 산화를 증가시켜서 식욕을 자극하고 지방축적이 유도되는데(Stanton, 1995), 5-HT_{2C} 수용체 차단작용이 강한 항정신병제는 특히 체중증가가 심하며, 5-HT_{2C} 수용체 효현제인 fenfluramine은 비만 치료제로 쓰인다. 5-HT_{2C} 수용체를 knock-out시킨 쥐가 비만해진다는 점도 이를 지지한다. 도파민은 식욕을 감소시키고 neuropeptide Y는 식욕을 자극하는데, 항정신병제들은 도파민은 차단시키고 neuropeptide Y는 증가시키기 때문에 식욕이 증가한다는 가설도 있다(Baptista, 1999).

지방세포에서 방출되는 leptin은 지방조직의 크기에 관한 정보를 시상하부에 알리는 역할을 하는 호르몬으로서, 쥐에게 leptin을 투여하면 음식섭취가 줄고 에너지 소모가 늘어나 체중이 줄어든다. 사람에서도 leptin 농도와 BMI 사이에는 모종의 연관이 있다. 올란자핀과 클로자핀은 치료 초기에 leptin을 증가시키는데, 이로 인해 중추신경계의 leptin에 대한 민감성이 떨어지고 체지방 통제가 원활하게 이루어지시 못하여 체중이 증가된다는 주장이 있다(Zhang 등, 2004). 그러나 leptin 증가는 체중증가의 원인이라기보다는 결과 또는 부수적 현상이라는 반론도 만만치 않아 좀더 연구가 필요하다(Herran 등, 2001).

한편, 시상하부와 fornix 근처에 위치하는 섭식중추에서는 섭식과 각성을 조절하는 orexin이라는 물질이 분비되며, 이는 도파민과 상호작용을 한다. Fadel 등(2002)에 의하면, 체중을 심하게 증가시키는 항정신병제는 orexin 분비세포에서 c-fos를 활성화시키는 데 비해, 체중증가가 심하지 않은 항정신병제는 그러한 작용이 없다고 한다.

(4) 위험요인

a. 환자 외적 요인

체중이 약물 용량과 관련이 있는지, 언제 증가하는지, 그리고 언제까지 증가하는지 등 구체적인 문제에 대해서는 연구자마다 약간씩 다른 대답을 내놓고 있다. 체중증가가 용량과 비례하는 것 같아 보이지는 않으며, 대개 치료 초기 특히 첫 10~16주에 가장 심하다가, 6~9개월 후까지 꾸준히 증가하며, 이후엔 제자리에 머문다고 한다(Bustillo 등, 1996; Gunasekara와 Spencer, 1998). 임상적 경험으로는 클로자핀과 올란자핀은 좀더 오랫동안 체중이 증가하는 데 비해, 리스페리돈은 체중이 증가한다 하더라도 금방 멈추는 것 같다(Wirshing 등, 1999).

비정형 항정신병제 중에서는 다양한 수용체(특히 5-HT_{2C}, α_1, H_1)에 고루 결합하는 클로자핀, 올란자핀이 체중증가가 가장 심하며, 쿼티아핀, 조테핀이 그 다음이다. 리스페리돈, 서틴돌은 체중변화가 그다지 심하지 않으며, 아미설프라이드, 아리피프라졸, 지프라시돈은 거의 영향이 없다. 후향적 연구이기는 하지만, Allison 등(1999b)이 약물 투여 10주 후의 체중증가를 조사한 바에 따르면, 지프라시돈, haloperidol, 리스페리돈, chlorpromazine, 서틴돌, 올란자핀, 클로자핀의 순으로 체중증가가 심하였다(그림 4-2). 그러나 물론 클로자핀, 올란자핀을 투여한다고 해서 모든 환자가 다 살이 찌는 것은 아니다. 올란자핀의 경우, 투여 10개월 후에 20~30kg 이상 증가하는 환자가 전체의 7%, 10~20kg가 증가하는 환자는 22%였으며, 10kg 이하 증가에 그친 환자가 44%로 가장 많았고, 오히려 체중이 감소하는 환자도 26%나 되었다. 항정신병제 외에도 항우울제, 기분조절제, 그리고 정도는 덜 하지만 항불안제도 체중증가를 유발하기 때문에, 양극성 장애에서와 같이 항정신병제와 기분조절제를 같이 사용하는 경우에는 체중증가가 훨씬 더 심할 가능성이 있다(표 4-9).

체중증가가 증상 호전과 연관이 있을 것이라는 재미있는 견해가 있다. Leadbetter 등(1992)이 클로자핀에 의해 살이 많이 찐 사람이 경과도 좋았다고 주장한 뒤 많은 유사한 주장들이 뒤따랐다(Jalenques 등, 1996; Wetterling과 Müßigbrodt, 1999; Meltzer 등, 2002). 그러나 일찍이 Kalucy(1980)는 증세 호전과 함께 일부 환자의 체중이 약간 증가할 수는 있겠지만, 많은 환자에서 나타나는 과도한 체중증가는 증상 회복을 나타내는 지표일 리 없다고 일갈하였고, 또 단기간

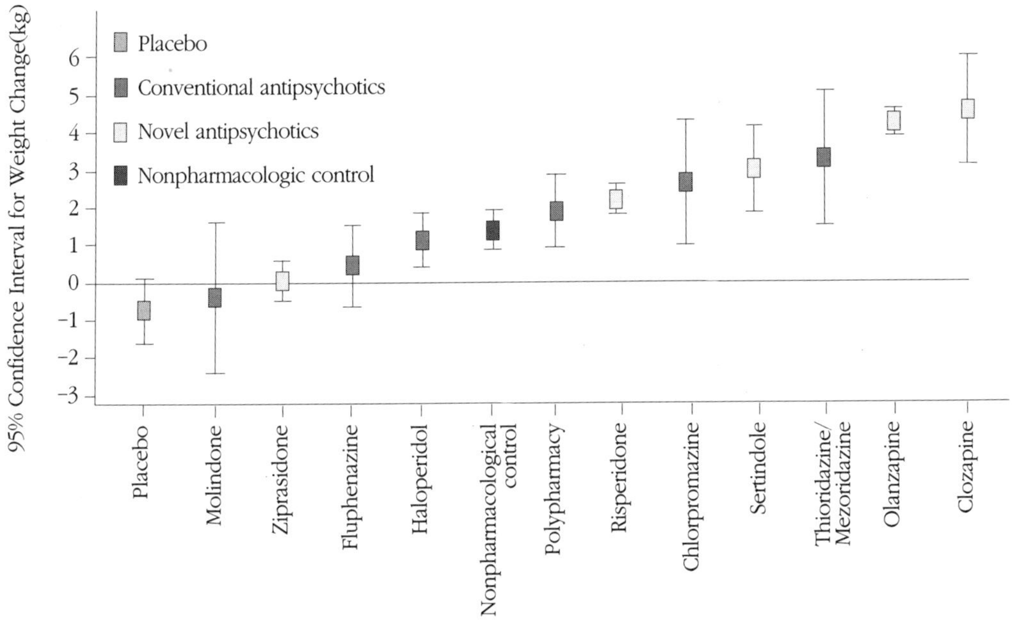

그림 4-2 다양한 항정신병 약물을 표준용량으로 10주간 투여한 후의 체중변화와 95% 신뢰구간(Allison 등, 1999)

및 장기간 관찰을 통해 체중증가와 증상호전 간에 연관성이 없다는 반박도 이어졌다(Hummer 등, 1995; Bustillo 등, 1996). Bai 등(1999)은 여성에서는 체중증가와 증상호전 간에 연관성이 관찰되지만, 남성에서는 그렇지 않았나고 하였다. 한편, Czobor 등(2002)은 클로자핀과 올란자핀의 경우에는 치료 효과가 만족스러웠던 환자에서 체중증가가 더 심했으나, haloperidol과 리스페리돈의 경우에는 아무런 연관성이 없다고 하였다.

과거 정형 항정신병제 시절, EPS가 심할수록 약물의 효과가 좋을 것이라 믿고 EPS를 어쩔 수 없는 부작용으로 받아들이려 했던 적도 있었다는 것을 생각해 보면, 살이 많이 찔수록 효과가 좋다는 식의 사고방식 역시 그다지 바람직하다고 여겨지지 않는다. 이는 스스로 한계를 부과하는 부정적 사고이며, 궁극적으로는 살이 찌지 않으면서도 효과가 월등한 약을 발견하려는 노력이 뒤따라야 할 것이다.

b. 환자 내적 요인

체중증가의 정도는 환자 자신의 나이, 성별, 체질에 의해서도 좌우된다. 남자 정신분열병 환자에서는 비만의 빈도가 일반인과 비슷하나, 여성 환자에서는 훨씬 빈도가 높다(Allison 등, 1999a). 반면, 리스페리돈과 올란자핀의 경우, 남성에서 체중증가가 심하다는 주장도 있다

표 4-9 항정신병제 이외 체중에 영향을 미치는 정신작용 약물

약물 종류	성분명	체중 영향
기분조절제	carbamazepine	++
	lithium	+++
	topiramate	-
	valproate	++++
항우울제	amitriptyline	++++
	bupropion	-
	imipramine	+++
	mirtazapine	+++
	paroxetine	++
항불안제/기타	benztropine	-
	buspirone	+

+: 증가, -: 감소

(Lambert 등, 2003). 나이 역시 연관이 있는 듯하다. 40세 전후가 위험요인이라는 주장이 있으며(Taylor 등, 2003), Kinon 등(1998)은 젊을수록 비만의 위험이 크다고 발표하였다. 일반적으로 체중에 대한 영향이 적다는 리스페리돈이 소아-청소년에서 과도한 체중증가를 종종 일으킨다는 사실은 좀더 연구해 볼 필요가 있다(Corckford, 1997; Kelly 등, 1998). 항정신병제에 의한 체중증가는 투약 전에 BMI가 낮은 환자에서 더 심하다고 하며, 최근에 체중이 증가하던 환자는 약을 먹고 난 후 과다체중이 될 위험이 크다(Taylor 등, 2003).

체중이 증가하려면 식욕이 증가해야 한다고 생각하기 쉽지만, 식욕이 변하지 않았는데도 체중이 증가하는 예가 임상에서 종종 관찰된다. 특히, 정신분열병 환자가 입원하게 되면, 활동량은 적은데 규칙적인 식사가 제공되어 칼로리 과다가 될 소지가 크며, 많은 환자가 갇혀 있는 답답함을 간식으로 보상하려 한다는 점 역시 염두에 두어야 한다.

(5) 예방과 치료

a. 비약물요법

다른 모든 부작용과 마찬가지로 예방이 최선의 대책이다. 치료 초기부터 환자에게 항정신병제 투여에 의한 이득과 체중증가의 위험 및 이에 따른 합병증을 심도있게 설명해 줌으로써, 적극적으로 체중증가 예방을 위해 노력할 수 있도록 한다. 항정신병제 외에 기분조절제, 고혈압 치료제 등 체중증가 위험이 있는 약을 같이 쓰고 있는지, 당뇨병이나 고지혈증의 과거력 혹은 가족력이 있는지 알아보며, 공복시 혈당, 혈중 지질, 인슐린 농도를 주기적으로 점검한다. 잦은

체중 측정은 환자에게 경각심을 불러일으키므로, 첫 6개월 동안 외래 진료시마다, 이후로는 적어도 3개월마다 체중을 측정하고 추이를 환자와 함께 살필 것을 권한다(APA, 2004).

심한 체중증가가 있으면 임상의는 흔히 환자에게 식사량을 줄이라고 권유하는데, 단순한 칼로리 제한은 생각보다 효과가 크지 않으며, 일부 환자는 식욕이나 식사량의 증가가 없으면서도 체중이 증가한다. 따라서, 규칙적인 운동으로 칼로리를 소모하는 것이 더욱 효과적이다. 하루 식사에서 약 500cal를 줄이고, 매일 30분 이상 운동하는 것만으로도 체중감소에 성공할 수 있다. 많은 환자들은 체중이 눈에 띄게 줄지 않는다고 실망하지만, 의학적으로는 체중이 8.5~10%만 줄어도 포도당 내성이 호전되고 혈중 지질 농도가 감소하는 등 신진대사를 정상화하는 데 충분하다. 잘못된 식이습관을 찾아내어 교정하고, 운동량 및 활동량을 증진시키는 데 중점을 둔 체계적인 행동수정 요법이 가장 효과가 좋다(신홍범 등, 2003).

b. 약물요법

비만학회 지침에 의하면, ① BMI가 25kg/m^2 이상이거나, ② BMI가 23kg/m^2 이상이면서 허리둘레가 굵고(남성 90cm 이상, 여성 80cm 이상), 고위험 인자가 하나 이상 또는 위험 인자가 둘 이상이거나, ③ 약 3개월 이상 비약물요법을 시도했는데도 체중을 5% 이상 줄이는 데 실패했다면 약물치료를 시도할 수 있다. 그러나 약물치료 후 1개월 동안 2kg 이상, 또는 3개월 후 5% 이상의 감소가 없다면 더 장기치료를 하는 것은 별 이득이 없다(그림 4-3).

많은 비만 약물치료제가 있으나, 그 중 상당수는 부작용 또는 효과 부족으로 임상에서 퇴출되었다. 비만치료제는 중추신경계에 작용하여 식욕을 줄이는 약제와, 위장관에서 흡수를 저하시키는 약제로 크게 나눌 수 있다. 중추신경계에 작용하는 비만치료제로서 fluoxetine, sibutramine, nizatidine, amantadine, topiramate 등이 있다. Fluoxetine은 투여 초기에 식욕을 줄이긴 하나 실제 체중감소에는 별 효과가 없고, 효과가 있다 해도 일시적이다(Werneke 등, 2002; Bustillo 등, 2003). Sibutramine은 본래 항우울제를 목표로 만들어진 세로토닌과 노르에피네프린 재흡수 억제제로, 부작용으로 지속적인 체중감소가 온다는 것이 알려지면서 역으로 비만치료제로 사용되고 있다. 이 역시 초기에는 효과가 있지만, 장기 투여시에는 더 이상 효과가 없거나 다시 체중이 증가하는 문제가 있고(National Task Force, 1996), 다른 SSRI를 복용하는 환자에게는 사용할 수 없다는 점 또한 한계이다. 또한, 입마름과 불면증을 초래하고, 혈압과 맥박을 증가시킬 수 있으며, 정신병을 일으켰다는 보고도 있다(Taflinski와 Chojnacka, 2000). 이 외에도 선택적 노르에피네프린 재흡수 억제제(Selective Norepinephrine Reuptake Inhibitor, SNRI)인 roboxetine (Poyurovsky 등, 2003), 제산제로 H_2 길항 효과가 있는 cimetidine과 nizatidine(Sacchetti 등, 2000; Brcier 등, 2001) 등을 항정신병제와 병용 투여했을 때 체중증가의 정도가 완화되었다는 보고가 있다. Nizatidine은 cimetidine과는 달리 CYP 효소에 영향이 없어서 약물 상호작용은 걱정

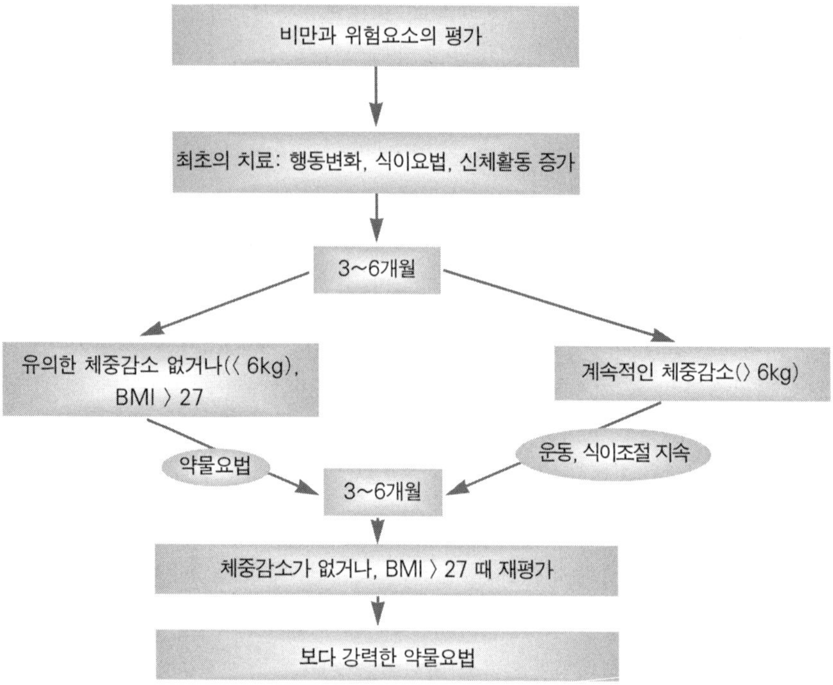

그림 4-3 아시아 · 태평양 지역에서의 비만관리 절차(한국비만학회, 2000)

할 필요가 없지만, 항정신병제의 흡수를 감소시킬 수 있다(Sacchetti 등, 2000). 아마도 포만 호르몬인 cholecystokinin을 증가시켜 식욕을 억제하는 것이 아닌가 추정된다. Amantadine이 정신병 증상의 악화 없이 체중을 감소시켰다는 보고가 있지만(Floris 등, 2001), 우리 나라에서 올란자핀 투여 후 체중이 증가한 환자에게 사용했을 때 별다른 효과를 얻을 수 없었다(박원명 등, 2003). 항경련제로 개발된 topiramate도 뚜렷한 체중감소 효과가 있으며, 이 효과는 3~12개월 후에도 지속된다. Topiramate는 기분안정 효과 및 정신분열병의 결핍증상을 완화시키는 작용도 추정되고 있기 때문에, 정신분열병 환자의 병용 투여제로서 고려해 볼 만하다(Drapalski 등, 2001). 그러나 진정작용이 있고, 드물게 혼동과 인지기능 저하를 유발하기 때문에 중도 탈락률이 높은 편이다.

위장관에 작용하는 약제로는 metformin과 orlistat가 있다. Metformin은 비인슐린 의존성 당뇨병이 있는 비만 환자에서 대사장애를 호전시킬 뿐 아니라 체중도 감소시킨다고 하는데, 정신증상에 미칠 영향에 대해서는 아는 바가 없다. Orlistat는 중추신경계에는 영향이 없고, 위와 췌장의 지질 분해효소를 억제함으로써 체중을 감소시킨다. 식사와 함께 꾸준히 복용하면 상당한 체중감량 효과가 있고, 혈중 지질대사와 포도당 내성도 개선시키는 효과가 있지만, 지용성 비타민의 흡수를 방해하므로 이의 보충이 필요하다. 아쉽게도 이들 약들은 아직 비정형 항정신병제와 연관된 비만에서의 효능이나 안전성에 대해 검증된 자료가 없는 형편이다(Werneke 등, 2002).

그 밖에 cellulite, 한약, 식이섬유, 이뇨제, 하제, hCG(Human Chorionic Gonadotropine)는 효과가 없으며, 암페타민과 phentermine은 습관화될 위험과 정신병 증상 악화의 가능성 때문에 위험하다. Fenfluramine과 dexfenfluramine은 정신증상을 악화시키고 심장판막 질환을 유발할 수 있기 때문에 시판이 금지되었다. 에스트로겐 억제제인 tamoxifen이 동물실험에서 체중증가를 예방하는 역할이 있는 것으로 알려졌지만, 외음부 가려움증, 메스꺼움 등의 부작용을 감안하면 정신병 환자의 비만치료제로 사용될 가능성은 적다. 이 외에도 leptin, cholecystokinin, β_3-agonist 등이 연구단계에 있다. 비만의 각 기전에 상응하는 약물치료 방법을 표 4-10에 요약하였다.

4) 당뇨병

정신분열병 환자는 일반인보다 포도당 내성 장애, 인슐린 저항성, 즉 제2형 당뇨병의 빈도가 높다(Ryan과 Thakore, 2002; Lean과 Pajonk, 2003). 이러한 이상이 항정신병제에 의한 것인지, 정신분열병 자체에 의한 것인지는 현재까지도 논란이 끊이지 않는다. 항정신병제가 사용되기 전인 1920년대에 이미 정신분열병 환자에서 포도당 대사 장애가 많다는 것이 알려졌지만, 정신분열병이나 당뇨병에 대한 진단기준이 현재와는 많이 달랐기 때문에 글자 그대로 받아들이기엔 무리가 있다. 최근 조사에 따르면, 약물을 한 번도 복용하지 않은 정신분열병 환자에서 포도당 내성 장애의 빈도가 15%에 달하고, 혈당과 인슐린의 평균 농도도 일반인보다 높다고 한다(Ryan 등, 2003).

1950년대에 이미 phenothiazine계 항정신병제가 고혈당을 일으킬지 모른다는 주장이 있었으나, 임상의와 환자들의 주목을 받기 시작한 것은 비정형 항정신병제인 클로자핀과 올란자핀 투여 환자에서 집중적으로 당뇨병 발생 사례가 보고되면서부터이다. 개중에는 물론 약물 때문에 새로 생겼다기보다는, 투약 전부터 있었던 당뇨병이나 포도당 내성 장애가 투약 후 혈당치를 자주 조사하면서 드러난 경우도 있었겠지만, 아마 이는 소수에 국한되었을 것이다(Buse, 2002). 항정신병제가 기존 당뇨병 증상을 악화시키고, 새로이 포도당 내성 장애와 제2형 당뇨병을 유발시키며, 심한 경우 당뇨성 케톤산 혈증 및 오스몰 과다성 혼수(hyperosmolar coma)까지도 초래한다는 증례보고와 역학조사는 끊임없이 발표되고 있는데, 아직까지 무작위 대조군을 두고 장기간 전향적으로 연구한 임상시험이 없다는 게 아쉽다.

(1) 기전

항정신병제가 당뇨병을 유발하는 기전 역시 명확하게 밝혀진 바 없이 몇 가지 가설만이 제시되고 있다. 제2형 당뇨병은 인슐린 분비의 감소와 함께, 말초조직의 인슐린 저항이 증가됨으로

표 4-10 체중증가의 기전 및 각 기전에 해당되는 치료법

기 전	영 향	체중감소 방법	치료약물
세로토닌 길항	식욕증가	세로토닌 수용체(5-HT_{2C}) 자극	Sibutramine, fluoxetin
도파민 길항	식욕증가	D_2, D_3 수용체 자극	Amantadine
노르아드레날린 길항	진정, 에너지 소비 감소	에너지 소비 촉진	Sibutramine, fluoxetine
히스타민(H_1) 길항	식욕증가, 진정		
아편류 작동	식욕증가 및 음식 갈망	아편류 길항	Naltrexone
인슐린 저항성	고지혈증, 고혈압, 여성에서는 안드로겐 증가로 체중증가 유지	인슐린 민감도 개선	Metformin, orlistat, sibutramine, fluoxetine
고프로락틴 혈증	여성은 안드로겐 증가로 에스트로겐의 체중감량 영향 감소, 남성은 테스토스테론 감소로 체중증가	에스트로겐 증량 또는 에스트로겐 수용체 자극	Estrogen, tamoxifen
항콜린 작용	목마름으로 설탕이 든 음료 섭취	콜린 수용체 자극	콜린 작용제
H_2 자극	음식 섭취로 위염 증세 완화하고자 함, 식욕증가	H_2 차단	Cimetidine, nizatidine
백색 지방조직의 지질단백-지질분해효소 증가	지방축적 촉진	백색 지방조직에서의 지질단백-지질분해효소 억제	Estrogen, tamoxifen, topiramate
갈색 지방조직과 골격근으로의 지질단백-지질분해효소 활성 저하	에너지 소비 감소, 지방축적 촉진	갈색 지방조직의 지질단백-지질분해효소 활성화	Estrogen, tamoxifen, topiramate, sibutramine
글루타민 활성	음식 섭취 증가, 에너지 소비 감소	글루타민 활성 약화	Amantadine, topiramate

써 발생한다(Henderson 등, 2000). 인슐린 분비 저하의 기전으로는 항정신병제가 칼슘의존적 칼륨통로를 억제하여 인슐린 분비를 방해한다는 설(Koren 등, 1997)과, 약물이 직접 또는 α_2 수용체를 통하여 간접적으로 췌장 섬세포(pancreas islet cell)에 손상을 입힌다는 설(Martin, 1992)이 있다. 한편, 인슐린 저항 증가의 기전으로는 체중증가와 복부비만 때문이라는 주장(Haupt와 Newcomer, 2001), 항정신병제가 포도당 운반체에 직접 결합하여 기능을 억제함으로써 세포 내로 포도당이 유입되는 것을 방해한다는 주장(Dwyer 등, 1999), 그리고 항정신병제가 IGF-I(Insulin like Growth Factor-I), 성장호르몬, 프로락틴과 같은 호르몬에 영향을 끼침으로써 간접

적으로 인슐린 저항성을 높일 것이라는 가능성이 제시된 바 있다(Foss 등, 1995; Melkersson 등, 1999). 이 밖에 5-HT_{1A} 수용체 길항작용을 통해 고혈당에 대한 췌장 β-세포의 반응성을 떨어뜨린다는 가설도 있지만, 비정형 항정신병제는 5-HT_{1A}뿐 아니라 혈당 강하를 유발하는 5-$HT_{2A/2C}$ 수용체도 차단한다는 점에서 설득력이 부족하다. 여하튼, 항정신병제에 의해 인슐린 저항성이 증가하면, 처음에는 췌장의 β-세포가 인슐린 생성을 늘리다가, 나중에는 β-세포가 과부하에 걸려 기능이 떨어지면서, 인슐린 저항성 증가와 인슐린 분비 저하가 겹쳐지는 것으로 보인다.

앞에서 언급한 바대로 체중증가, 특히 복부비만은 인슐린 저항성을 높임으로써 당뇨병 발생에 영향을 미친다. 체중증가가 심한 클로자핀과 올란자핀이 역시 당뇨병 발생 위험도 가장 높다는 사실이 이를 지지한다. 그러나 체중변화가 없거나 오히려 감소한 환자에서도 당뇨병이 발생할 수 있고, 항정신병제 복용을 중단하면 바로 체중이 빠지는 것도 아닌데 당뇨병이 좋아진다는 점에서 이러한 설명은 한계를 가진다(Lean과 Pajonk, 2003). 당뇨병이 발생한 환자의 일부에서 급성 췌장염이 같이 보고됨에 따라 췌장의 직접적 손상이 원인으로 거론되기도 하지만, 대부분의 환자는 초기에 고인슐린 혈증을 보이므로 전후 관계가 맞지 않는다. 그 밖에도 진정작용으로 인한 운동량의 감소, 혈중 leptin의 증가, 고지혈증에 의한 인슐린 저항성 증가도 기전으로 생각해 볼 수 있다(Lambert 등, 2003).

(2) 위험요인

당뇨병의 과거력 및 가족력, 높은 BMI, 남성, 50세 이상, lithium 병용 등이 당뇨병 발생의 위험인자로 꼽히고 있다. 특히 비만은 그 정도도 문제겠지만, 그보다는 지속기간이 더 위험한 요인이다. 고혈압, 낮은 고밀도 지질단백(High Density Lipoprotein, HDL), 높은 중성지방, 우울증 및 양극성 장애, 알츠하이머 병 등도 위험요인이다(Henderson, 2002).

Sernyak 등(2002)이 38,000여 명의 외래 환자를 대상으로 조사한 바에 의하면, 약물에 의한 당뇨병 발생률은 비정형 항정신병제 투여군에서 정형 항정신병제 투여군에 비해 9% 정도 높았으며, 그 중에서도 클로자핀, 올란자핀, 퀘티아핀이 특히 문제였고, 리스페리돈은 정형 항정신병제와 비교해 큰 차이가 없었다. 그러나 조사대상을 40세 이하로 제한하면, 개개 비정형 항정신병제 간의 차이는 소멸되었다. 당뇨병을 가장 잘 일으키는 항정신병제는 뭐니뭐니해도 클로자핀과 올란자핀이다. Henderson 등(2000)이 클로자핀 투여 환자를 60개월간 추적 조사한 자료에 따르면, 82명의 환자 중 43명(52.4%)이 적어도 한 번 이상 금식 혈당치가 140mg/dl 이상으로 상승하였으며, 25명(30.5%)은 내과 의사로부터 제2형 당뇨병으로 진단을 받았다. 진단받은 25명 중 14명이 경구 혈당 강하제로 치료받았으며, 4명은 결국 인슐린을 투여받아야만 했다. Kolle와 Doraiswamy(2002)가 올란자핀 투여중 당뇨병이 발생한 237명에 대해 조사한 바에 따르면, 188명이 새로이 진단된 당뇨병이었고 44명은 기존 당뇨병이 악화된 경우였다. 그 중 80명에서 심각한 합병증인 케톤증까지 발생하였고, 41명은 혈당치가 1,000mg/dl 이상까지 올랐다. 결국 237명의 환자 중 15명이 사망하였다. 대부분은 투약 6개월 내에 발병하였고, 많은 예에서 체중증가가 동반되었다. 70~80%의 환자에서 올란자핀을 중단하면 증상이 호전되다가 다시 사용하면 악화되는 것으로 보아 올란자핀이 원인이었다는 것은 의심의 여지가 없다. 국내에서도 김양래 등(2001)이 올란자핀 투여 환자를 6주간 추적 조사하여 혈장 인슐린과 공복시 혈당이 증가함을 보고하였고, 노명선 등(2002)은 당뇨병의 위험인자가 없던 환자에서 클로자핀 또는 올란자핀을 수개월 사용한 후 당뇨병으로 진전된 일련의 증례들을 보고하였다. 퀘티아핀 복용 후 새로 발병한 증례도 보고되었다(Sobel 등, 1999; Procyshyn 등, 2000). 또한, 리스페리돈, fluoxetine, trazodone을 병용한 환자에서 새롭게 당뇨병이 발생하였는데, 리스페리돈을 중단하니 호전되었다는 보고가 있다(Croarkin 등, 2000). 아직까지 아미설프라이드, 아리피프라졸, 지프라시돈, 조테핀이 당뇨병과 연관되었다는 보고는 없는데, 이들 약물을 대상으로 한 공식 연구가 없기 때문인지, 아니면 실제로 당뇨병 유발의 위험성이 없는 것이지 결론을 내리기 어렵다(Taylor 등, 2003).

정신분열병 환자에서 특히 기분증상이 겹쳐 있을 때는 한 가지 이상의 약을 병용하는 경우가 많다. 병용투여시 자주 사용하는 lithium, valproate, SSRI, buspirone 역시 포도당 내성 장애의 가능성을 높이므로, 이런 약을 투여할 때는 당뇨 발생의 가능성을 특히 염두에 두어야 한다(Hedenmalm 등, 2002).

(3) 예방과 치료

당뇨병이 적절하게 치료되지 않으면 다양한 합병증을 초래하므로 무엇보다 조기 발견이 중요하다. 따라서 비정형 항정신병제를 복용하는 환자가 어느 순간부터인가 소변량이 많다, 배가 고프다, 피로하다는 증세를 호소하기 시작하면, 당뇨병의 가능성을 검토하는 것이 좋다. 비정형 항정신병제를 투여하기 전에 공복 혈당과 지질 농도를 재고, 투여 6주 후에 반복 검사를 한 뒤, 이후 3개월마다 공복 혈당을 정기적으로 측정하는 것이 좋다. 일부에서는 더 자주 검사할 것을 권하지만(Naber 등, 2002), 대체로는 체중증가 등 다른 위험요인이 겹쳐 있지 않는 한 이보다 더 자주 검사할 필요는 없다고 본다(Marder 등, 2002). 미국정신의학회(2004)에서는 치료 시작 후 4개월째와 이후 매년 공복시 혈당이나 HbA1c를 측정하도록 권한다. 대부분 투여 6개월 내에 발생하지만, 투여한 지 24개월이 지나서 당뇨병이 생긴 경우도 있었으므로 장기간 꾸준히 검사하는 것이 좋다. 가족력이 있는 환자에게는 투약 전에 포도당 내성 검사(glucose tolerance test)를 권한다.

미국당뇨병협회(2001)에서 제시한 진단기준(표 4-11)에 의하여 당뇨병으로 확진하기 위해선 다음 세 가지 기준 중 하나가 맞고, 다음 날 검사를 다시 시행했을 때에도 하나 이상의 기준이

맞아야 한다. 세 가지 기준이란, 첫째, 임상증상(다음증, 다뇨증, 이유가 분명하지 않은 체중감소)이 있으면서 식사와 무관하게 측정한 혈당이 200mg/dl 이상이거나, 둘째, 8시간 이상 공복상태에서 혈당이 126mg/dl 이상이거나, 셋째, 포도당 75g을 탄 물을 마시고 시행한 경구 포도당 내성 검사에서 2시간 후 측정한 혈당이 200mg/dl을 초과하는 것이다. 최근 2~3개월간의 혈당상태를 반영하는 HbA1c는 치료지침으로는 이용하지만 진단기준으로는 사용하지 않는다.

비정형 항정신병제를 복용한 후 당뇨병이 초래되었다면, 다른 제제로 교체하는 것이 원칙이다. 혈당은 대부분 원인이 된 약물을 끊은 지 2~3주 내에 정상화되는데, 혈당 강하제나 인슐린을 같이 사용하면 2~3일 내에 호전되기도 한다. 일부 환자는 원인 약물을 중단한 후에도 고혈당이 지속되나, 대부분 그 정도가 약해 쉽게 치료될 수 있는 정도이다(Lean과 Pajonk, 2003). 원인 항정신병제를 재투여하면 다시 혈당이 올라갈 가능성이 높다. 치료저항성 정신분열병 환자에게 클로자핀을 사용하여 당뇨가 발생했을 때는 다른 대안이 없기 때문에 문제가 될 수 있다. 이 때는 클로자핀의 용량을 줄이고, 적절한 운동을 시키는 방법밖에는 적절한 대안이 없다.

물론, 건강한 식사와 규칙적인 운동이 우선이겠지만, 조절이 잘 안 될 때는 약물치료를 병행한다. 치료가 잘 진행되는지는 HbA1c가 7% 이하로 유지되는지를 기준으로 삼으며, 치료를 하는데도 불구하고 계속 8%가 넘는다면 치료방법을 재고하여야 한다. 당뇨병을 치료할 때는 심혈관계 위험도를 줄이기 위한 혈압조절, 혈중 지질농도 조절, 금연 등이 함께 고려되어야 한다. 또한, 당뇨병의 합병증을 조기에 발견하기 위해 단백뇨 검사, 안저 검사, 말초신경 검사 등을 주기적으로 시행하기를 권한다.

약물치료로는 전통적으로 인슐린을 직접 피하 주사하는 방법과, sulfonylurea 등의 경구 혈당강하제를 투여하는 방법이 사용되어 왔다. 최근에는 기능과 부작용이 개선된 새로운 약제들이 선보인바, 특히 간에서의 작용이 강한 metformin, 근육 및 지방세포에서의 작용이 더 왕성한 thiazolidinediones, 탄수화물의 흡수를 늦추는 α-glucosidase 억제제, 인슐린 분비 자극제인 meglitinides 등의 사용이 늘고 있다. 이들 당뇨병 치료제가 항정신병제와 유의한 약물 상호작용을 일으킨다는 증거는 아직 없으나, thiazolidinedione계 약물은 체중을 증가시킬 수 있으므로 일차 선택제는 아니다(Baptista 등, 2004).

표 4-11 당뇨병의 진단기준(미국당뇨병협회)

- 임상증상(다뇨증, 다음증, 체중감소) + 불시 측정 혈당 ≥200mg/dl
- 공복시 혈당 ≥126mg/dl
- 경구 포도당(75g) 부하 2시간 후 혈당 ≥200mg/dl

5) 지질대사 장애

정형 항정신병제 중에서 phenothiazine 계열 약들은 butyrophenone 계열 약이나 위약과 비교할 때, 저밀도 지질단백(Low Density Lipoprotein, LDL)을 증가시키고 고밀도 지질단백(HDL)을 저하시키며, 총 콜레스테롤 농도와 함께 중성지방 농도를 증가시킨다. 이러한 사실은, 당뇨와 마찬가지로 클로자핀 복용 환자에서 고지혈증이 자주 관찰된다는 사실이 발표되면서부터 체중증가와 함께 조명을 받기 시작하였다. 항정신병제를 복용하는 상당수의 환자는 과체중에 흡연, 운동부족 등 위험인자를 많이 갖고 있는데, 여기에 지질대사 장애(dyslipidemia)까지 겹치면 심혈관 질환 이환율 및 사망률이 상당히 높아질 수 있다. 따라서 체중증가, 당뇨, 지질대사 장애는 전반적인 대사장애의 관점에서 종합적으로 파악하고 경과를 관찰해야 한다.

Ghaeli와 Dufresne(1996)은 클로자핀 투여 후 총 콜레스테롤 농도는 큰 차이가 없었지만 중성지방 농도가 뚜렷이 증가되었다가 리스페리돈으로 교체한 뒤 정상화된 4명의 증례보고를 하였다. 이후 클로자핀 사용 후 중성지방이 증가한다는 보고가 반복적으로 이어졌고, Sheitman 등(1999)은 올란자핀을 16개월간 투여하면 중성지방이 약 40% 증가하지만 콜레스테롤은 증가하지 않았다고 보고하였다. 이어서 Osser 등(1999) 역시 중성지방이 증가했음을 보고하면서 체중증가와 중성지방 증가 간에 연관성이 있다고 주장하였다. 그러나 이후의 조사에 의하면, 체중과는 별도로 중성지방이 증가한다는 것이 알려졌으며, 또한 이러한 현상은 퀘티아핀에서도 나타나지만 리스페리돈이나 지프라시돈으로 교체하면 정상화된다는 것도 알려졌다. Lindenmayer 등(2003)이 조사한 바에 의하면, 클로자핀과 올란자핀은 비록 정상범위를 넘어서게 하지는 않지만 콜레스테롤 농도도 증가시켰는데, 클로자핀의 경우엔 체중증가와 연관이 있었다.

이러한 중성지방의 증가는 개인차가 있지만 대개는 1년 안에 일어나며, 1년이 지나면서 농도가 약간 감소한 뒤 변동 없이 유지되는 양상을 보인다. 따라서 중성지방 농도가 아주 높지 않다면, 안정화될 때까지 기다리면서 체중을 줄이고 포화지방 섭취를 제한하도록 권유하면 된다. 그렇지만 중성지방 농도가 500mg/dl을 넘어서면 관상동맥 질환과 췌장염의 위험성이 높아지므로 바로 치료를 해야 한다. 식이요법으로 술과 탄수화물의 섭취를 줄이고, 혈중 지질을 감소시키는 약물을 사용하는 것이 도움이 된다. 올란자핀을 복용하는 환자에서 gemfibrozil이나 pravastatin을 같이 처방하면 중성지방 증가를 미리 막을 수 있다고 하나(Osser 등, 1999), 정신병 환자에서 안전한지는 아직 알려지지 않았다. 일부 지질 감소 약물은 CYP3A4에 의해 대사되므로 퀘티아핀이나 지프라시돈과 병용할 때 조심하여야 한다. 관상동맥 질환의 위험을 줄이기 위해 소량의 아스피린을 처방하는 것도 도움이 된다(Koponen 등, 2002).

6) 다음증과 물중독

(1) 임상양상과 진단

정형 항정신병제를 사용하던 시절의 조사에 의하면, 만성 정신분열병 입원 환자의 60%에서 수분 불균형과 다뇨증이 관찰되며, 이 중 5~10%는 과다하게 물을 마시는 다음증-저나트륨 혈증 증후군에 해당하였다(Vieweg 등, 1994). 국내에서 조사한 다음증(polydipsia)의 유병률은 3.8%(오동열과 서현주, 1999)에서 35.9%(김차식 등, 1996)로 편차가 크다. 만성 정신분열병 환자의 체중이 하루중에도 심하게 변할 경우, 이는 수분균형 장애와 상관이 있으며, 다음증-저나트륨 혈증을 의심해 보아야 한다(Vieweg 등, 1989). 일반적으로 하루에 3*l* 이상의 수분을 마시는 것을 다음증이라고 정의한다.

다음증은 여러 가지 신체 합병증을 일으킬 수 있고, 물중독으로 이어져 사망까지 초래할 수 있다. 두통, 시력저하, 쇠약감, 구역, 구토 등이 급성 증상이며, 심해지면 설사, 침흘림, 고열, 저나트륨 혈증, 무한증(anhydrosis), 착란, 불안, 자극과민성, 졸리움이 나타난다. 나트륨 농도가 120mmol/l 이하로 떨어지면 경련발작, 혼수에 이어, 폐색전증이나 뇌부종으로 사망할 수 있다. 만성증상으로는 장과 방광의 확장, 수신증(hydronephrosis), 신부전, 심부전 등이 올 수 있다. 특히 아미설프라이드는 신장을 통해 배설되므로 신기능이 나빠지면 혈중농도가 상승하게 된다.

정신병 환자에서 보이는 다음증-저나트륨 혈증을 무조건 항정신병제 때문이라고 단정하기에는 무리가 있다. 불안이나 입마름에 의한 다음증, 정신병 악화시의 일시적 항이뇨 호르몬(Antidiuretic Hormone, ADH) 분비 증가 등을 감별할 필요가 있으며, 다른 병용 약물 역시 원인이 될 수 있다. 저나트륨 혈증의 원인으로 가장 많이 언급된 약물은 항우울제와 carbamazepine이며, 비정형 항정신병제 중에서는 클로자핀, 올란자핀, 리스페리돈, 퀘티아핀이 거론되었다(Madhusoodanan 등, 2003). 미국 FDA에 자발적으로 보고된 다음증-저나트륨 혈증 사례 중 정형 항정신병제가 원인이 된 경우는 123예인 데 비해, 비정형 항정신병제는 185예였다. NMS가 병발한 세 건의 증례가 있는데, 저자는 저나트륨 혈증을 NMS의 유발인자로 해석하였다(Epelde, 2002). 전형적인 ADH 부적합 분비 증후군(Syndrome of Inappropriate ADH Secretion, SIADH) 환자는 혈중 ADH 농도가 높고 수분섭취량이 많지 않은 반면, 정신과 환자에서 보이는 다음증에서는 ADH가 높지 않은 반면 수분섭취량이 지나치게 많다는 차이점이 있다(Vieweg 등, 1994).

(2) 치료

일반적으로 저나트륨 혈증의 치료에는 수분섭취를 제한하고 염분을 공급하는 방법을 사용하지만, 저나트륨 혈증을 갑자기 교정하면 뇌교나 피질하 백질의 탈수초화(demyelination)가 일어나 연수마비(bulbar palsy), 사지마비가 초래되거나 사망할 수도 있다(Tanneau 등, 1994). 스포츠 음료를 치료에 이용한 보고가 있지만(이영식 등, 1992), 역시 일시적인 효과뿐이다. 따라서 항경련제를 예방적으로 투여하면서 수분제한을 통해 서서히 전해질 이상을 교정하는 것이 원칙이다. 만성인 경우에는 심한 정신병적 증상이 원인인 경우가 많기 때문에 정신병 자체에 대한 치료를 우선하는 것이 원칙이다.

신장에 대한 ADH의 작용을 차단하는 demeclocyclidine을 치료제로 사용하기도 하며, lithium 역시 ADH 길항작용을 가지므로 시도해 볼 수 있다. 특이한 점은, 클로자핀으로 물중독을 호전시켰다는 보고가 있는데(Lee 등, 1991; Spears 등, 1993), 물중독의 원인인 정형 항정신병제를 끊어서 그런 것인지, 클로자핀 자체의 효과인지는 분명하지 않다.

7) 갑상선 기능 이상

아미설프라이드는 갑상선 자극호르몬(Thyrotropine Releasing Hormone, TRH) 농도를 50%가량 증가시킨다. 퀘티아핀은 용량에 비례하여 총 T4와 해리 T4의 농도를 저하시키지만, TRH 농도에는 영향을 주지 않으며, 고용량에서는 총 T3도 떨어뜨린다. 치료 시작 수일 내에 발생하지만, 진행성은 아니며, 기전은 잘 모른다(Arvanitis 등, 1997). 따라서, 이들 약제를 처방받는 환자는 모두 투약 전과 투약 후 첫 3개월 동안은 매달, 이후에는 3개월마다 갑상선 기능을 검사할 것을 권장한다(Naber 등, 2002).

4. 자율신경계 부작용

1) 심혈관계

최근 조사에 의하면, 정신분열병 환자는 일반인에 비해 심혈관계 질환의 이환 가능성이 높고, 순환계 질환으로 인한 사망 위험률도 33%가량 높다고 한다. 그 이유로 지목되는 것은 흡연, 앉아 있는 시간의 증가, 식이불량 및 물질남용 등이며, 이와 더불어 항정신병제도 위험요인으로 거론된다.

항정신병제가 심혈관계에 영향을 주는 기전은 수용체 차단, 전도장애, QTc 간격 연장, 좌심실 기능장애, 동결절(sinus node) 이상, 심근염, 체위성 저혈압 등으로 다양한데, 그 중에서도 QTc 간격 연장은 예측하기도 힘들고 치료대책도 마땅하지 않으면서 치명적인 심실빈맥성 부정맥(torsades de pointes)을 유발할 가능성이 있어 매우 중요하다(Ames 등, 2002).

빈맥은 그 자체가 심혈관 질환의 위험인자는 아니지만, 환자에게 불편을 줄 수 있다. 항정신병제에 의한 항콜린 작용이 주된 기전이며, 혈중 노르아드레날린의 증가, 혈압 저하에 따른 보상성 기전 등도 관련된다. 클로자핀 복용 환자의 25%가량에서 나타나고, 리스페리돈, 올란자핀, 퀘티아핀, 지프라시돈에서도 약 2~7%의 범위에서 발생한다(Feinstein, 2002). 대개는 일시적인 현상으로서 치료를 요하지 않지만, 지속적일 경우에는 β-차단제를 투여한다.

2) 혈압 변동

(1) 기전과 위험요소

항정신병제는 α_1-아드레날린성 수용체를 차단하여 말초혈관을 확장시키므로 동맥혈압을 낮추며, 중추와 말초의 항아드레날린 효과와 항히스타민 효과에 의해 정맥혈압 역시 낮추므로, 기립성 저혈압 또는 오래 서 있을 때 저혈압 증상을 느끼는 체위성 저혈압을 초래할 수 있다. 노인과 여성 및 고혈압이나 심혈관 질환 경력자에서 일어나기 쉽다. 투약 전에 이미 서 있을 때와 앉아 있을 때 혈압이 10mmHg 이상 차이가 나거나, 현재 고혈압 치료제나 이뇨제를 복용중인 환자는 매우 조심하여야 한다. 항정신병제의 알레르기 반응으로 고혈압이 발생할 수 있는데, 이는 극히 드문 현상이다(Barnes와 McPhillips, 1999).

(2) 비정형 항정신병제에서의 빈도

기립성 저혈압은 비정형 항정신병제 중에서도 특히 α_1-차단 효과가 큰 클로자핀, 리스페리돈, 소네핀, 궤디아핀, 서틴돌 등이 잘 유발한다. 반면, 올란자핀, 지프라시돈에서는 드물고, 아미설프라이드는 일으키지 않는다. 대개는 치료 초기 증량 과정에서 주로 발생하며, 대부분은 4~6주 지나면서 내성이 생기지만, 일부 환자는 치료기간 내내 지속되기도 한다.

드물지만 클로자핀, 리스페리돈, 올란자핀, 퀘티아핀 투여 후 일시적인 고혈압이 올 수 있다(Feinstein, 2002). 대개 치료 시작 1개월 내에 용량에 비례하여 나타나며, 특히 SSRI를 병용할 경우에는 의식변화를 동반하는 심한 증례까지 올 수 있다. 감량하거나 투약을 중단하면 바로 호전된다.

(3) 예방과 치료

저혈압이 오면 대뇌 혈류 감소에 따라 어지러움, 실신, 눈앞이 캄캄해지거나 뿌옇게 변하는 현상, 목과 머리의 불편감 등을 초래한다. 누워 안정하면 대개 1~2분 내에 회복되지만, 노인 환자나 신체평형에 장애가 있는 환자에서는 낙상 및 골절을 유발하기도 한다. 대책으로는 항정신병제 투어 초기와 증량시 혈압을 자주 측정하고 서서히 증량하는 수밖에 없으며, 특히 역가가 낮은 클로자핀과 쿼티아핀은 체위성 저혈압과 빈맥을 유발하므로 정기적으로 혈압과 맥박을 측정해야 한다(Marder 등, 2002).

기립성 저혈압인 경우에는, 일어날 때나 욕조에서 나올 때 갑자기 일어나지 말고 천천히 자세를 바꾸며, 자세 변환 후 잠깐씩 다리를 앞뒤로 흔들어 주도록 교육시킨다. 저혈압이 자주 있는 환자에게는 탄력 스타킹을 신기고 염분 섭취를 늘리도록 교육시킨다. 어지러움을 심하게 호소하거나 쓰러진 경우에는, 환자를 가로 누이고 다리를 머리보다 높게 들어 올린다. 필요하다면 수액을 정주하고, 노르에피네프린 같은 교감신경 자극제나 ergotamine 유도체를 처방한다. 단, α-와 β-노르아드레날린 수용체에 동시에 작용하는 에피네프린은 더 심각한 저혈압을 초래할 수 있으므로 사용하면 안 된다. 저혈압이 지속될 경우에는 예방적으로 fludrocortisone, α_1-효현제, 비스테로이드성 소염제, 카페인 또는 SSRI를 처방할 수 있다. 비정형 항정신병제의 투약 초기, 특히 SSRI를 같이 처방할 경우에는 고혈압이 유발되는지도 눈여겨 볼 필요가 있다.

3) 심전도 이상

항정신병제에 의해 동성 빈맥(sinus tachycardia), QRS-복합체 확장(심실의 전도 이상을 시사)과 방실 차단(심방-심실 간 전도의 지연), T파 변화(depression, widening, notching, inversion, flattening), U파 출현(재분극 과정의 이상) 및 QTc 간격의 연장 등 다양한 심전도 이상이 나타날 수 있는데, 그 중에서도 QTc 간격의 연장이 가장 문제가 된다. 1996년 서틴돌 사용 후 발생한 12건의 급사가 QTc 간격 연장과 관련됨으로써 경각심을 불러일으켰고, 이듬해에는 thioridazine, mesoridazine, pimozide가 시판 보류 또는 경고를 받았다. 새로운 항정신병제인 지프라시돈의 시판이 늦어진 이유도, 미국 FDA가 QTc 간격 이상에 대해 집중적인 자료 보충을 요구하였기 때문이었다.

(1) QTc의 의의

QT 간격이란 심전도에 나타난 탈분극(Q파) 시작에서 재분극(T파) 완료 시점까지를 의미하는 지표이며, 심장수가 빨라지면 QT 간격은 줄게 되므로 이를 보정한 값이 QTc(corrected QT)이다. 정상인의 QTc 간격은 대부분은 400msec 이하이고, 남성은 440msec, 여성은 470msec까지를 정상으로 간주한다. QTc 간격이 증가할수록 torsades de pointes의 위험성이 높아지며, QTc 간격이 500msec를 넘거나 항정신병제 투여 후 60msec 이상 더 늘어났다면 위험한 것으로 간주한다(Moss, 1993). Torsades de pointes(그림 4-4)는 칼륨 통로의 유전자 변이에 의해 선천적으로 오는 경우와, 칼륨 통로를 차단하는 약물에 의해 이차적으로 오는 경우로 나뉜다. 대부분 저절로 소멸되지만, 지속될 경우 어지러움, 두근거림, 실신 등을 일으키며, 심할 경우 심실세동을 초래

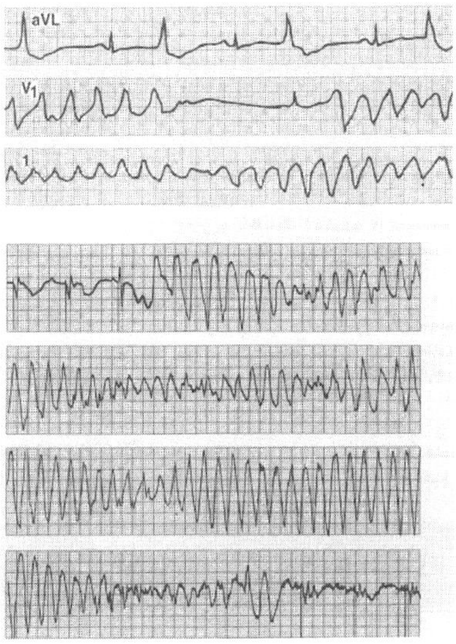

그림 4-4 Torsades de pointes

해 심장마비를 유발할 수 있다. 물론, 어떤 약물이 QTc 간격을 연장시킨다고 해서 반드시 torsades de pointes을 일으키는 것은 아니다. 따라서, QTc 간격 연장은 그 자체가 위험하다기보다는 일종의 경고 신호 역할을 한다고 하겠다. QTc 간격을 연장시키는 약물 중에서도 삼환계 항우울제는 탈분극과 관련된 나트륨 통로를 차단하기 때문에 torsades de pointes 유발이 적고 급사 가능성이 희박한 반면, thioridazine 등의 항정신병제는 재분극과 관련된 칼륨 통로를 차단하기 때문에 심실부정맥 및 급사의 위험성이 높다(Glassman과 Bigger, 2001).

(2) 비정형 항정신병제에서의 QTc 간격 연장

종류를 불문한 심전도 이상의 빈도는 phenothiazines계 약물에서는 무려 50%, pimozide에서 10%에 달하였으나, 비정형 항정신병제는 2% 정도이다(Peuskens와 De Hert, 1997). 비정형 항정신병제 중에서는 서틴돌이 가장 문제가 되어, 미국 FDA의 시판 허가에도 불구하고 해당 제약회사는 결국 시판을 포기하였다. 클로자핀도 심장에 심각한 문제를 유발하고, 리스페리돈도 증례보고가 있으나, 올란자핀, 퀘티아핀은 아직 torsades de pointes나 급사가 보고된 바는 없다(Glassman과 Bigger, 2001). 아미설프라이드와 아리피프라졸는 QTc에 영향을 주지 않는다. 미국 FDA가 6종의 경구용 항정신병제를 투여한 후 QTc 간격의 연장 정도를 비교한 자료(그림 4-5)에 의하면, thioridazine(35.8msec)이 최고였고, 그 다음으로는 지프라시돈(20.6msec), 퀘티아핀(14.5msec), 리스페리돈(10.0msec), 올란자핀(6.4msec), haloperidol(4.7msec)의 순서였다. 한편, 60msec 이상 QTc 간격이 연장되는 환자의 비율을 조사했을 때에도 thioridazine(29%), 지프

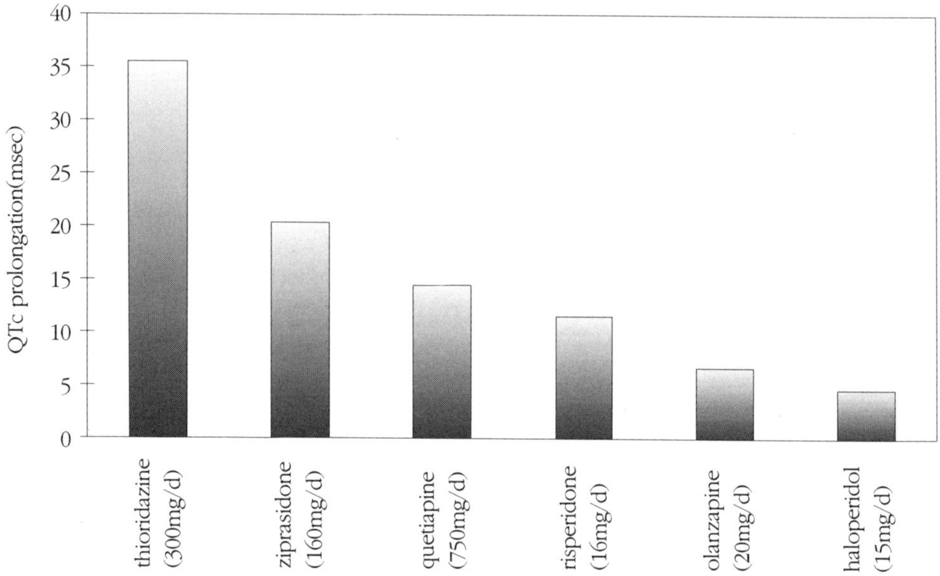

그림 4-5 각 항정신병약의 QTc 간격 연장 비교(괄호 안은 일일 투여 용량)

라시돈(21%), 쾌티아핀(11%)의 순서였고, 리스페리돈, 올란자핀, haloperidol은 훨씬 적었다(Witchel 등, 2003).

임상에서 흔히 문제가 되는 것은 QTc 간격을 증가시키는 항정신병제와, 심장에 부담을 주는 다른 약을 병용하거나, 항정신병제의 대사를 방해하는 약을 병용하는 경우이다. 항정신병제와 자주 병용되는 약물로서 심장에 부담을 주는 약은 부정맥 치료제, 고혈압 치료제, 항히스타민제, 항콜린제, 삼환계 항우울제, amantadine, lithium 등이다. 예를 들어, 미국 FDA은 지프라시돈과 같이 처방해서는 안 될 약으로, dofetilide, sotalol, quinidine 및 Ia, III급 부정맥 치료제, mesoridazine, thioridazine, chlorpromazine, droperidol, pimozide, sparfloxacin, gatifloxacin, moxifloxacin, halofantrine, mefloquine, pentamidine, arsenic trioxide, levomethadyl acetate, dolasetron mesylate, probucol, tacrolimus 등을 고시하였다. 한편, 삼환계 항우울제, carbamazepine, SSRI, nefazodone, β-차단제 등은 시토크롬 P450 대사에 영향을 주므로, QTc 간격을 대폭 연장시키는 항정신병제와는 병용을 피하는 것이 좋다(Brown 등, 2004)(표 4-12).

(3) 예방과 치료

예방이 최선의 방책이다. 항정신병제를 투여하기 전에 심전도를 점검한다. 특히, 지프라시돈, 클로자핀 등 QTc 간격을 연장하는 약물을 사용하고 있다면, 규칙적인 심전도 검사가 필수적이다. 심전도 검사에서 QTc 간격이 500msec 이상이라면, 당장 항정신병제를 중단하여야 한다.

표 4-12 QT 간격을 연장시키는 약품

기분조절제	lithium
말라리아 치료제	chloroquine, halofantrine, mefloquine, quinine
부정맥 치료제	amiodarone, bretylium, disopyramide, procainamide, quinidine, sotalol
최면안정제	chloral hydrate
위운동 촉진제	cisapride*
칼슘 길항제	prenylamide*, terodilline*
항생제	ampicillin, clarithromycin, erythromycin, grepafloxacin, cotrimoxazole, pentamidine, spiramycin
항우울제	amitriptyline, clomipramine, desipramine, doxepin, imipramine, nortriptyline
항정신병약	chlorpromazine, fluphenazine, haloperidol, pimozide, trifluoperazine, sertindole*, sulpiride, thioridazine, ziprasidone
항히스타민제	terfenadine*, astemizole*
기타	amantadine, cyclosporin, diphenhydramine, hydroxyzine, ketoconazole, nicardipine, tamoxifen

*시판 중단

QTc 간격을 연장시키는 항정신병제를 복용하는 환자에게는 실신, 현기증, 두근거림, 구역 등이 나타나면 바로 보고하도록 교육을 시켜서, 심혈관계 이상 여부를 조기에 발견할 수 있도록 해야 한다.

(4) 심근염/심근병증

클로자핀은 심근염(myocarditis) 또는 심근병증(cardiomyopathy)을 유발할 수 있다. 이러한 부작용은 약물 투여를 시작한 첫 6~8주에 잘 발생하는데, 치명적인 심근염이나 심근병증의 유병률은 호주에서는 1,300분의 1, 캐나다에서는 12,500분의 1, 미국에서는 67,000분의 1로 보고되고 있다(Taylor 등, 2003). Haloperidol, fluphenazine, 리스페리돈, 올란자핀, 지프라시돈, lithium 역시 심근염 또는 심근병증과의 관련성이 의심되고 있다(Coulter 등, 2001; Feinstein, 2002). 일종의 알레르기 반응이라 추정하지만, 인과관계를 확인하기엔 좀더 연구를 요한다. 편히 쉰 자세에서도 빈맥이 지속되고 열, 저혈압 또는 흉통이 있으면 심근염을 의심해 볼 수 있으므로 심장 전문의와 상의하기를 권한다.

(5) 정맥혈전 색전증

정맥혈전증(venous thrombosis)은 폐색전증(pulmonary embolism)을 유발하여 사망을 초래할 수 있으며, 다리의 피로감, 통증, 부종 및 변색을 초래하는 정맥염후 증후군(postphlebitic syndrome)을 유발하기도 한다. 노령, 유전성 혈액응고 장애, 운동부족, 수술, 비만, 임신, 정신 질환 등이 위험요인이며, 정형 항정신병제 특히 저역가 약물이 위험을 증가시킨다고 알려져 왔다. 1997년 클로자핀 사용 환자에서 폐색전증과 정맥혈전증이 보고되었다(Walker 등, 1997). 이후 클로자핀과 관련하여 스웨덴에서는 2000년까지 10여 년간 6건의 폐색전증과 6건의 정맥혈전증이 발생하여 이 중 5명이 사망하였고, 미국에서도 10년간 보고된 99예의 정맥혈전증 중 32예에서 치명적인 폐색전증이 확인되었다. 클로자핀을 복용 환자는 일반 인구에 비해 치명적인 폐색전증의 위험도가 20배에 이르는 것으로 추정되고 있으나, 워낙 발생률이 낮아 정확한 비율은 알기 어렵다(Walker 등, 1997). 이 외에 조테핀과 paroxetine을 병용한 70대 노인 2명에서 정맥혈전증이 보고되었고, 올란자핀을 투여받던 노인 3명이 심부 정맥혈전증(deep vein thrombosis)을 일으켰고, 이 중 두 명은 폐색전증도 의심되었던 사례가 보고되었다(Hagg과 Spigset, 2002; Hagg 등, 2003).

항정신병제가 혈소판 응집을 강화시키거나, 아드레날린 분비를 증가시켜서 혈액응고를 유발하거나, 항카디오리핀 항체(anti-cardiolipin antibody), 항인산화지질 항체(anti-phospholipid antibody) 농도를 증가시켜 혈전 생성을 촉진한다는 가설, 진정작용이나 비만에 의해 정맥 혈류가 정체되어 정맥혈전증이 잘 유발될 것이라는 가설이 제시되고 있다. 한편, 정신병 환자에서 흔한 흡연이나 신체강박도 위험요인으로 의심받고 있다(Thomassen 등, 2001; Hagg과 Spigset, 2002). 정맥혈전증의 유병률은 환자 2천~6천 명당 하나로 추정되며, 역시 치료 첫 3개월 내에 잘 발생한다. 비정형 항정신병제를 처방받는 환자가 가슴통증이나 호흡곤란을 호소한다면, 한 번쯤 의심해 보아야 한다(Kortepeter 등, 2002).

(6) 급사

급사란 증상이 나타난 뒤 1시간 이내에 사망하는 갑작스런 죽음으로서, 자살, 타살 또는 사고가 아니며, 임상적 조사나 부검에서 원인이 밝혀지지 않는 경우로 정의한다(Jusic과 Lader, 1994). 정신분열병 환자는 급사의 위험이 일반 인구에 비해 높은데, 질병 자체가 원인일 수도 있고, 높은 흡연율, 약물 부작용이 원인일 수 있다. 잘 통제된 역학조사에 따르면, 항정신병제와 급사 사이에는 모종의 연관성이 있는 것 같다. 항정신병제를 복용하는 환자는 일반인에 비해 급사율이 거의 2배에 이른다(Glassman과 Bigger, 2001; Haddad와 Anderson, 2002). 항정신병제를 투여받는 환자가 급사하는 원인으로는 말초혈관 확장으로 인한 저혈압과 심혈관 허탈, 호흡기 근육 운동곤란으로 인한 질식, 인후부 근긴장에 의한 기도폐색, 저체온증, 급성 심근염, 거대결장(megacolon)에 동반한 쇼크, 경련발작의 합병증 등이 거론되고 있지만, 아무래도 부정맥 등 심혈관계 질환이 가장 흔한 원인으로 지목된다(Haddad와 Anderson, 2002). 심혈관 부작용 위험이 높은 haloperidol, pimozide, sulpiride, droperidol, thioridazine은 급사를 유발할 가능성이 높다고 알려졌다. 그 빈도는 성별 및 나이도 관련되지만, 무엇보다도 심장질환의 동반 여부가 큰 영향을 준다. 따라서, 급사를 예방하기 위해서는 심혈관계 및 자율신경계 합병증을 예방하기 위한 노력이 필요하다. 노인이나 신체적으로 허약하거나 초조증상을 보이는 환자에서는 약물 용량을 최소화하고, 신체강박을 신중히 사용하며, 특히 날씨가 더울 때에는 적절한 수분공급과 체온조절에 주의해야 한다. 또한, 병용 약물을 줄여 복용 약물을 단순화하고, 심전도 변화나 전해질 균형을 주의 깊게 관찰하는 것이 필요하다.

5. 소화기계 부작용

1) 구강건조증

침분비는 부교감신경과 교감신경에 의해 조절된다. 부교감신경을 자극하면 저단백질의 침이 다량 분비되지만, 교감신경을 자극하면 침의 단백질 농도가 높아지면서 양이 적어져 입이 마르는 느낌을 주게 된다(Scully, 2003). 일반적으로 침 분비량이 줄면 구강건조증을 호소하지만 반드시 비례하지는 않으며, 불편감을 느끼는 정도는 개인차가 심하다. 구강건조증(xerostomia, dry mouth)은 입이 마르는 불편감에 그치는 것이 아니라, 혀와 입술이 갈라져 구음, 연하가 힘들어지며, 심하면 충치나 구강 캔디다증(oral candidiasis) 또는 다음증을 유발할 수 있다. 입마름을 줄이기 위해 탄산음료를 마시거나 사탕을 먹으면 치과질환이나 체중증가의 위험성이 커진다. 시간이 지나면서 적응이 되어 가는데, 침이 많이 나온다기보다는 불편감 호소가 줄어드는 것 같다. 수많은 약물이 입 안을 건조하게 만든다. 정신작용 약물로는 항콜린제, 교감신경 효현제, benzodiazepine, 아편 유사제, 수면제 등과 항정신병제가 입을 마르게 한다. 아마도 콜린성 M_3 수용체 차단이 가장 중요한 역할을 하는 것 같다. 그러나 불안이나 우울 때문에도 입 안이 마르고, 이 때는 침분비가 줄지 않는 것으로 보아, 심리적 요인에 의한 불편감도 중요한 역할을 하는 것 같다(Scully, 2003).

비정형 항정신병제는 정형 항정신병제에 비해 입마름이 적다고 하지만, 그래도 약 6~7%에서 보고된다. 쿼티아핀, 올란자핀, 리스페리돈에서 자주 보고되며, 과다 침분비가 문제되는 클로자핀 사용자도 종종 입마름을 호소한다. 대부분 원인 약물을 중단하면 증상이 없어지지만, 그럴 수 없는 형편이라면 자주 입을 헹구고 무설탕 껌이나 사탕을 물게 하며, 양치질제를 사용하여 위생을 철저히 하도록 교육시킨다. 입마름이 심할 경우 1% pilocarpine 용액으로 입 안을 여러 번 헹구거나, bethanechol chloride 5~10mg 정제를 입 안에서 녹여 먹으면 침분비가 증가한다.

2) 과다 침분비

클로자핀을 복용하는 환자의 약 30%에서 특히 수면중에 침을 많이 흘리는 부작용이 나타난다. 의학적으로 의미 있는 것은 아니지만 매우 귀찮은 부작용으로서, 보통 수개월이 지나면서 점차 호전되지만 지속되는 경우도 많다. 드물게 기도폐색과 흡인폐렴이 합병증으로 나타날 수 있다(Hinkes 등, 1996). 올란자핀에서도 보고된 바 있다(Perkins와 Mcclure, 1998).

침샘에는 α_1, α_2 아드레날린 수용체가 있는데, 클로자핀에 의해 이들 수용체가 억제되면 침의 양이 증가한다. 또한, 무스카린 M_4 수용체를 자극하여서도 침분비가 많아질 수 있다. 그러나 실제로 분비량을 객관적으로 측정해 보면, 환자의 침흘림 호소와 침 분비량 사이에는 직접적인 연관성이 없고, 클로자핀을 쓴다고 해서 침 분비량이 유의하게 늘어나는 것도 아니다. 따라서, 침 분비량 자체가 늘어난다기보다는 연하반사의 부전으로 인해 침이 입 밖으로 흐르게 되는 것 같다. 또한, 밤에 흔히 생기므로 침분비의 일중리듬 이상이 원인으로 거론되기도 한다(Ben-Aryeh 등, 1996; Rabinowitz 등, 1996).

아직 절대적 효과를 보이는 치료법은 없다. 클로자핀 용량을 감량하면 약간의 호전을 기대할 수 있다 하며, 잘 때 베개를 높게 하거나 베개에 수건을 깔고 자도록 함으로써 불편감을 다소 줄일 수 있다. 효과가 있다는 증례보고(Fritze와 Elliger, 1995) 이후 널리 사용되는 선택적 M_1, M_4 수용체 길항제인 pirenzepine은 아직 미국 FDA의 승인을 받지 못한 상태이다. 중추신경계의 α_2 효현제인 clonidine 패치가 효과적이라는 주장이 있지만(Grabowski, 1992), 혈압을 내리거나 우울증을 유발할 수 있다는 문제점이 있다. 아드레날린 α_1 길항제인 terazosin을 단독으로 또는 benztropine과 병용하여 효과가 있었다는 보고(Reinstein 등, 1999a)와, amitriptyline을 사용하여 효과적이었다는 보고도 있다. 그러나 계속 항콜린제를 쓰는 것은 바람직한 처방은 아니다. 이외에도 trihexylphenidyl, atropine, propranolol, desmopressin, glycopyrrolate와 propantheline 등이 효과적이었다는 증례보고가 있지만, 아직 체계적인 임상연구가 없다.

3) 변비

항정신병제의 항콜린 효과는 변비를 초래하는데, 특히 고령자나 여자, 우울증상이 겹친 경우, 신체활동을 잘 하지 않는 환자에서 잘 생긴다. 하루에 세 번에서 사흘에 한 번까지는 정상에 속하므로, 변비를 호소하는 환자에게 일률적으로 완화제를 투여하기에 앞서 매일 환자의 배변 유무와 양을 확인하는 것이 좋다. 협조가 되지 않는 환자나 장기간 배변 장애가 의심될 때는 단순복부촬영을 하여 장폐색, 분변박힘(fecal impaction)이 있는지를 확인한다. 섬유소가 많은 음식을 먹고 수분을 하루 900cc 이상씩 마시도록 권유하며, 아침 식사 후 화장실에 가는 습관이 붙도

표 4-13 변비 치료제

구 분	성분(상품명)	특징 및 주의사항
팽창성 하제 (섬유소 제제)	겨껍질, 한천, 차전자피, methylcellulose (무타실, 아락실)	위장관 협착, 장폐색, 분변 축적 및 결장 이완 환자는 금기, 장기 복용시 만성 변비 가능
윤활성 하제	Mineral oil, docusate	계면활성 작용으로 지방과 물을 섞어 변을 연하게 함.
염류성 하제	Magnesium염, phosphate염 콜론라이트 산	삼투압 유발로 장내로 수분 이동, 장 내용물 팽창 및 연동운동 촉진, 우유나 칼슘제와는 병용 금지
삼투성 하제	Lactulose, glycerin, sorbitol (듀파락, 레보락, 모니락)	혈중 및 대장 내 독소 제거 및 유산균 증식 효과, 심한 당뇨 환자에게는 금기
자극성 하제	Bisacodyl, anthraquinone, senna, castor oil(둘코락스, 메이퀸에스, 아락실)	장점막 자극하여 연동운동 촉진, 7세 이하 영유아 금기, 씹지 말고 삼켜야 하며, 우유나 제산제와 복용하면 안 됨. 장기간 투여시 장운동 장애

록 격려한다. 적당한 운동, 정서적 안정 및 심리적 지지도 변비의 치료와 예방을 위해 중요하다. 충분한 식이섬유 섭취에도 불구하고 변비가 지속되면, 대장운동 기능 검사를 고려하거나 약물을 처방한다.

변비약은 기전에 따라 팽창성, 삼투성, 염류성, 자극성 하제로 구분된다. 이들 약물은 가급적 최소량만을 투여하고, 투여 횟수를 점차 줄여서 며칠에 한 번씩 필요할 때만 복용하는 식으로 줄였다가 약을 완전히 끊는 방식으로 사용한다. 국내에서 시판되는 하제의 종류와 특징은 표 4-13과 같다. 만성 변비에는 팽창성 하제를 일차적으로 사용함이 원칙이나, 심한 경우에는 자극성 또는 염류성 하제를 수일간 추가한다. 하제의 만성적인 사용은 의존을 야기할 수 있으며, 이로 인해 체액과 전해질의 불균형, 지방변, 골연화, 비타민과 무기질의 결핍이 발생할 수 있다. 특히, 자극성 하제를 만성적으로 사용하는 것은 바람직하지 않다. 즉 무타실, lactulose는 장기 복용해도 큰 문제가 되지 않지만, 아락실, 둘코락스 등과 같은 자극성 하제와 $Mg(OH)_2$ 같은 염류성 하제는 장기간 복용하지 않는 것이 좋다. 입원한 환자에서 급성으로 변비가 나타났을 때에는 자극성 또는 염류성 하제를 3~4일 정도 투여하거나 글리세린 관장을 한다. 팽창성 하제는 변을 유도하는 데 7~8시간이 걸리기 때문에 취침 전에 복용하며, 자극성 하제를 제외한 나머지 하제는 수분을 많이 섭취하면서 복용해야 효과가 좋으므로 식전에 복용하는 것이 좋다.

4) 간, 담도계 부작용

과거 chlorpromazine은 드물게 알레르기 반응으로 담도 상피세포를 부풀게 함으로써, 일시적인 간효소 수치의 증가와 담즙 정체성 황달을 유발하였다. 클로자핀을 비롯한 비정형 항정신병제 역시 드물게 간기능 장애를 일으키는데, 독성인지 알레르기 반응인지 기전은 명확하지 않다. 정형 항정신병제 투여시 간기능 장애는 1~2%에서 나타나는데, 비정형 항정신병제는 이보다는 적다고 추정된다. 보통 특별한 증상 없이 혈액검사에서 AST, ALT, γ-GT, alkaline phosphatase 등의 수치가 상승하는 것으로 나타난다. 고용량, 노인, 알코올 남용, 비만, 간질환 과거력 등이 간기능 이상의 위험인자이다. 아미설프라이드는 간에서 대사가 이루어지지 않으므로 간질환이 있는 환자에서 최선의 선택이다(Coulouvrat와 Dondey-Nouvel, 1999).

보통 투약 후 2주부터 4주 내에 가장 자주 발생하지만(Naber 등, 2002), 투약 첫날 또는 17개월이 지나 보고된 예도 있다. 국내에서도 간 이상의 기왕력이 없던 환자에서 리스페리돈에 의해 발생한 간기능 이상이 투약 중단 후에야 회복하였고, 이후 리스페리돈을 재투여하였더니 다시 악화되었다는 보고가 있다(이해국 등, 1999). 간효소의 이상은 대개 2~4주 후에 정상화되므로 투약을 중단할 필요는 없으며, 주기적으로 간기능 검사만 하면 된다. 항정신병제를 새로 투여할 때 간기능 검사는 처방하기 전과 투약 1개월 후에 하고, 이후엔 매 6개월 내지 1년마다 하면 충분하나, 조테핀은 첫 3개월간 매달 검사할 것을 권한다(Naber 등, 2002). 간효소 수치의 이상만이 아니고 간염의 임상증세가 발현된 경우라면, 알레르기 가능성을 고려하여 그 약을 재투여해서는 안 된다.

5) 기타 소화기계 부작용

비정형 항정신병제는 위장관 운동을 감소시켜 복부팽만, 장폐색을 일으킬 수 있다. 항정신병제를 복용하는 환자가 모호하게 배가 아프다는 호소를 하거나 원인불명의 열이 있을 경우, 분변박힘을 의심해야 한다. 심한 경우에는 외과의 자문을 받는다.

췌장염은 대개 투약 시작 6개월 내에 발현하며, 고혈당, 산증(acidosis)을 유발할 수 있다. 한 조사에 따르면, 신고된 자료의 약 4분의 1에서 valproate가 병용투여되고 있었고, 원인 약물로는 클로자핀이 가장 많고 다음으로 올란자핀, 리스페리돈, haloperidol의 순서였다(Koller 등, 2003). 처방 건수당 비율로 따져 본다면, 비정형 항정신병제가 정형 항정신병제에 비해 췌장염을 잘 유발하는 것 같다.

항정신병제는 일반적으로 구역반사를 저하시켜 흡인(aspiration)의 위험성을 증가시킨다. 또한, 위식도 역류를 일으켜 가슴통증 및 구역, 구토를 유발할 수 있다. 위 배출시간 및 소장과 대장의 운동을 저하시켜 소화불량, 변비를 일으킨다. 비정형 항정신병제가 구역, 구토를 일으키는 빈도는 대체로 정형 항정신병제와 유사한데, 다만 지프라시돈은 좀더 흔하게, 올란자핀은 조금 적게 유발한다.

6. 비뇨기계 부작용

방광은 대뇌피질에 의해 수의적으로 조절이 가능한 유일한 내장 평활근 장기로서, 400~500ml 정도의 소변을 모아 두는 저장기능과 모인 소변을 일시에 배출하는 배뇨기능을 수행한다. 이 두 가지 기능을 수행하는 기능적 단위는 그물처럼 짜여져 방광벽을 이루는 배뇨근과, 불수의적 괄약근 역할을 하는 방광 경부, 수의적 조절을 하는 외요도 괄약근이다. 배뇨근은 부교감신경의 콜린 수용체와 교감신경의 β-수용체가, 방광 경부에는 교감신경의 α-수용체가 관여한다. 항정신병제를 복용하는 환자에서는 남녀 모두 소변을 참지 못함, 배뇨량 증가, 요실금이 나타날 수 있다.

1) 소변 저류

정확한 기전을 모르며, 항콜린 작용으로만 설명할 수는 없다. 전립선에 문제가 있는 환자는 요폐색까지 진행하기도 한다. 배뇨시 처음 시작이 어려워 주저하게 되며, 나와도 방울방울 흘러나온다. 항정신병제의 용량을 줄이거나 약물 교체를 고려하며, 배뇨근의 수축운동을 촉진시키는 bethanechol이나, 평활근을 이완시키는 flavoxate를 사용한다.

2) 요실금 및 야뇨증

증세 자체가 거북하고 주변에서의 시선도 곱지 않으므로 환자가 자발적으로 호소하지 않기 때문에 드문 것 같지만, 실제로는 적지 않은 부작용이다. 이러한 요인 때문인지 클로자핀에 의한 야뇨증의 경우, 그 빈도가 0.23~30%로 보고에 따라 상당히 차이가 있다(Aronovitz 등, 1995; Konicki 등, 1996). 클로자핀은 강한 항콜린 효과에도 불구하고 역설적으로 빈뇨나 급뇨가 동반된 야뇨증을 빈번하게 일으킨다. 치료 초기 4~6주에 호발하지만, 6개월 이상 지나서 처음 생기기도 한다. 그 기전으로는 콜린계의 이상으로 인한 방광의 과다활성, α_1 수용체 차단에 의한 괄약근의 긴장도 저하(Konicki 등, 1996), 기저핵 도파민 차단, 소변 저류에 따른 범람 요실금(overflow incontinence)(Aronovitz 등, 1995; Young 등, 1998) 등이 거론된다. 일부에서는 문자 그대로 클로자핀 때문에 지나치게 자느라고 야뇨증이 생긴다는 주장도 있다(Young 등, 1998).

지속적으로 항정신병제를 투여하더라도 저절로 또는 용량을 줄이면 호전되는 경우가 많다. 저녁 식사 이후에는 수분섭취를 줄이고, 자기 전에 꼭 소변을 보고, 수면중 일정 시간마다 일어나 소변을 보는 방법도 예방책이다. Desmopressin은 신장에 작용하여 범람 요실금을 감소시키는데, 효과가 좋긴 하나 약을 중단하면 다시 증세가 나타난다. 또한, 야뇨증이 α_1 수용체 차단 때문이라는 가설에 입각하여, α-아드레날린 효현제인 ephedrine을 투여하면 효과가 좋다고 한다(Konicki 등, 1996). Oxybutynin이나 trihexylphenidyl을 투여하면 항연축(antispasmodic) 효과 때문에 도움이 된다는 주장이 있지만(Frankenburg 등, 1996; 지익성 등, 2000), 반론도 만만치 않다(Konicki 등, 1996).

7. 기타 부작용

1) 눈

각막이나 수정체, 망막에 가역적인 혼탁이 올 수 있으며, 원근조절이 잘 안 되고 동공이 확대되어 시야가 흐려질 수 있다. 항콜린 작용이 강한 항정신병제는 폐쇄각 녹내장(closed-angle glaucoma) 환자에게 투여해서는 안 된다.

(1) 각막 및 수정체 혼탁

정형 항정신병제는 백내장을 일으킬 수 있다는 것이 오래 전부터 알려져 왔다. 이는 전방낭 밑층(anterior subcapsular layer)에 색소가 쌓이거나, 광선과 약물에 의해 변성된 단백질이 수정체나 각막에 축적되기 때문이라고 추정되었다. 또한, chlorpromazine에 의해 생성된 자유기(free radical)를 함유한 멜라닌이 각막 및 수정체에 착색된다는 주장도 있었다. 이러한 부작용은 chlorpromazine과 함께 levomepromazine, perphenazine, thioridazine, thiothixene, trifluoperazine 등에서 흔하다고 알려져 왔다(Shahzad 등, 2002).

이에 반해 아직 비정형 항정신병제가 백내장을 유발한다는 확증은 없다. 그러나 통상 용량의 4배가 되는 쿼티아핀을 개에게 투여하였을 때 백내장이 발생하였다는 보고가 눈길을 끈다. 정신분열병 20년 경력의 환자에게 리스페리돈에 쿼티아핀을 병용하여 15개월을 썼더니 수정체의 변화가 있었고, 이 때문에 쿼티아핀을 중단하였더니 더 이상 눈의 이상이 보이지 않았다가, 다시 쿼티아핀을 투여하였더니 백내장을 시사하는 수포가 수정체 내에 관찰되었다는 보고가 있다(Valibhai 등, 2001). 제조사에서는 제품의 주의사항에 이를 명기하면서 6개월마다 주기적인 안과 진찰을 권유하고 있다. 그러나 원숭이에게 통상 용량의 5.5배 되는 쿼티아핀을 투여했을 때 백내장이 발생하지 않았으며, 그 동안 쿼티아핀이 투여된 62만 명에서 얻어진 백내장 발생률 0.005%는 일반인에서의 발생률 0.2%보다 오히려 낮다고 한다(Shahzad 등, 2002). 올란자핀 또는 지프라시돈을 복용한 환자에서도 백내장이 보고되었지만, 퀘티아핀과 마찬가지로 인과관계가 입증되지 않았다. 클로자핀과 리스페리돈에서는 아직 보고가 없다. 그러나 매년 시력의 변화가 없는지를 확인하고, 40세 이전에는 2년마다, 40세 이후에는 매년 안과진찰을 받도록 권한다(APA, 2004). 백내장의 위험요인인 당뇨병이나 흡연이 겹쳐 있는 경우에는 더 자주 안과검진을 받도록 권유하는 것이 권장된다.

(2) 원근조절 장애

원근조절 장애로 오는 흐려 보임은 항콜린성 부작용으로 추정된다. 투약 1~2주 후에 나타나며, 1~2주 내에 내성이 생긴다. 환자에게 일시적인 부작용임을 설명하여 안심시킨다. 시야 흐림이 지속되면 1% pilocarpine을 점안하기도 한다. 항정신병제를 계속 사용할 예정이라면 안경을 맞추는 게 도움이 된다.

2) 피부 부작용

항정신병제에 의한 피부 부작용은 약 5%에서 발현되며, 대부분 양성이라서 쉽게 치료된다(Warnok과 Morris, 2002). 가장 흔한 부작용은 발진, 색소침착, 광 과민반응, 두드러기, 가려움증 등이다. 지루성 발진, 여드름, 건선, 땀 과다증 등의 기존 피부질환이 악화되는 경우도 종종 있으며, 치명적일 수 있는 박리성 피부염(exfoliative dermatitis)이 생기기도 한다. 만약, 홍반(erythema)이 합쳐지면서 점차 커지거나 점막에도 나타나고, 피부 병변과 함께 고열, 림프절 병증(lymphadenopathy), 얼굴 부종, 숨가쁨, 저혈압 등이 동반된다면, 심각한 피부질환으로 간주해야 한다.

(1) 발진

보통 가슴 부위에서 대칭성으로 출현하여 얼굴, 목 및 팔 · 다리로 번지며, 두드러기성, 반점구진성(maculopapular), 또는 점출혈성 발진이 생길 수 있다. 모든 비정형 항정신병제에 의해 발진이 유발될 수 있으며, 약의 용량과는 상관이 없다. 클로자핀, 올란자핀, 리스페리돈, 지프라시돈은 두드러기 반응이 보고되었으며, 지프라시돈은 얼굴 부종도 보고된 바 있다. 동그랗게 경계가 선명한 고정 약물발진(fixed drug eruption)은 올란자핀, 리스페리돈, 퀘티아핀에서 보고되었다. 다양한 형태와 크기의 발진이 섞여서 나타나는 다형 홍반(erythema multiforme)은 클로자핀, 리스페리돈에서 보고되었다. 발진이 통증이나 고열을 동반하면 스티븐-존슨 증후군(Stevens-Johnson syndrome), 독성표피 괴사용해(toxic epidermal necrolysis) 등 심각한 피부 부작용의 가능성이 있다(Warnok과 Morris, 2002). 이 때는 투약을 즉각 중단하고 피부과 전문의의 자문을 구해야 한다.

일반적으로 발진은 치료 시작 3일 내지 2주 이내에 발생하지만, 고정 약물발진은 복용 후 24시간 내에 이전에 생겼던 동일한 부위에서 출현한다. 약을 끊었다가 다시 시작할 때는 더 빨리 생길 수도 있다. 고정 약물발진은 투약을 중단하고 스테로이드를 투여하는 것이 좋은데, 투약을 중단한 뒤 수주에 걸쳐 없어지지만, 갈색이나 보라색의 색소 침착이 수개월 간 지속될 수 있다.

(2) 색소 침착

햇빛에 노출되는 부위가 처음에는 검게 탄 듯 보이다가 점차 푸른색 또는 자주색으로 바뀌는 현상이다. 간혹 눈에서의 색소 침착과 함께 온다. 정형 항정신병제에서 흔한 부작용인데, 비정형 항정신병제도 유발할 수 있다. 투약을 중단하면 서서히 소멸되지만, 수개월 내지 수년 간 남아 있을 수 있다.

(3) 기타 피부 부작용

투약 후 수주 내에 가려운 반점이 생기면서 피부가 벗겨지고 열과 림프절 병증을 동반하는 박리성 피부염이 쿼티아핀, 리스페리돈, 지프라시돈에서 보고되었다. 즉각 투약을 중단하고 항히스타민과 스테로이드를 사용하면 비교적 경과가 양호하다.

올란자핀, 리스페리돈, 쿼티아핀을 사용한 후 건선이 출현하거나 악화된 예가 보고되고 있으며, 올란자핀에 의한 발진 황색종(eruptive xanthoma) 증례도 보고되었다(Chang 등, 2003). 아마도 지질대사 장애와 관련되지 않나 싶다. 국소적으로 또는 전반적으로 머리카락이 빠지는 탈모증 또한 올란자핀, 리스페리돈, 지프라시돈에서 보고되었다(Mercke 등, 2000). 전형적으로는 약을 수개월 간 복용한 뒤에 시작하며, 투약을 중단하고 2~5개월이 지나야 회복된다.

선홍색 반점으로 시작하여 점차 자줏빛의 자색반(purpura)으로 변하는 약물과민 혈관염(hypersensitivity vasculitis)이 클로자핀에서 발현할 수 있는데, 즉각 투약을 중단해야 한다. 올란자핀과 쿼티아핀이 과다하게 땀을 분비시킬 수 있는 반면, 리스페리돈은 땀분비를 감소시키기도 한다.

(4) 혈액학적 부작용

클로자핀뿐 아니라 다른 비정형 항정신병제를 복용한 후에도 투여 초기에 백혈구 감소증, 과립구 감소증, 백혈구 증가증, 호산구 증가증, 호중구 감소증, 혈소판 감소증 등 다양한 혈액학적 이상이 나타날 수 있다. 정도가 경하다면 약물을 교체하거나 중단할 필요 없이 정기적 검사만 하면 되겠으나(Naber 등, 2002), 백혈구 감소증이나 과립구 감소증은 무과립구증의 전조일 수가 있으므로 주의를 기울여야 한다. 과거에 골수질환을 앓았거나 골수에 손상을 주는 약을 병용할 경우에 위험성이 높다. 항정신병제를 투여한 지 얼마 안 되었는데 갑작스레 고열, 인후통, 오한 등 독감 증세를 보인다면 즉각 혈액검사를 하여야 한다. 무과립구증이 비교적 흔한 클로자핀은 첫 18주간 매주 혈액검사를 하고, 이후로는 매달 혈액검사를 시행하여야 한다. Naber 등(2002)은 조테핀과 올란자핀의 경우도 첫 3개월간은 2주마다, 그 뒤 3개월간은 매달, 이후로는 매 3개월마다 검사하는 것을 권하고, 다른 비정형 항정신병제 역시 첫 6개월간은 매달, 이후로는 6개월마다 혈액검사를 하기를 권한다. 한편, 고혈압 환자에서 자주 사용하는 안지오텐신 전환효소 억제제나 혈액응고 예방제인 ticlopidine은 백혈구 감소증을 유발할 수 있으므로 클로자핀과의 병용을 피하는 것이 좋다(Baptista 등, 2004).

클로자핀 투여중 나타난 급격한 호산구 증가증이 흉막유출, 복수, 간염, 담낭염을 동반하였고, 원인 약물을 중단한 뒤 호산구가 감소하고 임상증상도 호전되었다는 보고가 있으며(홍현주 등, 1999), 또한 호산구 증가증이 무과립구증을 선행할지 모른다는 주장이 있기 때문에, 주의를 기울일 필요가 있다.

8. 과량복용

1) 임상 증상

비정형 항정신병제만으로는 과량복용을 하였다 해도 치명적인 경우는 드물고 대개는 경과가 양호한 편이라고 하지만(Trenton 등, 2003), 자살을 목적으로 과량복용할 때는 한 종류의 약만이 아니라 여러 약을 섞어서 복용하는 경우가 많으므로 실질적인 위험은 줄지 않는다. 클로자핀은 제한되어 사용되고 있고 주기적인 감시를 받게 되어 있으므로 과량복용의 예가 흔하지는 않다. 2,500mg 이상을 한꺼번에 복용하고 사망한 예가 있으나, 무려 4g 이상을 복용하고도 회복된 사례도 있다. 클로자핀을 과량복용한 환자의 10% 이상에서 나타나는 증세는 졸리움, 혼수, 빈맥, 혼동, 초조, 과다 침분비, 저혈압, 흡인성 폐렴, 경련발작 등이다. 보고된 증례의 약 10% 정도가 치명적이었으며, 사망요인은 심장마비, 급성 호흡부전 등이었다.

리스페리돈을 과량복용했을 때에는 졸리움, 빈맥, 저혈압, 고혈압, QTc 간격 증가 등이 나타나나, 경련발작은 보고된 바 없다. 순수하게 리스페리돈만 과량복용하여 사망한 보고는 2001년까지 단 두 건이었으나, 여러 약물과 섞여서 치명적이었던 경우는 드물지 않다. 올란자핀도 과량복용시 졸리움, 빈맥, 혼동, 동공축소, 초조, 조음장애, 혼수, 근간대성 경련, 고혈압, 섬망, ST파의 비특이성 변화, 저혈압 등이 나타나고, 약 5%에서 치명적이었다. 치명적인 증례들을 종합해 보아도 치사용량을 단정하기는 어려웠고, 부검 결과 사망원인도 심장 독성을 포함하여 매우 다양하였다.

쿼티아핀은 아직 증례가 적다. 졸리움과 저혈압이 10% 이상에서 나타난 증세이며, 9,600mg을 복용한 예에서는 저칼륨 혈증과 1도 심장차단이 보고되었다. 지프라시돈은 시판된 지 얼마 안 되었으므로 아직 충분한 자료가 없다. 시판 전 연구에서 고의적인 과량복용이 10명에서 있었는데, 모두 심각한 후유증이 없이 회복되었다. 공식 보고에 의하면, 3,240mg을 복용한 환자의 경우 가벼운 진정, 조음장애, 고혈압 등의 부작용이 나타나는 정도였고, 3,120mg을 복용한 환자에서도 약간의 QTc 간격 연장과 T파의 편평화 정도만이 나타났다.

2) 응급처치

일반적으로 특정한 해독제가 없으며 신장투석에 의해서도 제거되지 않으므로 대증요법을 시행하는 수밖에 없다. 우선, 기도를 확보하고 심전도를 지속적으로 감시하여 부정맥 출현 여부를 관찰한다. 환자가 안정되면 위세척이나 활성탄을 이용하는데, 활성탄이 좀더 효과적이라고 한다.

부정맥이 나타날 경우에는 QT를 연장시키는 disopyramide, procainamide, quinidine을 제외한 부정맥 치료제를 선택해야 한다. 혈압 저하 및 순환계 허탈에 대해서는 수액을 공급하고 노르에피네프린이나 phenylephrine 같은 교감신경 자극제를 사용한다. 경련발작이 나타나면 benzodiazepine을 우선적으로 투여한다. 심한 EPS는 항콜린제를 투여하고, 역으로 항콜린 증세가 심하면 physostigmine이 도움이 될 수 있으나, 안정성이 입증되지 않았으므로 조심해서 사용해야 한다(Trenton 등, 2003).

5장

클로자핀
Clozapine, Clozaril®

1. 개발의 역사 180
2. 약물학적 특성 181
3. 약물의 효과 184
4. 사용방법 198
5. 안전성과 부작용 206

1. 개발의 역사

클로자핀은 역사가 오래된 약이다. 1958년에 처음 합성되었으며, 1960년대에는 이미 최초의 임상시험이 실시되었다. 클로자핀을 개발하는 데 결정적인 공헌을 한 Hippius는, 삼환계 항우울제의 세 고리 사이의 각도가 조금만 더 평평하다면 항우울 효과가 아니라 항정신병 효과를 나타낼 것이라 예측하였다. 이 이론을 근간으로 Sandoz 연구팀은 삼환계 화합물을 몇 가지 합성하였는데, 이 중 하나가 dibenzodiazepine 유도체인 클로자핀이었다. 그러나 클로자핀은 동물모델에서 항정신병 효과의 모델로 생각되던 강경증(catalepsy)을 일으키지 않았고, 연구진은 클로자핀을 '비정형(atypical)'이라 분류하였다. 이러한 별칭은 항정신병 약물로서는 실패작일 것이라는 좌절감을 내포하고 있었다. 그러나 Hippius는 항정신병 효과와 추체외로 증후군(Extrapyramidal Syndrome, EPS)은 분리될 수 있으며, 클로자핀이 새로운 패러다임을 제시할 것이라 주장하였다. 결국, 우여곡절 끝에 최초의 비정형 항정신병 약물이 탄생할 수 있었다(Hippius, 1999).

클로자핀은 임상적용 초기부터 당시 주목받던 chlorpromazine이나 haloperidol는 달리 EPS의 위험이 현저하게 낮다는 것이 알려졌으며, 1970년대 초반부터 유럽을 중심으로 사용되면서 큰 기대를 모았다. 그러나 1974년 6월과 7월의 불과 두 달 동안 핀란드에서 클로자핀을 사용하던 2,260명의 환자 중 16명에서 무과립구증(agranulocytosis)이 발생하여 이 중 8명이 사망하는 사건이 발생하였다. 제조사인 Sandoz는 자발적으로 약물을 시장에서 철수시켰고, 몇몇 독일어권 국가에서만 정신과 의사들의 강력한 후원에 힘입어 위험을 무릅쓰고 처방이 계속되었다. 10여 년 후인 1983년 Sandoz가 미국 FDA에 허가신청을 냈을 때, FDA는 무과립구증의 위험을 이유로 이를 기각하였다. 그러나 당시 미국 내 의사 및 환자 가족들은, 클로자핀과 같이 탁월한 효과를 가진 약물을 국가가 금하는 것은 환자의 치료받을 권리를 침해하는 것이라면서 사용을 허가해 줄 것을 요구하였다.

반전의 계기가 된 것은, 치료저항성 정신분열병 환자에서의 탁월한 효과를 입증한 Kane 등(1988)의 연구였다. 이 결과를 토대로 FDA는 1989년 클로자핀의 조건부 사용을 허가하였다. 즉 제조사가 무과립구증의 위험을 통제하기 위하여 제안한 CPMS(Clozaril Patient Monitoring System)에 모든 의사와 환자가 순응한다는 것이었다. CPMS의 원안에 따르면, 모든 환자는 제약회사가 지정한 사례관리자를 통하여 혈액검사 여부를 정기적으로 확인받아야 하며, 전국 각지의 환자 혈액은 중앙의 지정된 연구실에서 분석되어야만 하였다. 또한, 만약 혈액검사를 행하지 않거나,

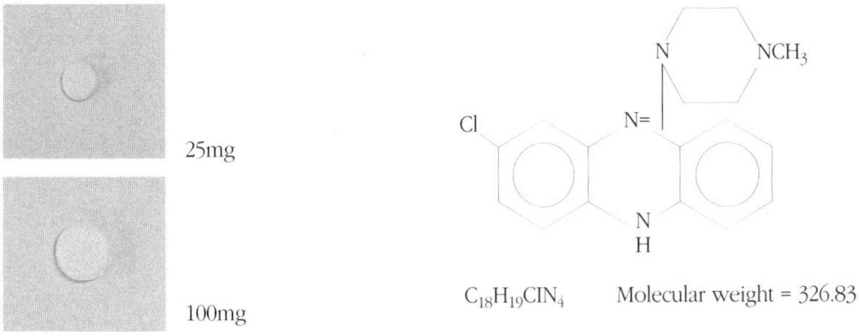

그림 5-1 클로자핀의 제형과 화학구조식

검사 결과가 일정 기준을 통과하지 못하면 다음 처방분의 약을 지급받을 수 없었다. 이러한 제도는 이내 의사와 환자 모두의 심한 저항에 맞닥뜨리게 되었다. 또한, 비용-효과 면에서도 중앙관리 비용이 모두 약값에 포함되어야 하는 문제가 있었다. 결국, 1991년 5월 중앙에서 통제되는 형태의 CPMS 대신 CTS(Clozaril Treatment System)라 해서 병원이 해당 지역의 검사실, 약품 도매상 등과 개별적으로 계약을 하여 정기적인 혈액검사를 자체적으로 관리하는 형태가 도입되었고, 이것이 현재까지 이르고 있다.

우리 나라에서는 1995년 10월에 사용허가를 받아 동년 12월부터 발매가 시작되었다. 현재 치료저항성 정신분열병 환자를 중심으로 사용되고 있으나, 경제적 이유 및 주기적인 혈액검사에 대한 부담으로 인해 제한적으로만 처방되고 있는 형편이다. 우리 나라에서 약품 판매를 맡고 있는 한국 노바티스사는 중앙 데이터베이스를 설치하여 환자의 혈액검사 결과를 수집하고, 이상이 있는 경우 담당 의사에게 즉각적으로 알리는 시스템을 운영하고 있다.

2. 약물학적 특성

1) 제형

클로자핀은 25mg 및 100mg의 정제로 시판되고 있다. 비경구 제제를 포함한 다른 제형은 시판되지 않고 있다.

2) 약동학적 특성

(1) 흡수, 체내 분포 및 약동학적 상수

클로자핀은 경구복용 후 신속히 흡수되며, 흡수율은 90~95% 이상이다. 음식에 의해 흡수율에 변화가 생기지 않기 때문에 식사와 병용할 필요는 없다. 간에서의 일차 통과 효과가 커서 생체 이용률은 50~60%에 불과하다. 약동학적 상수는 환자마다 매우 큰 차이를 보인다. 최대 혈장농도에 도달하는 시간은 1.1~3.6시간이며, 반감기는 9.1~17.4시간이다. 혈장농도가 항정상태에 도달하기 위해서는 7~10일이 걸린다. 약물의 95%는 혈장 단백질에 결합하여 존재하며, 혈뇌 장벽을 통과하고, 모유로도 배출된다.

혈장농도에 영향을 미치는 대표적인 요인으로는 성별, 흡연, 체중, 나이 등이 있다(Haring 등, 1990). 남성보다는 여성에서 혈장농도가 높으며, 나이가 한 살 많아질 때마다 약 1.1%씩 혈장농도가 상승한다(Lane 등, 1999). 흡연자는 CYP1A2의 유도현상 때문에 비흡연자보다 클로자핀의 혈장농도가 낮다.

(2) 대사 및 배설

대사는 간에서 이루어진다. 주된 대사산물은 CYP1A2에 의한 norclozapine과 CYP3A4에 의한 clozapine N-oxide인데, nor-clozapine은 약리학적 효과를 지닌다. 이 중 CYP1A2를 통한 대사가 더 중요해서 유전적으로 결정되는 CYP1A2의 활성 및 이 효소를 통한 약물 상호작용이 대사율에 영향을 준다. 선천적인 CYP1A2 활성 항진이 클로자핀 저항성을 일으킨다는 주장도 있으며(Bender와 Eap, 1998), 특히 CYP1A2 유전자의 단일염기 다형성(SNP)과 관계된다는 보고가 있다(Ozdemir 등, 2001). CYP3A4에 의한 대사의 임상적 의의는 크지 않다. CYP2D6은 간접적으로만 클로자핀의 대사에 영향을 미치는 것으로 보인다. 대사된 산물은 50%는 소변으로, 30%는 대변으로 배설된다(Jann 등, 1993).

(3) 약동학적 약물 상호작용

강력한 CYP1A2 억제제인 fluvoxamine을 병용할 경우, 클로자핀의 혈장농도가 5~10배까지 올라갈 수 있다(Markowitz, 1997; Lammers 등, 1999; Olesen과 Linnet, 2000). SSRI 중 citalopram, fluoxetine, paroxetine, sertraline은 CYP1A2와 관계가 없기 때문에 이론적으로는 클로자핀과 약물 상호 작용이 없지만(Brosen, 1998), fluoxetine이 클로자핀의 혈장농도를 50% 이상 높였다는 보고가 있다(Spina 등, 1998). Carbamazepine은 CYP계 효소의 활성을 유도하여 클로자핀 혈장농도를 낮추나(Jerling 등, 1994), 반대로 valproate는 비록 통계적으로는 유의하지 않았지만, 혈장농도를 상승시키는 경향이 있는 것으로 보고되었다(Facciola 등, 1999). 담배 연기 속의 타르도 CYP1A2 발현을 유도하므로 흡연자는 비흡연자보다 클로자핀 혈장농도가 낮으며, 담배나 대마초를 갑자기 끊었을 때는 클로자핀의 혈장농도가 급격히 상승할 수 있다(Zullino 등, 2002). 카페인은 CYP1A2로 대사되는 대표적인 약물로서, 카페인 대사율은 CYP1A2의 활성을 나타내는 지표로 볼 수 있다. 따라서, 카페인을 신속히 분해하는 사람에서는 클로자핀의 농도가 낮게 나타난다(Bertilsson 등, 1994). 카페인이 포함된 커피와 포함되지 않은 커피를 마신 두 군에서 클로자핀의 농도를 비교하면, 카페인 섭취군에서 약 26% 높다고 하며(Raaska 등, 2004), 갑자기 커피를 끊었을 때 클로자핀의 혈장농도가 급격히 하락했다는 보고가 있다(Carrillo 등, 1998). 자몽(grapefruit) 주스에 들어 있는 bioflavonoid 성분이 소장의 CYP3A4를 억제하고 약물의 운반체 역할을 하는 P-glycoprotein의 작용을 조절하기 때문에, 클로자핀 투여 환자가 자몽 주스를 마시면 약물의 혈장농도가 변화할 것이라는 의견이 있었지만, 후속 연구들은 이러한 우려가 근거 없음을 입증해 주었다(Vandel 등, 2000; Lane 등, 2001). 결론적으로, CYP1A2와 CYP3A4에 의해 대사되거나 혹은 이들 효소의 활성을 조절하는 약물(3장 12절 비정형 항정신병제의 약물 상호작용 참조)과 함께 투여할 때는 주의를 요하며, 필요한 경우 병용투여 초기에 혈장농도를 측정해서 바람직하지 않은 약물 상호작용을 예방해야 할 것이다(Taylor, 1997).

3) 약력학적 특성

(1) 수용체 결합 특성

클로자핀은 매우 다양한 신경전달물질 수용체에 골고루 결합한다. 정형 약물과 비교하여 D_2 수용체에는 매우 약하게 결합하나, D_4 수용체에는 D_2보다 10배 이상 강력하게 결합하며, D_1, D_3, D_5에도 상대적으로 강하게 결합한다. 또한, 도파민계뿐만 아니라 세로토닌 수용체인 5-HT_2, 5-HT_3, 5-HT_6, 5-HT_7 수용체, 콜린성 수용체인 M_1, M_2 수용체에도 결합한다. 이 외에도

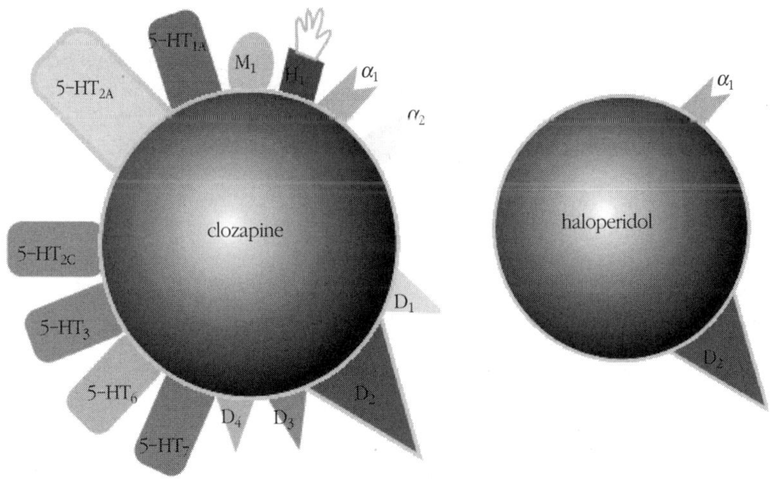

자료: Stahl, S. M., *Essential Psychopharmacology*, 2000.

그림 5-2 클로자핀과 할로페리돌의 수용체 결합 특성

histamine, GABA, glutamate 수용체에도 상당한 결합력을 지닌다(1장 참조). 세로토닌 수용체에 대한 강력한 결합력은 세로토닌-도파민 가설의 기반이 되었다(Meltzer, 1995; Meltzer, 2002). 그러나 이렇게 다양한 수용체에 결합한다는 것은, 결국 약물의 효과가 어떤 기전으로 나타나는지 알기 어렵다는 것을 뜻한다. 클로자핀과 결합하는 많은 수용체 중 어느 하나가 효과 발현에 결정적인 역할을 하는 것인지, 아니면 차단된 수용체의 전체적인 상호작용이 효과로 나타나는 것인지조차 의문점이 많다. 다만, 이런 광범위한 결합력 때문에 그만큼 다양한 부작용이 초래될 수 있다는 것은 명백해 보인다.

3. 약물의 효과

1) 정신분열병 각 증상군에 대한 효과

(1) 양성증상에 대한 효과

클로자핀이 특정 영역에서 다른 약물보다 우수한 항정신병 효과를 갖는다는 것은 새삼 논의할 여지가 없다(Davis 등, 2003). 그보다는 많은 부작용, 만만치 않은 비용 및 혈액검사의 불편함을 감안하면서까지 클로자핀을 사용할 가치가 있느냐 하는 질문이 더욱 의미가 있을 것이다. 클로자핀의 효과를 정형 약물과 비교한 연구들의 공통적인 결론은, 클로자핀이 양성증상의 경감에 있어서 탁월하다는 것이다. Wahlbeck 등(2000)은 메타분석을 통하여, 클로자핀을 사용하는 환자는 ① 증상이 호전될 가능성이 높고, ② 기대되는 호전 정도가 크며, ③ 장기적으로도 재발률이 낮다고 결론지었다. 비록, 대부분의 연구가 치료저항성 환자를 대상으로 이루어지긴 했으나, 클로자핀의 우수성이 치료저항성 환자에게만 국한되는 것은 아니다. 기존 약물에 부분적인 반응을 보였던 정신분열병 환자라도 클로자핀을 투여하면 훨씬 더 나은 반응을 기대할 수 있다(Kane 등, 2001).

(2) 음성증상에 대한 효과

많은 임상의들은 클로자핀과 정형 약물의 가장 큰 차별점은 음성증상에 대한 효과일 것이라고 기대하지만, 음성증상에 대한 효과가 양성증상에서만큼 분명한 차이가 나는 것은 아니다. 음성증상에 대한 클로자핀의 효과가 정형 약물에 비해 우수하다는 연구도 많이 있으나(Kane 등, 1988; Breier 등, 1994; Miller 등, 1994; Rosenheck 등, 1997; Rosenheck 등, 1999), 별 차이가 없다는 연구도 제법 있다(Buchanan 등, 1998; Kane 등, 2001). 환자군의 차이는 물론 음성증상 평가기준의 차이, 연구자의 선입견에 의한 결과 해석의 차이 등이 이렇게 일관되지 못한 결과를 낮은 듯하다.

클로자핀에 의한 음성증상 호전은 양성증상 호전보다 늦게 시작되지만, 일단 호전이 나타나면 꾸준히 지속된다(Avnon와 Rabinowitz, 1995). 하지만, 음성증상의 호전이 클로자핀의 독특한 장점이라 하기에는 무리가 있다. 정형 약물 역시 낮은 용량에서 음성증상의 호전을 가져오지만, 높은 용량에서는 부작용에 기인한 이차적 음성증상 때문에 눈에 띄지 않을 뿐이다. 교란 변수로서 부작용 요인을 제거하고 난 다음에도 클로자핀이 정형 약물보다 음성증상 개선 효과가 뛰어날지에 대해서는 의견이 분분하다(Tandon, 1993). 음성증상은 그 자체로서 독립된 정신병리인 일차성 음성증상뿐만 아니라, EPS, 정신병 후 우울증, 혹은 투병과정에서 겪는 좌절 등에 의한 이차성 음성증상도 있다. 어떤 양성증상은 행동량의 저하를 가져와 음성증상처럼 보이기도 한다. 클로자핀이 양성증상에 효과가 좋고 일부 정동증상에도 효과를 나타내며 EPS가 적다는 것은, 이차성 음성증상의 상당 부분을 개선시킬 것임을 예상케 한다. 임상적으로는 이것만으로도 큰 유용성이 있다고 하겠지만, 클로자핀이 일차성 음성증상에 어떤 효과를 갖는지는 이론적인 면에서 흥미롭다. 생쥐 실험에서, phencyclidine(PCP)로 유발된 사회적 행동의 장애가 클로자핀에 의해서는 경감되었으나, haloperidol에는 아무런 반응을 보이지 않았다(Qiao 등, 2001). 이는 비록 간접적인 증거이긴 하나, 클로자핀이 근본적인 음성증상에 영향을 끼칠 수 있음을 시사하는 결과라 하겠다.

(3) 정동증상과 자살사고에 대한 효과

클로자핀은 정신병적 증상을 동반한 양극성 장애나 분열 정동장애에서 우수한 효과를 인정받고 있다(Banov 등, 1994; Kimmel 등, 1994; Zarate 등, 1995; Calabrese 등, 1996). 따라서, 정신분열병에 동반된 정동증상에도 효과를 나타낼 것으로 기대되었는데, 우울증인 경우에는 조증일 때보다 상대적으로 효과가 떨어진다는 보고가 있긴 하지만(Banov 등, 1994), 클로자핀은 양쪽 방향의 정동증상에 모두 효과가 있다. 이와 관련하여, 클로자핀은 정신분열병 환자의 자살을 방지하는 효과가 있다. 정신분열병 환자가 자살을 시도하는 것은 우울감이나 무희망감, 약물 부작용에 대한 비관, 혹은 병식을 획득한 후 생기는 이차적 비관 등 다양한 우울증상들 때문이다. Meltzer와 Okayli(1995)는 클로자핀을 사용하기 전후의 자살사고에 대해 183명의 정신분열병 환자를 대상으로 조사하였다. 그 결과 전혀 자살의도가 없다고 답한 환자의 비율이 클로자핀 사용 이전 53%에서 사용 후 88%로 눈에 띄게 늘었으며, 클로자핀 사용 전 자살시도를 했던 22명의 환자에 대해 해밀턴 우울척도를 평가했더니 클로자핀 사용 6주 후에 유의하게 총점이 감소하였다. Reid 등(1998a)이 조사한 바 역시, 클로자핀 사용 환자의 자살률이 정형 약물 사용 환자에서보다 유의하게 낮았다. 클로자핀이 우울증상에 직접적인 효과를 나타내는 것인지, 아니면 약물 부작용을 줄이고 음성증상을 개선함으로써 자살이라는 극단적 방법까지 치닫게 하는 소인을 없애는 것인지는 확실하지 않다. 만약, 클로자핀이 우울증상을 직접 개선시키는 것이라면, 환자의 사회복귀를 가로막는 큰 요인 중 하나가 우울증상이라는 것을 감안할 때, 직업재활이나 사회복귀와 같은 장기적 예후에 긍정적인 영향을 끼칠 것이라 예상할 수 있다(Lindstrom, 1994). 2002년 12월 미국 FDA는 정신분열병 및 분열 정동장애에서 자살위험을 예방하는 데 클로자핀을 사용하는 것을 정식으로 허가하였다. Meltzer 등(2003a)이 행한 InterSePT 연구에서 클로자핀이 올란자핀보다 우수한 자살방지 효과를 지니는 것으로 나타난 것이 그 근거가 되었다.

(4) 인지증상에 대한 효과

항콜린 효과 때문에 기억력이 감퇴되었다는 보고도 있지만(Goldberg 등, 1993), 클로자핀 치료 시작 후 짧게는 6주(Meltzer 등, 1993), 길게는 3년(Grace 등, 1996) 후에 평가해 보았을 때 양성증상의 호전과는 별도로 환자의 인지기능이 개선되었다는 보고가 더 많다. 그러나 대부분의 연구가 치료저항성 환자를 대상으로 이루어졌기 때문에, 그 결과를 다른 약물의 연구 결과와 직접 비교하거나 일반화하기엔 무리가 있다(Lee 등, 1999). 연구마다 환자군의 특성이나 인지능력 측정도구가 달라서 결과들을 하나로 종합하긴 어려우나, 클로자핀이 효과를 나타내는 특정한 인지영역이 따로 있는 듯하다. 가장 눈에 띄는 영역은 주의력(attention), 정신운동 속도(psychomotor speed), 언어 유창성(verbal fluency)이며, 언어적 학습과 기억(verbal learning and memory), 실행기능(executive function)에서는 약간의 호전만 보인다(Hagger 등, 1993; Lee 등, 1994). 시각적 학습과 기억(visual learning and memory), 작업기억(working memory)의 호전을 보고한 연구는 많지 않다(McGurk, 1999). 주목할 것은 정신운동 속도의 두드러진 호전인데, 아마도 EPS의 개선에서 비롯되는 것 같다. 인지기능 검사의 방법론상 문제점을 극복하기 위하여 유발전위와 같이 좀더 객관적인 평가기준을 이용한 연구에 따르면, 클로자핀 투여 후 P3는 유의하게 증가했으나, N2, MMN(mismatch negative) 등은 변화가 없었다고 한다(Umbricht 등, 1998).

동일한 조건에서 haloperidol 및 기타 정형 약물과 클로자핀의 인지기능 개선 효과를 비교하면, 클로자핀의 우수성이 드러난다(Buchanan 등, 1994; Potkin 등, 2001). 정형 약물을 사용하는 환자 중 상당수는 부작용 때문에 치료 전보다도 오히려 인지기능이 저하되며, 환자 스스로 이를 지각하고 고통을 호소하는 사례가 많았던 것에 비해, 클로자핀의 경우는 이러한 사례가 극히 적었다(Moritz 등, 2002). 클로자핀 역시 강한 항콜린 작용 때문에 일시적 인지기능 저하를 유발할 수 있다는 점을 생각한다면, 이 결과는 흥미롭다. 다른 비정형 약물과 클로자핀의 인지기능 개선 효과를 비교한 연구들의 결과를 종합하면 약물마다 효과가 있는 영역이 약간씩 다른데, 전반적으로 보자면 클로자핀보다는 리스페리돈이나 올란자핀 등의 약물이 약간 우수한 것 같다. 이는 다른 비정형 약물이 클로자핀보다 진정작용이나 항콜린 작용이 적기 때문인 것 같다(Bilder 등, 2002).

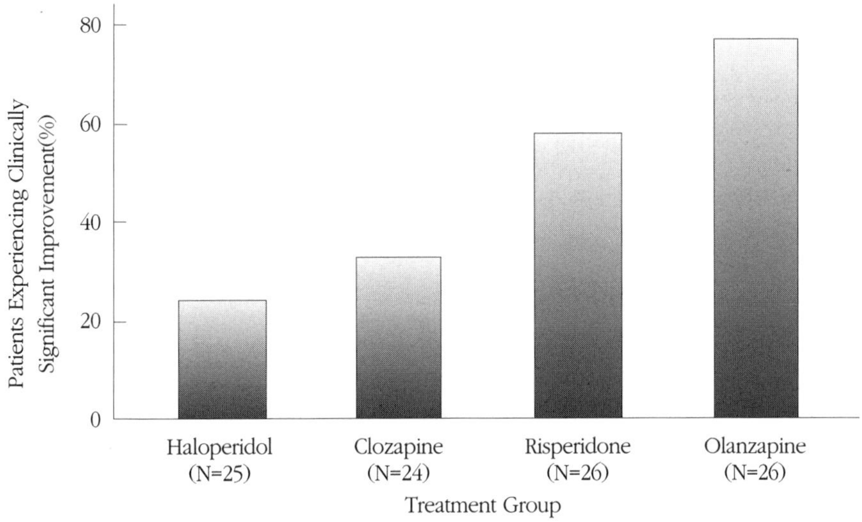

그림 5-3 치료저항성 정신분열병 환자 및 분열 정동장애 환자 중 유의미한 인지기능의 호전(신경인지 검사 점수가 0.5 * 표준편차 이상 호전된 경우를 말함)을 보인 환자의 비율(Bilder 등, 2002)

클로자핀 및 올란자핀은 동물모델에서 전전두엽 내측부에서의 도파민 분비를 증가시키며(Heidbreder 등, 2001) 전전두엽 내측부와 해마에서 아세틸콜린 분비를 증가시키는데(Ichikawa 등, 2001; Shirazi-Southall 등, 2002), 정형 약물은 이러한 작용이 없다. 이런 기전의 차이가 비정형 약물의 인지기능 개선 효과와 관련된다는 주장이 있다.

(5) 공격성에 대한 효과

클로자핀은 양성증상에 대한 효과나 진정작용과는 별도로 공격성을 경감시키는 효과를 갖는다. 흥분상태에 있는 급성 환자뿐 아니라, 반복적으로 공격적 행동을 보이는 만성 환자에도 효과적이다(Chiles 등, 1994; Volavka, 1999). 관련된 연구들은 대부분 후향적 의무기록 조사에 기반한 연구로서 방법론적 문제가 많지만, 여러 연구들이 일치된 결론을 내리고 있다는 점에서 의미가 있다(Buckley 등, 1995a; Rabinowitz 등, 1996; Chengappa 등, 2002). 한 가지 더 주목할 만한 점은, 공격성에 대한 효과가 정신분열병이나 분열 정동장애에 국한된 것이 아니라, 정신지체, 자폐증, 경계성 인격장애 등에도 해당된다는 것이다(Chengappa 등, 1999; Chen 등, 2001; Hammock 등, 2001). 같은 맥락에서 클로자핀의 사용은 낮은 범죄율과 연관된다는 보고가 있다(Frankle 등, 2001). 다른 비정형 약물과 비교한 이중맹검 연구에 따르면, 공격성에 대한 클로자핀의 효과는 올란자핀, 리스페리돈, haloperidol보다 우수한 것으로 나타났으며, 이러한 효과는 양성증상의 호전 정도와 진정 효과의 영향을 감안하더라도 여전히 유의한 것으로 나타났다

(Citrome 등, 2001).

(6) 물질남용에 대한 효과

물질남용이 동반된 정신병 환자에서 클로자핀이 담배, 알코올을 비롯하여 여러 불법적 약물에 대한 욕구를 감소시킨다는 보고가 있다. 클로자핀 혈장농도가 200ng/ml 이상인 환자에서 흡연량이 25~35%가량 감소되었으며, 알코올 남용이 동반된 환자에게 클로자핀을 투여하였더니 상당수가 금주를 실천하였다(McEvoy 등, 1995). 또한, 일단 금주를 하였을 때 이를 장기간 유지하는 비율도 클로자핀 투여군이 유의하게 높았다(Drake 등, 2000). 정형 약물은 정신분열병 환자의 물질남용을 줄이는 효과가 없다. Green 등(2003)은 알코올 및 대마초를 남용하는 정신분열병 환자에게 클로자핀과 리스페리돈을 투여하였는데, 1년 이상 약물 사용을 중단할 수 있었던 환자의 비율이 클로자핀은 54%, 리스페리돈은 13%로 클로자핀이 유의하게 우수하였다. 따라서, 정신분열병 환자의 물질남용에 대한 클로자핀의 효과는 정신병적 증상의 개선에 이차적인 것은 아니며, 비교적 클로자핀에 특이적인 효과로 생각된다.

그 기전으로 클로자핀이 보상 및 쾌감과 관련된 뇌 구조에 직접 영향을 끼칠 가능성이 제기되었다. 동물모델에서 클로자핀 투여 후 니코틴의 자발적인 섭취량이 줄어들었으며(Kameda 등, 2000), 코카인의 경우 정형 약물을 투여했을 때는 오히려 자발적 섭취량이 증가한 반면, 클로자핀을 투여하면 감소하였다(Roberts와 Vickers, 1984). 인체실험에서도 클로자핀으로 전 처치를 한 후 코카인을 투여했을 때, 코카인에 의해 쾌감을 느끼는 정도가 상당히 감소하였다(Farren 등, 2000). 이런 결과를 바탕으로, 정신분열병 증상의 일부는 도파민성 중뇌-변연계 기능 이상으로 말미암은 보상결핍 증후군(reward deficiency syndrome)이며, 바로 이러한 문제 때문에 정신분열병 환자들은 물질을 찾게 된다는 주장이 제기되었다. 클로자핀은 도파민계의 평형을 찾아주어 보상 회로를 정상화하기 때문에 물질남용을 억제하며, 동시에 음성증상을 해결해 준다는 주장이다(Green 등, 1999). 아마도 약리학적 효과뿐 아니라, 클로자핀을 사용하는 환자는 혈액검사 때문에 치료진과 더욱 확고한 치료동맹을 맺게 되며, 오랫동안 정기적인 추적 관찰이 이루어진다는 사실도 중요한 이유가 될 것이다(Buckley, 1998).

2) 다른 비정형 항정신병 약물과 비교한 결과

클로자핀과 다른 비정형 약물 간의 차이는 정형 약물과의 차이만큼 뚜렷하지 않기 때문에, 연구 디자인의 미묘한 차이에 따라 결과가 달라질 수 있다. 따라서, 연구 결과를 받아들이기 전에 어떤 조건에서 비교한 것인지 세심히 살펴야 한다. Bondolfi 등(1998)은 클로자핀과 리스페리돈을 비교했을 때, 반응군의 비율은 대동소이하였으며, 오히려 리스페리돈 쪽이 효과가 빨리 나타났다고 하였다. 반면, Azorin 등(2001)은 BPRS, CGI, PANSS로 평가하였을 때 클로자핀의 효과가 더 우수하였으며, EPS 발현 비율 역시 클로자핀 쪽이 낮았다고 하였다. 클로자핀의 진가는 수개월 이상 장기 관찰을 해야 나타난다는 주장도 있다. Lindenmayer 등(1998a)은 리스페리돈이 효과가 일찍 발현되긴 하지만 금방 한계에 부딪히는 데 비해, 클로자핀은 12주의 연구기간 내내 점진적인 증상의 호전이 있었으며, 결국 12주가 지난 후에는 클로자핀의 우수함이 뚜렷해졌다고 하였다. 올란자핀과 비교했을 때는 '클로자핀이 더 우수하다(Tuunainen 등, 2002)', '올란자핀이 클로자핀보다 못하지 않다(Tollefson 등, 2001)', '오히려 어떤 영역에서는 올란자핀이 더 우수하다(Volavka 등, 2002)'는 결과가 모두 발표되어 결론은 명확하지 않은 듯하다. 그러나 2002년까지 발표된 124개의 무작위 비교 결과를 체계적으로 종합한 바에 의하면, 클로자핀, 리스페리돈, 올란자핀은 효과 크기(effect size)로 따져 각각 0.49, 0.25, 0.21 만큼 정형 약물보다 우수한 것으로 나타나, 클로자핀이 상대적으로 우위에 있음을 보여주었다(Davis 등, 2003).

그러나 임상의에게 더 도움이 되는 질문은 절대적인 우수성보다는, 한쪽 약물에 반응을 나타내지 않는 경우 다른 약물로 교체한다면 얼마나 반응을 기대할 수 있는가 하는 점이다. 클로자핀에 반응하지 않았던 환자 중 30~40%가 올란자핀에 반응하였으며(Henderson 등, 1998), 역으로 올란자핀에 반응하지 않았던 환자 중 40~50%가 클로자핀에 반응하였다(Conley, 1998; Conley 등, 1999)는 보고들이 있는 만큼, 클로자핀에 반응을 보이지 않는다 하더라도 여전히 다른 약물에 반응을 보일 가능성은 남아 있다고 보아야 한다.

3) 초발 및 치료저항성 정신분열병에 대한 효과

(1) 초발 정신병

클로자핀은 일차 약으로 선택되지 않기 때문에 초발 정신병 환자에게 쓰여지는 경우는 드물며, 다른 약에 반응할 가능성이 있는 환자에게 처음부터 클로자핀을 써야 하는지에 대해선 논란이 많다. Lieberman 등(2003a)이 약물을 한 번도 쓰지 않은 초발 정신병 환자에게 클로자핀과 chlorpromazine을 무작위로 1년간 투여한 결과, 클로자핀 투여군은 유의하게 증상 소실이 빨랐고, 1년 동안 관해 상태를 유지할 확률 역시 유의하게 높았다. 또한, EPS를 비롯한 다양한 부작용 역시 클로자핀군이 유의하게 적었다. 이와는 달리 Woerner 등(2003)은 비록 초발 정신병 환자에게 클로자핀이 효과적이라 하더라도 다른 약물에 비해 뚜렷한 장점이 없고, 혈액검사 등의 여러 가지 제약은 오히려 환자들의 순응도를 떨어뜨릴 것이라고 하였다. 초발 정신병에 클로자핀을 사용하자는 주장의 배경에는, 초기부터 신속하고 확실하게 증상의 관해를 유도하면 질병의 장기적 경과가 달라질 것이라는 기대가 있다(Green 등, 1995). 클로자핀이 음성증상, 인지증상 등 광범위한 영역에 효과가 있다는 것을 고려하면, 이런 주장은 어느 정도 설득력이 있다

(DeQuardo와 Tandon, 1998).

(2) 치료저항성 정신분열병

치료저항성 환자(2장 2절의 2) 치료저항성 정신분열병에 대한 효과 참조)에게 클로자핀을 사용하는 경우, 단기치료(약 2~3개월) 후에는 약 30%, 1년 이상의 장기치료 후에는 약 60% 정도에서 반응이 나타나는 것으로 알려져 있다(Kane 등, 1988; Naber 등, 1992; Naber 등, 1993; Lieberman 등, 1994). 더 오래 추적한 연구에 의하면, 치료 24개월 후에 클로자핀 반응률이 50% 정도였는데, 48개월 후에는 64.7%까지 증가하였다고 한다. 이는 2년이 지날 때까지도 반응을 보이지 않다가 이후에 반응한 환자가 14.7%였다는 의미가 된다(Ciapparelli 등, 2003). 따라서, 전문가들은 비록 치료 초기에 반응이 나타나지 않더라도, 6개월 이상 참을성을 갖고 치료해 보기를 권하고 있다.

4) 기타 정신질환에서의 효과

(1) 기분장애

전통적으로 양극성 장애, 특히 조증 삽화를 치료할 때는 lithium과 같은 기분조절제와 함께 흔히 항정신병 약물을 병용하였다. 과거 정형 약물을 사용한 연구에서, chlorpromazine(Prien 등, 1972), haloperidol(Shopsin 등, 1975), pimozide(Post 등, 1980), sulpiride(Christie 등, 1989) 등은 모두 단독으로, 혹은 lithium과 병용하였을 때 우수한 항조증 효과를 보여주었다. 그러나 이들 약물을 장기간 사용하는 것은 지연발생 이상운동증(Tardive Dyskinesia, TD) 등의 위험 때문에 권장되지 않았다. 더구나, 양극성 장애 환자는 정신분열병 환자보다 항정신병 약물 부작용의 위험이 높다는 보고가 있고, lithium과 항정신병 약물을 병용하게 되면 EPS, 신경독성이나 신경이완제 악성증후군(Neuroleptic Malignant Syndrome, NMS)의 위험이 증가한다는 것도 항정신병 약물 사용을 꺼려하게 하는 원인이 되었다(Nasrallah 등, 1988; Murphy 등, 1989; Cookson, 2001).

하지만, 비정형 약물이 등장하면서 이러한 우려가 줄어들고, 주로 치료저항성 환자를 중심으로 비정형 약물의 단독치료, 혹은 기분조절제와의 병용치료가 활발히 시도되고 있다. 다수의 임상시험에서 클로자핀 단독으로도 항조증 효과가 있음이 입증되었다(Kimmel 등, 1994; Calabrese 등, 1996; Frye 등, 1998; Suppes 등, 1999; Ciapparelli 등, 2000; Green 등, 2000). Suppes 등(1999)은 치료저항성 양극성 장애 환자를 대상으로 기존 방식의 치료와, 클로자핀 병용치료의 결과를 전향적으로 비교하였다. 거의 모든 평가에서 병용치료군이 더욱 우수한 결과를 보였으며, 부작용 면에서는 차이가 없었다. 한편, Green 등(2000)은 치료저항성 양극성 장애 환자에게 클로자핀 단독치료를 시도하였는데, 22명 중 17명(77.3%)에서 충분한 반응을 보였다고 보고하였다. 장기 유지요법에 대한 체계적 임상연구는 없지만, Ciapparelli 등(2000)은 60명의 치료저항성 조증 및 분열 정동장애 환자를 2년간 추적 관찰하고, 클로자핀 단독치료를 했을 때 첫 6개월 반응률은 60%였으며, 2년 후에는 반응률이 83%까지 올랐다고 하였다. Frye 등(1998)은 양극성 장애에서의 클로자핀 사용에 대해 첫째, 정신분열병 환자보다는 분열 정동장애나 양극성 장애 환자들이 반응이 좋고, 둘째, 클로자핀 단독치료로도 만족스런 효과를 기대할 수 있으며, 셋째, 클로자핀은 단순히 흥분 상태를 가라앉힐 뿐만 아니라, 기분의 변동 자체를 근본적으로 완화시켜 준다는 점을 지적하였다. 이를 종합해 보면, 클로자핀은 단순히 조증 환자에 동반된 정신병적 증상을 조절하는 보조 치료제로서뿐 아니라, 그 자체가 또 하나의 기분조절제로서의 역할을 충분히 할 수 있을 것으로 기대된다. 그러나 혈액검사가 필요 없는 올란자핀이나 리스페리돈 역시 양극성 장애에 효과가 있다는 것이 알려지면서 클로자핀에 대한 관심은 줄어드는 것 같다. 기분조절제와 병용하는 경우, 올란자핀이나 리스페리돈은 클로자핀과 대등한 효과를 보였으며, 부작용 면에서는 오히려 클로자핀보다 장점이 많다는 주장도 있다(Guille 등, 2000). 하지만 이 약들은 치료저항성 기분장애 환자에서 효과가 증명되지 않았고, 두 약 모두 조증을 유발시킬 수 있다는 증례보고가 있기 때문에 조심할 필요가 있다(Lane 등, 1998c; Lindenmayer와 Klebanov, 1998).

우울증상이 동반된 분열 정동장애, 혹은 정신병적 우울증에 대한 클로자핀의 효과를 기술한 문헌은 드문 편이다. Ranjan과 Meltzer(1996)은 클로자핀 치료 후 극적으로 호전된 세 명의 치료저항성 우울증 환자에 대해 보고하였다. 특히, 이 중 한 명은 클로자핀을 끊자마자 재발하였는데, 다시 클로자핀을 사용함으로써 증상을 조절할 수 있었다. Hrdlicka(2002)는 클로자핀과 maprotiline을 병용투여함으로써 치료저항성 우울증 환자를 치료하였던 경험을 소개하였다. 이 환자는 클로자핀 300mg, maprotiline 225mg으로 유지하면서 2년 반 동안 관해 상태를 유지하였다. 이상과 같이 우울증에 대한 클로자핀의 효과는 아직까지 몇몇 증례보고에서만 국한된 형편이다. Banov 등(1994)이 지적한 바와 같이, 우울증은 조증보다는 클로자핀에 잘 반응하지 않는 것 같다. 그러나 Kusumakar 등(2002)은 양극성 장애 환자가 우울 삽화에 빠졌을 경우, 극성 전환을 유발할 수 있는 항우울제 대신 클로자핀이 사용될 수 있을 것이라 주장하였다.

(2) 불안장애

클로자핀을 비롯한 비정형 약물은 세로토닌계에 작용하므로 항불안 효과가 있을 것으로 기대되었으며, 몇몇 동물실험에서 이러한 가설을 지지하는 결과가 나왔다(Corbett 등, 1993; Wiley 등, 1993; Moore 등, 1994; Manzaneque 등, 2002). 인간을 대상으로 한 연구에서, 클로자핀과 리스페리돈은 스트레스 상황에서의 심혈관계 반응을 완화시키는 효과를 나타내었다. 반면, halopeidol은 이런 효과를 보이지 않았다(Ishida-Tokuda 등, 1996). Marx 등(2003)은 클로자핀의 항불안 효과가 대뇌에서 allopregnanolone 생성이 증가되는 것에 의해 매개된다고 주장하였다. Allopregnanolone은 GABA 수용체 활성을 조절하는 신경활성 스테로이드로서, 항불안 효과뿐 아니라 항우울 효과도 지니는 것으로 추정되고 있다.

(3) 강박장애

클로자핀을 장기간 사용했을 때 일부 환자에서 강박증상이 악화되거나 새로이 발생하기도 하지만, 몇몇 특별한 치료저항성 강박장애의 경우에는 클로자핀이 효과적일 수도 있다(Steinert 등, 1996; Tibbo와 Gendemann, 1999; Kumar 등, 2003). Steinert 등(1996)은 경계성 인격장애와 치료저항성 강박증상을 같이 가진 27세 여자 환자에서 클로자핀을 사용한 뒤 강박증상이 호전되었던 경험을 보고하였다. 이 환자는 클로자핀 치료 전 paroxetine, clomipramine 및 여러 정형-비정형 항정신병 약물을 사용했지만 효과가 없었다. 한편, McDougle 등(1995a)은 치료저항성 강박장애 환자 12명에게 클로자핀 단독치료를 하였으나, 아무도 반응을 보이지 않았다고 하였다. 안용민 등(2001)은 클로자핀에 의해 악화되는 강박증상과 호전되는 강박증상은 겉으로 표현되는 증상형태는 비슷하게 보일지 몰라도 증상이 형성되는 과정에 차이가 있고, 클로자핀은 이러한 과정에 영향을 미칠 것이라고 가정하였다.

(4) 인격장애

경계성 인격장애 환자에서 항정신병 약물은 공격성이나 자해 위협 등을 조절하려는 목적으로 흔히 사용되어 왔다. 클로자핀 역시 이런 용도로 매우 효과적이다(Frankenburg와 Zanarini, 1993; Benedetti 등, 1998; Chengappa 등, 1999; Parker, 2002). Benedetti 등(1998)은 일시적으로 정신병적 증상을 보이는 12명의 경계성 인격장애 환자에게 클로자핀을 75~100mg 정도의 저용량으로 투여하였더니 3주 후 정신병적 증상의 호전뿐 아니라 전반적인 상태가 눈에 띄게 호전되었다고 하였다. 그러나 실제로 클로자핀을 사용하기 위해서는 클로자핀으로 초래될 수 있는 부정적 측면 역시 고려되어야 하기 때문에, 모든 경계성 인격장애 환자에게 사용한다기보다는 조절되지 않는 공격성이나 자해, 자살의 위협 등 특정 상황에 국한하여 사용하는 것이 바람직할 것 같다(Chengappa 등, 1999).

(5) 정신지체 등

임상의에게 의뢰되는 정신지체 환자 중 다수는 정신분열병, 분열 정동장애, 양극성 장애, 망상장애 등 다양한 종류의 정신질환이 동반되어 있으며, 이 외에도 충동조절을 하지 못하거나 자해행동 등이 문제가 되는 경우가 많다. 이런 때 클로자핀은 안전하고 효과적으로 사용될 수 있다(Buzan 등, 1998; Antonacci와 de Groot, 2000). 다만, 주의할 것은 이들은 부작용이 나타난다

하더라도 스스로 불편감을 호소하지 못하기 때문에 임상의가 더욱 주의를 기울여야 한다는 점이다.

5) 기질성 정신장애

클로자핀은 섬망에 도움이 되기보다는 오히려 섬망을 유발하는 약물이다. 한 연구에 따르면, 클로자핀 사용 환자에서 섬망이 발생한 비율은 10.1%에 이른다고 한다(Centorrino 등, 2003). 클로자핀 사용중 섬망의 유발요인으로는 혈장농도의 갑작스런 상승(van der Molen-Eijgenraam 등, 2001), benzodiazepine과의 병용(Jackson 등, 1995; Faisal 등, 1997), 갑작스런 투여 중단(Lee와 Robertson, 1997; Stanilla 등, 1997) 등이 있다. 이론적으로 섬망의 급성기 치료에는 강력한 도파민 차단이 필요하며, 항콜린 제제는 오히려 섬망을 악화시킨다는 점을 고려할 때 섬망에서 클로자핀 사용은 권장되지 않는다.

반면, 다양한 만성 기질성 정신장애에서 클로자핀이 도움이 되었다는 보고는 많이 있다. 파킨슨 병에 동반된 정신증에 대한 효과는 말할 것도 없고, 신경매독(Mahendran, 2001), 전두엽 손상(Burke 등, 1999), HIV 감염에 동반된 정신증 등에 클로자핀이 효과적이었다는 보고가 있다. Michals 등(1993)은 외상성 뇌손상을 입은 9명의 환자에게 클로자핀을 투여하였는데, 이 중 6명에서 정신증상뿐 아니라 공격성도 현저히 줄었음을 보고하였다. 그러나 치매에 동반된 정신증상에 있어서는 클로자핀이 효과적이라 하더라도, 다양한 부작용 및 항콜린 작용 때문에 실제 사용하긴 어렵다는 의견이 지배적이다(Oberholzer 등, 1992; Pitner 등, 1995; Saltzman, 1996). Motsinger 등(2003)은 파킨슨 병에는 클로자핀이나 쿼티아핀을, 알츠하이머 병에는 리스페리돈이나 올란자핀을 사용하는 것을 권장하고 있다.

6) 운동장애

(1) 추체외로 증후군

클로자핀은 EPS를 유발시키지 않을 뿐만 아니라, 기존의 운동장애 증상을 경감시키는 데도 도움이 된다.

이러한 효과는 클로자핀의 낮은 D_2 점유율과 5-HT_2 차단작용 때문인 것으로 생각된다. 리스페리돈도 5-HT_2 차단 효과가 강하지만, 높은 용량에서는 EPS를 일으키는데, 이 때 D_2 점유율은 80% 이상이다. 하지만, 클로자핀은 높은 용량을 사용할지라도 60%를 넘지 않는다(Gerlach 등, 1996; Glazer, 2000). 이 외에도 클로자핀이 D_1이나 D_4에 선택적이라는 점도 EPS가 적은 이유의 하나로 보인다. Kane 등(1988)은 chlorpromazine에 benztropine을 병용하는 것보다는 클로자핀을 단독으로 사용하는 것이 기존에 있던 EPS를 경감시키는 데 도움이 된다고 하였다. 이후의 분석에서도 클로자핀을 사용하면 EPS의 발생률, 심한 정도, 항콜린제 사용빈도 등이 모두 감소한다고 입증되었다(Kurz 등, 1995). 이는 특히 경직이나 진전에서 더욱 효과가 뚜렷하다.

운동완만(bradykinesia)이나 가벼운 좌불안석(akathisia)은 클로자핀으로 약물을 교체해도 호전이 잘 되지 않을 뿐더러, 클로자핀 사용 후 새로 생기기도 한다(Cohen 등, 1991; Gerlach과 Peacock, 1994). 그러나 다른 방법으로 해결되지 않는 중등도 이상의 좌불안석이나 만성 좌불안석의 치료에는 클로자핀이 도움이 된다(Wirshing 등, 1990; Levin 등, 1992; Spivak 등, 1997b). 드물게 클로자핀에 의해 강직증(catatonia)이 유발되었다는 보고가 있기도 하나(Biancosino 등, 2001), 대체적으로는 강직형 정신분열병 및 기타 원인에 의한 강직증에 있어서도 클로자핀이 도움이 된다(Naber 등, 1992; Rommel 등, 1998).

(2) 지연발생 이상운동증

Kane 등(1993)은 장기 관찰 결과를 바탕으로 클로자핀에 의해 TD가 일어날 위험은 정형 약물에서보다 현저히 낮으며, 클로자핀은 기존의 운동장애 증상을 경감시킨다고 보고했다. 일부 지연발생 근긴장(tardive dystonia) 환자는 클로자핀 사용 후 극적인 호전을 보이며, TD 역시 근긴장보다는 덜 뚜렷하지만 상당한 효과를 보인다(Lieberman 등, 1991; Littrell과 Magill, 1993; Tamminga 등, 1994; Spivak 등, 1997b). 운동장애의 호전은 클로자핀 치료 시작 후 6개월 이상, 길게는 3년이 지나야 나타나는 수가 많다. Larach 등(1997)은 심한 TD 때문에 클로자핀을 사용했던 세 명의 환자를 12, 8, 5년 후 추적 조사했을 때 거의 완전히 증상이 소실되었다고 보고하였다.

한편, Simpson과 Varga(1975)는 TD를 보이는 12명의 만성 정신분열병 환자에게 클로자핀을 18주간 투여하였는데, 증상이 뚜렷이 감소한 7명 중 3명은 연구가 끝나 클로자핀을 끊자마자 증상이 다시 재발하였다. 이러한 금단성 운동곤란증(withdrawal dyskinesia)은 이후에도 많이 보고되었으며, 어떤 경우에는 클로자핀을 사용하기 전보다 증상이 더욱 악화되기도 한다(Ahmed 등, 1998; Simpson, 2000; Yovtcheva 등, 2000). 금단성 운동곤란증은 TD 치료에 큰 걸림돌이 되고 있으며, 클로자핀이 TD를 근본적으로 치료하는지 아니면 단순히 증상을 억제하는 것인지에 대해 의문을 갖게 한다. 또한, 클로자핀이 TD를 치료한다고 하더라도, 적극적인 치료 효과가 있는 것인지 아니면 더 이상의 중추신경계 손상을 방지함으로써 자연치료를 돕는 수준인지 불분명하다. 클로자핀에 의해 TD 증상이 호전되는 비율(30~40%)은 저절로 호전되는 비율(14~36%)과 크게 차이가 나지 않는다(Caroff 등, 2002). 다만, 비정형 약물 중에서도 유독 클로자핀만 금단성 이상운동증이 흔한 것으로 보아, 클로자핀이 TD의 발생 기전과 관련된 뇌조직에 직·간접적으로 영향을 미치는 것만큼은 분명해 보인다.

(3) 파킨슨병 및 기타 운동장애의 운동 및 정신증상

파킨슨병 환자 중 적게는 6%에서 많게는 40%가 다양한 정신증상을 겪는다. 이러한 정신증상은 항정신병 약물로서 해결될 수 있으나, 문제는 정형 항정신병 약물은 도파민 차단작용으로 운동증상의 악화를 일으키기 때문에 사용하기가 곤란하다는 것이다. 클로자핀은 D_2 수용체 차단이 약하므로 사용하는 데 제한이 훨씬 적다. 또한, 파킨슨병에 동반되는 정신증의 발현에 5-HT 수용체의 과민화가 관여한다고 생각되므로, $5\text{-}HT_2$ 수용체를 차단하는 클로자핀의 효과를 기대할 수 있다(Juncos, 1999). PSYCLOPS(Psychosis and Clozapine in the treatment of Parkinsonism) 연구에 따르면, 정신증을 동반한 파킨슨병 환자 53명에게 클로자핀과 위약(placebo)을 4주간 투여했을 때 클로자핀은 뚜렷한 정신증상의 개선을 가져왔으며, 운동증상의 악화는 관찰되지 않았다. 이 연구에서 평균 최초용량은 6.25mg/d였고, 평균 유지용량은 28.8 mg/d, 최대 유지용량은 50mg/d였다. 또한, 일차 연구기간 4주가 지난 후, 12주 동안 클로자핀 투여를 연장하였을 때도 여전히 정신증상이나 운동증상의 악화가 나타나지 않아, 장기간 투여해도 효과가 지속적임이 입증되었다(Factor 등, 2001). 그러나 약 20%의 환자가 부작용을 견뎌내지 못하고 중도 탈락하였는데, 중도 탈락의 원인이 되었던 부작용은 섬망, 졸리움, 침흘림, 기립성 저혈압, 어지러움 등이었다(Factor와 Friedman, 1997). 파킨슨병 환자는 노인이고 뇌 조직에 변성이 와 있기 때문에 부작용에 특히 민감하다. 따라서, 서서히 증량하는 것이 필수적이며, 보통 50mg/d 미만을 사용한다(Fernandez 등, 2003). 파킨슨병에서 클로자핀을 사용하면, 정신증상뿐만 아니라 진전이나 근긴장, 이상운동, 야간 좌불안석과 같은 운동증상도 상당히 호전된다. 클로자핀 자체가 운동증상을 경감시키는지, 아니면 클로자핀을 사용함으로써 정신증상 악화에 대한 부담 없이 도파민 효현제를 마음껏 사용할 수 있기 때문인지는 확실하지 않다(Friedman과 Lannon, 1990; Bennett 등, 1993; Jansen, 1994). 클로자핀으로 성공적인 치료 효과를 얻었던 많은 질환에서 리스페리돈이나 올란자핀도 비슷한 효과가 있다고 보고되지만, 파킨슨병만은 예외적으로 리스페리돈이나 올란자핀의 사용은 대개 실패하였다. 단, 쿼티아핀만은 파킨슨병에 클로자핀 대신 사용할 수 있지 않은가 생각되기도 한다.

파킨슨병 외에도 클로자핀은 다양한 운동장애에 시도되고 있다(Factor와 Friedman, 1997). 대부분 증례보고에 지나지 않지만, Meige 증후군, 편측 무도병(hemiballismus), 헌팅턴 무도병 등에 효과가 있는 것으로 보고되었다(Stojanovic 등, 1997; Karp 등, 1999; Sieche와 Giedke, 2000).

7) 특정 환자군에서의 효과

(1) 노인

정신분열병이나 양극성 장애 등 정신질환을 앓고 있는 노인 환자에서도 클로자핀이 효과적인 치료법이 될 수 있다(Howanitz 등, 1999). 그러나 클로자핀의 다양한 부작용은 이 연령층에서의 사용을 매우 부담스럽게 한다. 연령이 높아질수록 무과립구증의 위험이 높아지며(Honigfeld 등, 1998; Barak 등, 1999), 투여 초기에 흔한 기립성 저혈압으로 낙상 사고가 일어나면 노인층에서는 치명적일 수 있다. 또한, 클로자핀의 항콜린 작용 때문에 지남력 장애가 일으날 수 있으며, 심하면 항콜린성 섬망에 빠지기도 한다(Pitner 등, 1995; Barak 등, 1999). 따라서, 이 연령층에서는 적은 용량을 천천히 증량해 가면서 사용해야 한다. 대체로, 클로자핀 일일 용량이 100mg을 넘지 않는 선에서 유지하는 것이 바람직하다.

(2) 소아-청소년

소아-청소년 정신분열병 환자(평균 14세)에서 클로자핀과 halopeidol을 이중맹검 비교한 결과에 따르면, 클로자핀이 유의하게 우수한 효과를 나타내었다(Kumra 등, 1996). 또 다른 연구에서는, 정형 약물에 반응하지 않았던 소아-청소년 치료저항성 정신분열병 환자 36명에게 평균 154일 동안 클로자핀을 투여했을 때 27명에서 뚜렷한 효과가 나타났으며(Remschmidt 등, 1994), 치료저항성 양극성 장애를 앓는 청소년 환자를 대상으로 한 연구에서는 연구대상이 된 10명 모두에서 어느 정도 증상이 호전되었다(Masi 등, 2002). 클로자핀이 청소년 환자들의 인지기능을 호전시켜 학업성적을 올렸다는 보고도 있다(Mozes 등, 1994; Burke 등, 1995). 일반적 부작용의 경우, 소아-청소년이라 해서 특별히 빈도가 높지는 않지만, 다만 일부 연구에서 EPS가 빈번히 나타난다고 보고되었다(Blanz와 Schmidt, 1993; Remschmidt 등, 1994). 한편, 체중증가의 경우, 그 정도 자체는 성인과 별 차이가 없지만, 소아-청소년기에 발생한 비만이 향후 성인기의 건강에 미치는 영향이나 이 시기의 심리적 불안정성을 고려한다면, 성인에서보다 훨씬 더 심각한 신체적 · 정신적 후유증을 유발할 것이라 예상할 수 있다.

(3) 임신 및 수유

클로자핀은 태반을 잘 통과한다. 그러나 동물실험에서는 인간에게 사용하는 양의 2~4배를 투여해도 생식능력의 저하나 태아에 대한 독성이 나타나지 않았다. 인간에서 임신중에 클로자핀을 사용한 증례보고들도 태아에 대한 위험이 없었다고 하였다. 클로자핀은 임신 위험요소 카테고리 B에 속하는 약물이다.

임상에서 부딪히는 문제는 임신중 정신증이 발병하여 클로자핀을 시작하는 것보다는 클로자핀을 사용하고 있는 환자가 임신을 하는 경우이다. 클로자핀은 정신증상의 해소에 효과적일 뿐만 아니라, 고프로락틴 혈증에 의한 무배란의 부작용이 거의 없고 다른 성기능 부작용도 적기 때문에, 클로자핀을 사용하는 가임 환자는 다른 약물을 사용하는 환자에 비해 임신할 확률이 높다(Kaplan 등, 1995). 일반적으로 약물이 태아 기형을 일으키는 시기는 임신 6~10주로 알려져 있으므로(Edlund와 Craig, 1984), 이 기간 동안 만큼은 약물을 끊거나 용량을 최소화하는 것이 바람직하나, 클로자핀을 단기간에 중단하는 것은 클로자핀 금단에 의한 정신증 악화의 가능성 때문에 위험하다. 또한, 임신 중반 이후에는 체내 약물의 분포 용적이 늘어나므로 같은 용량의 클로자핀을 사용하더라도 혈장농도가 감소할 가능성이 있는데, 일부 클로자핀 환자는 혈장농도 저하시 단기간에 재발한다. 그러므로 임신한 환자에서 클로자핀의 용량을 조절하는 것은 매우 조심스운 일이며, 이런 문제에 대해 환자 및 보호자에게 설명할 필요가 있다.

임신기간중 클로자핀을 유지하는 경우, 임신과 클로자핀 투여라는 두 위험요인이 겹치면서 산모의 혈당이 상승할 가능성이 높다. 이는 태아 과체중과 난산으로 이어지기도 한다(Dickson과 Hogg, 1998). 출산시에 산모의 클로자핀 혈장농도가 충분히 높은 상태라면, 신생아는 출생 직후 클로자핀의 독성으로 기면이나 경련 등을 겪을 수도 있으며, 클로자핀 금단증상이 나타나 자극 과민성을 보일 수도 있다(DiMichele 등, 1996; Stoner 등, 1997). 따라서, 분만 수일 전부터 클로자핀을 중단하거나 감량하는 것을 고려할 수도 있지만, 이 경우는 역시 산모가 금단 증후군을 겪을 위험이 있다. 태내에서 클로자핀에 노출된 신생아의 백혈구가 어떤 반응을 보이는지에 대해서는 알려진 바가 없다.

클로자핀은 모유를 통해 분비되기 때문에 클로자핀을 투여받는 산모가 모유를 먹이는 것은 바람직하지 않다. Barnas 등(1994)이 조사한 바에 따르면, 50~100mg/d의 클로자핀을 투여받은 산모의 모유에서 혈중치의 2.8~4.3배에 이르는 농도의 클로자핀이 검출되었다.

8) 장기적 예후에 대한 영향 및 삶의 질

장기적 예후라는 개념을 단순히 증상의 소실 여부로만 가늠할 수는 없다. 재입원율, 독립적 생활 정도, 재취업률 등과 같은 삶의 질이나 기능회복 수준을 장기적 예후의 지표로 삼았을 때, 클로자핀은 양성증상의 호전만으로 설명할 수 없는 긍정적 결과를 가져온다(Meltzer, 1999). 물론, 가시적인 호전이 나타나기까지 상당한 시간이 걸린다는 사실을 감안하여야 한다(Lindstrom, 1988; Naber 등, 1992; Daniel과 Whitcomb, 1998). Lindtrom(1988)은 클로자핀을 2년 이상 투여한 환자들의 직업상태를 조사한 결과, 이전에 3.1%만이 직업을 가졌던 데 비해, 클로자핀 투여 후에는 약 40%가 직업을 갖고 일하고 있었다고 보고하였다. 클로자핀은 또한 입원시설을 이용하는 기간도 감소시킨다. 한 조사에서는, 클로자핀 투여 전 6개월 동안 한 번도 입원하지 않고 지냈던 환자의 비율이 19.3%에 지나지 않았던 데 비해, 클로자핀 사용 4년 후에는 동일한 환자군 중 74.1%가 6개월 이상 입원하지 않고 생활한 것으로 나타났다. 동일한 조건에서 정형 약물을 사용한 대조군은 단지 40% 정도만이 입원하지 않고 지낼 수 있었다(Reid와 Mason, 1998).

환자 스스로가 주관적으로 느끼는 삶의 질이라는 면에서도 역시 클로자핀은 상당한 장점을 지닌다. Naber 등(1995)은 SWN(Subjective Well-being on Neuroleptics Scale)을 이용하여 클로자핀 환자 38명과 정형 약물 환자 28명이 주관적으로 느끼는 삶의 질을 비교 평가하였다. 클로자핀 환자들이 대부분 치료저항성 환자로 만성화된 경과를 밟고 있었음에도 불구하고, 클로자핀 환자군에서 삶의 질이 더 높은 것으로 나타났다. 이들의 SWN 점수와 PANSS 점수는 서로 상관관계가 매우 낮은 것으로 나타났는데, 이는 삶의 질이 반드시 증상의 호전과 결부되어 있는 것은 아님을 보여준다. Cramer 등(2001)의 연구에서는, 클로자핀을 투여한 지 1년 후 Quality of Life Scale 점수가 26% 정도 상승하는 것으로 나타났다.

4. 사용방법

1) 투여 시작

클로자핀은 12.5~25mg/d의 낮은 용량을 취침 전에 첫 투여함으로써 시작하며, 목표용량에 도달할 때까지는 한 번에 25~50mg을 넘지 않는 범위에서 2~3일에 한 번씩 서서히 증량한다. 일단 목표용량에 도달한 후 추가로 용량을 증가시킬 때에도 1주에 100~200mg을 넘지 않는 범위에서 조절해야 한다. 이는 초기에 흔히 나타나는 기면, 빈맥, 기립성 저혈압, 뇌파이상 등의 부작용이 약물을 증량하는 속도에 민감하게 영향을 받기 때문이다.

2) 목표용량 및 혈장농도

목표용량을 어떻게 잡아야 하는지에 대해서는 정해진 원칙이 없다. 사용 현황을 보면, 지역 혹은 문화권에 따라 용량에 상당한 차이가 난다. 예를 들어, 독일어권에서는 200~250mg/d 정도를 사용하지만, 영국에서는 400~450mg/d, 미국에서는 250~450mg/d를 사용한다. 이러한 차이는 인구집단에 따른 약물 유전학적 요인 때문이기도 하겠으나, 문화적 요인이나 임상의의 교육 배경도 무시할 수 없다(Chong 등, 2000). 한 예로, 영미권에서는 클로자핀이 치료저항성 환자에만 국한해서 사용되는 반면, 구미에서는 좀더 폭넓은 환자를 대상으로 사용된다. 참고로, 서울대학교 병원에서 2000년 조사한 자료에 따르면, 평균용량이 341.5mg/d로 영미권과 비교하여 큰 차이 없는 것으로 나타났다. 임상의들의 공통된 견해는 일정 용량 이하로는 효과를 기대하기 어려우며, 반면 지나치게 많은 용량은 득보다 실이 많다는 것이다. 문제는 그 일정 용량이 얼마냐는 것인데, 서양인을 대상으로 했을 때는 300mg/d 내외인 것으로 의견이 모아지고 있다(Kurz 등, 1995; Gordon과 Milke, 1996; Simpson 등, 1999).

그러나 약물반응의 개인차가 현저하기 때문에 저용량에서도 충분한 효과를 얻는 환자가 있는 반면, 1,000mg/d 이상의 고용량에서만 반응하는 경우도 있다. 이러한 개인차의 상당 부분은 약동학적(pharmacokinetic) 차이로 설명된다. 동일한 용량을 투여하더라도 개인에 따라 혈장농도에 상당히 큰 차이가 있다(Jann 등, 1993). 클로자핀은 치료적 농도가 많이 연구되어 있기 때문에 혈장농도 검사(Therapeutic Drug Monitoring, TDM)가 유용할 수 있다(Buur-Rasmussen과 Brosen, 1999; Schulte, 2003). 혈장농도 검사는 통상적인 치료과정뿐만 아니라 특히 순응도가 의심될 때, 약물 상호작용이 가능한 약제를 병용할 때, 그리고 부작용이 의심될 때도 큰 역할을 한다(Freeman과 Oyewumi, 1997).

혈장농도와 약물 효과를 연구한 결과를 종합하면, 적절한 반응을 기대하기 위해선 혈장농도가 최소 350~420ng/ml 이상으로 유지되어야 한다(Perry 등, 1991; Potkin 등, 1994; Kronig 등, 1995). 혈장농도 350ng/ml를 기준으로 했을 때 민감도(전체 반응 환자 중 350ng/ml 이상인 환자의 비율)는 72%, 특이도(비반응 환자 중 350ng/ml 미만인 환자의 비율)는 70%였으며, 400 ng/ml을 기준으로 잡았을 때는 각각 67%, 78%였다(Spina 등, 2000). 혈장농도가 350ng/ml일 때 D_2 수용체의 점유율은 47% 정도이며, 5-HT_2 수용체의 점유율은 거의 100%에 이른다. 여기서 용량을 더 높인다고 D_2 수용체 점유율이 높아지지도 않으며, 일정 수준을 넘는 D_2 수용체 점유는 득보다 실이 많은 것 같다. 클로자핀의 이성체(isoform)를 이용하여 타 수용체에 대한 결합은 동일하게 유지하고, D_2 점유율만을 80% 가까이로 높였더니, 비정형 약물의 장점들이 모두 사라져 버렸다(Kapur 등, 2002). 따라서, 용량을 높인다고 항상 효과가 좋아지는 것은 아니며, 일반적으로 900mg/d 이상을 사용하는 것은 권장되지 않는다. 최근에는 권장 평균용량이 점차 낮아지는 추세로, 혈장농도 200~350ng/ml면 충분하다는 의견도 개진되고 있다. 이는 미국 성인에서는 200~400mg/d의 용량에 해당한다(VanderZwaag 등, 1996; Conley, 1998; Olesen, 1998).

환자가 일단 관해상태에 접어들어 유지요법을 시행한다 하더라도 클로자핀의 권장 혈장농도를 그대로 유지하는 것이 바람직하다. Ulrich 등(2003)이 소개한 한 여성 정신분열병 환자는 유지기간중 혈장농도가 100~150ng/ml 정도로 떨어졌을 때마다 재발하였다. 그는 또 다른 연구에서 혈중치가 250ng/ml 이하로 떨어지는 경우 재발위험이 급격히 커진다고 주장하였다.

3) 유지요법의 기간 및 치료 효과를 판정하는 시기

클로자핀은 정형 약물에 비해서 더 오랜 기간 투여해 본 후에 효과 여부를 판정하는 것이 권고된다. Lieberman 등(1994)은 효과 판정을 위해서는 12주에서 24주를 투여해 봐야 한다고 권했으며, Meltzer(1995)는 정신병리의 호전이 6~9개월 이상 지연되어 나타날 수 있다고 하였다. Wilson(1996) 역시 클로자핀에 부분적이나마 반응했다고 판단되는 73명의 환자 중 18명은 6개월 이후에야 비로소 호전이 관찰되었다고 보고하였다. 정형 약물 사용시 효과 판정을 하기 위해 약 6~8주 정도 투여해 보는 것과는 큰 대조를 이룬다. 그러나 치료 초반에 아무런 반응이 보이지 않는데 무작정 6~9개월 이상 투여를 계속해야 하는지에 대해서는 의견이 팽팽히 맞서고 있다(Carpenter 등, 1995). Conley 등(1997)은 클로자핀이 더디게 효과를 나타내는 것은 단지 유효 혈중치에 도달하기까지 시간이 많이 걸리기 때문이며, 일단 유효 혈중치에 도달한 후 8주 이내에 반응을 보이지 않는다면 더 이상 기다릴 필요가 없다고 주장하였다.

이러한 논란의 기저에는 클로자핀의 효과를 양성증상 조절에 국한시켜 생각할 것이냐, 아니면 음성증상 및 인지기능의 개선, 궁극적으로는 삶의 질 향상까지 포함해서 생각할 것이냐는 문제가 자리하고 있다. 많은 의사들은, 투여 초기에 양성증상의 뚜렷한 호전이 없더라도, 참을성을 갖고 기다리면 몇 개월이 지나 기타 영역에서 효과가 드러날 것이라고 기대한다. Lindstrom (1994)은 정신분열병 환자가 결핍상태(deficit state)에서 서서히 벗어나는 과정을 깨어남(awakening)이라고 표현하였는데, 항정신병 약물의 효과를 이러한 차원에서 본다면, 당장 눈앞의 양성증상을 조절하는 것과는 다른 차원의 시간적 잣대를 요구할 것이다(Meltzer, 1995).

4) 약물 중단하기

클로자핀을 갑자기 끊었을 경우에는 즉시 원래의 증상이 돌아오거나, 심지어는 클로자핀 투여 전보다 더 증상이 심해지는 소위 반동(rebound)현상이 심심치 않게 나타난다(Ekblom 등, 1984; Perenyi 등, 1985; Alphs와 Lee, 1991; Parsa 등, 1993; Shiovitz 등, 1996; Stanilla 등, 1997). 가장 주요한 원인은 콜린성 반동이라 생각되는데, 아세틸콜린 시스템의 갑작스러운 항진으로 말미암아 불쾌감, 흥분, 불면, 안절부절못함, 식욕부진이나 메스꺼움 등이 유발된다. 클로자핀의 금단증상은 심한 경우에는 섬망이나 강직상태에 이르기도 하며, NMS와 유사한 양상을 보이기도 한다(Shiovitz 등, 1996; Still 등, 1996; Lee와 Robertson, 1997; Stanilla 등, 1997). 쥐 실험에서, 클로자핀을 갑자기 끊으면 반동적으로 고체온증이 나타나는데, 이는 시상하부와 같은 뇌 구조에 생리학적 변화가 온다는 것을 시사한다(Goudie 등, 1999).

이러한 반동현상은 단순히 일시적인 신체적 불편감을 초래할 뿐 아니라, 장기적으로도 예후의 악화 및 신체적 후유증을 가져올 수 있다. 타 약물보다 훨씬 정도가 심하기 때문에 따로 클로자핀 중단 증후군이라 불리기도 하는데(Tollefson 등, 1999b), 일단 발생하면 증상을 안정시키는데 상당한 노력이 들며, 금단증상을 경험하고 난 후 클로자핀에 대한 반응성을 상실하는 경우도 보고되고 있다(Meltzer 등, 1998). 이를 예방하기 위해서는 최대한 천천히 감량해야 하는데, 미리 계획을 세워 클로자핀을 다른 약물로 교체할 때에는 감량 속도가 1주에 25~100mg를 넘어선 안 된다(Weiden 등, 1997). 또는, 교체할 약물을 먼저 치료 용량에 도달시켜 놓고 나서 클로자핀을 감량한다(Borison, 1996). 부득이 클로자핀을 갑자기 중단해야 할 때 대치할 수 있는 약물로는 항콜린 효과가 큰 thioridazine 등이 추천되기도 하나 효과가 입증되지는 못했고(Szafranski와 Gmurkowski, 1999), 항콜린 제제를 충분한 용량 병용하는 것이 바람직하다(de Leon 등, 1994; Shiovitz 등, 1996). 리스페리돈은 항콜린 효과나 GABA 효현 효과가 강하지 않기 때문에 추천되지 않는다(Gupta와 Daniel, 1995). 반면, 올란자핀은 리스페리돈에 비해 수용체 결합양상이 클로자핀과 좀더 유사하기 때문에 효과적인 대안이 될 수 있으리라 기대되었다. Tollefson 등(1999b)은 클로자핀 300mg 이하를 사용하고 있던 환자를 대상으로 클로자핀을 갑자기 끊은 후 3~5일 동안 위약을 투여한 군과 이 기간 동안 올란자핀을 투여한 군을 비교하였다. 그 결과 위약군에서는 24.5%, 올란자핀 군에서는 7.5%가 금단증상을 경험하여 올란자핀이 클로자핀의 대체약으로 유효하다고 주장하였다. 또 다른 연구들도 클로자핀에 반응이 없거나 부작용 때문에 올란자핀으로 교체했을 때 만족할 만한 효과를 보였으며, 부작용은 특별히 늘지 않았거나 오히려 줄었다고 보고하였다(Dossenbach 등, 2000; Littrell 등, 2000). 그러나 Henderson 등(1998)이 19명의 정신분열병 환자를 관찰한 바에 따르면, 올란자핀으로 교체한 후 8명은 만족할 만한 결과를 보였으나, 7명은 심각한 증세 악화를 보였고, 나머지 4명도 결과가 만족스럽지 않아 다시 클로자핀으로 돌아가야만 하였다. 더군다나 올란자핀으로 교체한 후 전형적인 금단증상이 나타난 경우가 보고되어 역시 안심할 수 없다(Delassus-Guenault 등, 1999). 파킨슨병 환자의 정신증을 클로자핀으로 조절하고 있는 경우에는, 올란자핀으로 바꾸었을 때 운동증상이 악화되는 경우가 흔하여 교체가 금기시되고 있다(Friedman 등, 1998).

5) 다른 약물과의 병용

클로자핀은 여러 가지 종류의 수용체에 직접 작용하기 때문에 이론적으로는 굳이 다른 항정신병 약물을 병용할 이유가 없다. 그러나 클로자핀이 치료저항성 환자에게 우수한 효과를 보인다 할지라도 상당수의 환자들은 결국 클로자핀에도 만족할 만한 반응을 보이지 않는다. 이러한 경우 다른 항정신병 약물로 교체하는 방법도 생각해 볼 수 있으나, 더 손쉽게 접근할 수 있는 것은 다른 약물과 병용투여하는 방법이다(Buckley 등, 2001b). 이러한 목적 외에도 인지기능이나 정동증상의 개선을 위해서, 또는 경련과 같은 부작용의 예방이나 치료를 위해서 다양한 종류의 향정신성(psychotropic) 약물이 클로자핀과 함께 처방된다. 한 실태조사에 의하면, 클로자핀으로 치료중인 906명의 정신분열병 환자 중에서 클로자핀만을 사용하는 환자는 52%에 지나지 않았으며, 다른 항정신병 약물을 병용하는 경우가 18%, 기분조절제와 병용하는 경우가 30%에 이르렀다(Buckley 등, 2001b). 1999년 발표된 *Expert Consensus Guideline*(1999)에 따르면, 클로자핀에 적절한 반응을 보이지 않는 경우, 항경련제-정형 항정신병 약물-비정형 항정신병 약물-

lithium-전기경련 치료-benzodiazepine 순서로 병용치료를 시도하라고 권하고 있다. 그러나 이러한 지침은 단순히 전문가의 의견을 반영한 것이지 증거에 기반한 것은 아니다.

(1) 정형 항정신병 약물

클로자핀과 병용하는 목적으로는 EPS를 잘 일으키는 haloperidol이나 chlorpromazine 같은 약물보다는, 상대적으로 비정형성을 지닐 것이라 기대되는 sulpiride, pimozide, loxapine 등의 약물이 더 자주 선택된다. 이 중 sulpiride와 pimozide는 거의 순수한 D_2 차단제로서 소규모 임상연구에서 유망한 성적을 보였다(Friedman 등, 1997; Shiloh 등, 1997). 그러나 pimozide는 심장독성이 강하기 때문에 클로자핀과 병용하면 순환기계 부작용 가능성이 높아질 수 있다. Loxapine은 5-HT_{2A}/D_2 차단율이 정형 약물과 클로자핀의 중간쯤 해당되는데, 역시 소규모 개방 임상연구에서 좋은 성적을 보였다(Mowerman과 Siris, 1996).

(2) 비정형 항정신병 약물

클로자핀의 부족한 D_2 차단능력을 다른 약물로 보조하여 치료 효과를 높인다는 개념은 보조치료제로서 리스페리돈의 역할에 대해 큰 기대를 불러 일으켰으며, 적지 않은 증례보고에서 긍정적인 결과가 나왔다(McCarthy와 Terkelsen, 1995; Morera 등, 1999; Raskin 등, 2000b; Taylor 등, 2001). 최초의 개방 임상연구는 Henderson과 Goff(1996)에 의해 이루어졌는데, 클로자핀을 안정되게 사용하고 있으나 반응이 불충분하였던 12명의 외래 환자를 대상으로 평균 3.8mg의 리스페리돈을 병용한 결과 10명의 환자가 반응군으로 전환되었으며, 가벼운 좌불안석 외에는 특별현 부작용은 없었다. 리스페리돈은 CYP2D6에 의해 주로 대사되지만 그다지 강한 CYP2D6 억제제라고 볼 수는 없으며, 게다가 CYP1A2를 비롯한 그 밖의 다른 시토크롬 시스템에는 영향이 미약하기 때문에 이론적으로 클로자핀의 혈중치에 큰 영향은 없을 것이라 기대된다(Eap 등, 2001; Raaska 등, 2002). 그러나 리스페리돈 병용 후 클로자핀의 혈장농도가 급격히 상승했다는 증례보고나(Tyson 등, 1995), 리스페리돈 16mg/d를 사용하고 있던 환자에게 클로자핀 100mg/d를 추가했을 때 NMS가 발생했다는 보고가 있기 때문에 역시 주의를 요한다(Kontaxakis 등, 2002a). Gupta 등(Gupta 등, 1998)은 클로자핀 200mg/d와 600mg/d를 사용하고 있던 두 환자에게 올란자핀 15mg/d를 병용하였을 때 현저한 호전이 있었음을 보고하였다. 그러나 현재까지 통제된 임상연구는 물론 별다른 증례보고도 이루어지지 않았으며, 비용문제 때문에 현실적으로 사용하기 어렵다. Reinstein 등(1999b)은 클로자핀으로 인한 부작용 때문에 증량이 곤란한 경우, 퀘티아핀을 병용투여함으로써 필요한 클로자핀의 용량을 최대 25%까지 줄일 수 있었으며, 이렇게 해서 체중증가나 침흘림, 당뇨, 변비 등의 부작용을 감소시킬 수 있었다고 하였다.

(3) 기분조절제 및 항경련제

Valproate는 주로 치료저항성 양극성 장애에 클로자핀과 병용되는 경우가 많으며, 이 외에 클로자핀에 의한 뇌파이상 및 경련의 치료와 예방을 목적으로 사용되기도 한다. 약물 상호작용의 측면에서 다른 약물보다 비교적 안전하며(Facciola 등, 1999), 특히 carbamazepine과는 달리 혈액학적 부작용의 위험을 높이지 않기 때문에 널리 사용되고 있다. 진단을 막론하고 55명의 병용투여 환자를 후향적으로 조사한 Kando 등(1994)의 연구에 따르면, 87%의 환자에서 병용치료가 효과적이었다고 판단되었다. 혈액학적 부작용이나 간효소 수치를 비롯한 부작용의 증가는 거의 보이지 않았고, 다만 진정작용이 좀더 심해지는 것으로 나타났다. 반면, 비록 증례보고에 그치고는 있지만, 혈액학적 위험이 증가한다는 보고(Pantelis와 Adesanya, 2001; Madeb 등, 2002), 당뇨병성 케톤산 혈증이나 고암모니아 혈증이 나타난다는 보고(Nicolai 등, 2001), 병용 투여한 지 몇 개월이 지나서 신경독성이 나타났다는 보고(Costello와 Suppes, 1995), divalproex와 병용한 뒤 간성 혼수가 나타났다는 보고(Wirshing 등, 1997b) 등이 있다. 한편, 클로자핀의 독특한 치료효과가 뇌의 흥분성 증가 때문이며 경련 유발은 이에 따르는 불가피한 부작용이라는 주장과 함께(Denney와 Stevens, 1995), 치료저항성 정신분열병 환자에서 항경련제를 병용하면 오히려 치료효과가 떨어진다는 주장도 있다(Wilson, 1995).

Lithium과 클로자핀의 병용요법은 비교적 정동증상이 뚜렷한 환자에게 효과적일 것이라고 생각할 수 있다. Small 등(2003)은 클로자핀을 투여받고 있는 정신분열병과 분열 정동장애 환자에게 무작위로 lithium과 위약을 병용투여하였는데, lithium 투여군에서 특별히 부작용이 많이 관찰되지는 않았으며, 분열 정동장애 환자에서는 효과도 우월한 것으로 나타났다. 그러나 Bryois와 Ferrero(1993)는 정동증상이 별로 없는 정신분열병의 경우에도 효과적이었던 증례를 다수 열거하였다. 하지만, 병용시 우려되는 다양한 부작용들 때문에 매우 주심스럽다. 주로 NMS, myoclonus, 경련과 같은 신경학적 부작용이 흔히 나타난다고 알려져 있으며, 이는 lithium의 혈장농도와는 큰 관련이 없다고 한다(Lee와 Yang, 1999). 이 외에도 lithium은 클로자핀에 의한 백혈구 감소를 상쇄시킬 것이라 기대되지만(Blier 등, 1998), 오히려 조혈모세포들에 대한 독성반응을 미리 발견하지 못하도록 방해하지 않겠는가 하는 견해도 있다(Gerson, 1994).

Carbamazepine은 일반적으로 클로자핀과 병용하면 안 되는 것으로 알려져 있다. 두 약 모두 백혈구 감소증의 위험을 높이므로, 동시에 투여할 경우 치명적인 백혈구 감소증을 일으킬지도 모른다는 생각 때문이다(Gerson, 1994). 또한, carbamazepine은 간효소를 활성화시켜 클로자핀의 혈장농도를 47~50% 정도 감소시킨다(Jerling 등, 1994). 또한, lithium과 carbamazepine 모두 클로자핀과 병용하였을 때 자세고정 불능증(asterixis)의 위험이 높아진다(Rittmannsberger, 1996).

덴마크에서 실시된 한 조사에 따르면, 클로자핀으로 치료중인 환자의 8%가 carmabazepine,

valproate를 비롯한 다양한 항경련제를 투여받고 있었다(Peacock와 Gerlach, 1994). 최근에는 lamotrigine, gabapentin, topiramate, vigabatrin을 비롯한 다양한 항경련제가 개발됨으로써, 이들이 클로자핀과 함께 투여되었을 때 얻어질 수 있는 득과 실에 대해 관심이 모아지고 있다. 특히, 이들 약물은 약물 상호작용이 거의 없기 때문에 임상의가 안심하고 쓸 수 있다는 장점이 있다. 이들 중 일부는 이미 양극성 장애에서 단독 혹은 병용 약제로 상당한 효과를 내는 것으로 알려져 있다. 정신분열병에서도 증례보고 및 소규모 임상연구를 통해 lamotrigine과 클로자핀의 병용투여가 매우 효과적이라 주장되기도 하였다. 이 저자는 기존의 glutamate 가설과는 반대로 정신분열병이 glutamate의 과다활성 때문에 발생하며, lamotrigine의 효과는 이 약이 glutamate의 과다분비를 막기 때문에 발생한다고 주장하였다(Dursun 등, 1999; Dursun과 Deakin, 2001). Topiramate 역시 glutamate 활성을 차단하는데, 이 약은 정신병적 증상을 조절하는 목적보다는 클로자핀에 의한 체중증가를 억제하거나 경련 예방의 목적으로 더 많이 사용된다(Dursun과 Devarajan, 2000; Navarro 등, 2001). 그러나 Hofer 등(2003)은 클로자핀과 valproate를 함께 사용하던 정신분열병 환자에서 체중감소 목적으로 valproate를 topiramate로 대체하였다가 급격히 나빠진 한 증례를 소개하고 있다. Gabapentin 역시 경련 예방에 도움이 된다고 알려져 있으며, 항정신병 약물로 인한 눈꺼풀 경련이나 구강 및 턱의 이상운동을 호전시킨다는 보고가 있다(Hardoy 등, 1999; Usiskin 등, 2000; Landry, 2001).

(4) 항우울제

클로자핀이 음성증상을 개선시킨다고는 하지만, 만족스러운 경우보다는 그렇지 않은 경우가 더 많다. 따라서 환자가 무기력, 의욕저하 및 무쾌감증 등을 호소할 때, 선택적 세로토닌 재흡수 억제제(SSRI)를 중심으로 한 항우울제를 병용함으로써 음성증상의 호전을 꾀하게 된다. 많은 임상의들이 SSRI를 병용하고 있지만, 직접 그 효과를 검증한 연구는 많지 않다. 몇몇 개방연구는 fluoxetine이나 paroxetine을 병용했을 때 전반적 증상, 특히 음성증상의 호전이 나타난다고 보고하지만(Silver 등, 1995; Anghelescu 등, 1998), 유일한 이중맹검 연구인 fluoxetine 병용연구에서는 음성증상 척도(SANS)로 측정한 음성증상에서 통계적으로 유의한 효과가 드러나지 않았다(Buchanan 등, 1996). 역시 개방연구나 증례보고에 국한되어 있긴 하지만, 클로자핀에 의해 유발된 강박증상의 치료에 clomipramine 및 fluvoxamine, paroxetine, sertraline과 같은 세로토닌계 항우울제가 효과적이었다는 보고들이 있다(Allen과 Tejera, 1994; Poyurovsky 등, 1996; Rahman 등, 1998; Biondi 등, 1999; Strous 등, 1999).

그런데 SSRI는 클로자핀의 혈장농도를 평균 20~40% 상승시킨다(Centorrino 등, 1996; Spina 등, 2000). 특히 fluvoxamine은 클로자핀 혈장농도를 5배까지도 상승시킨다(Wetzel 등, 1998). 따라서, SSRI 병용요법이 클로자핀의 효과를 증강시킨다고 하더라도, 과연 SSRI의 일차적 효과

인지, 아니면 클로자핀 혈장농도 상승에 의한 이차적인 효과인지는 확실하지 않다. 한편, 이러한 성질을 이용하여 fluvoxamine을 병용함으로써 클로자핀 투여량을 낮추려는 시도도 행해졌다. Lu와 Lane(2003)은 클로자핀 100mg/d와 fluvoxamine 50mg/d를 병용함으로써 목표 혈중치인 350ng/ml를 달성할 수 있었으며, 이로써 약물경제학적으로 이득이 될 수 있다 하였다.

(5) Glycine 및 NMDA 효현제

Glycine은 NMDA 효현제로서 이전부터 음성증상에 도움이 되리라고 여겨져 왔다. D-cycloserine은 NMDA 수용체 안에 위치한 glycine 결합부위에 작용하는 부분적 효현제(parital agonist)로서, 정형 약물과 병용할 경우 음성증상을 개선한다고 보고되었다. 그러나 클로자핀과 병용할 때는 별 도움이 안 될 뿐더러 오히려 음성증상을 악화시키기까지 한다(Goff 등, 1999; Tsai 등, 1999). 직접 glycine을 투여하는 경우, 역시 별 효과가 없거나 오히려 악화시킨다는 보고와 함께(Potkin 등, 1999; Evins 등, 2000), 음성증상을 호전시킨다는 보고가 있다(Javitt 등, 2001).

(6) 전기경련요법

전기경련요법은 일찍부터 정형 약물과 병용되어 많은 경험이 축적되었으며, 두 치료법은 상호 보완적이거나 상승작용을 일으키는 것으로 여겨져 왔다(Krueger와 Sackeim, 1995). 클로자핀 역시 전기경련요법과 병용하면 비교적 안전할 뿐 아니라 양호한 효과를 나타낸다는 증례보고나 소규모 연구가 매우 많다(Benatov 등, 1996; Bhatia 등, 1998; James와 Gray, 1999; Kales 등, 1999). 다만, 전기경련요법 후 경련이 필요 이상으로 지속된다거나, 빈맥 혹은 혈압상승 등이 나타나는 등 비교적 경한 부작용이 보고되었을 뿐이다(Kupchik 등, 2000). 대부분의 증례보고는 클로자핀을 일정 기간 사용하여 용량이 고정되었을 때 전기경련요법을 행하는 형태를 취하고 있으나, James 등(1999)은 클로자핀 투여 및 채혈에 비협조적인 환자에게 먼저 전기경련요법을 하여 어느 정도 증상을 가라앉힌 다음 클로자핀을 투여하는 방식을 취하고 있다.

6) 효과의 예측

클로자핀이 비록 치료저항성 환자에게 도움이 된다고는 하나, 모든 환자가 다 반응을 보이는 것은 아니다. 경우에 따라 나타날 수 있는 심각한 부작용들이나 혈액검사의 번거로움 등을 고려해 볼 때, 만족스런 반응을 나타낼 환자를 미리 가려낼 수 있다면 임상적으로 상당한 도움이 될 것이다. 우선적으로 고려할 수 있는 지표는 환자의 임상상이다. 몇몇 연구에서는 남성, 일찍 발병한 환자, 심한 양성증상 및 클로자핀 투여 초기에 신속히 경감되는 심한 EPS, 편집형 아형, 정동증상의 동반 등이 양호한 반응을 예측할 수 있는 지표로 나타났다(Honigfeld와 Patin, 1989; Pickar 등, 1992; Lieberman 등, 1994; Zarate 등, 1995; Rosenheck 등, 1998). 그러나 이런 결과들은 대조군 비교를 통해 검증된 것도 아니고, 또 연구마다 서로 모순된 결과가 나오는 등 임상에 적용할 만큼의 확실성이 없다.

최근에는 임상 지표보다는 생물학적 지표에 따라 클로자핀 반응성을 예측해 보려는 시도가 있는데, 특히 유전형을 이용한 예측이 많은 관심을 받고 있다. 이론적으로는 클로자핀의 약동학적 · 약력학적 성질에 영향을 끼치는 어떤 종류의 유전자도 클로자핀 반응성을 예측하는 데 도움을 주는 후보 유전자라 볼 수 있다. 이런 이론적 견해를 바탕으로 시토크롬 P450 1A2, 2D6(Arranz 등, 1995; Ozdemir 등, 2001), 세로토닌 5-HT_{2A} 수용체(Arranz 등, 1995; Arranz 등, 1996; Arranz 등, 1998b), 세로토닌 운반체(Arranz 등, 2000), 도파민 D_2 수용체(Arranz 등, 1998a) 등에 대해 유전자 다형성과 클로자핀 반응을 결부시키려는 시도가 있었으나, 아직까지는 일관된 결과가 없다. 일부 저자는 메타분석을 통하여 5-HT_{2A}의 102T>C 다형성이 클로자핀 반응성과 연관된다고 발표하기도 하였으나, 그다지 신빙성이 높아 보이지는 않는다(Arranz 등, 1998c). 이 외에도 HLA-A1, A2, B35, apolipoprotein E4가 클로자핀 반응성과 연관된다고 주장된 바 있다(Lahdelma 등, 2001).

5. 안전성과 부작용

클로자핀은 EPS나 TD 위험이라는 측면에 있어 정형 약물보다 훨씬 안전하다고 볼 수 있다. 그러나 클로자핀 사용의 경험이 쌓이면서 새로운 부작용들이 주목받기 시작하였다. 가장 문제가 되는 것은 당뇨, 고지혈증, 비만, 순환기 부작용 등이며, 궁극적으로 신체적 건강상태를 악화시켜 삶의 질을 낮출 가능성이 높은 질환들이다. 클로자핀을 비롯한 비정형 약물을 처방하는 임상의는 이러한 부작용의 가능성을 항시 염두에 두어야 하며, 또한 환자에게 미리 정보를 제공할 의무가 있다.

1) 약물순응

클로자핀의 순응도는 정형 약물보다 유의하게 높다. 정형 약물의 경우 순응도가 20~50% 정도에 머무는 데 비해, 클로자핀은 낮게는 50~70%, 높게는 90%에 육박하는 것으로 나타난다(Naber 등, 1992; Lieberman 등, 1994; Rosenheck 등, 2000). 이렇게 순응도가 높은 것은 EPS 및 정형 약물 사용시 흔히 나타나는 '신경이완제 유발 결핍증후군(neuroleptic induced deficit syndrome)' 이 적은 것이 중요한 원인의 하나일 것이다(Lader, 1993). 환자들은 클로자핀을 매우 긍정적으로 평가하고 있으며, 환자를 보살피는 보호자 역시 환자의 전반적 상태에 대해 정형 약물을 사용했을 때보다 훨씬 만족하고 있는 것으로 나타난다(Naber, 1995). 그러나 높은 순응도를 부작용의 부재만으로 설명하기엔 부족한 점이 많다. 클로자핀을 사용하기 위해선 약물투여 이전부터 치료진과 환자, 보호자 간에 밀접한 의견교환이 이루어져야 하며, 사용을 결정하는 데는 환자 스스로의 의견도 많이 반영이 된다. 또한, 약물치료 과정에서 정기적인 혈액검사와 함께 신체증상이나 정신증상의 변화에 대해 면밀한 점검이 이루어지게 되며, 이 과정에 필연적으로 동반되는, 의사와의 규칙적이고 긴밀한 접촉은 긍정적인 관계 형성과 치료순응을 돕는다(Conley, 1998).

2) 과량복용

클로자핀을 과량복용하였을 경우 가장 흔히 나타나는 증상은 기면, 혼수, 빈맥, 항콜린 증상, 안절부절못함, 타액 과다분비, 기립성 저혈압, 흡인성 폐렴, 경련 등이다(Burns, 2001). 치명적이었던 사례의 대부분은 2,500mg 이상을 복용한 경우였다. 과량복용시 직접적인 사인은 심 부정맥이나 호흡억제로 추정된다(Trenton 등, 2003).

치료 원칙은 기도를 확보하고 산소를 공급하는 대증적인 것이며, 구토유발이나 위세척보다는 sorbitol이나 활성탄을 이용한 흡착이 유용하다. 며칠이 지난 후 후유증이 나타날 수 있기 때문에 3~4일 정도 지속적인 관찰이 필요하다. 저혈압을 치료하기 위해 epinephrine을 투여하거나, 부정맥을 치료하기 위해 quinidine 혹은 procainamide를 투여하는 것은 금기이다. 클로자핀은 반감기가 약 10시간 이상이기 때문에 혈중치가 쉽게 낮아지지 않는다. 약물을 조기에 배설시키기 위한 강제이뇨나 혈액투석 등은 그다지 효과적이지 못하다.

3) 운동장애

(1) 추체외로 증후군/좌불안석

클로자핀은 정형 약물과 비교했을 때 EPS 발생률, 심한 정도, 항콜린 제제 사용빈도 등 모든 지표에서 운동장애의 위험이 낮다는 것이 입증되었다(Kurz 등, 1995). 특히, 고전적인 EPS인 경직이나 진전 및 근긴장증(dystonia)의 위험이 뚜렷이 낮다. 반면, 운동완만(bradykinesia)과 가벼운 좌불안석(akathisia)은 클로자핀 치료시에도 가끔 나타난다. 이러한 차이는 좌불안석과 EPS의 생물학적 기전이 서로 다른 때문이라 추정된다(Tarsy 등, 2002). 그러나 운동완만은 진정작용과 구분하기 힘들기 때문에 진정한 운동장애라고 보기 힘들며, 비록 가벼운 좌불안석은 흔하다 해도 임상적으로 의미 있는 정도로 심한 경우는 드물기 때문에, 클로자핀이 운동장애를 덜 일으킨다는 결론에는 변화가 없다(Chengappa 등, 1994). 오히려 치료에 저항하는 만성 좌불안석의 치료에는 클로자핀이 도움이 된다고 한다(Wirshing 등, 1990; Spivak 등, 1997b).

클로자핀이 EPS를 일으키지 않는 것은 5-HT_{2A} 차단 효과와 비교적 낮은 D_2 점유율의 상호작용 때문이라 생각된다. 그러나 리스페리돈이 고용량을 사용하면 정형 약물과 맞먹는 EPS를 일으킴을 고려하면, 5-HT_{2A} 차단보다는 낮은 D_2 점유율이 더 중요한 것 같다(Gerlach 등, 1996; Glazer, 2000). 그 밖의 원인으로 고려되는 것은 D_1, D_4에 대한 상대적으로 높은 결합력이다. 이들 수용체는 흑질 선조체계보다는 중뇌-변연계 및 중뇌-피질계에 위치한다.

(2) 지연발생 이상운동증

클로자핀은 TD를 거의 일으키지 않는다. 오히려 다른 항정신병 약물에 의해 발생한 TD를 호전시키는 효과가 있다. 클로자핀에 의해 TD가 발생하였다는 소수의 증례보고가 있기는 하지만(Dave, 1994; de Leon 등, 1994; Kumet와 Freeman, 2002; Miller del, 2003), 이들 증례 대부분에서 클로자핀 투여 전 복용했던 정형 약물의 영향을 배제하기 곤란하였기 때문에, 아직까지 클로자핀 단독으로 TD가 유발되었다는 증거는 없는 상태이다(Tarsy 등, 2002).

(3) 강직증

강직증(catatonia)을 EPS로 간주한다면 클로자핀의 효과를 기대할 수 있을 것이다. 강직형 정신분열병 환자에게 클로자핀을 사용함으로써 강직증이 해소되었다는 보고가 있다(Naber 등, 1992; Rommel 등, 1998). 반면, 클로자핀에 의해 신경이완제 유발 강직증(neuroleptic induced catatonia)이 일어났다는 보고도 있다(Biancosino 등, 2001). 이 현상은 약물 사용 후 발열이나 자율신경계 증상 없이 함구증과 거부증, 경직, 납굴증(waxy flexibility) 등이 나타나는 것으로, 일부에서는 이를 NMS의 경미한 형태라고 생각하기도 한다(Woodbury와 Woodbury, 1992). 이와는 반대로, 클로자핀을 갑자기 끊었을 때 강직증과 NMS가 함께 나타났다는 보고도 있다(Lee와 Robertson, 1997).

(4) 탈력발작/근간대성 수축

Blum(1990)은 체온상승, REM 수면의 증가 그리고 탈력발작(cataplexy)이 클로자핀을 투여하는 환자에게서 종종 함께 나타난다고 하였으며, Chiles 등(Chiles 등, 1990)도 환자가 종종 물건을 놓치는 모습을 탈력발작과 관련지어 해석하고 있다. 그러나 이런 행동은 클로자핀에 의해 종종 나타나는 부분발작(partial seizure)이었을 가능성이 높다. 클로자핀에 의해 발생할 수 있는 근간대성 수축(myoclonic jerk)은 경련과는 다른 현상으로 받아들여진다. 보고된 예는 드물지만,

막 잠이 들려할 때 다리 근육이 움찔거린다는 호소를 하는 환자를 드물지 않게 볼 수 있다. Barak 등은 클로자핀 투여 후 저작근과 골간근의 불수의적 수축을 호소하는 두 명의 환자를 소개하였다(Barak 등, 1996).

(5) 신경이완제 악성증후군

클로자핀이 NMS를 일으켰다는 보고가 있다(Weller와 Kornhuber, 1993; Hasan과 Buckley, 1998; Karagianis 등, 1999). 정형 약물의 NMS 발생률이 0.02에서 2.4%로 보고된 데 비해(Keck 등, 1991), 클로자핀은 그 발생률이 0.08에서 0.16% 정도로 추산된다(Sachdev 등, 1995). 전형적인 NMS는 발열, 근 경축, 의식저하, 그리고 자율신경계 부조를 특징으로 하는데, 클로자핀에 의한 NMS는 고열이 나는 경우가 적고 경축이 심하지 않은 반면, 빈맥이나 발한 등 자율신경계 증상이 특징적이라고 한다(Karagianis 등, 1999). 근 경축이 심하지 않기 때문에 CPK(Creatine Phosphokinase)의 상승도 그다지 급격하지 않으며, 이러한 비정형적인 증상 발현 때문에 진단을 놓치게 되는 경우가 많다. 클로자핀에 의한 NMS는 전형적 NMS에 비해 치사율이 상당히 낮지만, 이는 병태생리 자체가 다르다기보다는 클로자핀 투여 환자가 무과립구증의 위험 때문에 세심한 관찰을 받기 때문인 것 같다. 한 번 NMS가 생기면, 다시 클로자핀을 투여했을 때 재발될 위험이 30%로 정형 약물의 경우와 같다(Caroff 등, 2002).

한편, 반드시 NMS와 관련되지 않는다 하더라도 클로자핀 투여 환자의 약 40%에서 중등도의 발열현상이 나타나고, 약 25%의 환자가 빈맥이나 발한 등 자율신경계 부조 증상을 보이며, 심지어 NMS의 다른 증상 없이 급격한 CPK 상승이 일어나기도 한다고 보고되었다(Scelsa 등, 1996). 따라서, 이러한 개별적 부작용과 증상복합체로서 나타나는 NMS를 어떻게 감별할 것인가 하는 문제가 대두되었다. 발열현상이나 자율신경계 부조 증상이 투여 초기에 흔하다는 것을 감안할 때, 투여 초기 특히 클로자핀 용량이 아직 낮을 때에는 NMS 진단을 내릴 때 신중을 기해야 할 것이다. 또한, 병용 약물의 사용이나 중단에 의해 갑작스레 클로자핀 혈장농도가 변함으로써 생기는 중독현상(intoxication)의 가능성도 염두에 두어야 한다(Hasan과 Buckley, 1998).

4) 혈액학적 부작용

(1) 호중구 감소증/무과립구증

클로자핀에 의해 일어나는 무과립구증(agranulocytosis, absolute neutrophil count가 500/mm^3 이하)의 누적 발생률은 사용 후 첫 3개월 동안 0.64%에서 1년 후 1.5%에 이른다(Alvir와 Lieberman, 1994). 가장 큰 위험은 치료를 시작한 후 4주에서 18주 사이이나, 늦게 발생하는 경우도 흔하기 때문에 이 기간을 지났다고 해서 방심할 수는 없다. 발생원인에 대해서는 클로자핀이나 그 대사물질인 nor-clozapine에 의한 직접적 세포독성, 호중구에 달라붙은 약물에 대한 면역반응, 세포자연사(apoptosis), 대사로 인해 발생한 nitrenium ion의 독성 등 다양한 기전들이 거론되고 있다(Liu와 Uetrecht, 1995; Williams 등, 2000).

단순한 호중구 감소증(neutropenia)은 나이가 적을수록 빈번하나, 심각한 무과립구증의 위험은 나이와 비례하여 증가한다(Atkin 등, 1996; Munro 등, 1999). 일부 저자는 여성에서 위험이 더 높다고 하나, 확인되지는 않았다(Alvir 등, 1993; Alvir와 Lieberman, 1994; Feldman, 1996). 이러한 인구학적 변수 외에도 특정 민족(Lieberman 등, 1990; Munro 등, 1999), 무과립구증의 과거 병력 등(Safferman 등, 1992b)이 비교적 잘 알려진 위험인자들이다. 무과립구증에 취약한 유전형이 HLA 타입과 관계된다는 연구도 있다. 유대인을 대상으로 한 연구에서, 무과립구증의 위험은 HLA B38, DR4, DQ3가 관련이 있는 것으로 나타났다(Valevski 등, 1998; Meged 등, 1999; Dettling 등, 2001). 이를 토대로 HLA 유전자와 인접한 부위에 위치하는 TNF, HSP70이 무과립구증의 위험과 관련된다고 주장되기도 한다(Corzo 등, 1995; Turbay 등, 1997)

일부에서는 클로자핀 투여 초기의 혈액학적 변화양상을 토대로 향후 무과립구증의 가능성을 예측하고자 하기도 한다. Feldman(1996)은 상당수의 증례에서 무과립구증이 생기기 한 달 전부터 전구증상으로 호중구 수치의 감소가 있었다고 보고하였으며, Alvir 등(Alvir와 Lieberman, 1994)은 호중구 수치가 15% 이상 갑작스럽게 상승한 후 75일 동안 무과립구증이 발생할 확률이 유의하게 높아진다고 하였다. Munro 등(1999)은 인종이나 민족을 막론하고 호중구 감소증이 발생한 환자는 그렇지 않은 환자보다 호중구, 단핵구(monocyte), 전체 백혈구의 기저치가 유의하게 낮다고 하였다.

무과립구증은 그 정도뿐 아니라 지속기간에 비례하여 기회 감염의 확률이 높아지므로, 조기 발견이 가장 중요하다. 일단 무과립구증이 발견되면 즉시 클로자핀을 끊어야 하지만, 반동증상 때문에 고용량을 사용하다가 바로 끊는 것 역시 위험하다. 클로자핀을 끊는 데 성공한다면, 혈액학적 부담이 적은 타 약물을 대안으로 고려해 볼 수 있겠으나(Swartz 등, 1999), 다른 항정신병 약물도 혈액학적 이상을 유발시킬 수 있기 때문에 여전히 주의를 요한다(Steinwachs 등, 1999).

클로자핀을 중단하면 상당수 환자에서 14~30일 내에 백혈구 수치가 자연적으로 회복되지만, 이 기간중 감염을 방지하기 위해서는 예방적 항생제 투여 및 역격리(reverse isolation)가 필요할 수도 있으며, 감염 및 혈액 전문가의 자문이 필요하다.

무과립구증에 대한 적극적인 치료로 lithium이나 G-CSF의 투여를 생각해 볼 수 있다. Lithium은 백혈구를 증가시키기 때문에 당원축적병(glycogen storage disease), 악성 빈혈, 백혈병, 또는 zidovudine 및 항암제에 의한 호중구 감소증에 예방 및 치료 목적으로 사용되어 왔으며(Lyman 등, 1980; Carulli 등, 1984; Klutman, 1989; Gitzelmann과 Bosshard, 1993), 클로자핀에 의한 무과립구증의 예방 및 치료에도 긍정적인 결과를 보여주고 있다(Adityanjee, 1995; Blier 등, 1998; Silverstone, 1998; Boshes 등, 2001). 그 기전에 대해서는 조혈세포 자체에 직접 작용한다기보다는 여러 가지 colony stimulating factor(CSF)의 분비를 돕거나, 되먹임 회로에 영향을 주는 것으로 생각되고 있다(Boggs와 Joyce, 1983). CSF는 조혈모세포의 증식 및 분화를 촉진시키며 성숙한 백혈구의 기능을 활성화시키는데, 유전자 재조합에 의해 비교적 저렴하게 생산되면서 치료에 응용되기 시작하였다. 이 중 G-CSF(granulocyte CSF)와 GM-CSF(granulocyte-macrophase CSF)는 클로자핀에 의한 무과립구증의 치료에 널리 사용되고 있다(Barnas 등, 1992b; Raison 등, 1994; Lamberti 등, 1995; Chin-Yee 등, 1996). G-CSF는 4~10g/kg/d의 용량으로 하루 한 번 피하주사하며, 호중구 수치가 10,000/mm^3 이상으로 회복되었을 때 중단하면 된다. G-CSF를 사용할 경우, 자연 회복시보다 회복기간을 절반 정도로 줄일 수 있다(Chin-Yee 등, 1996).

Lithium이나 G-CSF의 성공으로 말미암아 최근에는 클로자핀에 의한 무과립구증의 전력이 있는 환자 및 심지어 클로자핀 또는 다른 이유로 현재 호중구 감소증 상태에 있는 환자에게 클로자핀을 시도하기도 한다(Beer 등, 1994; Barrons 등, 1996; Wesson 등, 1996; Blier 등, 1998; Boshes 등, 2001). 물론, 호중구 감소증이 한 번이라도 발생하면 클로자핀을 다시 사용할 수 없도록 명시하고 있는 현행 지침이 지나치게 경직되었다는 비판이 있을 수 있으나, 이 문제에 대해선 논란의 여지가 많다. 엄격한 투여기준과 함께 주기적인 혈액검사를 필수요건으로 명시하고 있는 현재의 감시제도는 실질적으로 무과립구증의 발생을 줄이는 데 큰 역할을 해 왔고, 이러한 감시제도가 정립되기 전 1~2%에 이르렀던 무과립구증의 발생률은 현재 약 0.38%로 감소되었다(Honigfeld 등, 1998). 따라서, 부득이한 경우가 아니면, 현행 규칙을 따르는 것이 바람직하다고 하겠다.

한편, 절반 가까운 환자에서는 오히려 투여 초기에 백혈구 증가승이 관찰된나(Hummer 등, 1994). Pollmacher 등(1997)은 대부분의 환자에서 클로자핀 초기, 특히 투여한 지 2주경에는 G-CSF가 현저히 증가되며, 이 때문에 호중구가 증가된다고 하였다. 그는 이렇게 G-CSF가 지속적으로 상승된 상태에서 세포에서의 G-CSF에 대한 반응성이 떨어지는 것이 갑작스런 백혈구 감소의 기전일 것이라 추측한다.

(2) 호산구 증가증

클로자핀 투여 호산구 증가증(eosinophilia)이 일어나는 비율은 대체로 10~20% 정도이다(Banov 등, 1993; Schuepbach 등, 1998). 대부분 일시적이며 특별한 조치를 취할 필요가 없지만, 간혹 호산구성 대장염(eosinophilic colitis; Friedberg, 1995), 흉막삼출(pleural effusion), 심근염(Chatterjee, 1997), 췌장염(Bergemann, 1999), 또는 간염(Thompson, 1998)과 동반해서 나타나기도 한다. 호산구 증가증이 무과립구증을 예측할 수 있는 선행지표라는 주장이 있었지만, 후속 연구의 뒷받침을 받지 못하였다(Ames 등, 1996; Hummer 등, 1996; Adityanjee 등, 1997; Bailey, 1997; Lucht와 Rietschel, 1998).

(3) 혈소판 증가증

Hampson(2000)은 클로자핀 사용 15일 후부터 저혈압, 관절통, 불쾌감 등을 호소하며 혈소판 증가증(thrombocytosis), ESR 및 CRP의 증가가 발견된 증례를 보고하였다. 이 환자의 혈소판 수치는 $7.74 \times 10^9/l$까지 증가하였다가, 클로자핀을 끊고 5일 후 정상화되었다.

5) 뇌파이상 및 경련

뇌파이상은 클로자핀만의 부작용은 아니지만, 클로자핀에서 가장 빈발한다. Centorrino 등(2002)이 조사한 바에 따르면, 뇌파이상의 빈도는 정형 항정신병 약물에서 평균 14.5%, 비정형 약물에서 31.6%로 비정형 약물이 훨씬 더 높았으며, 그 중에서도 클로자핀이 47.1%로 가장 높았다(그림 5-4). 이 빈도는 뇌파이상을 잘 일으킨다고 알려진 삼환계 항우울제보다도 높다. 뇌파이상은 클로자핀의 혈장농도와 상관관계가 있어서 하루 용량이 높을수록 빈발하는 경향이 있으며(Freudenreich 등, 1997), 증량 속도와도 깊은 연관이 있다(Devinsky 등, 1991). 정선주 등(Chung 등, 2002)이 한국인 클로자핀 투여 환자 50명을 대상으로 조사하였을 때, 62%에서 뇌파이상이 나타났는데, 특히 38%는 중등도 이상의 이상소견을 보였다. 이상소견 중 흔한 것은 발작적인 서파(58%), 극파(spike)나 예파(sharp wave)(10%), FIRDA(Frontal Intermittent Rhythmic Delta Activity)(8%) 등이었다. 정량화 뇌파(quantitative EEG) 소견도 서파의 증가를 잘 보여준다. 클로자핀을 6주간 투여하였을 때 뇌의 전 영역, 특히 후두엽에서의 alpha 및 beta파의 파워가 감소하였으며, 대신 delta, theta파와 같은 서파의 파워가 증가하였다(Knott 등, 2001). 뇌파이상은 ① 클로자핀의 부작용인 경련을 예측할 수 있게 하는 지표인가, ② 치료 효과와 관계 있는 지표인가라는 두 측면에서 관심거리이다.

경련과의 관계에 대해서는, 뇌파이상이 실제 경련으로 이어지기도 하지만, 뇌파이상이 선행하지 않더라도 경련은 나타날 수 있다는 것이 현재의 결론이다(Devinsky와 Pacia, 1994). 클로자핀으로 인한 경련은 3.8년 동안의 누적 위험률이 10%에 달하며(Devinsky 등, 1991), 보통 대발작이 가장 흔한 것으로 알려져 있으나, 부분발작이나 근대발작도 그만큼 흔하다(Berman 등, 1992; Sajatovic와 Meltzer, 1996). 경련의 위험인자로는 뇌파이상의 위험인자인 고용량 사용 및 빠른 증량 속도가 거론되었으나, 그 관계가 그다지 명확하지는 않다. 그보다는 클로자핀 사용 전 경련의 병력, 다른 경련유발 약제의 병용투여가 중요한 위험인자로 생각되고 있다.

치료 효과와의 관계에 대해서는, 비록 소규모 연구들이긴 하지만 치료 효과가 좋은 환자들에

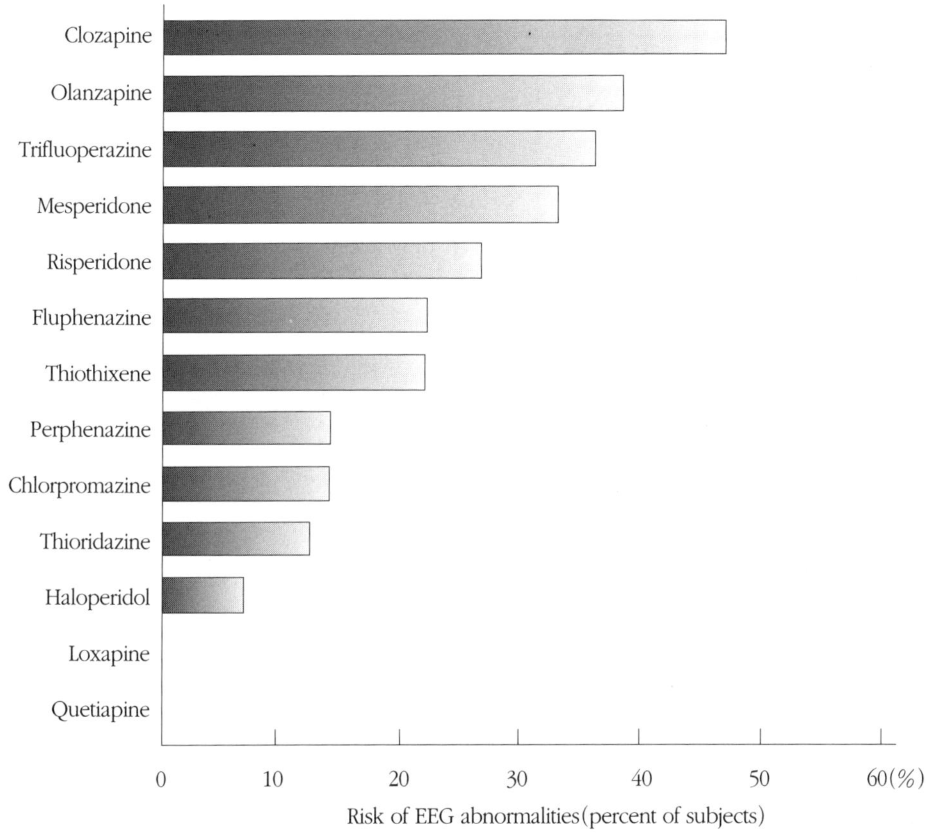

그림 5-4 항정신병 약물 투여 환자에서 나타나는 뇌파이상의 빈도(Centorrino 등, 2002)

서 뇌파이상이 더 흔히 발생했다는 주장이 있다(Risby 등, 1995; Treves와 Neufeld, 1996). 가설적으로는, 클로자핀은 뇌의 특정 피질하 영역의 신경세포 흥분도를 높임으로써 치료 효과를 나타내는데, 이러한 흥분도의 증가가 뇌파이상을 일으키는 원인이라고 생각할 수 있을 것이다.

6) 심혈관계 부작용

(1) 빈맥 및 저혈압

빈맥과 저혈압은 가장 흔히 나타나는 심혈관계 부작용이다. 빈맥은 환자의 약 4분의 1에서 나타나며, 저혈압에 의한 이차적 효과보다는 항콜린 작용이나 혈중 노르에피네프린 증가의 직접적 효과에 의한다. 빈맥은 임상적 중요성이 별로 없고 대부분 저절로 좋아지기만, 경우에 따라 β-차단제와 같은 약물치료가 필요하다. 또한, 빈맥은 심각한 부작용인 심근염의 한 증상으로 나타날 수 있으므로 주의가 필요하다.

비정형 항정신병 약물 중 기립성 저혈압을 일으킬 위험이 가장 높은 약물은 클로자핀이다. 저혈압의 원인은 α-차단 효과 때문으로 생각된다. 기립성 저혈압은 특히 약물을 처음 사용할 때 잘 나타나며, 약물의 증량 속도와 관계 있다. 노인의 경우에는 이 때문에 낙상하는 경우도 있으니 주의하여야 한다. 예방하기 위해서는 낮은 용량에서 치료를 시작하여 서서히 증량하는 것이 필요하며, 치료를 위해서는 fludrocortisone이나 dihydroergotamine을 사용한다(Testani, 1994; Whitworth와 Kelly, 1995).

(2) 심근염/심근병증

간혹 심근염(myocarditis)이나 심근병증(cardiomyopathy)이 클로자핀 투여와 연관되어 나타나는 경우가 있다(Coulter 등, 2001; Wooltorton, 2002). 세계보건기구 데이터베이스에는 클로자핀과 연관되어 나타난 심근염 혹은 심근병증이 2001년 현재 231건이 보고되었고, 이는 흔히 심장독성을 유발한다고 알려진 lithium이나 chlorpromazine보다도 훨씬 많은 건수이다(Wooltorton, 2002). 미국 FDA의 1989년부터 10년간 자료에 따르면, 이 기간중 클로자핀을 사용했던 19만 명의 환자 중에서 심근염 28건, 심근병증 41건이 등록되었다. 이는 일반인에서 이들 질환이 나타나는 빈도의 80배가 넘는다(La Grenade 등, 2001). 최근 제조사는 클로자핀이 심장독성을 유발한다는 경고를 약품설명서에 기재하기 시작하였다. 심근염은 주로 약물을 증량하는 초기 6주에 발생하나 이 때 국한된 것은 아니며, 심근병증은 이보다 늦게 나타난다(Hagg 등, 2001). 심근병증 환자의 부검소견에서 특징적으로 심근조직의 호산구 침윤과 심근세포 융해가 함께 관찰되는 것으로 보아 급성 과민(hypersensitivity)반응이 그 기전일 것으로 생각된다. 증상으로는 휴식중에도 지속되는 빈맥, 흉통, 빈호흡, 부정맥 등이 있다. 이 외에도 피로감이나 감기 유사 증상, 원인을 알 수 없는 발열이 지속될 때도 의심할 수 있다. 이러한 심근독성의 치사율이 높게는 46%에 이르기 때문에, 일단 의심되면 당장 클로자핀을 끊어야 하며 재투여해서도 안 된다.

(3) 혈전-색전증

정형 항정신병 약물 중 특히 저역가 약물은 혈전-색전증(thromboembolism)을 일으킬 위험이 높은데, 클로자핀도 마찬가지이다. 미국에서 1990년부터 1999년까지 집계된 바에 따르면, 클로자핀 투여중 혈전-색전증이 발생한 사례가 99건이 있었으며, 이 중 63명이 사망하였다(Kortepeter 등, 2002). 이러한 혈전-색전증에 대해 체계적으로 연구가 이루어진 바는 없으나, 대체로 약물을 처음 시작하는 몇 개월 사이에 생기기 쉽다고 하며, 진정작용이나 체중증가로 인한 운동량의 부족, 고지혈증, 혈소판 증다증과 같은 혈액응고 시스템의 변화 등이 원인으로 거론되고 있다(Hagg 등, 2000). 혈전이 떨어져 나오는 위치는 대체로 다리의 심부정맥인 것으로 생각되나, 클로자핀이 심근염을 일으킨다는 사실을 고려해 볼 때 심실 안에서 혈전이 생겼을 가능성도 배제할 수 없다(Lacika와 Cooper, 1999). 고령, 고지혈증, 지나친 진정이나 체중증가 등 혈전-색전증의 위험요인이 겹쳐있는 환자는 철저하게 운동요법을 시키는 것이 필요하다.

(4) 심전도 변화

강웅구 등(2000)이 조사한 바에 따르면, 클로자핀 투여 이전 심전도상 문제가 없었던 53명의 환자 중 13명에게서 약물 투여 후 심전도 이상이 새로 나타났다. 이들 중 대부분은 임상적으로 큰 의미가 없는 비특이적 T파 이상이거나 심장의 우측편향(right axis deviation) 등이었으나, 소수에서는 심실비대나 심근경색 등 심각한 소견도 나타났다. 이러한 이상은 대부분 클로자핀의 용량을 조절하고 있던 사용 초기에 나타났으나, 치료 시작 후 상당 기간이 지나서 처음 나타나는 경우도 있었다. 한편, 클로자핀의 일일 용량과 QTc 간격의 증가는 선형 상관관계를 보였으나, 병적인 QTc 간격의 증가는 매우 드물었다. 드물게 QTc 간격이 문제가 될 정도로 증가하거나 torsade de pointes까지 보였던 경우도, 병용했던 다른 약물의 영향을 배제하기 어려웠기 때문에, 아직까지 클로자핀이 QTc 간격을 비정상적으로 증가시킨다고 볼 만한 뚜렷한 증거는 없다(Warner와 Hoffmann, 2002). 최근에는 심박동수 변이성(Heart Rate Variability, HRV)을 이용하여 클로자핀에 의한 자율신경계 변화를 측정하고자 하는 연구가 행해졌는데, 클로자핀은 빈맥을 유발할 뿐더러 정상적인 HRV를 소실시켰다(Cohen 등, 2001). 클로자핀이 심장에 작용하는 교감신경 및 부교감신경을 모두 차단하는 것과 관계될 것이지만, HRV의 감소는 갑작스런 심장 관련 사망과 연관되기 때문에 무시할 만한 문제는 아닌 듯하다. HRV의 감소는 클로자핀의 혈장농도와 밀접한 상관관계를 보이기 때문에, 약물농도 검사(TDM)의 한 방법으로 HRV를 이용하자는 의견도 제시되었다(Rechlin 등, 1998; Eschweiler 등, 2002).

7) 소화기계 부작용

(1) 침흘림

클로자핀을 사용하는 환자들은 침이 많이 흘러 불편하다는 호소를 흔히 한다. 전반적으로 약 30~50% 정도에서 일어나는 것으로 보인다(Lieberman, 1998; Davydov와 Botts, 2000). 환자는 외관상이나 위생상 이유 때문에 수치감을 느끼게 되며, 침샘이 부어서 통증을 느끼기도 하고, 심한 경우에는 자주 사래가 들리거나 흡인성 폐렴으로 이어지기도 한다(Robinson 등, 1995; Vasile과 Steingard, 1995; Hinkes 등, 1996).

하악골하 침샘(submandibular gland)에는 콜린성 수용체인 M_3와 M_4가 있으며, M_3는 침분비를 증가시키는 작용을, M_4는 억제시키는 작용을 한다. 클로자핀은 M_3와 M_4에 모두 길항제로 작용하지만, M_4에 대한 결합력이 훨씬 더 높기 때문에 결과적으로는 침분비를 항진시키리라 예상된다. 또한, 클로자핀의 α_2 길항작용 역시 침분비를 증가시키는 데 관계될 것이라 예상할 수 있다. 그러나 실제로 침이 많이 분비된다기보다는 제대로 삼키지 못하기 때문에 고이는 것이라는 견해도 있다(Ben-Aryeh 등, 1996; Rabinowitz 등, 1996).

비약물적 대응방법으로는 밤에는 베개를 수건으로 두르고 자며, 낮에는 껌을 씹는 방법이 있다. 껌을 씹으면 삼키는 반사가 활성화되어 침이 고이지 않는다. 약물적 대응방법으로는 항콜린제 및 α_2 효현제를 투여하는 것이 주종을 이룬다. 일반적 항콜린제는 M_1-M_3 콜린 수용체와 강력하게 결합하나 M_4에 대한 효과는 입증되지 않았는데, M_1/M_4 선택적 차단제인 pirenzepine은 효과가 있었다는 보고가 있다(Copp 등, 1991; Fritze와 Elliger, 1995; Spivak 등, 1997a). 그러나 항콜린제는 클로자핀 자체의 항콜린성 부작용을 증가시키며, clonidine이나 lofexidine과 같은 α_2 효현제는 혈압저하를 일으키므로 주의를 요한다(Grabowski, 1992; Corrigan 등, 1995).

(2) 변비 및 장폐색

클로자핀의 강력한 항콜린 효과는 변비, 메스꺼움, 구토, 헛배부름, 복통 등을 일으킬 수 있다. Drew와 Herdson(1997)의 연구에 의하면, 클로자핀을 사용하는 53명의 환자 중 60%에서 변비가 있었고, 12%는 반복적인 관장이 필요할 정도였다. 이러한 위험은 비슷한 항콜린 효과를 갖고 있는 다른 약물보다도 높다. 클로자핀에 의한 변비는 심해지면 장폐색에 이르기까지 한다. 현재까지 이러한 소화기계 부작용에 의한 사망 사례로 5건이 보고되었는데, 2건에서 장폐색에 의한 토사물 흡인이 직접 사망원인이었다(Drew와 Herdson, 1997; WHO, 1999). 변비를 예방하기 위해선 규칙적인 운동과 충분한 수분 및 섬유질 섭취가 필수적이다. 또한, 임상의가 주의 깊게 배변습관을 점검하는 것이 중요하며, 필요시에는 하제를 투여해야 한다.

(3) 췌장염

클로자핀에 의한 췌장염은 증례보고가 제법 있다(Frankenburg와 Kando, 1992; Martin, 1992; Jubert 등, 1994; Gatto 등, 1998; Bergemann 등, 1999; Cerulli, 1999). Wehmeier 등(2003)은 췌장염에 심낭 삼출(pericardial effusion)이 동반되었던 증례도 보고하였다. 췌장염은 간혹 호산구증가증과 동반되어 나타나기 때문에 과민반응의 일종으로 추측되기도 한다. 클로자핀이 당뇨병 및 혈당 증가를 일으키는 것이 췌장에 생기는 이런 염증과 관련될 가능성도 있다.

(4) 간기능 이상 및 간 장애

클로자핀 투여 후 간효소 수치가 약간 증가하는 수가 있다. Gaertner 등(2001)은 클로자핀을 투여받은 1,280명의 환자의 간효소 수치(aspartate aminotransferase, alanine aminotransferase, alkaline phosphatase, glutamate dehydrogenase, gamma-glytamyl transpeptidase) 변화를 조사하였다. 그 결과, 클로자핀 투여 후 이들 5개의 효소 중 적어도 하나 이상 정상범위를 넘어선 환자의 비율은 78%였다. 이에 비해 haloperidol 및 perphenazine은 각 50% 및 62%에서 이상소견을 보였다. 간효소 수치가 정상치의 2배 이상 상승한 환자의 비율이 클로자핀은 37.3%, haloperidol은 16.6%라는 보고도 있다(Hummer 등, 1997). 그러나 클로자핀에 의해 실제로 황달이 발생한 경우는 거의 없었고, 대부분 용량을 줄이지 않아도 저절로 회복되었기 때문에 임상적으로는 큰 의미가 없어 보인다. 단, 클로자핀에 의한 급격한 독성 간염도 보고된 바 있으므로 주의를 요한다(Kellner 등, 1993).

8) 비뇨기계 부작용

클로자핀을 투여함으로써 이전에 없던 비뇨기계 증상이 나타나는 비율은 적게는 1%에서 많게는 40% 정도에 이른다. 특히, 비뇨기 증상은 의사가 관심을 갖고 묻기 전에는 자발적으로 보고하지 않기 때문에 의사가 모르고 있는 채 환자 혼자 고통받고 있을 가능성도 있다(Fuller 등, 1996; Lin 등, 1999). 가장 흔한 증상은 요실금인데, 도파민 길항작용 자체 혹은 항콜린 효과에 의한 요저류(urinary retention)와 이에 뒤따르는 overflow 때문에 생긴다는 의견도 있지만, α-아드레날린성 길항 효과에 의해 방광 내부 괄약근의 근 긴장도가 떨어지기 때문이라는 것이 더 설득력 있게 받아들여지고 있다(Fuller 등, 1996). 보통 치료 시작 후 3개월 이내에 많이 나타나는데, 저절로 좋아지기도 하지만 상당수 환자에서 장기간 지속되며, 환자에게 심한 불편감과 함께 수치심을 유발하여 결국 순응도를 떨어뜨린다(Waserman과 Criollo, 2000). 전통적으로 요실금에 사용되는 항콜린제(oxybutynin, benztropine)가 클로자핀에 의한 요실금에 효과가 있는지는 논란이 있으며, 취침 전 ephedrine과 같은 α-아드레날린성 효현제 또는 DDVAP(desmopressin)를 투여하는 방법이 소개되었다(Fuller 등, 1996; Lieberman, 1998; Lurie와 Hosmer, 1997).

요실금보다는 드물지만 약 0.23%에서 야뇨증이 나타나기도 한다. 이 역시 overflow 때문이라는 주장, 혹은 너무나 깊은 수면 때문에 일어나는 부작용이라는 설이 있으나, 그 기전은 확실하지 않다. 치료로는 취침 전 수분을 제한시키고 소변을 보게 하거나, 중간중간에 억지로 깨워서 소변을 보게 하는 방법이 있으며, 약물로는 항콜린제 혹은 DDAVP를 투여하는 방법이 도움이 된다고 한다(Steingard, 1994; Aronowitz 등, 1995). 방광에 선택적으로 작용하는 항콜린제인 tolterodine을 사용한 증례보고가 있었으나, 그다지 성공적이지 못하였다(English 등, 2001).

9) 고체온증

클로자핀 사용 환자의 상당수에서 체온이 약간 오른다는 것은 오래 전부터 알려졌는데(Kane 등, 1988), 액와 체온 37℃ 및 항문 체온 37.5℃ 이상을 기준으로 삼았을 때 빈도가 50% 이상이라 보고되었다(Blum, 1990). 우리 나라에서 조사한 바도 비슷해서, 정성훈 등(2002)은 액와 체온 37.5℃ 이상을 기준으로 삼았을 때 클로자핀 투여 환자의 43.8%에서 발열 반응을 보였다고 하였다. 이러한 빈도는 haloperidol이나 perazine의 경우보다 유의하게 높은 것이다(Bauer와 Gaertner, 1983). 클로자핀에 의해 유발되는 체온상승은 뚜렷한 특징이 있어서 약물 투여 후 5~15일 내에 주로 발생하고, 특별한 처치 없이도 며칠 안에 자연 회복되며, 종종 적혈구 침강속도(ESR)의 상승이나 백혈구 증다증과 동반된다(Pollmacher 등, 1996; Jeong 등, 2002). 체온상승은 나이, 진단, 성별, 용량, 임상 양상 등으로는 예측할 수 없으나, 고령 환자나 신경과적 질환이 있는 경우 고열이 발생하는 경향이 있다(Jeong 등, 2002).

클로자핀을 사용중인 환자가 열이 나면 NMS, 무과립구증의 이차 감염, 약물 과민반응 등 심각한 문제의 가능성을 생각하고 성급하게 클로자핀을 중단하는 수가 있으나, 단순한 발열인 경

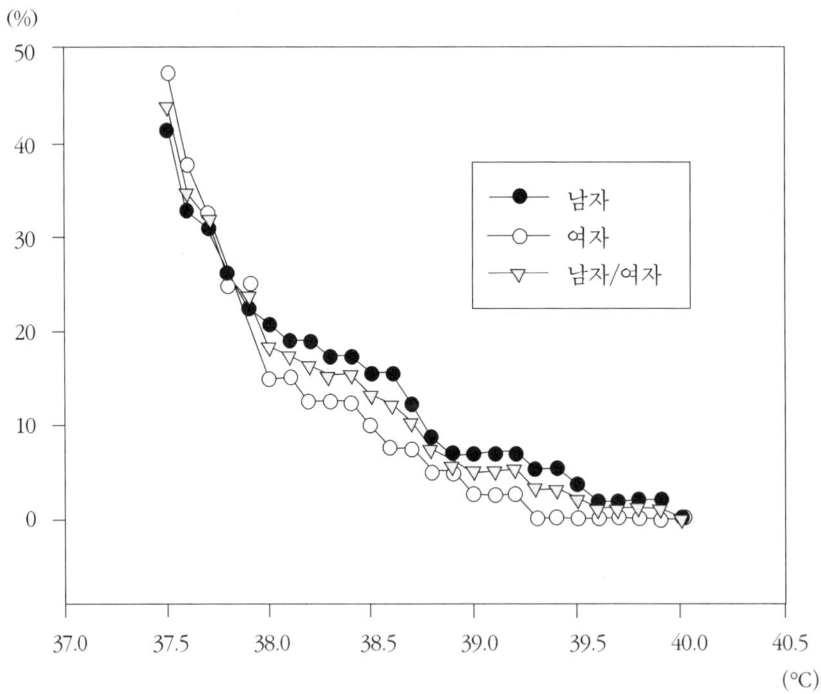

그림 5-5 클로자핀으로 인하여 발생하는 발열현상의 빈도(Jeong 등, 2002)

우에는 대부분 1~6일이 지나면 자연적으로 회복된다(Jeong 등, 2002).

고체온증은 cytokine 네트워크의 총체적인 변화에 부수되는 현상으로 보는데, 그 증거로는 발열이 주로 나타나는 시기와 클로자핀에 의해 cytokine 농도가 변화하는 시기가 일치한다는 점과, 발열이 동반되는 경우에는 그렇지 않은 경우보다 TNF-α와 IL-6의 상승이 두드러진다는 점을 들 수 있다(Pollmacher 등, 1996; Pollmacher 등, 1997). 클로자핀의 효과가 면역 기전의 변화에 기인하는 것이라면, 투여 초기의 발열 유무는 클로자핀이 생체 cytokine 네트워크에 얼마나 변동을 일으켰는지를 가늠하는 지표가 될 것이며, 따라서 궁극적으로 치료 효과를 예측하는 데 도움이 될 수도 있을 것이다.

한편, 동물실험에서는 오히려 클로자핀이 용량비례적으로 저체온증을 일으킨다고 알려져 있다. Haloperidol과 같은 정형 약물 역시 어느 정도 저체온증을 일으키나 클로자핀은 이들 약물보다 그 효과가 뚜렷하다고 하며, 저체온증은 비정형 작용의 동물모델 중 하나로 간주되었다(Heh 등, 1988). 클로자핀에 의한 저체온증이 D_1 수용체 자극과 관련된다는 것이 알려지고 난 후(Salmi 등, 1994), 이러한 생각은 전전두엽의 D_1 수용체 자극이 클로자핀의 독특한 효과를 설명할 수 있을 것이라는 가설로 이어졌다(Ahlenius, 1999).

10) 체중증가

현재까지 알려진 바로 클로자핀은 올란자핀과 함께 체중증가를 가장 심하게 일으키는 항정신병 약물이다(Stanton, 1995; Allison 등, 1999b; Sussman, 2001). 비록, 정신분열병 환자들이 약물과 무관하게 운동부족이나 당 대사 이상 등으로 말미암아 체중이 증가하는 경우가 많고, chlorpromazine을 비롯한 정형 약물들도 체중증가를 일으키나, 클로자핀은 더 자주, 더 심한 체중증가를 가져온다. 대부분의 항정신병 약물이 체중증가를 일으키기 때문에, 항정신병 약물 개발 초기부터 체중의 증가는 좋은 치료반응을 예측할 수 있는 지표가 될 것이라는 견해가 이어져왔다(Leadbetter 등, 1992; Lamberti 등, 1992; Bustillo 등, 1996; Bai 등, 1999; Meltzer 등, 2002). 그러나 체중증가는 비순응의 원인이 될 뿐 아니라 고혈압, 고지혈증, 인슐린 저항성 당뇨병, 심혈관계 질환, 호흡장애, 담석, 수면 무호흡증 등 여러 가지 성인병의 위험인자로서 환자의 건강 유지에 악영향을 미친다(Henderson, 2001). 한 연구에서 계산한 바에 따르면, 클로자핀의 투여는 10만 명의 정신분열병 환자에서 10년 동안 평균 492건의 자살을 예방하는 효과가 있지만, 역시 동일한 기간 동안 10kg의 체중증가를 일으켜 궁극적으로 416명을 사망에 이르게 한다(Fontaine 등, 2001).

클로자핀에 의한 체중증가는 그 정도가 심할 뿐 아니라, 초기에 국한되지 않고 장기간 지속되는 것을 특징으로 한다. 5년간에 걸친 자연적 연구에서, 약물을 투여한 지 46주 동안 월 평균 약

0.53kg의 꾸준한 체중증가가 관찰되었으며, 그 이후에야 비로소 평형상태에 도달하는 양상을 보였다(Henderson 등, 2000). 체중증가 정도가 용량과 어떤 관계가 있는지는 확실하지 않다. 다만, 체중증가는 혈중 콜레스테롤 및 중성지방의 증가와 관계 있기 때문에, 단순한 체중증가가 아니라 체중증가-고지혈증-당 불내성이라는 복합적인 부작용에 주목해야 한다(Henderson 등, 2000). 체중증가는 극심한 개인차가 있어서 투여 직전에 측정한 체질량 지수(Body Mass Index, BMI)가 낮은 사람의 체중이 더 많이 늘어난다. 따라서 기저 체중이 매우 낮은 경우에는 클로자핀에 의한 체중증가가 오히려 건강상 이득이 될 수도 있다(Umbricht 등, 1994). 연령별로 보면, 60세 이상에서는 체중증가가 그리 심하지 않고 젊은 사람에서 위험이 큰데, 특히 소아-청소년에서는 체중증가로 인한 정신적 후유증이 크기 때문에 더욱 주의를 기울여야 한다(Howanitz 등, 1999). 비정형 약물들 간의 체중증가를 직접 비교한 연구는 많지 않으나, 대체로 클로자핀은 올란자핀과 동등한 정도의 체중증가를 가져오며, 리스페리돈보다는 훨씬 심한 것으로 나타난다(Guille 등, 2000). 반면, 지프라시돈이나 쿼티아핀은 체중을 거의 증가시키지 않으며, 경우에 따라서는 클로자핀에 의해 증가된 체중을 원상으로 회복시키는 효과도 기대할 수 있다.

체중증가는 클로자핀이 포만중추에서 중요한 역할을 하는 5-HT_{2C} 수용체에 결합하기 때문이라는 주장이 있는데(Meltzer 등, 2002), 이와 관련되어 5-HT_{2C} 수용체의 -759C<T 다형성과 클로자핀에 의한 체중증가가 관련된다는 보고가 있다(Reynolds 등, 2003). 최근에는 클로자핀이 혈장 leptin에 미치는 영향이 체중증가와 어떤 연관을 맺고 있는지에 대해 관심이 모아지고 있다. 클로자핀을 투여하면 체중증가와 함께 leptin치가 상승하는 반면(Bromel 등, 1998; Kraus 등, 1999; Hagg 등, 2001), sulpiride나 리스페리돈을 투여하면 체중이 증가되더라도 leptin의 상승은 관찰되지 않는다(Lacruz 등, 2000; Baptista 등, 2002b). Leptin은 지방세포로부터 분비되어 인슐린 분비를 조절하며, 체내 에너지 소모를 늘리는 등 체중을 줄이는 방향으로 작용한다고 알려져 있으며, leptin에 대한 말초조직의 저항성이 비만의 원인이라는 지적도 있다(Mantzoros, 1999). 그러나 클로자핀에 의한 혈장 leptin치 변화의 기전 및 임상적 의의는 아직 알려져 있지 않다. 비록, leptin이 체중증가의 직접적인 원인은 아닐지라도, 체중증가와 당뇨와의 연관고리의 일부분일 것이라는 견해가 지배적이다(Baptista와 Beaulieu, 2002).

체중증가를 막기 위해서는 약물 및 비약물적 접근방식을 모두 생각해 볼 수 있다. 일반적으로 fluoxetine, fenfluramine과 같은 체중조절 약물들은 노르에피네프린, 세로토닌을 비롯한 단가아민 시스템에 작용하는 경우가 많기 때문에 정신증상을 악화시킬 가능성이 우려된다(Raison과 Klein, 1997). 최근에 시도되는 약물로는 amantadine(Baptista 등, 1997), topiramate(Dursun과 Devarajan, 2000), orlistat(Hilger 등, 2002), phenylpropanolamine(Borovicka 등, 2002), nizatidine (Sacchetti 등, 2000; Pae 등, 2003) 등이 있으나, 이들 약물 나름의 부작용이나 항정신병 약물과의 약물 상호작용 가능성 때문에 광범위하게 사용되지는 못하고 있다. 비약물적 치료법으로 꾸준한 운동요법 및 인지행동 치료도 꾸준히 강조되고 있다.

11) 당뇨 및 당 대사이상

정신분열병 환자들이 약물과 관련이 없이도 당뇨병을 앓게 될 위험이 높다는 것을 감안하더라도, 클로자핀 투여 후 새로이 당뇨병이 발생하거나 기존의 당뇨병이 악화될 위험은 의심의 여지 없이 높다. 대부분 인슐린 저항성 제2형 당뇨가 발생하며, 그 발생률은 12~15.8%에 이른다(Hagg 등, 1998). 나이별로 보면, 클로자핀 사용자 중 50세 이하에서는 0%, 50~59세는 12.9%, 60~69세는 18.9%, 70세 이상에서는 16.7%가 당뇨병을 앓고 있는 것으로 밝혀졌다. 이 비율은 일반인의 당뇨병 유병률이 64세 이하에서 6.2%, 그 이상에서 10.4%인 것보다 뚜렷하게 높다(Henderson 등, 2000). Henderson 등(2000)이 클로자핀 투여 환자를 60개월간 추적 조사한 자료에 따르면, 82명의 환자 중 43명(52.4%)이 적어도 한 번 이상 공복시 혈당치가 140mg/dl 이상으로 상승하였으며, 25명(30.5%)은 내과 의사로부터 제2형 당뇨병으로 분명한 진단을 받았다. 진단받은 25명 중 14명이 경구 혈당강하제로 치료받았으며, 4명은 결국 인슐린을 투여받아야만 했다. 이 연구에서 대상 환자들의 평균 나이가 34세인 점을 고려하면, 젊은 연령층에서도 클로자핀에 의해 당뇨병이 발생할 위험이 상당히 높다는 것에 주목하게 된다.

12) 기타 내분비적 이상

클로자핀은 개발 초기부터 혈장 프로락틴을 높이지 않는 특성이 주목받았으며, 이러한 성질은 소위 '비정형성'을 정의하는 한 요소로 규정지어졌다. 이러한 성질은 5-HT_{2A} 차단 효과에 기인하는 것으로 생각되었으며, 클로자핀이 세로토닌 효현제인 m-CPP나 d-fenfluramine에 의한 프로락틴 분비를 억제한다는 사실로 뒷받침되었다(Owen 등, 1993; Kahn 등, 1994; Jones 등, 1998). 그러나 일부에서는 클로자핀의 낮은 D_2 점유율이 그 원인이라 주장하기도 한다. 실제로 5-HT_{2A} 차단 효과가 큰 리스페리돈은 프로락틴을 상당히 상승시키며, 클로자핀과 haloperidol 혹은 리스페리돈을 병용하면 역시 프로락틴이 상승된다(Henderson 등, 2001b; Kapur 등, 2001a). 한편, 클로자핀이 프로락틴에 영향을 미치지 않는다기보다는, 프로락틴을 증가시키더라도 신속하게 정상치로 회복시킨다는 주장도 있다. 즉 투여 6시간 이내에는 프로락틴이 두 배 이상으로 상승하지만, 12시간이 지나면 거의 정상치로 회복된다는 것이다(Turrone 등, 2002). 이러한 사실은 클로자핀이 도파민 수용체와 결합했다가도 빠른 해리를 보인다는 사실과 맞물려, 프로락틴 상승작용이 없는 것과 도파민 수용체 결합이 낮은 것이 밀접한 관계가 있음을 시사한다.

13) 성기능에 미치는 영향

클로자핀이 프로락틴 상승을 일으키지 않는다는 사실은 클로자핀이 성기능 장애를 적게 일으키리라는 것을 시사한다. 클로자핀은 정형 약물에 비해 성기능 장애가 적으며, 오히려 음성증상이 개선되면 성적 욕구가 증가하고 투여 전보다 성생활이 더욱 활발해지기도 한다. 정형 약물 투여군뿐 아니라 리스페리돈 투여군과 비교했을 때에도 성적 흥미, 발기 횟수, 오르가즘 경험 등에 있어 더 부작용이 적었다(Aizenberg 등, 2001; Wirshing 등, 2002). 그러나 리비도의 감소, 발기부전, 사정곤란, 오르가즘 부전 등이 haloperidol 투여군과 대등한 정도로 많았다는 반대되는 보고도 있다(Hummer 등, 1999). 한편, 지속발기증(priapism)이 드물지 않게 동반된다는 증례보고들도 있다(Compton과 Miller, 2001).

14) 정신적인 부작용

(1) 강박증상

클로자핀이 임상에 재도입된 후 얼마 지나지 않아 클로자핀이 강박증상을 유발할지 모른다는 우려가 제기되었고, 이를 뒷받침하는 증례보고들이 이어졌다(Patil, 1992; Patel과 Tandon, 1993; Buckley와 Schulz, 1994; Dursun과 Reveley, 1994; Baker 등, 1996). 이는 클로자핀이 세로토닌 길항작용을 한다는 사실로부터 예견되어 왔다. 클로자핀은 기존의 강박증상을 악화시킬 뿐 아니라, 새롭게 출현시키기도 한다. 강박증상을 동반하는 정신분열병이 예후가 좋지 않으며 환자에게 상당한 고통을 야기시킨다는 것을 감안하면, 이는 매우 심각한 부작용이다. 그러나 망상이나 환청 등 양성증상의 호전을 통하여 그 아래 숨겨져 있던 강박증상이 표면화되었을 수도 있으며, 강박증상이 정신증상에 대한 일종의 방어 기전이기도 하다는 주장(안용민, 2001) 및 심한 강박장애 환자에서는 오히려 클로자핀이 증상 호전에 도움이 된다는 사실(Steinert 등, 1996; Tibbo와 Gendemann, 1999)은 클로자핀과 강박증상과의 관계를 단순하게 생각해선 안 된다는 것을 시사한다. 또한, 클로자핀보다 5-HT_2 차단능력이 높은 리스페리돈은 클로자핀만큼 강박증상을 일으키지 않으므로 강박증상에 있어서의 세로토닌의 역할도 의문점이 있다.

클로자핀에 의한 강박증상의 발생률, 발현 시기 및 유발 용량 등은 잘 알려지지 않았지만, 강박증상은 클로자핀 투여 후 적어도 4주 이후부터 나타나기 시작하며, 용량과는 뚜렷한 관계가 드러나지 않는다고 한다(Lykouras 등, 2003b). 일부 보고에서는, 클로자핀의 용량을 줄이거나 끊으면 강박증상이 호전된다고 하며(Levkovitch 등, 1995), SSRI를 추가하여도 호전을 기대할 수 있다고 한다(Allen과 Tejera, 1994; Poyurovsky 등, 1996; Rahman 등, 1998). 그러나 de Haan 등(1999)의 보고에 따르면, 클로자핀에 의해 강박증상이 악화된 7명의 환자 중 SSRI에 의해 증상이 호전된 것은 3명에 불과하였다. Poyurovsky 등(1998)은 클로자핀을 갑자기 끊었을 때 오히려 강박증상과 틱이 새롭게 발생한 증례를 소개하였다.

(2) 공황발작

Bressan 등(2000)은 클로자핀 투여 후 양성증상은 좋아졌으나 심한 공황증상이 생겨 투여를 중단할 수밖에 없었던 정신분열병 환자를 소개하고 있다. 아마도 빈맥, 기립성 저혈압 등과 같은 심혈관계 부작용이 취약한 환자에게 공황발작을 유도했을 가능성이 있다.

(3) 기면/피로감

클로자핀의 부작용 중 가장 흔한 것 중의 하나가 바로 진정작용으로, 40% 이상의 환자가 일시적이나마 경험한다. 급성기에는 환자의 긴장을 풀어 주고 수면주기를 되찾아 주어 회복을 돕는 효과도 있으나, 유지기 환자에게는 재활 및 사회복귀를 막으며 순응도를 떨어뜨리는 걸림돌의 하나이다(Miller, 2000; Angermeyer 등, 2001). 사용 초기에는 혈장농도가 높을수록 진정작용이 나타날 위험이 높다(VanderZwaag 등, 1996). 비록, 문헌에서는 진정작용에 내성이 생기기 때문에 치료 시작 후 4~6주가 지나면 호전된다고 하지만(Marinkovic 등, 1994), 실제로는 상당히 오래 지속되는 것이 보통이다. 클로자핀을 갑자기 끊는 경우, 금단에 따른 반응성 불면이 생기기도 한다(Staedt 등, 1996). 이 외에 진정작용과는 다르지만 연관된 부작용으로 전반적인 근력약화 및 근 긴장도의 저하가 발생할 수 있다(Galletly, 1996).

클로자핀은 정형 약물과는 달리 수면-각성 주기를 정상화시킨다(Wirz-Justice 등, 1997). 약물을 복용하기 전의 정신분열병 환자는 수면 효율이나 전체 수면시간이 정상인에 비해 매우 떨어져 있으나, 클로자핀을 투여하면 3~4일 후부터 이러한 지표가 개선되기 시작하여 6~8주가 지나면 정상인과 같아진다(Lee 등, 2001). 또한, 클로자핀은 서파 수면을 감소시키며 NREM 수면, 그 중에서도 특히 제2단계 수면의 비율을 크게 늘린다. REM 수면에 있어선 그 절대량을 늘리진 않으나 밀도를 증가시킨다(Wetter 등, 1996; Hinze-Selch 등, 1997).

환자가 지나치게 졸려 할 때는 보통 약 용량을 조절하거나, 약물 투여를 저녁 한 번으로 몰아 준다거나, 진정작용을 유발하는 타 약물의 투여를 최대한 줄인다. 경우에 따라서는, 아침에 methylphenidate를 사용할 수도 있으나, 정신증상 악화의 가능성이 있으므로 주의하여야 한다(Burke와 Sebastian, 1993; Miller, 1996).

클로자핀의 수면유도 효과는 보통 세로토닌계에 작용하기 때문인 것으로 알려져 있으나, 클로자핀이 히스타민 H_1 수용체도 차단하는 만큼 이에 의한 영향도 무시할 수 없을 것이다. 최근에는 클로자핀의 cytokine 네트워크에 대한 작용과 결부하여 진정작용을 설명하려는 시도도 있었다(Mullington 등, 2001).

6장

리스페리돈

Risperidone, Risperdal®

1. 서론 226
2. 약물학적 특성 227
3. 임상적 효과 230
4. 사용방법 240
5. 안전성과 부작용 246

1. 서 론

리스페리돈은 1990년대 초 제약회사인 Janssen에서 개발된 benzisoxazole 유도체이다(그림 6-1). 미국을 포함한 대부분의 국가에서 1994년 이후 정신분열병 치료제로서 승인을 받았고, 1999년에는 노인성 치매의 행동-심리증상(Behavioral and Psychological Symptoms of Dementia, BPSD)의 치료제로, 2003년에는 양극성 장애의 치료제로도 미국 FDA의 허가를 받았다. 최근에는 초발 정신병(first episode psychosis)에의 사용 가능성으로 주목을 받았으며, 뚜렛장애나 틱장애 등 소아-청소년 정신질환에도 활발하게 사용되고 있다.

경구 정제형으로 0.25mg, 0.5mg, 1mg, 2mg, 3mg, 4mg이 있는데, 국내에서는 0.5mg, 1mg, 2mg 제형이 시판되고 있고, 시럽형인 리스페달 액(1mg/ml), 혀 밑에서 녹는 리스페달 퀵렛(Risperdal Quicklet®, 0.5mg, 1mg, 2mg) 및 비정형 약물 중 유일한 장시간 작용 주사제인 콘스타(Consta®, 25mg, 37.5mg, 50mg)도 국내에서 시판되고 있다.

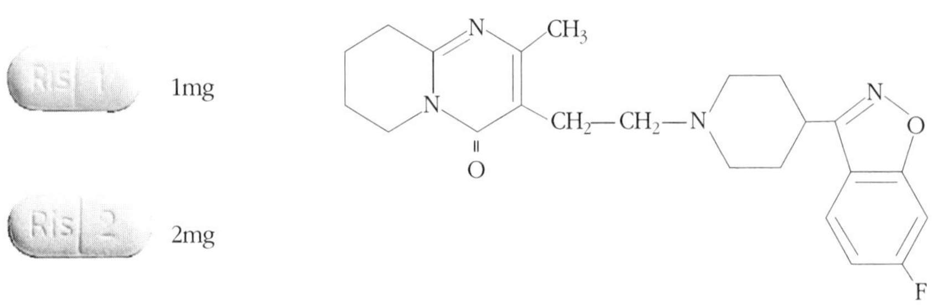

그림 6-1 리스페리돈의 제형과 화학구조식

2. 약물학적 특성

1) 약력학적 기전

(1) 수용체 결합능력

리스페리돈은 세로토닌 5-HT_{2A}와 도파민 D_2 수용체에 모두 결합하는 세로토닌-도파민 대항제이다. 시험관 내 연구에서는 D_2와 5-HT_{2A}뿐 아니라 5-HT_7과 α_1 수용체에도 높은 친화력을 보이며, α_2 수용체에 대한 결합력은 그보다 약하다. H_1 수용체에 대한 작용은 거의 없고, 무스카린성 아세틸콜린 수용체에도 작용을 하지 않는다. 5-HT_{2A}/D_2 수용체 결합률이 높다는 점에서 비정형 약물로서의 요구조건을 만족하나, 중뇌변연계 수용체에 대한 지역 선택성(regional selectivity)은 거의 없다.

양전자방출 단층촬영술(Positron Emission Tomography, PET) 연구에 의하면, 6mg/d 이하의 용량에서 D_2 수용체 점유율이 79~85%이고, 3mg/d 이하에서는 53~78%로서 용량 의존적으로 D_2 수용체를 차단하며, 점유율 자체는 정형 항정신병제와 큰 차이가 없다. 반면, 5-HT_{2A} 수용체 점유율은 3mg/d 이하의 낮은 용량에서도 83%에 이르렀다. 즉, 리스페리돈은 낮은 용량에서는 D_2에 비해 5-HT_{2A} 수용체를 더욱 차단함으로써 비정형성을 나타내지만, 용량을 증가시키면 상대적으로 D_2 수용체 대항작용만 커지므로 임상적 이점이 모두 사라지게 된다. 이런 연구 결과에 근거하여 리스페리돈의 적정 용량으로 4mg/d가 추천되었다(Nyberg 등, 1999).

리스페리돈의 강한 5-HT_{2A} 수용체 대항작용은 정신분열병의 음성증상에 대한 효능과 연관되고, 용량의존적인 D_2 수용체 대항작용은 양성증상에 대한 효과와 함께 고용량에서의 추체외로증후군(Extrapyramidal Syndrome, EPS) 발생과 연관된다고 흔히 주장된다. 그 밖에 α_1-아드레날린 수용체에 대한 강한 친화력은 기립성 저혈압을 일으키며, α_1-아드레날린과 히스타민 H_1 수용체에 대한 차단작용은 진정과 졸리움을 유발한다. 무스카린 수용체에 대해서는 친화성이 거의 없으므로 중추나 말초에서 항콜린성 부작용의 위험성은 낮다.

(2) 동물모형에서의 특성

리스페리돈을 쥐에 소량 투여하면, 세로토닌 효현제에 의해 유발되는 머리 움찔 수축(head twitch), 앞발 발작(forepaw seizures), 거친 전신 떨림(coarse body tremors), 뒷다리 굴근반사(hind limb flexor reflex) 등을 억제한다. 고용량에서는 D_2 차단작용이 나타나면서, apomorphine이나 암페타민에 의해 유발되는 상동증(stereotyped behavior)과 초조(agitation)를 억제한다(Grant와 Fitton, 1994). 이 외에도 apomorphine이나 tryptamine에 의해 유발되는 과잉활동이나 자발적 교대행동(spontaneous alternative behavior)과 같은 강박적 행동을 억제한다(Awouters 등, 1990; 이기철 등, 1998).

2) 약동학적 특성

(1) 흡수/생체이용률

경구복용 후 신속하게 위장관 내에서 흡수되며, 음식물과 같이 먹어도 약물의 흡수속도나 흡수량이 변화하지는 않는다(Heykants 등, 1994). 경구로 투여했을 때 생체이용률은 일반인에서 67%이고, 간에서의 대사가 느린 사람에서는 80% 이상으로 높아질 수 있으나, 리스페리돈과 그 대사산물인 9-OH-risperidone을 합한 활성성분의 생체이용률은 개인의 대사 능력에 상관 없이 100%이다. 리스페리돈 1mg을 경구투여하면 1~2시간 후 최대 혈중농도(3~8ng/ml)에 도달하는데, 리스페리돈 5~25mg 사이에서는 용량과 활성성분의 혈장농도 사이에 직선적 상관관계를 보인다(Heykants 등, 1994; Huang 등, 1993). 리스페리돈의 배설 반감기는 대사가 빠른 사람에서는 2.8~3시간, 대사가 느린 사람에서는 16~22시간 정도이며, 투여한 지 하루가 지나면 항정상태에 도달한다. 그러나 9-OH-risperidone을 포함한 활성성분의 배설 반감기는 대사능력에 관계 없이 약 20시간으로, 하루 한 번 복용도 가능하다.

장시간 작용 주사제(Consta®)를 한 번 근육주사하면, 유리 리스페리돈의 농도가 점차 증가하여 5주에 최고치에 도달하고 7주까지도 혈중에 남아 있다. 따라서, 항정상태에 도달하는 데는 수개월이 소요되며, 보통 약 2주 간격으로 근육주사하는 것이 권장된다(Kelleher 등, 2002). 단백질 결합률은 리스페리돈이 88%, 9-OH-risperidone이 77% 정도이다(Mannens 등, 1994). 리스페리돈 1mg을 경구복용한 후 PET로 조사하면, 대사가 느린 사람이 혈장농도가 더 높고 배설 반감기가 더 길지만, D_2 및 5-HT_{2A} 수용체 점유율이나 활성성분의 혈장농도는 대사가 빠른 사람과 차이가 없었다(Huang 등, 1993).

(2) 대사와 배설

체내 리스페리돈의 80%는 9-hydroxylation과 N-dealkylation에 의해 대사된다. 대사에 관여하는 주된 효소는 간의 시토크롬 P450(CYP) 2D6 및 3A4 동종효소이다(Fang 등, 1999). 주요 대사산물인 9-OH-risperidone은 원래의 리스페리돈과 비슷한 약물학적 활성을 띤다. 리스페리돈은 이 외에도 7-OH-risperidone과 di-OH-risperidone으로 대사되기도 한다. 체내에서 리스페리돈과 9-OH-risperidone의 비율은 CYP2D6 유전형과 강한 연관이 있다(Scordo 등, 1999). 백인의 7%는 유전적으로 CYP2D6 활성이 낮은 데 비해, 동양인에서는 백인에 비해 그 빈도가 적다. 리스페리돈과 9-OH-risperidone은 약물학적 활성이 동일하다고 생각되므로, CYP2D6의 다형성

(polymorphism)이 실제 치료 효과에 미치는 영향은 제한적이라고 볼 수 있지만, 대사가 느린 사람은 부작용에 더 민감하다거나, 대사가 지나치게 빠른 사람은 치료에 실패할 가능성이 높다는 증례보고들이 있다(Bork 등, 1999; Guzey 등, 2000). 대사산물의 배설은 주로 신장을 통하고 (70%), 일부 담즙으로 배설된다.

(3) 노인 및 신체질환자에서의 약동학적 특성

혈장 단백질 결합은 노인이나 심한 신장기능 장애 환자에서도 건강한 사람과 큰 차이가 없다. 그러나 간기능 장애 환자에서는 알부민과 α_1-acid glycoprotein이 감소하므로 단백결합 리스페리돈 농도가 감소하고 유리 리스페리돈 농도가 증가한다(Mannens 등, 1994). 노인이나 신장기능 장애 환자에서는 건강한 젊은이에 비해 활성성분의 신장 청소율 및 전신 청소율(total body clearance)이 30~50% 정도의 수준으로 감소하므로, 혈장농도가 높아지고 배설 반감기는 24~29시간 정도로 유의하게 길어진다(Snoeck 등, 1995). 반면에, 간기능 장애 환자에서는 배설과 관련된 약동학적 차이가 관찰되지 않는다. 신장기능이나 간기능에 장애가 있을 때는 노인에서와 같은 용량을 사용하는 것이 안전하다.

(4) 약물 상호작용

이론적으로는 CYP2D6에 경쟁적으로 작용하는 haloperidol, chlorpromazine, fluoxetine, paroxetine 및 procyclidine은 리스페리돈의 혈중농도를 올리며, CYP2D6의 발현을 유도하는 carbamazepine은 그 반대작용을 한다. 그러나 원래의 약물과 CYP2D6에 의한 대사산물은 같은 활성을 가지기 때문에, 이러한 약물 상호작용은 임상적 효능에 큰 변화를 가져오지 않는다. 다만, venlafaxin과 클로자핀은 리스페리돈 청소율에 영향을 준다. 한편, 리스페리돈 자체는 CYP2D6를 억제하는 효과가 약하므로 같은 효소에 대사되는 다른 약물의 대사에 큰 영향을 주지 않는다.

리스페리돈은 저혈압을 일으킬 가능성이 있으므로 혈압강하 효과가 있는 약물과 병용하면 그 효과가 더 커질 수 있으니 주의해야 한다. Lithium은 리스페리돈의 약동학과 관계는 없지만, 같이 썼을 때 신경이완제 악성증후군(Neuroleptic Malignant Syndrome, NMS)이나 섬망이 발생했다는 증례가 보고된 이후, 두 약물의 병용이 신경독성을 일으키는지에 대해 논란이 이어지고 있다(Swanson 등, 1995; Bourgeois와 Kahn, 2003). CYP2D6에 의해 대사되는 donepezil을 리스페리돈과 병용투여하였더니 심한 EPS가 발생했다는 보고가 있다(Neil 등, 2003). 대사효소가 다른 rivastigmine은 이런 문제가 없을 것이라고들 하지만(Bhana와 Spencer, 2000), 리스페리돈과 콜린에스터라아제 억제제(cholinesterase inhibitors) 사이의 약력학적 상호작용 때문에라도 EPS가 심해질 가능성이 있다.

3. 임상적 효과

1) 정신분열병

(1) 양성증상

Haloperidol과 리스페리돈의 효능을 비교한 임상시험에서는 두 약물 모두 Positive and Negative Syndrome Scale(PANSS)로 평가된 양성증상을 호전시켰는데, 리스페리돈 6mg/d 투여군이 haloperidol 20mg/d 투여군에 비해 좀더 우수한 효과를 나타내었다(Chouinard 등, 1993; Marder와 Meibach, 1994). 유럽에서 시행된 임상시험(Peuskens, 1995)에서도 급성기 치료시 리스페리돈 4mg/d 및 8mg/d가 haloperidol 10mg/d보다 더 나은 치료 성적을 보였다(표 6-1). Worrel 등(2000)도 haloperidol과의 비교연구에서 Brief Psychiatric Rating Scale(BPRS)와 PANSS로 평가한 양성증상의 변화에서 리스페리돈이 더 우수한 성적을 보였으며, 적정 용량은 6mg/d 이하라고 하였다. 급성기 환자에서 다른 정형 또는 비정형 항정신병제와 리스페리돈의 효능을 비교한 이중맹검 연구들의 결과를 표 6-2에 요약하였다. Davis와 Chen(2002)은 18개의 임상시험 결과를 메타분석한 결과, 양성증상의 치료에 리스페리돈이 정형 항정신병제에 비해 더 효과적이라는 결론을 내렸다. 그러나 일부 연구자들은 아직도 조심스러운 태도를 취하고 있다. 한편, Ho 등(1999)은 급성기 환자의 치료에서 리스페리돈과 올란자핀은 대체로 동일한 효능을 보이나, 6개월 추적시 리스페리돈 치료군에서 정신병 증상이 좀더 호전되었고, 리스페리돈을 6mg/d 이하로 사용할 경우에는 EPS 발생률에서 서로 차이가 없었다고 주장하였다.

(2) 음성증상

리스페리돈의 강력한 세로토닌 대항작용은 음성증상의 호전을 가져올 것으로 기대된다. 실제 몇몇 임상시험(Chouinard 등, 1993; Marder와 Meibach, 1994)에서 리스페리돈(6mg/d)이 위약이나 haloperidol(20mg/d)에 비해 더 나은 음성증상의 호전을 가져온다는 결과를 얻었다(표 6-3). 그러나 이들 연구는 대상 환자들이 음성증상을 주소로 치료받았던 환자가 아니었다는 점과, 음성증상의 호전이 EPS의 변화와 연관이 있었다는 점, 그리고 대조약인 haloperidol을 지나치게 고용량으로 사용했다는 점에서 비판을 받고 있다.

Davis와 Chen(2002)은 18개의 리스페리돈-대조군 임상시험을 메타분석하여, 리스페리돈이 정형 항정신병제에 비해 음성증상에 더 효과적이며, 이는 단순히 EPS 호전에 의한 이차적 효과가 아니라고 결론지었다. 그러나 현재까지의 자료는 모두 급성기 연구에서 나온 것이니만큼, 좀더 장기간에 걸친 연구가 필요하며, 또한 결핍증상(deficit syndrome)이 주가 되는 환자에서의 치료

표 6-1 리스페리돈 투여에 의한 정신분열병 증상의 호전 정도(Naber 등, 2002)

약품명	용량(mg)	중도탈락률 (%)	PANSS* 총점	PANSS 양성증상 점수	PANSS 음성증상 점수	CGI**
Chouinard 등(1993)						
리스페리돈	2	71	-11.1	-1.8	-2.8	-0.3
	6	23	-25.7	-7.5	-5.8	-1.1
	10	36	-10.6	-2.6	-3.1	-0.6
	16	25	-14.3	-4.2	-2.5	-0.6
haloperidol	20	62	-9.3	-3.9	-2.0	-0.5
위약		73	+4.6	+2.6	-0.1	+0.5
Marder와 Meibach(1994)						
리스페리돈	2	46	-1.8	-0.3	-0.8	-0.2
	6	17	-16.1	-4.7	-3.3	-0.8
	10	31	-8.9	-3.6	-1.5	-0.6
	16	19	-14.5	-4.23	-3.45	-0.5
haloperidol	20	38	-4.1	-2.4	-0.3	-0.4
위약		62	+3.3	+1.0	+0.4	+0.2
Peuskens 등(1995)						
리스페리돈	1	25	-12.5	-2.1	-4.5	-0.4
	4	20	-18.6	-4.2	-5.5	-0.8
	8	24	-17.9	-4.5	-5.2	-0.8
	12	27	-16.6	-3.9	-5.0	-0.6
	16	26	-17.0	-4.9	-5.2	-0.8
haloperidol	10	28	-15.0	-3.9	-4.8	-0.6

* PANSS: Positive and Negative Syndrome Scale

** CGI: Clinical Global Impression

효과에 대해서 좀더 연구되어야 한다.

(3) 정동증상

리스페리돈은 독자적으로 기분증상에 대한 치료 효과를 나타낸다. 급성 조증 삽화의 치료에 기분조절제와 병용하면 유의한 치료적 효능이 있음이 다수의 연구를 통해 입증되었다(Ghaemi와 Sachs, 1997; Vieta 등, 1999; Ghaemi, 2000; Sachs 등, 2002b; Davis와 Chen, 2002). 정신병 환자의 우울증상에 대해서도, 리스페리돈 단독 또는 항우울제와의 병용요법이 haloperidol 단독

표 6-2 정신분열병 양성증상에 대한 리스페리돈의 효능: 급성기 이중맹검 비교연구(Naber 등, 2002)

연구자	대상환자수 (명)	대조약물 및 용량(mg/d)	연구기간 (주)	효 능		추체외로 증후군	
				평가척도	효과	평가척도	결과
아미설프라이드와의 비교							
Peuskens 등 (1999)	228	RIS 8 ASP 800	8	BPRS, CGI PANSS, SOFAS	RIS=ASP	AIMS, BAS, SAS	RIS=ASP
클로자핀과의 비교							
Heinrich 등 (1996)	59	RIS 4/8 CLO 400	4	BPRS, CGI	RIS=CLO	SAS	RIS=CLO
Dondolfi 등 (1996)	86	RIS 6.4 CLO 291.2	8	CGI, PANSS	RIS=CLO	ESRS, UKU	RIS≤CLO
Konrad 등 (197)	64	RIS 4.9 CLO 355	6	CGI, NO-SIE, PANSS	RIS≥CLO	-	-
Haloperidol과의 비교							
Chouinard 등 (1993)	135	RIS 2/6/10/16 HAL 20, PLA	8	BPRS, CGI, PANSS	RIS ≥ HAL 〉PLA	ESRS, UKU	PLA〈RIS〈 HAL
Marder와 Meibach (1994)	388	RIS 2/6/10/16 HAL 20, PLA	8	BPRS, CGI, PANSS	RIS〉HAL〉 〉PLA	ESRS, UKU	PLA〈RIS〈 HAL
Peuskens 등 (1995)	1,362	RIS 1/4/8/12/ 16 HAL 10	8	BPRS, CGI, PANSS	RIS〉HAL	ESRS, UKU	RIS〈HAL
Emsley 등 (1999)	183	RIS 6.1 HAL 5.6	6	BPRS, CGI, PANSS	RIS=HAL	ESRS	RIS〈HAL
올란자핀과의 비교							
Tran 등 (1997a)	339	RIS 7.2 OLA 17.2	28	CGI, PANSS, SANS	RIS≤OLA	SAS, BAS	RIS〉OLA
Conley와 Mahmoud (2001)	407	RIS 4.8 OLA 12.5	8	CGI, PANSS	RIS〉OLA	ESRS	RIS=OLA

AIMS=Abnormal Involuntary Movement Scale; ASP=amisulpride; BAS=Barnes Akathisia Scale; BPRS=Brief Psychiatric Rating Scale; CGI=Clinical Global Impression; CLO=clozapine; ESRS=Extrapyramidal Syndrome Rating Scale; EPS=Extrapyramidal Syndrome; HAL=haloperidol; OLA=olanzapine; PANSS=Positive and Negative Syndrome Scale; PLA=placebo; RIS=risperidone; SANS=Scale for the Assessment of Negative Symptoms; SAS=Simpson Angus Rating Scale; SOFAS=Social and Occupational Functioning Assessment Scale; UKU=Udvalg for Kliniske Undersogelser Side effect Rating Scale

표 6-3 정신분열병 음성증상에 대한 리스페리돈의 효능: 급성기 이중맹검 비교연구(Naber 등, 2002)

연구자	대상환자수 (명)	대조약물 및 용량(mg/d)	연구기간 (주)	효능		통계적 유의성
				평가척도	효과	
Haloperidol과의 비교						
Chounard 등 (1993)	135	RIS 2/6/10/16 HAL 20, PLA	8	PANSS, CGI, BPRS	RIS 〉 HAL 〉 PLA	P=0.038(리스페리돈 6mg을 haloperidol 20mg과 비교시)
Marder와 Meibach (1994)	388	RIS 2/6/10/16 HAL 20, PLA	8	PANSS, CGI	RIS 〉 HAL 〉 PLA	p 〈 0.01(리스페리돈 6mg과 16mg을 위약과 비교시)
Peuskens 등 (1995)	1,362	RIS 1/4/8/12/16 HAL 10	8	PANSS, CGI, BPRS	RIS=HAL	–
클로자핀과의 비교						
Heinrich 등 (1994)	59	RIS 4/8 CLO 400	4	BPRS, CGI	RIS=CLO	–
올란자핀과의 비교						
Tran 등 (1997)	339	RIS 7.2 CLO 400	28	PANSS, SANS, CGI	RIS 〈 OLA	P=0.020 (SANS 기준시)
Conley와 Mahmoud (2001)	407	RIS 4.8 OLA 12.5	8	PANSS, CGI	RIS 〉 OLA	p 〈 0.05(불안/우울 기준시)

BPRS=Brief Psychiatric Rating Scale; CGI=Clinical Global Impression; CLO=clozapine; HAL=haloperidol; OLA=olanzapine; PANSS=Positive and Negative Syndrome Scale; PLA=placebo; RIS=risperidone; SANS=Scale for the Assessment of Negative Symptoms

요법보다 더 우수하였다는 보고가 있다(Marder 등, 1997). 그러나 리스페리돈이 독자적으로 기분조절 효과가 있는지는 아직 확인되지 않았다.

(4) 인지증상

리스페리돈은 정형 항정신병제나 클로자핀에 비해 콜린 수용체에 대한 결합능력이 약하기 때문에 인지기능에 대한 부작용이 적을 것으로 기대된다. 또한, 주요 정신병을 가진 노인 환자를 대상으로 한 초기의 소규모 연구에서는 리스페리돈이 간이 정신상태 검사(Mini-Mental State

Examination, MMSE) 점수를 유의하게 호전시킨다는 것이 관찰되었다(Jeste 등, 1996). 하지만, 치매 환자를 대상으로 한 대규모 연구에서는, 위약과 비교하여 별다른 인지기능 개선 효과가 관찰되지 않았으며, 다만 haloperidol이 위약에 비해 뚜렷한 인지기능 저하를 가져온다는 것을 확인할 수 있었다(De Deyne 등, 1999; Katz 등, 1999). Berman 등(1995)이 정신분열병 환자에서 리스페리돈과 haloperidol의 인지기능에 대한 효과를 전향적으로 비교한 결과, 리스페리돈 투여군에서만 보스턴 이름대기 검사(Boston Naming Test)와 MMSE에서 유의한 호전이 나타났다. 한편, 동일한 연구에서 숫자 외우기, 부호숫자 짝짓기(digit symbol), 언어 유창성(verbal fluency) 등 다른 인지영역에서는 두 약물 모두 개선 효과가 없었다. 정신분열병 환자의 인지기능에 대한 이후의 연구에서는 리스페리돈이 집중력, 작업기억, 단기기억, 실행기능, 반응시간, 언어기능 등을 호전시킨다고 보고하였으나, 이런 인지기능의 호전이 음성증상의 호전과 어떤 관계에 있는지에 대해선 일관된 결과가 없다(Green과 King, 1996; Rossi 등, 1997; Meltzer와 McGurk, 1999).

(5) 응급상황

비정형 항정신병제는 용량을 적정(titration)하는 데 시간이 걸리고, 주사제가 아직 널리 사용되고 있지 않기 때문에, 응급상황에서는 여전히 정형 항정신병제인 haloperidol 주사제가 많이 사용되고 있다. Currier와 Simpson(2001)은 응급처치가 필요한 정신병적 초조를 보이는 환자를 대상으로 한 소규모 개방형 연구에서, 리스페리돈 액(2mg) 경구투여군, lorazepam(2mg) 근육주사군, haloperidol(5mg) 근육주사군, haloperidol과 lorazepam 병용 근육주사군을 비교하였다. 그 결과, 급성증상을 해소하는 효과는 서로 비슷하였으나, 급성 근긴장증(acute dystonia)의 빈도 면에서 리스페리돈 액 투여군이 더 성적이 좋았다.

(6) 치료저항성 정신분열병

클로자핀에 반응이 없던 환자가 리스페리돈에 반응을 보인 사례(Avnon과 Kunin, 1995)를 비롯하여, 기존 약물에 치료저항성을 보이던 일부 환자에서 리스페리돈이 효과적이었다는 보고가 있다(Keck 등, 1995; Bacher, 1996; 이홍식 등, 1997). 하지만, 클로자핀을 리스페리돈으로 교체하였더니 증상이 악화되었다는 증례 역시 보고됨에 따라, 리스페리돈이 클로자핀을 대체할 수 있을지에 대해선 회의적인 시각이 압도적이다(Lacey 등, 1995). Daniel과 Whitcomb(1998)은 기존의 연구 결과를 재검토한 후, 확실한 결론을 내리기에는 자료가 부족하나 일부 치료저항성 정신분열병에서 리스페리돈을 사용해 볼 만하다는 견해를 밝혔다.

기존 약물에 반응을 보이지 않던 환자에 대해 클로자핀(평균 291.2mg/d)과 리스페리돈(평균 6.4mg/d)의 효과를 직접 비교한 연구에서는, 급성기 치료에 있어 두 약물은 효능 면에서 별 차이가 없었고 오히려 리스페리돈이 더 신속한 효과를 보였다(Bondolfi 등, 1998). 이에 비해 12주 동안의 임상시험 결과 클로자핀(평균 363mg/d)이 리스페리돈(평균 8.9mg/d)보다 효능과 내약성에서 더 이점이 컸다는 보고도 있다(Lindenmayer 등, 1998a). 재미있는 것은 전자의 연구에 대해선 클로자핀의 용량이 불충분하였다는 지적이 있고, 후자에 대해선 리스페리돈의 용량이 너무 높았다는 비판이 있다.

아직까지는 치료저항성 정신분열병 환자에 대한 리스페리돈의 치료 효과에 대해서 확언할 수는 없다. 그러나 무과립구증 등의 문제로 인해 클로자핀을 사용할 수 없거나, 클로자핀에 반응하지 않는다는 것이 확실하다면, 리스페리돈을 시도해 보는 것도 나쁘지 않을 것이다.

(7) 초발 정신병

초발 환자를 대상으로 한 Kopala 등(1997)의 연구에서, 리스페리돈 2~4mg/d와 5~8mg/d를 비교한 결과, 증상의 호전에서는 서로 큰 차이가 없는 반면, 고용량 투여군의 32%에서 경한 좌불안석이나 경축(rigidity)이 발생하였다. McGorry(1999a)는 96명의 초발 정신병 환자에서 리스페리돈을 2mg/d로 시작하여 4주 동안 유지한 후 만족스러운 치료반응을 얻었다고 발표하였는데, 이 환자들에게 필요했던 하루 평균 용량은 2.8mg에 불과했으며, 2mg 이상으로 증량하였더니 바로 EPS가 생기는 환자가 상당수 있었다고 하였다. 이러한 보고들은 적어도 초발 환자에게는 저용량 전략이 더 효과적임을 보여준다. 초발 환자를 대상으로 1년 이상 장기 치료한 성적을 정형 항정신병제와 비교한 연구에서는, 정신병 증상을 없애는 데는 비슷한 효과를 보였으나 의료서비스 이용이나 항콜린 약물 사용을 감소시키는 데는 리스페리돈이 효과적이었다고 하였다(Malla 등, 2001).

(8) 삶의 질과 재발 방지

Franz 등(1997)이 정형 항정신병제와 비정형 항정신병제로 치료받고 있는 정신분열병 환자의 삶의 질을 비교한 결과, 비정형 약물 특히 클로자핀과 리스페리돈을 사용하는 환자에서 신체적인 안녕감(well-being)과 사회생활 및 일상기능 수준의 향상이 더 뛰어났다. Bobes 등(1998)도 리스페리돈 치료시 모든 영역에서 삶의 질이 호전되었는데, 특히 정서적인 안녕과 사회적 기능 수준의 향상이 가장 두드러졌다고 하였다. 이 연구에서 정신병 증상의 호전은 비교적 빨리 나타난 반면, 삶의 질에 유의한 호전을 보이는 데는 8개월 이상이 걸렸다.

약물치료에 대한 환자의 주관적 경험도 이전에 사용하던 정형 항정신병제나 데포 주사제보다 더 긍정적이다. Chouinard 등(1998)에 의하면, 75% 이상의 환자가 이전에 사용하던 항정신병제보다 리스페리돈을 더 선호한다고 답하였다. Desai 등(1999)의 연구에서도, 데포 주사를 투여하던 130명의 환자 중, 경구 리스페리돈으로 성공적인 교체를 한 89명의 환자들은 이전 약물보다 리스페리돈이 더 낫다고 평가하였다. Garcia-Cabez 등(2001)에 의하면, 정신분열병 환자의 약물에 대한 주관적 반응과 치료 순응도를 haloperidol, 리스페리돈 및 올란자핀 사용군으로 나누어 비교한 결과, 세 가지 약물 중 올란자핀이 가장 뛰어났고, 리스페리돈은 haloperidol보다 유의하게 낫다고 하였으며, 이러한 주관적 반응의 차이는 EPS 발생률의 차이를 상당히 반영하는 것이라고 생각된다. 그러나 민성길 등(2002)은 안정화된 만성 정신분열병 환자의 주관적 삶의 질은 리스페리돈과 haloperidol 사용자 간에 차이가 없었다고 하면서, 소량의 약물 유지요법을 시행중인 안정화된 만성 환자에서는 약물 부작용보다는 불안이나 긴장과 같은 증상이 삶의 질에 더 큰 영향을 준다고 하였다.

리스페리돈은 정형 약물에 비해 환자의 재발률을 낮추는 효과도 더 우수하다. 정신분열병 및 분열 정동장애 환자를 대상으로 1년간 추적 관찰한 결과, 리스페리돈이 haloperidol에 비해 재발률이 유의하게 낮았을 뿐 아니라, EPS와 지연발생 이상운동증(Tardive Dyskinesia, TD)을 비롯한 운동 부작용의 발현율도 유의하게 낮았다(Csernansky 등, 2002).

(9) 비용

리스페리돈을 비롯한 비정형 항정신병제는 약값이 상대적으로 비싸기 때문에, 치료에 드는 비용과 이로 얻을 수 있는 이점을 잘 평가해 보아야 한다. Chouinard와 Albright(1997)은 캐나다에서 리스페리돈 치료 전과 후의 비용을 조사한 후, 비싼 약값으로 인해 직접 치료비용은 증가하였으나 재입원 횟수, 입원기간 및 정신보건 서비스 이용률이 크게 감소하여 결과적으로는 경제적 이익이 컸다는 긍정적인 결과를 발표하였다. Moore 등(1998)도 fluphenazine 데포 주사제와 리스페리돈을 비교하여 역시 리스페리돈이 더 경제적이었다는 보고를 하였다. 리스페리돈의 경제적 효용성을 올란자핀과 비교한 국제 공동연구에서는, 올란자핀(14.4mg/d)의 일일 비용이 리스페리돈(4.7mg/d)보다 두 배 정도 더 높고, 입원기간은 리스페리돈 치료군에서 더 짧았으며, 내약성은 비슷하였다는 결과를 얻었다(Kasper 등, 2001).

2) 기타 질환

(1) 기분장애

리스페리돈이 임상에 도입된 지 얼마 지나지 않아, 리스페리돈이 조증증상을 유발하거나 기존의 조증증상을 악화시킬 수 있다는 부정적인 보고가 이어졌다(Dwight 등, 1994; Sajatovic 등, 1996a; 정동선 등, 1998; 정두훈 등, 1998). 그러나 이후 이어진 일련의 연구에서는, 반대로 기분장애에 대한 리스페리돈의 치료 효과가 반복해서 입증되었다(Ghaemi와 Sachs, 1997; Vieta 등, 1999; Ghaemi, 2000). Segal 등(1998)은 조증 환자 45명을 대상으로 lithium(800~1,200mg/d), 리스페리돈(6mg/d), haloperidol(10mg/d)을 용량을 고정시켜 놓고 28일간 투여한 후 이중맹검으로 결과를 비교하였는데, 세 군 모두 비슷한 정도로 호전되었으며, 다만 리스페리돈 투여군이 haloperidol 투여군보다 EPS가 현저히 적은 것으로 나타났다. Sachs 등(2002b)은 기분조절제를 사용하고 있는 156명의 급성 조증 환자를 대상으로, 기분조절제를 그대로 투여하는 상태에서 haloperidol과 리스페리돈을 각각 병용하였는데, 리스페리돈(3.8mg/d) 병용군이 haloperidol (6.2mg/d) 병용군에 비해 증상 호전과 부작용 측면에서 유리했다고 하였다.

아직까지 조증 삽화에 대한 리스페리돈의 단독요법은 그다지 추천되고 있지 않으며, 주로 기분조절제와 병용요법으로 많이 사용되는데, 이 때 권장되는 용량은 1~4mg/d 이하이다 (Williams, 2001). 양극성 장애의 장기 유지치료에도 리스페리돈 병용이 효과가 있는지를 확인할 수 있는 자료는 아직 없고, 단독요법의 효과에 대한 자료도 아직 부족하다.

정신병적 우울장애나 분열 정동장애에도 리스페리돈 사용을 고려해 볼 수 있다. Keck 등 (1995)은 분열 정동장애 환자의 치료에 있어 리스페리돈이 양극성 아형보다는 우울 아형에 더 효과적이라고 하였고, Jacobsen(1995)도 우울장애 환자에서 리스페리돈 평균 2~5mg/d를 단독 혹은 항우울제와 병용투여하는 것이 효과적이었다고 주장하였다. Ceskova와 Svestka(1993)는 급성기 분열 정동장애와 정신분열병 환자에서 리스페리돈이 정신병 증상뿐 아니라 불안이나 우울 증상의 개선에도 haloperidol과 동등한 효과가 있다고 하였다. 그러나 Muller-Siechender 등(1998)은 분열 정동장애 우울 아형, 정신병 증상을 동반한 주요 우울장애 및 우울증상을 가진 정신분열병 환자를 대상으로 3주 이상 리스페리돈 단독요법(6.9mg/d)을 haloperidol(9mg/d)과 amitriptyline(180mg/d)의 병용요법과 비교한 이중맹검 연구에서, 리스페리돈 단독요법의 효과가 haloperidol-amitriptyline 병용요법에 미치지 못했다고 보고하였다. Ostroff와 Nelson(1999)은 정신병적 증상은 동반되지 않았으나, SSRI에 반응하지 않던 주요 우울장애 환자 8명에게 리스페리돈을 추가하여 우울증상의 호전을 보았다고 하였다. 이 외에도 정신병적 우울장애, 만성 우울장애, 치료저항성 우울장애 및 초조성 우울장애에 리스페리돈이 보조제로서 효과적이라는 보고가 많이 있다. 종합하면, 기분장애에서 리스페리돈이 일차적 치료제가 될 수 있는지에 대해선 논란이 많지만, 주 치료제의 효과가 충분하지 못할 때 보조제로 사용하는 데는 리스페리돈이 매우 유용하다고 하겠다.

(2) 강박장애

리스페리돈은 5-HT_2 및 D_2 수용체를 모두 차단하기 때문에 이론적으로는 강박증상을 완화시킬 수도, 악화시킬 수도 있다. 두 개의 개방연구와 한 개의 대조군 연구에서는, 선택적 세로토닌 재흡수 억제제(SSRI)에 반응하지 않는 강박장애 환자에서 SSRI와 리스페리돈(0.5~8mg/d) 병용요법이 효과적이었음이 시사되었다(Jacobsen, 1995; McDougle 등, 1995b; McDougle 등, 2000).

또한, 강박장애와 연관된 질환인 뚜렛장애 및 발모광(trichotillomania)에 리스페리돈이 일차 치료제 혹은 보조제로서 효과가 있다는 보고가 있다.

그러나 리스페리돈이 정신분열병 환자의 강박증상을 오히려 악화시키거나 양극성 장애 환자에서 강박증상을 유발시켰다는 상반된 증례보고도 있으므로 조심하여야 한다(Alzaid와 Jones, 1997; Alevizos 등, 2002).

(3) 치매

리스페리돈은 BPSD를 조절하는 데 효과적이다. 비정형 항정신병제 중 가장 많은 임상경험이 축적되어 있으며 부작용 측면에서 유리하기 때문에, 현재로서는 BPSD의 치료에 리스페리돈이 일차 선택제로 추천된다. 적은 용량의 리스페리돈이 치매 환자에서 항정신병 효과와 초조나 공격성에 대한 효과가 있음이 밝혀졌으며(Katz 등, 1999; De Deyn 등, 1999), 이를 1년간 연장한 장기 연구에서도 효과가 지속됨이 확인되었다. 치매 환자의 BPSD 치료를 위해서는 하루 0.5mg으로 시작하고, 목표 용량은 1~1.5mg/d 정도로 잡는 것이 좋다(Williams, 2001).

그러나 파킨슨병이나 루이소체 치매(dementia with Lewy bodies)에 동반된 정신병 및 행동증상에 대해서는 리스페리돈이 그다지 유용하지 못하다. 이들 질환이 EPS에 유달리 민감하기 때문이다. 파킨슨병 환자 6명을 대상으로 시행한 개방연구에서는, 리스페리돈 하루 평균 0.7mg이 파킨슨병의 운동증상 악화 없이 정신증상을 개선하는 데 효과적이었고(Meco 등, 1994), 리스페리돈 하루 평균 1.1mg은 L-dopa에 의해 유발된 환각과 초조를 조절하는 데 효과적이었다(Leopold, 2000). 그러나 유사한 용량을 사용한 다른 연구에서는 환자의 운동증상을 악화시킨 것으로 나타났다(Ford 등, 1994). 루이소체 치매에 대한 보고도 이와 같이 상반된 결과가 얻어지고 있다. 따라서, 이들 질환에 리스페리돈을 쓰고자 할 때는 극히 낮은 용량에서 천천히 증량하는 것이 좋으며, 차라리 클로자핀이나 쿼티아핀과 같은 약물을 선택하는 쪽이 나을 것 같다.

(4) 섬망

섬망에 전통적으로 사용되어 오던 haloperidol을 대신해서 리스페리돈이 활발히 사용되고 있다. Sipahimalani와 Masand(1997)가 저산소성 뇌손상에 의한 섬망 환자에게 리스페리돈을 소량(1~2mg/d) 투여하여 성공적인 치료를 하였다고 보고한 이후, 유사한 보고가 이어지고 있다. 추천되는 투여방법으로는 0.25~0.5mg씩 하루 두 번으로 시작하여 증상의 호전 여부를 관찰하면서 하루 4mg까지 증량하며, 증상이 심한 경우에는 매 4시간마다 0.25~0.5mg을 투여한다(Schwartz와 Masand, 2002). 환자가 완전히 회복되고 특히 수면-각성 주기가 되돌아 온 후 7~10일이 지나면 특별한 문제 없이 약물치료를 중단할 수 있다.

(5) 소아-청소년의 행실장애와 공격성

소아-청소년 환자에서는 공격성이 항정신병제의 치료 목표가 되는 경우가 종종 있다. Findling 등(2000)은 5~15세 사이의 행실장애 환아를 대상으로 리스페리돈을 투여했을 때, 위약보다 공격성을 효과적으로 개선시켰다는 예비 결과를 발표하였다. 평균 이하의 지능을 가진 5~12세 아동에서의 행실장애 및 행동문제의 치료에 리스페리돈이 인지기능 부작용이 없이 효과적이었고(Snyder 등, 2002), 48주에 걸친 장기간 유지치료에서도 지속적인 효과와 높은 내약성을 보여주었다(Turgay 등, 2002). 체중이 50kg 이상인 소아에서는 초기 용량으로 0.5mg을 하루 한 번 투여하고, 약 이틀 간격으로 0.5mg씩 증량하며, 적정 용량은 1mg/d 정도로 잡는다. 체중이 50kg 미만이라면 0.25mg 하루 한 번으로 시작해서 이틀 간격으로 0.25mg씩 증량하며, 적정 용량은 0.5mg/d 정도가 되도록 조절한다. 성인 정신지체 환자에서도 단기간 보조요법으로 사용한 결과, 행동문제 개선에 도움이 되었다는 보고가 있다(Vanden Borre 등, 1993).

(6) 틱장애 및 뚜렛장애

두 개의 개방연구에서, 리스페리돈 하루 평균 2.7mg이 틱장애에 효과적인 것으로 나타났다(Lombroso 등, 1995, Bruun과 Budman, 1996). 리스페리돈(평균 3.8mg/d)과 pimozide(평균 2.6mg/d)를 12주간 투여한 후 비교한 연구에 따르면, 틱의 심각도나 강박증상 혹은 불안증상에 대한 호전 그리고 내약성은 두 군 간에 차이가 없었으나, 증상의 호전과 부작용의 심각도를 전체적으로 고려했을 때는 리스페리돈이 조금 더 우수하였다(Bruggeman 등, 2001). Gaffney 등(2002)은 뚜렛장애 환아에서 틱에 대한 리스페리돈의 효과는 clonidine과 동일한 수준이었으나, 동반된 강박증상에는 리스페리돈이 더 효과적이었다고 주장하였다.

(7) 자폐증과 전반적 발달장애

성인 자폐증 환자에서 12주간 리스페리돈을 투여하고 위약과 비교한 무작위 이중맹검 연구에서는, 리스페리돈이 공격성을 포함한 자폐증상을 더 효과적으로 개선시켰다(McDougle 등, 1998). 소아-청소년을 대상으로 한 개방연구에서도 일부 자폐증 및 전반적 발달장애 환자에서 행동증상을 호전시켰다는 보고가 있다(McDougle 등, 1997).

(8) 인격장애

경계성 인격장애와 같은 심한 인격장애의 치료에 항정신병제를 사용하면 일시적인 정신병 삽화뿐 아니라 자살의 위험이나 충동성도 감소시킨다고 알려지고 있지만, 이러한 잠재적인 유용성에도 불구하고 인격장애에 리스페리돈을 사용해 보았다는 문헌은 매우 드물다. 한 증례에서, 자해를 한 병력이 있는 경계성 인격장애 환자에서 리스페리돈 하루 4mg으로 극적인 충동성의 감소를 보였다는 보고가 있다(Khouzam과 Donnelly, 1997).

(9) 말더듬

성인 환자를 대상에게 리스페리돈(최대 2mg/d)과 위약을 무작위 배정하여 6주간 시험한 결과, 리스페리돈 투여군에서 각종 말더듬 증상(음절의 더듬거림, 더듬거리는 시간의 비율, 전체적인 더듬거림의 심각도)이 유의하게 호전되었다. 리스페리돈 치료군 8명 중 5명은 0.5mg/d에서 가장 잘 반응하였고, 용량을 높였더니 말더듬 증상이 다시 나빠졌던 반면, 나머지 3명은 더 높은 용량에서 반응하였다(Maguire 등, 1999, 2000). 이와는 반대로 국내에서는 정신분열병 환자에게 리스페리돈(4mg/d)을 사용했더니 말더듬이 유발되었다는 증례보고가 있다(이헌정과 곽동일, 1999).

4. 사용방법

1) 용량의 결정 및 적정

(1) 통상적인 환자

처음으로 리스페리돈을 사용하는 환자는 1~2mg/d로 시작하여, 하루에 0.5~1mg씩 6~7일에 걸쳐 증량하며, 목표 용량은 4mg/d 정도에 맞춘다(Lemmens 등, 1999). 이 때 효능과 내약성 사이에서 적당한 균형을 얻는 것이 필요하고, 개인차를 반드시 고려해야 한다. 일부 만성 환자는 그 이상이 필요할 수 있고, 초발 환자나 노인의 경우는 이보다 적은 것이 바람직하다. 최대 용량은 6mg/d 정도인데, 대부분의 환자에서 이보다 높은 용량은 득보다 실이 많으므로 의미가 없다고 본다(Williams, 2001). 일반적으로 가장 효율적인 용량은 2~6mg/d(평균 4.5mg/d)이며, 이 용량을 사용한다면 비정형 항정신병제 중에서 치료비용이 가장 저렴하다(Stahl, 1999).

양성증상을 조절하기 위해서는 좀더 높은 용량으로 쓸 수 있으며, 음성증상이나 불안 또는 우울증상이 주가 될 때는 더 낮은 용량을 사용하는 것이 좋다. 급성 재발 환자에서는 5~6mg/d 정도가 필요하다(Ruther와 Klauder, 1999). 환자의 편의를 위해서 보통 하루 한 번 복용하지만, 기립성 저혈압과 같은 부작용은 최대 혈중농도와 상관이 있으므로, 노인과 같이 부작용에 취약한 집단에서는 두 번으로 나누어 투여한다.

(2) 초발 정신병 환자

초발 환자에서는 일반적으로 적은 용량을 사용하는 것이 좋고, 따라서 권장 용량은 2mg/d 정도이다(Williams, 2001). Kontaxakis 등(2000) 역시 초발 환자에서는 1~3mg/d이 적정 용량이며, 4~5mg/d 이상이 필요한 환자는 4분의 1 정도에 지나지 않는다고 하였다. 요약하면, 약물치료가 처음인 초발 환자에서는 적은 용량으로 천천히 쓰는 것이 향후 순응도를 높이는 측면에서 중요하다.

(3) 심한 정신병 증상을 보이는 환자

리스페리돈은 진정 효과가 크지 않기 때문에, 급성 상태에서 심한 초조증상을 보이거나 불안, 불면증상을 보일 때에는 용량을 높이는 것보다 benzodiozepine을 병용한다. 이것으로 충분하지 않을 때는, thioridazine과 같이 진정작용이 강한 정형 항정신병제를 투여하거나 haloperidol 근육주사를 고려한다(Stahl, 1999). 리스페리돈을 이용한 급속 정온법의 효과에 대해서는 자료가 없다.

2) 유지요법

(1) 반응성 판단

리스페리돈은 비교적 반응이 빨리 나타나는 것으로 알려져 있으나, 반응성을 결정짓기 위해서는 최소 4~6주 기다려야 한다. 보통 6mg/d로 6주간 시도 후 반응이 만족스럽지 않다면 1주일 단위로 2mg씩 올려 16mg/d까지 증량하고, 환자가 견딜 수 있는 최대 용량으로 12주 사용한 후, 그래도 반응이 만족스럽지 않다면 치료 실패로 판단한다.

(2) 유지용량

급성기 증상이 잘 조절되어 상태가 안정된 환자에게 어느 정도의 용량으로 유지해야 되는지는 아직 자료가 많지 않지만, 대부분의 환자는 4mg/d 안팎에서 충분한 재발방지 효과를 보인다(Csernansky 등, 1999).

(3) 장시간 작용 주사제의 사용

리스페리돈 장시간 작용 주사제(Consta®)를 2주마다 25~50mg씩 주사하는 것은 경구 제제를 하루 2~6mg씩 복용하는 만큼의 효과를 가진다. Consta®는 비교적 내약성이 좋아 EPS 발생률은 10% 이하이고, 부작용 때문에 약물사용을 중단하는 경우는 6% 이하이다(Chue 등, 2002). 프로락틴에 미치는 효과에 대한 자료는 거의 없지만, 경구제와 비슷할 것으로 예측된다. 지용성인 데포 제제와는 달리 Consta®는 리스페리돈을 폴리머로 코팅하여 미세구(microsphere) 형태로 만든 것으로, 사용하기 직전에 수용성 용매에 부유시킨다. 주사는 반드시 냉장 보관해야 하며, 주사할 때 부유액 전체를 다 사용한다. 주사제를 쓰기 전에 경구제를 먼저 사용하여 내약성을 확인해야 되는데, 다양한 치료상황에서 Consta®로 교체하는 방법은 다음과 같다(Taylor 등, 2003).

a. 경구 리스페리돈을 복용하고 있는 환자

경구 유지용량과 관계 없이 Consta® 25mg을 2주 간격으로 투여한다. 첫 주사 후 3주간 경구 제제를 계속 복용하고, 이후 1~2주에 걸쳐서 감량한다. 지금까지의 임상경험에 의하면, 25mg과 50mg은 동일한 효능을 갖는 것으로 보이므로 처음부터 고용량 주사를 사용할 필요는 없다. 첫 주사 후 최대 혈장농도에 도달하기 위해서는 3~4주가 걸리므로, 초기에 과량 투여하면 수주일 뒤에 약물 농도가 지나치게 높아질 가능성이 있다. 경구 제제를 4mg/d 이상 복용하던 환자는 이론상으로 주사제의 용량도 높아져야 하겠지만, 일단은 모든 환자에게 2주에 한 번 25mg씩 주사하도록 권고한다.

b. 이전에 약물치료를 받지 않았거나 최근에 순응도가 나빴던 환자

경구 리스페리돈을 항정상태에 이르기까지 투약한 뒤에 주사제로 교체하는 것이 원칙이다. 첫날 경구 제제를 2mg 투여하고, 다음 날 3~4mg로 증량하며, 내약성이 좋으면 사흘째 되는 날 Consta® 25mg을 주사한다. 적어도 3주간 경구 제제를 복용시키고 나서 이후 1~2주에 걸쳐 감량한다.

c. 리스페리돈 이외의 경구 항정신병제를 복용하던 환자

경구 리스페리돈으로 완전 교체한 후 Consta® 25mg으로 시작하거나, 아니면 경구 제제를 시험적으로 투여하여 내약성만 확인한 뒤 Consta® 25mg를 시작하고, 3~4주 뒤부터 복용하고 있던 경구 항정신병제를 천천히 감량한다.

d. 다른 데포 항정신병제를 사용하던 환자

마지막 데포 주사를 맞기로 예정된 날짜보다 1주 전에 Consta® 25mg을 주사하거나, 아니면 마지막 데포 주사를 맞는 날 같이 주사한다.

e. 데포 주사와 경구제를 같이 복용하던 경우

마지막 데포 주사를 맞기로 예정된 날짜보다 1주 전에 Consta® 25mg을 주사하거나, 아니면 마지막 데포 주사를 맞는 날 같이 주사한다. 3~4주 뒤부터 복용하고 있던 경구 항정신병제를 천천히 감량한다.

3) 타 약물과의 병용요법

전문가들 사이에 합의된 견해에 의하면, 클로자핀을 포함한 여러 종류의 비정형 약물 단일요법에 모두 실패한 경우말고는, 두 가지 이상의 비정형 항정신병제를 같이 쓰는 병용요법은 별 효용이 없다. 병용요법은 효과가 증명되지 않았을 뿐더러, TD 등 부작용이나 약물 상호작용의 가능성이 증가하며, 처방이 복잡해져 순응도가 떨어지고, 비용이 많이 들며, 향후 치료계획을 세우기 어렵게 만든다. 그러나 실제 임상에서는 결국 항정신병제를 병용하게 되는 경우가 심심치 않게 발생한다(Miller와 Craig, 2002). Lerner 등(2004)은 최근 18년 동안의 비정형 약물 병용치료 증례를 모아서 분석한 결과, 상당수의 환자에서 양성증상의 호전에 도움이 되었으며, 생각보다 부작용이 심하지 않았다고 하였다. 가장 흔한 사례인 클로자핀과 리스페리돈 병용요법은 주로 클로자핀의 효과가 불충분하였거나, 부작용 때문에 클로자핀의 용량을 충분히 올리지 못했던 경우가 많았다. 병용요법의 결과를 보면, 양성증상 호전에 도움이 된 경우가 적지 않았고, 부작용은 각 약물을 단독으로 사용했을 때나 비슷하였으나, 신경이완제 악성증후군(Neuroleptic Malignant Syndrome, NMS)이나 무과립구증이 발생한 경우가 종종 있었다. 올란자핀-리스페리돈 병용은 사례도 많지 않았고 결과도 일정하지 않았으나, 별다른 부작용 또한 보고된 바 없었다.

리스페리돈과 SSRI를 병용하면, 이론적으로는 리스페리돈의 대사가 저하될 가능성이 있지만, 실제적 영향은 거의 없다. 리스페리돈을 lithium과 병용했을 때 NMS나 섬망이 발생했다는 보고가 있고(Swanson 등, 1995, Bourgeois와 Kahn, 2003), donepezil, phenytoin과 병용시 심한 EPS가 발생했다는 보고가 있다(Neil 등, 2003).

4) 약물 교체

다른 경구용 항정신병제를 리스페리돈으로 교체하는 경우, 교차교체법(crossover)이 가장 바람직하다. 즉 기존의 약을 유지용량으로 계속 사용하면서 리스페리돈 1~2mg/d로 시작하고, 3일째가 되면 이전 약을 25% 감량하고 리스페리돈을 2~4mg/d로 증량하여 7일째까지 유지한다. 그 다음, 필요할 때마다 이전 약을 50%씩 감량하면서 리스페리돈을 0.5~1mg씩 증량한다. 3주째에는 이전에 사용하던 약물은 완전히 중단하고 리스페리돈 용량만 적절하게 조절한다. 리스페리돈이 CYP2D6에 의해 대사되므로 phenothiazine이나 haloperidol과 상호 작용하여 기립성 저혈압이나 EPS를 일으킬 가능성이 있지만, 실제 임상에서 큰 문제가 되지는 않는다(Borison 1996b; Kirov 등, 1997). 기존에 항콜린제를 썼던 경우, 콜린성 반동을 피하기 위해서는 교체시기 내내 항콜린제를 그대로 유지하면서 기존 항정신병제를 천천히 줄여 나가다가, 기존 항정신병제를 완전히 중단한 지 1~2주 후에 항콜린제를 끊도록 한다. 특히, 클로자핀을 사용하다 리스페리돈으로 교체하는 경우에는 콜린성 반동의 위험이 크고, 갑자기 교체할 경우 정신증상이 악화될 수도 있으므로 주의해야 한다. 좌불안석 치료를 위해 benzodiazepine나 β-차단제를 사용한 경우에는, 리스페리돈 투약을 시작한 후 1~2주 동안 더 유지하다가 이후 2주에 걸쳐서 서서히 감량하여 중단한다(이중서 등, 1998).

데포 주사제에서 리스페리돈으로 교체할 때도 역시 교체교차법을 사용하는데, 때에 따라서는 주사 중단 후 바로 교체할 수도 있다. 데포 주사제 지속기간중 후반기에 들어섰을 때 리스페리돈 경구제를 2mg/d로 시작하여 3~7일 동안 4mg/d까지 증량한다. 다음 번 주사는 이전 용량의 2분의 1만 투여하고, 리스페리돈의 증량은 한 번에 0.5~1mg씩 한다. 리스페리돈 장기 지속형 주사제로 교체하는 방법은 앞에 설명하였다.

5) 특수 환자군

(1) 노인

리스페리돈은 무과립구증의 위험이 없는 비정형 항정신병제로 소개되면서 노인 정신의학 분야에 빠르게 도입되었다. 대부분의 연구는 노인 정신분열병 환자나 정신병을 동반한 치매 환자에서 이루어졌는데, 요약하면 노년기 정신분열병의 양성 및 음성증상의 치료에 효과적이고, 치매에서 보이는 정신병 증상이나 초조행동의 조절에 도움이 된다는 것이다.

리스페리돈과 활성 대사산물인 9-OH-risperidone은 주로 신장으로 제거되므로, 신장 청소율이 저하되는 노년기에는 약물 용량을 줄여야 한다. 리스페리돈 및 9-OH-risperidone의 배설 반감기도 각각 23시간과 24시간으로 젊은이보다 길다(Snoeck 등, 1995). 이런 약동학적 특성을 고려한다면, 노인을 위한 초기 용량은 0.25~0.5mg 저녁에 한 번으로 시작하여, 같은 용량을 적어도 이틀 간 유지하고 난 뒤 천천히 목표 용량까지 증량한다. 목표 용량도 0.5mg~2mg/d 정도로 낮게 잡는다(Williams, 2001). 그러나 Pollock 등(1992)은 노인에서도 약물 대사가 빠른 사람이 있으므로 예외 없이 낮은 용량을 사용해야만 하는 것은 아니라고 주장하였다.

노인 환자에서 가장 문제가 되는 부작용은 저혈압이다. Madhusoodanam 등(1995)은 리스페리돈을 복용중인 11명의 노인 중 6명에서 한 번 이상 저혈압으로 인한 어지럼증이 발생했으나, 2명만이 복용을 중지할 정도로 심했다고 하였다. 노인에서도 리스페리돈에 의한 고프로락틴 혈증이 발생할 수 있으나, 그 임상적 의미는 불확실하다. 리스페리돈은 비교적 안전하지만 노인 환자의 상당수는 노화와 관련된 신체질환을 가지고 있으며, 많은 환자가 심혈관계 약물이나 다른 정신작용제를 같이 복용하고 있으므로, 약물 사용 전에는 이런 신체적 문제 및 약물 상호작용 가능성을 반드시 고려해야 한다(Zarate 등, 1997). 그 내용을 요약하면 다음과 같다.

첫째, 약물 처방 전에 철저한 내과적 평가가 필요하다.

둘째, 모든 약물, 특히 심혈관계 약물 및 중추신경계 억제 약물은 리스페리돈을 사용하기 전에 최소 유효 용량으로 줄이거나 끊을 수 있는지를 검토해야 한다.

셋째, 리스페리돈에 대한 불내성을 시사하는 증후로는 어지러움, 혼동 혹은 운동완만(bradykinesia)을 들 수 있다. 따라서, 리스페리돈 용량이 안정화되기 전까지는 선 자세와 누운 자세의 혈압을 잘 감시하는 것이 필요하다.

넷째, 아드레날린 대항제, 칼슘통로 차단제, 콜린에스테라아제 억제제, 기타 혈관 확장제, 이뇨제, 항우울제 혹은 valproate를 복용중인 노인에서는 좀더 조심스러운 용량 조절이 필요하다.

(2) 소아 및 청소년

리스페리돈은 소아와 청소년에서 정신분열병 이외에도 양극성 장애, 행실장애 및 공격성, 강박장애, 주의력 결핍/과잉활동 장애, 분리불안 장애(seperation anxiety disorder), 틱 및 뚜렛장애, 자폐증, 심한 발달장애 등에서 사용되고 있다. 대부분이 초발 환자인 청소년에서는 리스페리돈이 혈중 프로락틴 농도를 더 높인다는 보고가 있다(Lavalaye 등, 1999). 청소년에서도 리스페리돈에 의한 체중증가가 문제시되는데, Martin 등(2000)에 의하면 리스페리돈으로 치료시 이전 체중보다 7% 이상 증가한 청소년이 78%나 되었다. 청소년에서 가장 많이 보고된 부작용은 두통, 콧물, 졸리움, 초조, 신경질 및 EPS였으며, 이 외에도 광과민성, 어지러움, 불면, 우울, 불안, 공격적 행동, 야뇨증 등이 있다. 성인에서 리스페리돈에 의해 유발된 조증에 대한 보고가 있으므로, 특히 조증의 위험요인이 있는 소아-청소년에서는 주의해야 한다.

첫날 0.5~1mg/d로 시작하고 이틀 후 2~3mg/d로 증량하며, 이전에 항정신병제 치료경력이 없는 소아 및 청소년에서는 이 정도를 유지용량으로 삼는다. 정신병의 치료를 위해서는 소아에서도 0.5~2.0mg/d 정도를 적정 용량으로 생각한다(Stahl, 1999). 성인에서와 마찬가지로 단계적으로 천천히 증량하여야 부작용 발생을 최소화할 수 있다. 흥분과 초조가 심하고 긴장이 심할 때는 benzodiazepine을 같이 사용한다.

(3) 간질환 및 신장질환

신기능 장애 환자는 건강한 사람에 비해 청소율이 30~50% 정도의 수준으로 감소하므로, 약물의 혈장농도가 높아진다(Snoeck 등, 1995). 크레아티닌 청소율이 10ml/min 이하인 심한 신 장애가 있는 경우에는, 하루 0.5mg씩 두 번으로 시작해서 1주일 단위로 0.5mg 하루 두 번씩 천천히 증량한다.

간기능이 나쁜 환자에서는 노인에서의 사용법에 준한다. 초기 용량으로 하루 0.25mg을 취침 전에 주고, 이틀 후에 0.5~1.5mg/d로 증량하여 최대 2~3mg/d까지 올릴 수 있다. 간 장애 환자에서의 임상경험이 아직은 많지 않으므로 신중하게 투여해야 한다.

(4) 임신 및 수유

쥐를 대상으로 한 동물실험에서 리스페리돈에 의한 기형 발생은 명확히 입증되지 않았다. 리스페리돈은 태반을 통과할 수 있다. 자궁 내에서 리스페리돈에 노출되었던 뇌량 무발생(corpus callosum agenesis) 영아에 대한 보고가 있으나, 그 인과관계는 알 수 없다. 미국 FDA 규정에 따르면, 임신 관련 위험도 C(동물실험에서는 태아에 대한 위험이 밝혀졌지만, 인체에서는 대조군 연구가 없음)에 해당하는 약물로서, 태아에 대한 잠재적 위험을 정당화할 수 있을 만한 충분한 이익이 있는 경우에만 사용할 수 있다.

리스페리돈은 일부가 모유로 배출되는데, 양이 미미하고 부작용이 발생할 확률이 적다고는 하나, 아직은 리스페리돈이 태아 및 영아의 뇌 발달에 미치는 영향에 대해서 잘 알지 못하기 때문에 수유는 피하는 것이 좋다.

5. 안전성과 부작용

1) 과량복용시의 안전성 및 조치

현재까지의 임상보고를 종합하면, 리스페리돈 300mg을 한꺼번에 복용한다 해도 통상적 부작용이 더 심하게 나올 뿐 매우 안전하다. 과량복용시 흔한 증상은 졸리움, 근긴장증, 저혈압, 빈맥, 부정맥 등이다. 흔하지는 않지만, QTc 간격 연장이나 QRS 확장 같은 심전도 이상이나 간질발작도 보고되었다. 대부분의 경우, 24시간 내에 증상이 해소되고 72시간 내에 회복된다(Acri와 Henretig, 1998).

과량복용 후 사망한 경우가 거의 없어 치사량이 얼마인지는 아직 모른다. 자살을 목적으로 과량복용하여 사망한 증례가 1996~2001년 사이에 두 건 보고되었지만, 이들의 리스페리돈 혈장농도나 다른 임상 양상에 대한 자료는 공개되지 않았다(Trenton 등, 2003). 과량복용 후 사망한 45세 남자 정신분열병 환자에서 사후 측정한 리스페리돈 혈장농도는 1800mg/l로 정상 치료범위(3~8mg/l)보다 500배나 높았다는 보고가 있다. Kopala 등(1998)은 젊은 남자 환자가 리스페리돈 24mg을 복용한 후 심장 부작용으로 사망하였다고 보고했지만, 이 환자는 fluvoxamine을 병용하던 중이었으므로 약물 상호작용의 가능성이 제기되었다. 리스페리돈 과량복용 후 사망에 이른 증례 중에는 lithium, benztropine, imipramine, clonazepam, ibuprofen 등 다른 약물을 같이 복용한 경우가 많았다. 따라서, 약물 상호작용이 중요한 역할을 할 것으로 추측된다. 사망까지는 아니더라도 리스페리돈을 benzodiazepine, SSRI, 알코올, 삼환계 항우울제, lithium, 항경련제 등과 같이 복용한 뒤 혼수, 빈맥, 서맥, 저혈압, 근육경련, 발한, 발열 등이 발생한 경우가 있었다.

리스페리돈의 특정 해독제는 없다. 급성 중독시 환자 상태에 따라 적절한 지지적 요법이 필요한데, 먼저 기도를 유지하고 위세척과 활성탄을 설사약과 같이 투여하는 것을 고려한다. 경련을 하거나 의식이 저하된 경우, 흡인이 일어나지 않도록 주의하고, 부정맥이 생기는지를 살피기 위한 심전도 감시가 필요하다. 저혈압이나 심혈관 허탈에 빠지지 않도록 정맥으로 수액을 공급하고 혈관수축제를 사용하되, 에피네프린이나 도파민은 저혈압을 더 악화시킬 수 있으므로 사용해서는 안 된다. EPS가 심할 경우 항콜린제를 투여한다.

2) 금기

과거력상 리스페리돈에 과민반응을 보였던 환자에게는 투여해서는 안 된다.

3) 중추신경계 부작용

(1) 신경이완제 악성증후군

리스페리돈의 NMS 발생률은 대략 0.1%이며(Jeste 등, 1997), 전형적인 NMS에 비해 증상이 약할 수 있다. Sharma 등(1996)이 당시까지 보고된 10명의 리스페리돈 유발 NMS 증례를 분석한 바 있고, 국내에서도 몇몇 증례보고가 있다(강화연 등, 1998; Lee 등, 2000). Lithium과 병용시 NMS와 유사한 증상을 일으킨 증례(Swanson 등, 1995, Bourgeois와 Kahn, 2003)가 보고되어 있는데, 이런 경우는 lithium이 리스페리돈의 NMS 위험성을 강화시켰을 가능성이 있다.

증상 회복 후에 리스페리돈을 재투여한 7명 중 5명에서 NMS가 재발하였다는 보고가 있으므로(Caroff 등, 2000), 재투여를 할 때는 극히 조심해야 하며, 노인과 여자 또는 이전에 항정신병제로 심한 EPS를 겪었던 사람 등 NMS 고위험군에 속하는 환자에게도 주의해야 한다. NMS를 겪은 환자에게 항정신병제를 다시 사용하려면 상당한 주의가 필요한데, 완전히 회복된 후 적어도 2주 이상 지난 뒤, 처음에 사용했던 약과는 다른 약을 적은 용량부터 서서히 증량하는 것이 원칙이다. 리스페리돈으로 NMS를 겪은 환자라면, 클로자핀이나 쿼티아핀과 같이 도파민 차단작용이 적은 항정신병제가 더 안전하게 사용될 수 있을 것으로 생각된다.

(2) 지연발생 이상운동증

클로자핀이 TD를 거의 일으키지 않으며, 일부에서는 TD를 호전시키기도 한다는 사실에 고무되어 리스페리돈도 TD 환자에게 유용할 것이라는 기대가 있었으나, 사실 리스페리돈에 의해

TD가 유발되었다는 보고는 빈번한 편이다(Addington 등, 1995, 김헌수 등, 1998). 그러나 위약, 리스페리돈, haloperidol 사용 후 TD 발생과 악화 정도를 비교한 8주간의 임상시험 결과에 따르면, 세 약물 모두 TD를 악화시키기는 하지만 리스페리돈(6mg/d)이 위약이나 haloperidol에 비해 운동장애 억제 효과가 더 크다(Chouinard, 1995). Csernansky 등(1999)도 대규모 장기 연구를 통해 haloperidol 치료군에서는 연간 TD 발생률이 2.6%인 데 비해, 리스페리돈 치료군에서는 0.6%로 위험도가 훨씬 낮다고 하였다. Jeste 등(1999)은 노인에서 치료 시작 9개월 후 TD 유병률이 리스페리돈 치료군에서는 5%, haloperidol 치료군에서는 30%라고 하였다. 종합하면, 리스페리돈의 연간 TD 발생률은 대개 haloperidol의 6분의 1 정도로 볼 수 있다. 국내에서는 오승준 등(1999)이, 4~6mg/d의 리스페리돈을 사용하던 만성 정신분열병 환자에서 TD가 발생하였고, 이후 클로자핀으로 대체한 결과 정신병적 증상과 함께 TD도 호전되었던 증례를 보고하였다. 이와 같이 리스페리돈에 의한 TD 발생에 대한 연구는 대부분이 단기간에 걸친 예비적 성격의 연구이고, 실제 장기간 사용 후 TD가 정형 항정신병제보다 확실히 더 적게 발생하는지, 또는 몇 가지 증례보고에서처럼 TD를 억제할 수도 있는지를 입증하는 연구자료는 아직 부족하다.

(3) 추체외로 증후군

리스페리돈은 정형 항정신병제에 비해서는 EPS가 적지만, 그래도 비정형 항정신병제 중에서는 많은 편에 속한다. Peuskens(1995)의 연구에 의하면, 리스페리돈 12mg/d도 haloperidol 10mg/d보다 EPS 발생률이 낮은 것은 사실이지만, 리스페리돈의 용량이 높아질수록 이러한 발생률의 차이는 줄어들었다. 같은 연구에서 haloperidol 10mg/d 투여시 30%에서 항콜린제가 필요했었는 데 비해, 리스페리돈 4mg/d 투여시엔 17%, 8mg/d 투여시엔 19%에서 항콜린제가 필요하였다. 올란자핀과 안전성을 비교한 국내 연구에서도 리스페리돈은 올란자핀에 비해 EPS를 해소하기 위한 항콜린제 사용이 더 많은 경향이 있었다(안용민 등, 2002b). Wirshing 등(1999)은 haloperidol 사용시 좌불안석의 발생률이 53%인 데 비해, 리스페리돈은 24% 정도로 훨씬 낮다고 하였다. 그러나 실제 임상경험으로는 비록 정형 약물에 비해서는 적은 편이지만, 리스페리돈을 4mg/d 이상 사용할 경우 좌불안석을 흔히 볼 수 있고, 6mg/d부터는 상당수의 환자가 안절부절 못하는 증상을 호소한다.

(4) 경련발작

항정신병제는 경련발생의 역치를 낮춘다. 일반 인구에서 경련발작의 발생률은 0.07~0.09%인 데 비해, 흔히 사용하는 항정신병제 및 항우울제를 적정 용량 범위로 사용할 때는 0.1~1.5%까지 오른다(Pisani 등, 2002). 약물에 의한 발작은 용량의존적 부작용이며, 항정신병제 중에는 클로자핀이 유독 위험도가 높고 리스페리돈은 비교적 낮다고 알려져 있다. 대규모 연구 결과를 종합하면, 리스페리돈은 위약에 비해 간질유발의 위험도가 더 높지 않다. 그러나 간질발작의 병력이 있는 환자에서는 주의하여 사용해야 한다.

(5) 인지 및 정신운동 장애

리스페리돈 역시 투여 초기에 졸리움 및 진정이 흔한데, 이는 용량의존적이다. 히스타민 H_1 수용체의 차단이 주된 원인으로 생각된다. 리스페리돈 사용시 판단 및 사고의 장애 또는 운동기능의 장애를 일으킬 가능성이 있으므로 자동차 운전과 같이 위험한 기계를 다루는 일에는 주의를 요한다.

4) 심혈관계 부작용

(1) 기립성 저혈압

리스페리돈의 α_1-아드레날린 수용체 차단작용은 기립성 저혈압(orthostatic hypotension)을 일으킬 수 있다. 통상 용량 범위에서는 심각한 결과가 보고되지 않았지만, 심근경색이나 심허혈, 심부전, 혹은 심전도상에 이상이 있거나, 뇌혈관 질환이나 탈수와 같은 저혈압을 일으킬 소인이 있는 환자에서는 특히 조심해야 한다. 항고혈압제와 병용할 경우, 때로는 심각한 저혈압이 발생할 수 있다. 기립성 저혈압을 예방하기 위해서는 성인에서는 초기 용량을 하루 2mg 이내로, 노인이나 간 혹은 신장기능에 이상이 있을 때는 0.5mg씩 하루 두 번 이내로 투여하는 것이 바람직하다.

(2) 심전도 변화

리스페리돈에 의해서 QTc 간격이 연장될 수 있다는 보고가 있었으나(Ravin과 Levenson, 1997), 대규모 임상연구에서는 haloperidol과 비교하여 별 차이가 없고, 통상적 용량 범위 내에서의 QTc 간격 연장은 임상적 의미가 없다고 하였다. 국내에서는 리스페리돈을 하루 두 번 2mg씩 투여한 지 4일째에 발생한 심실 조기수축 증례에 대한 보고가 있다(김자윤과 안동현, 1998).

5) 소화기계 부작용

(1) 항구토 효과

동물실험에서 리스페리돈은 다른 도파민 대항제와 마찬가지로 항구토 효과가 있음이 확인되었다. 항구토 작용은 정상적인 구토반사를 억제할 수 있고, 약물 과량 투여, 뇌종양, 라이 증후군(Reye's syndrome) 및 장폐색 등 질병의 증상으로 나타나는 구토를 억제하여 진단과 치료를 늦출 수 있다.

(2) 연하곤란

리스페리돈은 식도의 운동성을 떨어뜨려 흡인을 초래할 수 있다. 이는 전신적 EPS의 일부일 수도 있고, 인두(pharynx) 및 주위 근육에 국한된 증상일 수도 있다. Nair 등(2001)은 리스페리돈 4mg 복용 후 발생한 연하곤란 증례를 보고하면서, 구개수인두(uvulopharyngeal) 근육에 발생한 EPS나 정맥혈의 소통이 원할하지 못하여 생긴 부종을 의심하였다. 연하곤란 외에도 여러 가지 형태의 상기도 근곤란증이 일어날 수 있다.

(3) 소화기계 부작용

소화기 증상으로 소화불량(4~9%), 구역(9%), 변비(15%)가 발생할 수 있다.

(4) 간, 담도계 부작용

리스페리돈에 의해 간염, 황달, 간효소 수치의 증가 등이 일어났다는 보고가 있으나, haloperidol에 비해 더 흔하지는 않다. 대개의 경우, 특별한 치료 없이도 정상으로 회복된다. 그러나 간 기능 이상의 기왕력이 없던 환자에서 리스페리돈에 의해 유발된 간 독성에 대한 국내 증례보고가 있으므로 주의가 필요하다(이해국 등, 1999).

6) 성기능 부작용

(1) 성기능 장애

리스페리돈 사용시 혈중 프로락틴의 증가 및 말초 α_1-아드레날린 수용체 차단으로 인해 발기부전, 역방향 사정, 불감증 등이 발생할 수 있다(Madhusoodanan과 Brenner, 1996). Wirshing 등(2002)이 남자 정신분열병 환자 25명을 클로자핀, 리스페리돈, haloperidol/fluphenazine군으로 나누어 성기능 장애의 빈도를 조사한 결과, 모든 군에서 성기능 감소가 보고되었는데(40~71%), 클로자핀에 비해서 리스페리돈과 정형 항정신병제 사용시 성적 욕구의 감소 및 발기 횟수의 감소가 더 많이 발생하였으며, 리스페리돈은 정형 항정신병제와 비슷한 수준으로 성기능 장애를 일으키는 것으로 나타났다. 이에 대한 대처방법으로 amantadine(200~300mg/d), bethanecol을 사용하는 경우도 있으나, 효과는 일정하지 않다. Sildenafil(Viagra®, 50~100mg/d)을 성행위 1시간 전에 복용하는 방법이 효과적일 수도 있다.

(2) 지속발기증

드물기는 하지만 리스페리돈에 의해 지속발기증이 유발된 증례가 다수 보고되었다. 이는 비뇨기과적으로 응급상황에 해당하는데, 심한 경우에는 수술적 처치가 필요하다. 발생 기전은 α_1-아드레날린 수용체 차단 때문일 것으로 생각된다.

7) 내분비 및 대사 부작용

(1) 고프로락틴 혈증

도파민 차단에 의해 유발되는 고프로락틴 혈증은 여성에서 생리불순, 무월경 또는 젖분비 과다를 일으킨다. 만성적 프로락틴 증가는 에스트로겐 농도를 지속적으로 저하시켜서 골다공증과 심혈관 질환의 위험성을 높인다. 동물에서 고프로락틴 혈증은 유방암이나 뇌하수체 선종을 일으키며, 장기 입원중인 여성 환자가 유방암 발병률이 더 높았다는 보고도 있지만, 인간에서는 고프로락틴 혈증이 발암성과 관련된다는 증거는 없다. 남성에서 프로락틴 증가는 뇌하수체-성선 내분비 기능을 저하시켜서 정자형성 저하, 발기부전, 사정곤란, 여성형 유방 및 성욕의 감소를 일으킬 수 있다.

리스페리돈이 프로락틴 상승을 일으킨다는 것은 잘 알려져 있다. 리스페리돈(4~12mg/d), haloperidol(5~20mg/d) 및 올란자핀(5~20mg/d)을 이중맹검으로 비교한 연구에 의하면, 리스페리돈, haloperidol, 올란자핀의 순으로 혈중 프로락틴이 증가하였는데, 리스페리돈은 오히려 haloperidol보다도 프로락틴 증가 정도가 높았다(David 등, 2000). 프로락틴 상승은 남성보다는 여성, 특히 폐경 전 여성에서 더 심하다. 리스페리돈 2mg/d 이하의 용량에서도 45세 이하의 성인에서는 고프로락틴 혈증과 관련된 부작용이 꽤 보고되는 편이나, 흥미롭게도 노인에서는 별 보고가 없다(Kim 등, 1999).

한편, 프로락틴 농도 증가와 임상적 부작용 사이에 비례관계가 성립하지는 않는 것 같다(Stahl, 1999). 리스페리돈이 다른 약에 비해 프로락틴 상승을 많이 일으키기는 하지만, 환자의 호소 자체는 타 약물에 비해 그다지 높지 않았으며, 일례로 성욕의 장애는 12~16mg/d 정도의 고용량을 사용했을 때에만 위약과의 차이가 드러났다(Kleinberg 등, 1999). 그러나 항상 리스페리돈을 투여할 때에는 투약 전에 프로락틴 혈장농도를 측정하고, 이후 임상증상이 있을 때마다 재평가하는 것이 바람직하다.

리스페리돈에 의한 프로락틴 증가는 대개 정상치(15~25ng/ml)보다 25~50ng/ml 정도 높은 범위이지만, 훨씬 더 높아질 수도 있다. 정도가 지나치게 높다면 리스페리돈 이외에 다른 원인도 조사해야 하는데, 특히 100~200ng/ml를 넘는다면 뇌하수체 종양 여부를 확인하여야 한다. 또한, 내분비적 원인을 배제하기 위하여 갑상선자극 호르몬, 갑상선 호르몬, 황체형성 호르몬,

난포자극 호르몬, 에스트라디올, 프로게스테론 및 테스토스테론을 측정한다. 프로락틴 수치가 그리 높지 않고 증상이 없을 때는 경과를 관찰하나, 삶의 질을 저하시키는 증세가 있다면 먼저 용량을 줄여 보고, 그래도 호전이 없으면 퀘티아핀이나 클로자핀으로 교체한다. 약물 교체가 불가능하다면, amantadine을 100mg/d로 시작한 후 서서히 증량하여 200~300mg/d 정도로 사용해 본다. Amantadine의 효과가 없는 경우에는, bromocriptine을 1.25mg/d로 시작하여 천천히 증량 후 5~15mg/d로 사용해 본다(Taylor 등, 2003). 장시간 작용 항파킨슨제인 carbergoline(주 1회 0.125~0.25mg)을 8주간 투여하여 성공적으로 치료했다는 보고도 있다(Cavallaro 등, 2004). 치료의 효과는 적어도 한 달의 간격을 두고 평가해야 한다. 대개 프로락틴은 수일 내로 정상화되나, 여성형 유방과 같은 부작용은 더 천천히 없어진다.

(2) 체중증가

리스페리돈은 다른 비정형 항정신병제보다는 적지만 분명 체중증가를 일으킨다(Stahl, 1999). 리스페리돈을 1년 이상 투여한 1,100명의 환자를 대상으로 조사한 결과, 평균 1.8~3.3kg의 체중증가가 있었다(Bretcher와 Geller, 1997). Csernansky 등(1999)은 1년간 치료 후 체중증가의 정도를 비교한 결과, 리스페리돈은 평균 2.26kg 증가, haloperidol은 0.73kg 감소를 보였다고 하였다. 올란자핀이나 클로자핀은 상당히 오랜 기간 동안 지속적으로 체중을 증가시키는 데 비해, 리스페리돈은 대부분 첫 2~3개월 동안에 체중이 많이 늘며, 이후에는 안정화되는 추세이다. 리스페리돈에 의해 발생한 체중증가는 클로자핀에 의한 것보다는 이전 체중으로 회복되기 쉽다.

리스페리돈에 의한 포도당 불내성, 당뇨병 및 케톤산 혈증의 발생은 클로자핀이나 올란자핀보다는 훨씬 적어서 정형 약물과 비슷한 수준이지만, 역시 치료 전 및 치료 후 6개월마다 체중, 공복시 혈당, HbA_{1c} 및 혈중 지방에 대한 적절한 평가가 필요하다.

8) 정신적 부작용

(1) 주관적 불쾌감

리스페리돈이 우울증이나 불쾌감을 일으킨다는 보고는 많지 않지만, 최근 성인 및 청소년 뚜렛장애 환자에서 4~12주간 리스페리돈을 사용한 후 29.3%에서 주요 우울장애가, 22.4%에서는 불쾌한 기분이 발생하였다는 보고가 있다. 이전에 우울증 병력이 있었던 것이 가장 큰 위험 인자이고, 이는 약물치료를 중단하게 만드는 가장 큰 이유였다(Margolese 등, 2002a)

(2) 강박증상

리스페리돈도 클로자핀과 마찬가지로 정신분열병 환자의 강박증상을 악화시킬 수 있다.

Alevizos 등(2002)은 정신분열병 및 정신병적 우울증에서 리스페리돈 투여 후 정신병 증상은 호전되었지만 강박증상이 새로이 발생되었거나 악화된 6명의 증례를 보고하면서, 리스페리돈에 의해 유발되는 강박증상은 용량의존적이며 아마도 세로토닌-도파민 불균형으로부터 발생할 것이라고 추측하였다. Hanna 등(1999)의 보고에 의하면, 이전에 분리불안 장애의 병력이 있었던 두 명의 강박장애 청소년 남아에서 SSRI계 약물에 리스페리돈을 병용한 후 심한 분리불안이 발생했고, 이는 리스페리돈을 중단하고 나서 사라졌다고 하였다. 따라서, 강박증상의 발생에 취약한 환자에서는 리스페리돈 사용시 주의해야 하며, 그 위험성을 낮추기 위해서는 천천히 증량하고 최종 용량을 낮게 유지하는 것이 도움이 될 것이다. 반면, SSRI만으로 잘 치료되지 않는 강박장애 환자에 리스페리돈을 병용하면 도움이 된다는 견해도 있다.

리스페리돈으로 악화된 강박증상의 치료에 fluvoxamine 병용이 효과적이었다는 보고(Kopala와 Horner, 1994)와 이전에 강박증 병력이 없던 여자 정신분열병 환자에서 리스페리돈 투여 2주 후 발생한 강박증상이 clomipramine으로 치료되었다는 보고(Mahendran, 1998) 등, 일차적 강박장애 때와 동일한 약물치료적 접근이 도움이 된다고 한다.

(3) 기타 정신성 부작용

리스페리돈 투여 후 불안, 초조 및 불면이 발생하는 경우가 있는데, 이는 급성 환자의 치료에서 문제가 될 수도 있다. 이 현상의 일부는 좌불안석에 동반되는 정신적 증상이라 할 수 있겠으나, 이로써 설명되지 않는 경우도 있다. 특히, 주사제 사용 후 우울과 불안에 따른 자살기도와 물질남용 증례가 보고 되었다(Ecrdekens 등, 2000). 투여 초기에 이런 증상을 보이면, benzodiazepine이나 thioridazine을 사용하는 것이 도움이 된다. 그 외에 피로감, 집중력 저하, 자살기도 및 신경과민 등에 대한 보고도 있고, lithium과 병용하여 섬망이 발생한 경우도 있다(Chen과 Cardasis, 1996).

9) 기타 부작용

(1) 혈액학적 부작용

리스페리돈만을 단독으로 썼는데 혈액학적 부작용이 나타났다는 보고는 거의 없다. 그러나 이전에 정형 항정신병제 사용시 무과립구증이 발생했던 환자에서 리스페리돈 사용 후 무과립구증이 다시 발생한 증례가 있으므로(Finkel 등, 1998), 병력이 있는 사람에서는 주의하여 사용해야 할 것이다.

(2) 피부 부작용 및 알레르기 반응

색소 침착 증가와 광과민성이 발생할 수 있으며, 혈관성 부종 1례가 보고 되었다(Cooney와 Nagy, 1995). 노인 환자에게 리스페리돈(4mg/d)을 투여하던 중 수포성 유사천포창(bullous pemphigoid)이 발생하였던 증례보고가 있다(Wijerantne와 Webster, 1996).

7장

올란자핀
Olanzapine, Zyprexa®

1. 서론 256
2. 약동학적 특성 및 약물 상호작용 257
3. 약물 작용 기전 259
4. 임상 효과 262
5. 특별한 경우의 안전성 270
6. 사용방법 274
7. 안전성과 부작용 277

1. 서 론

1) 개발의 역사

올란자핀은 thienobenzodiazepine계 약물로서(그림 7-1), 제약회사인 Eli Lilly사에서 개발하여 1996년에 정신분열병 치료제로 미국 FDA의 승인을 얻었으며, 최근에는 양극성 장애의 조증 삽화에 대해서도 사용승인을 받았다. 우리 나라에는 1998년에 도입되었으며, 정신분열병 및 양극성 장애에 대해 보건복지부 승인을 얻었다. 약값이 비싸서 하루 사용량 및 적응증 등에서 건강보험상의 제한을 받고 있지만, 우리 나라에서도 정신분열병의 일차 약제로서 사용이 급증하고 있다.

2) 제품 유형

(1) 경구 제제

원래 2.5mg, 5mg, 7.5mg, 10mg, 15mg, 20mg의 다양한 제형이 있어, 어떤 용량을 쓰더라도 1일 1회 1정 복용이 가능하도록 되어 있으나, 우리 나라에는 2003년 현재 2.5mg, 5mg, 7.5mg 및 10mg의 네 가지 정제만 보급되어 있다. 국내에는 아직 도입되어 있지 않지만, 외국에는 입에 넣은 후 수초 내에 침에 의해 녹는 구강 내 용해정제(Zyprexa Zydis®)도 시판되고 있다.

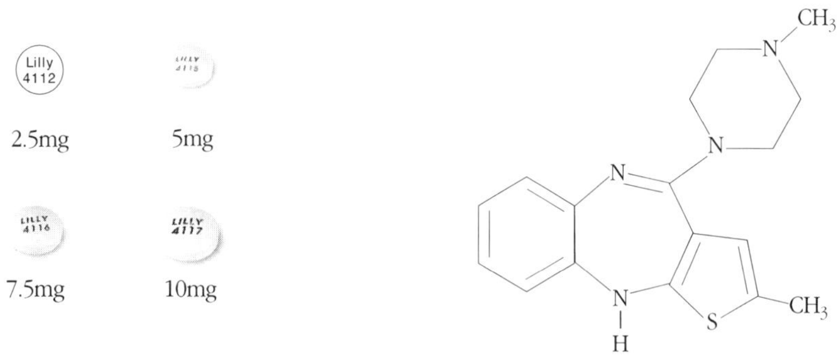

2-methyl-4(4-methyl-1-piperazinyl)-10H-thieno[2,3-*b*][1,5]benzodiazepine

그림 7-1 올란자핀의 제형과 화학구조식

(2) 비경구 제제

아직 국내에는 시판되지 않지만, 근육주사제가 개발되어 있다. 급성기 초조증상을 보이는 환자에게 유용하며, Eli Lilly사의 연구진을 중심으로 이 제제의 효용성 및 안전성에 관한 자료가 차츰 발표되고 있다.

2. 약동학적 특성 및 약물 상호작용

1) 흡수 및 분포

올란자핀은 경구투여로 잘 흡수되며, 약 6시간 후에 최대 혈장농도에 이른다. 음식물은 올란자핀의 흡수에 영향을 미치지 않는다. 경구투여시 1차 통과 효과가 커서, 약 40%가 간에서 대사되고, 60%만 체순환으로 들어온다. 일반 정제와 Zyprexa Zydis®는 생물학적으로 동등하다. 올란자핀의 분포용적(volume of distribution)은 1,150*l*로서 지용성이 매우 높다. 혈장 내 올란자핀의 93%는 단백질 결합형태이며, 주된 결합단백질은 알부민과 α_1-acid glycoprotein이다.

단일투여시 올란자핀의 최대 혈장농도는, 통상적인 용량 범위 내에서 용량에 선형적으로 비례하며, 10mg 투여 후 약 10~15mg/*l*이다. 혈중 반감기는 평균 30시간, 혈장 청소율은 시간당 평균 25*l*이다. 이런 약동학적 변인에 영향을 미치는 주요 인자는 성별 및 흡연상태로서, 남성 흡연자에서 청소율이 높다. 한 개인에서의 약동학적 변수는 비교적 일정하게 유지되며, 장기 투여하였을 때도 약동학적 양상은 초기 투여시와 달라지지 않는다. 하루 한 번 투여시 항정상태에 도달하는 시간은 약 1주일이고, 이 때의 최고 혈장농도는 1회 투여시 최고 혈장농도의 2배 정도이다(Callaghan 등, 1999; Bhana와 Perry, 2001).

① 연령: 노인에서는 최고 혈장농도에 이르는 시간 및 반감기가 길고 청소율이 줄어드는 경향이 있으나, 큰 차이는 나지 않는다.

② 성별: 올란자핀의 청소율은 여성에서 남성보다 30% 낮다. 그러나 이에 의한 효과나 부작용은 성별 차이를 보이지 않는다. 따라서, 성별에 따른 용량조절은 필요 없다.

③ 인종: 2.5~15mg을 1회 투여 후 백인, 일본인, 중국인의 약동학을 비교한 연구에서는 세 인종 간에 차이가 없었다.

④ 흡연: 올란자핀 청소율은 흡연자에서 40% 정도 높다. 그러나 이에 따른 용량조절은 필요 없다.

2) 대사와 배설

인체 및 시험관 내 연구에 의하면, glucuronidation에 의한 10-N-glucuronide 생성 및 시토크롬 P450(CYP)계와 플라빈 함유 모노옥시게나아제(Flavin containing Mono-oxygenase, FMO)계에 의한 대사가 중요하다. CYP1A2는 4′-N-desmethyl olanzapine을, FMO3는 olanzapine N-oxide를 생성하며, CYP2D6는 2-hydroxymethyl olanzapine를 생성한다. 항정상태에서 혈장 내 주된 대사물은 10-N-glucuronide(44%) 및 4′-N-desmethyl olanzapine(31%)으로서, CYP2D6는 주된 대사효소가 아니다. 따라서, CYP2D6 활성이 유전적으로 저하된 개인도 약물 대사가 크게 달라지지 않는다. 올란자핀의 주 대사 산물들은 약리적 활성이 없다. 통상적 혈장농도에서 올란자핀은 CYP계 효소에 대한 저해작용이 없다. 대사물 중 소변으로 배설되는 양은 50~60%, 대변으로 배설되는 양은 30%이다.

3) 특수 환자군에서의 대사

(1) 신장기능 장애

올란자핀은 주로 간을 통해 대사되며, 7%만이 대사되지 않고 신장을 통해 빠져나가므로 신기능 장애가 있다고 해도 약동학적으로 큰 변화가 예상되지 않는다. 올란자핀의 청소율은 크레아티닌 청소율과 연관성이 없으며, 심한 신장기능 장애로 투석중인 환자에서도 투석 도중에 투여하든, 투석하기 직전에 투여하든 약동학은 정상인과 비슷하다. 한편, 올란자핀은 분포용적이 크고 혈장 단백질과 결합률이 높으므로 혈액투석에 의해 제거되지 않는다.

(2) 간기능 장애

간기능 장애는 청소율을 떨어뜨릴 수 있음에도 불구하고, 간경변증이 있는 6명을 대상으로 조사한 결과 올란자핀의 약동학은 큰 변화가 없었다. 그러나 간경변증 환자의 소변에서 10-N-glucuronide가 크게 증가하는 것으로 보아, 간기능 장애가 있으면 약물의 대사경로가 달라질 가능성이 있다.

4) 약물 상호작용

올란자핀의 약물 상호작용에 대해서는 별로 연구된 바가 없으며, 제조사는 단지 일반적인 주의사항으로 중추신경계에 영향을 미치는 알코올, 혈압을 저하시키는 항고혈압제 등에 주의할 것을 당부하고 있다. 올란자핀은 약물 상호작용이 매우 적은 약으로서, 약동학적인 면에서는 알코올을 포함하여 lithium, diazepam, imipramine, valproate, biperidine, cimetidine, 수산화 알루미늄/마그네슘 제산제, aminophylline, warfarin 등의 약물과 상호작용을 일으키지 않는다.

(1) 흔히 사용하는 약물들이 올란자핀 대사에 미치는 영향

① Fluvoxamine: CYP1A2 억제제로서, 올란자핀 청소율을 2분의 1로 감소시키며, 최대 혈장농도를 2배 가까이 증가시킨다. 따라서, 병용시 올란자핀의 용량조절이 필요할 수 있다.

② Carbamazepine: CYP1A2 발현을 유도한다. 하루 2회 200mg 투여시 올란자핀의 최대 혈장농도는 24% 감소, 혈장 반감기는 20% 단축, 청소율은 46% 증가한다.

③ 흡연, omeprazole, rifampin: 올란자핀 대사를 촉진한다.

④ Fluoxetine: 대표적인 CYP2D6 억제제로서, 60mg을 한 번 또는 8일간 매일 투여시 올란자핀의 혈중농도와 청소율을 통계적으로 유의하게 증가 또는 감소시키지만, 임상적으로 의미 있는 수준은 아니다.

⑤ 활성탄: 1g의 활성탄은 올란자핀의 최대 혈장농도를 60% 정도 감소시킨다. 올란자핀의 혈장 최고농도는 투여 6시간 이후에 도달하므로, 이 시간 이전에는 활성탄 투여가 과량복용에 대해 유용할 수 있다.

(2) 올란자핀이 타 약물 대사에 미치는 영향

시험관 연구에서 올란자핀은 CYP1A2, 2C9, 2C19, 2D6 및 3A에 대한 억제작용이 거의 없으므로, CYP를 통해 타 약물의 대사에 영향을 줄 가능성이 별로 없다.

3. 약물 작용 기전

1) 수용체적 관점에서의 기전

올란자핀은 D_2, D_3, D_4, α_1, H_1, 5-HT_{2a}, 5-HT_{2c}, 5-HT_6, 5-HT_7, M_1, M_5 등 다양한 신경전달물질 수용체에 강하게 결합할 수 있다(표 1-9 참조).

(1) 도파민 수용체

D_1 수용체에 대한 올란자핀의 친화도는 중등도이지만 D_1/D_2의 비는 haloperidol에 비해 높기 때문에, D_1 수용체에 대한 작용도 효과 발현에 중요한 영향을 끼칠 것으로 생각된다. D_1 차단작용은 많은 비정형 항정신병제의 특징이며, SCH23390 등 선택적 D_1 대항제는 일부 동물모델에

서 항정신병 효과가 시사되기도 한다. D_1은 기저핵에 많으며 주로 세포체에 존재하는데, 높은 D_1/D_2 비는 적은 추체외로 증후군(Extrapyramidal Syndrome, EPS)을 설명해 줄지 모른다(Felder와 Bymaster, 2000).

D_2 수용체 차단으로 나타나는 중뇌-변연계의 탈분극 불활성화가 항정신병제의 작용 기전이라는 가설이 있다(1장 참조). 이에 의하면, 중뇌-변연계를 구성하는 복측 피개(ventral tegmental area)의 도파민 신경세포가 탈분극 불활성화되는 것은 치료 효과와 관계 있으며, 흑질 선조계를 구성하는 도파민 신경세포가 탈분극 불활성화되는 것은 EPS로 이어진다. 전기생리학적 연구에 의하면, 쥐에 올란자핀을 만성적으로 투여하면 복측 피개 도파민 신경세포의 자연 발화율(spontaneous firing rate)을 감소시키지만, 흑질의 도파민 신경세포에는 별 영향이 없으며, 이러한 특성은 클로자핀과 동일하다. 반면, haloperidol은 흑질에서도 자연 발화율을 감소시킨다. 즉, 올란자핀은 중뇌-변연계 D_2 수용체에 대한 지역 선택성을 지닌다.

D_3 수용체는 측중격핵(nucleus accumbens)과 해마 등 변연계를 중심으로 분포하는데, D_3/D_2 비 역시 haloperidol보다 높다. D_4는 전두엽, 편도체(amygdala), 후각망울(olfactory bulb), 시상하부 등, 기저핵보다는 피질 및 변연계에 선택적으로 분포한다. Haloperidol, 올란자핀, 클로자핀은 모두 D_4에 강하게 작용하는데, 개중 클로자핀이 가장 친화력이 강하다.

통상적 치료 용량에서 올란자핀에 의한 뇌 수용체 점유율은 D_2 및 D_4는 80% 이상, D_3는 60% 이상이다(Felder와 Bymaster, 2000).

(2) 세로토닌 수용체

5-HT_2 수용체에 대한 작용은 항정신병 작용, 특히 음성증상의 완화 및 EPS의 감소와 관련이 있다. 올란자핀 5~40mg을 투여한 환자에서 항정상태 도달 후 D_2와 5-HT_2 수용체 결합을 양전자방출 단층촬영(PET)으로 연구한 결과, 5mg/d의 저용량에서도 5-HT_2 수용체는 거의 완전히 차단되고, D_2 수용체는 용량에 비례하여 5~20mg/d에서 43~80%, 30~40mg/d에서 83~88%가 차단되는 것으로 나타났다(Felder와 Bymaster, 2000). 이러한 수치는 리스페리돈과 비슷하며, 30mg/d 이상에서는 EPS와 프로락틴 상승을 일으킬 가능성이 커 보인다(Kapur 등, 1998).

(3) 기타 수용체

올란자핀은 시험관 내에서는 모든 무스카린 수용체에 대해 강한 친화도를 보이지만, 실제 생리적 조건에서는 친화도가 그리 높지 않다. 무스카린 대항제로서의 시험관 내 역가는 아트로핀의 100분의 1 정도이고, amitriptyline의 몇 분의 1밖에 안 된다. 클로자핀과 마찬가지로 M_4 효현능력이 있다고 하지만, 이것은 M_4 과발현 세포주에서 얻어진 결과로서, 실제 뇌에서는 이 작용이 얼마나 나타날지 모른다. 다른 무스카린 수용체에 대해서는 약한 부분 효현작용이 주장되기도 한다(Felder와 Bymaster, 2000).

올란자핀은 α_1-아드레날린 대항작용을 가지므로 전전두엽의 도파민 및 노르에피네프린 방출을 증가시킨다. 이 작용은 음성증상에 대한 효과와 관계될 가능성이 있다. 올란자핀은 클로자핀과 마찬가지로 히스타민 H_1에 선택적으로 결합하며, 이는 체중증가 등 대사이상으로 이어질 수 있다.

2) 동물모형(1장 참조)

(1) 항정신병 효과

생쥐에게 올란자핀을 경구투여하였을 때 조건회피 반응에 대한 ID_{50}(반응을 50% 억제시키는 용량)은 약 4.7mg/kg이다(Moore 등, 1992). Apomorphine으로 유발되는 기어오르는 반응을 차단하는 ID_{50}은 약 2.8mg/kg이다. Amphetamine에 의해 유발되는 과잉활동 역시 정신증의 모델인데, 저용량(0.5mg/kg)의 amphetamine 투여시 올란자핀의 ID_{50}은 0.4mg/kg이고, 고용량(2mg/kg) 투여시의 ID_{50}은 약 2.9mg/kg이다.

(2) 추체외로 증후군

EPS의 동물모델로서 가장 고전적인 것은 강경증 모델인데, 강경증 유발 용량과 amphetamine 유발 과잉활동의 억제 용량 간의 비가 haloperidol은 0.3인 반면 올란자핀은 26으로 두 용량 간에 큰 격차가 있다(Moore 등, 1997). 발움츠림 검사(paw test)에서, HRT 증가의 최소 유효 용량은 0.5mg/kg인 데 비해 FRT 증가의 최소 유효 용량은 10mg/kg으로, 두 용량 간의 비율(약 20)이 클로자핀을 제외하고는 어떠한 비정형 항정신병제보다도 크다(Ellenbroek, 2000).

(3) 인지기능

글루타메이트 대항제를 사용하면 선행자극 억제(Prepulse Inhibition, PPI)가 소실되는데, 올란자핀은 클로자핀, 쿼티아핀과 마찬가지로 이를 정상화시킨다. 그러나 약물에 의하지 않고, 뇌를 손상시키거나 유년기부터 고립시켜 키움으로써 유발된 PPI 장애에서는 올란자핀의 효과가 입증되지 않았다. 한편, 공간기억력을 측정하는 모리스 수중미로 검사(Morris water maze test)에서, 올란자핀은 고용량에서만 검사 수행을 저해한다(Ellenbroek, 2000). 참고로 haloperidol, 리스페리돈, 지프라시돈은 이 검사의 수행을 저해하고, 서틴돌, 쿼티아핀, 클로자핀은 저해하지 않는다.

4. 임상 효과

1) 정신분열병

(1) 전반적 효과

올란자핀을 이용한 최초의 이중맹검 위약 대조군 연구 결과는 1996년에 발표되었다. 대상군은 대부분 반복적으로 재발하였던 152명의 정신분열병 환자로서, Brief Psychiatric Rating Scale(BPRS)은 24점 이상, Clinical Global Impression(CGI)은 4점 이상인 급성 악화기 환자들이었다. 위약군, 올란자핀 1mg/d군, 올란자핀 10mg/d군으로 나누어 6주간 약물을 투여한 결과, 올란자핀 10mg/d군은 위약군에 비해 BPRS 및 Positive and Negative Syndrome Scale(PANSS)의 총점과 하위척도 모두에서 우수한 성적을 보였다. 3주 이상 치료받은 뒤 BPRS 점수가 40% 이상 감소하거나 총점이 18점 이하인 경우를 반응군으로 분류했을 때, 올란자핀 10mg군은 27.9%, 위약군은 9.5%가 반응하여 뚜렷한 차이가 났으며, 반면 올란자핀 1mg/d군은 위약군과 차이가 없었다(Beasley 등, 1996a).

역시 급성 악화 상태에 있는 18~65세의 만성 정신분열병 환자 335명을 대상으로 올란자핀과 haloperidol을 비교한 연구에서는 위약군, 올란자핀 저용량군(5mg/d), 중간용량군(10mg/d), 고용량군(15mg/d) 및 haloperidol군(15mg/d)의 다섯 군으로 나누어 6주간 이중맹검 연구를 시행하고, 반응을 보인 대상자는 최장 46주까지 연장하여 관찰하였다. 6주 후 BPRS 총점, BPRS 양성증상 총점, CGI 점수를 기준으로 하였을 때 올란자핀 중간용량군과 고용량군 및 haloperidol군이 위약군에 비해 우수한 성적을 보였으며, 이를 근거로 올란자핀의 유효 용량을 10~17.5mg/d로 결정하였다(Beasley 등, 1996b).

17개국이 공동으로 참가한 다기관 공동연구에서는 총 1,996명의 정신분열병, 분열 정동장애 환자가 참여하였는데, 6주 후 연구 완료율은 올란자핀 66.5%, haloperidol 46.8%로 올란자핀군이 높았으며. BPRS 총점, CGI, PANSS 총점 및 음성증상 하위척도에 있어 올란자핀이 더 우수한 성적으로 보였다. 반응을 나타낸 환자의 비율도 올란자핀군이 51.6%, haloperidol군이 34.2%로 올란자핀군이 높았다. 특히, 초발 환자에서는 올란자핀군과 haloperidol군에서의 반응률이 67.2% 대 29.2%로 올란자핀의 우월성이 두드러졌다(Tollefson 등, 1997b).

(2) 음성증상에 대한 효과

Beasley 등(1996b)의 연구에서 Schedule for the Assessment of Negative Symptoms(SANS)로 측정한 음성증상의 개선은 올란자핀 중간용량군(10mg/d) 및 고용량군(15mg/d)에서 위약보다 우

수한 것으로 나타났다. 또한, 고용량군에서는 haloperidol군과 비교했을 때에도 유의한 차이가 있었는데, 이러한 호전은 양성증상의 호전에 따른 이차적 효과가 아니라 직접적 치료 효과임이 경로분석을 통해 증명되었다. Tollefson 등(1997b)의 연구에서도 PANSS 음성척도의 감소가 haloperidol군보다 더 큰 것으로 나타났다. 정신분열병과 분열 정동장애 환자 339명을 대상으로 리스페리돈과 올란자핀을 8주간 비교한 연구에서는, 양 군 모두 3분의 2가 치료반응을 보였다. 그러나 28주간의 연장치료 후 SANS 요약 점수의 감소는 올란자핀군이 리스페리돈군보다 더 컸다. 특히 정동둔마, 무의지, 무쾌감증 항목에서 차이가 두드러졌다. 이 연구에서 사용된 올란자핀의 용량은 평균 17.2mg/d였고, 리스페리돈은 평균 7.2mg/d였다(Tran 등, 1997). 다만, 이 연구가 Eli Lilly사의 후원으로 이루어졌고, 리스페리돈의 용량이 지나치게 높았다는 사실을 고려할 필요가 있다.

(3) 정동/불안증상에 대한 효과

비정형 항정신병제들은 정신분열병에 수반되는 정동/불안증상에 대해서도 효과가 있다. 그러나 이런 결과는 정동/불안증상 자체를 직접 평가하여 얻은 결론이 아니라, 단지 BPRS나 PANSS 등에 포함된 정동/불안 하위척도를 분석하여 얻어진 경우가 많아, 결과 해석에 어려움이 있다. Beasley 등(1996b)의 연구에서는 BPRS 항목 중 신체에 대한 걱정, 불안, 죄책감, 우울감과 관련된 소항목을 보았을 때, haloperidol군은 유의한 변화가 없었던 반면, 올란자핀군에서는 위약과 비교하여 유의한 호전이 있었다. 전술한 Tran 등(1997)의 연구에서는 PANSS 우울증 하위척도가 7점 이상 감소한 환자의 비율이 올란자핀군 59%, 리스페리돈군 45%로 유의한 차이가 있었다. 한편, Tollefson 등(1997b)의 연구에서는 Montgomery Asberg Depression Rating Scale(MADRS)로 우울증상을 평가하였는데, 올란자핀 및 haloperidol 양 군 모두 치료 후 MADRS 점수의 유의한 감소가 있었으나, 올란자핀군은 평균 5.97점, haloperidol군은 평균 3.06점 호전으로 올란자핀군이 더 호전의 폭이 컸다. MADRS 항목별로는 객관적 슬픔(apparent sadness), 주관적 슬픔(reported sadness), 내적 긴장(inner tension), 수면감소, 권태(lassitude)가 올란자핀에서 더 유의하게 개선되었다. 경로분석에 의하면, 이 결과는 EPS나 음성증상 또는 양성증상의 변화에 의한 이차적 효과 이외에도 올란자핀 자체의 항우울 효과를 반영한다고 한다(Tollefson 등, 1998a).

(4) 인지증상에 대한 효과

올란자핀, 리스페리돈 또는 haloperidol을 투여하여 급성 증상을 안정시킨 정신분열병 환자 55명의 인지기능을 12개월간 추적한 연구가 있다. 운동기능, 주의력, 수행기능, 장기기억 등 일련의 인지기능을 0주, 6주, 30주 및 54주에 측정하였다. 전반적 인지기능 지표는 대체로 올란자핀군이 haloperidol군보다 나았으며, 올란자핀과 리스페리돈군은 둘 다 유의한 개선이 있었다.

Haloperidol군에서는 주의력이 개선되었고, 리스페리돈군에서는 언어적 능력과 명시기억(explicit memory)이 개선되었으며, 올란자핀군에서는 운동, 주의력, 수행기능 및 명시기억의 개선이 있었다. 올란지핀에 의한 인지기능 개선은 6주부터 나타나 30주 및 54주까지 지속되었다. 인지기능의 개선과 임상증상 및 EPS 호전과는 유의한 관계가 없었다(Purdon, 1999; Purdon 등, 2000).

(5) 흥분/공격성에 대한 효과

정신분열병 환자의 공격성에 대한 올란자핀 주사제의 효과를 알아보기 위해 시판 전 제조사에서 시행한 몇몇 자료를 살펴보았다. 환자에게 올란자핀 10mg 또는 haloperidol 7.5mg을 3회까지 근육주사하였더니, 첫 주사 후 2시간 및 24시간에 양 군 모두 위약과 비교하여 PANSS 흥분증상(PANSS Excited Component, PANSS-EC)의 유의한 개선이 있었다. 올란자핀은 첫 주사 후 15, 30, 45분에서 haloperidol보다 효과가 좋았다. 또한, haloperidol군의 7%에서 급성 근긴장 이상(acute dystonia)이 일어난 반면, 올란자핀군에서는 전혀 없었다(Wright 등, 2001). 급성 초조를 보이는 정신분열병 환자 270명을 대상으로 첫 24시간 내에 올란자핀(2.5, 5.0, 7.5, 10.0mg), haloperidol(7.5mg), 또는 위약을 근육주사한 연구에서는 용량 불문하고 올란자핀이 위약보다 우수한 효과를 나타내었고, 용량 의존적으로 초조증세가 신속히 감소하였다. 올란자핀을 5mg 이상 투여한 군에서는 주사 후 30분부터 위약과 차이를 보였다. 혈압저하 및 QTc 간격 변화 등 부작용은 군 간 차이가 없었으며, EPS는 올란자핀 2.5mg부터 7.5mg까지, haloperidol보다 유의하게 적었다(Breier 등, 2002).

(6) 청소년 환자

6~13세의 소아 정신분열병 환자 15명을 대상으로 급성기에 올란자핀을 사용한 결과, 초기의 졸리움만 극복되면 치료반응이나 내약성 모두 양호하였다(Sholevar 등, 2000). 치료저항성 소아 정신분열병 환자 8명에게 올란자핀을 8주간 사용한 개방연구에서는, 정형 약물에 비해 BPRS 총점은 17%, SANS는 27%, Scale for the Assessment of Positive Symptoms(SAPS)는 1% 더 호전을 보였다(Kumra 등, 1998).

2) 양극성 장애

올란자핀은 양극성 장애 조증 삽화의 단독치료제로 인가된 만큼, 양극성 장애의 치료에서 차지하는 역할이 크다. Cochran 자료에서도, 체중증가의 부작용이 있지만 올란자핀 단독요법이 급성기 조증 삽화에서 divalproex와 비슷하거나 그 이상의 효과가 있다고 결론지었다(Rendell 등,

2003). 양극성 장애에 올란자핀을 사용한 초기 연구에 의하면, 급성기 올란자핀 치료시 양극성 장애 환자 47명(38명은 기분조절제 병용, 9명은 단독치료)에서 반응률은 65%였다. 특히 반응이 좋은 군은 정신병적 양상이 있는 양극성 장애 환자였다(Zarate 등, 1998).

(1) 올란자핀 단독치료의 효과

양극성 장애에서 올란자핀 단독치료의 효과를 검증하기 위해 이루어진 첫 번째 이중맹검 연구는 Tohen 등(1999)에 의해 이루어졌다. 현재 급성 조증 삽화를 보이는 139명의 입원 환자를 대상으로 하여 3주간 올란자핀을 투여하였다. 용량은 첫날 10mg으로 시작하여 임상의의 판단에 의해 매일 5mg씩 증감할 수 있었으며, 최종적으로는 5~20mg/d 범위를 유지하였다. Young Mania Rating Scale(YMRS)을 일차 측정변인으로 하였을 때, 81%의 환자에서 첫 1주에 효과가 나타났으며, 치료 반응은 정신병적 증상이 있건 없건 차이가 없으며, 혼합형(mixed type)에서도 동등한 효과를 보였다. CGI나 PANSS 등 이차 측정변인에서도 올란자핀이 위약보다 우수하였다. 전체적 반응률은 올란자핀 48.6%, 위약 24.2%였다. Hamilton Depression Rating Scale(HAM-D) 점수의 상승은 나타나지 않았으며, 조기 중단 비율은 올란자핀군에서 28.6%, 위약군에서 47.8%였다(Tohen 등, 1999).

동일한 환자군을 49주간 연장 치료하였는데, YMRS 13점 이하를 관해로 정의하였을 때 관찰기간중 관해율은 88.3%였으며, 25.5%의 환자만이 관찰기간중 재발하였다. 평균 치료기간은 6.6개월이고, 최빈 용량의 평균은 13.9mg이었다. 연장기간에는 lithium이나 fluoxetine 등 타 약물의 추가가 허용되었으나, 41%의 환자는 계속해서 올란자핀만을 투여받고 있었다. 가장 흔한 부작용은 졸리움, 우울감, 체중증가였다(Sanger 등, 2001).

(2) 기분조절제와의 비교 연구

조증 삽화를 보이는 환자에게 lithium과 올란자핀을 28일간 투여한 이중맹검 연구에서 BPRS, YMRS, CGI로 측정한 결과 두 군간에 차이가 없었으며, Simpson-Angus Scale(SAS)로 측정한 운동 부작용도 차이가 없었다(Berk 등, 1999). 251명의 급성기 조증 환자를 대상으로 올란자핀과 divalproex를 이용하여 3주간의 급성기 치료, 이후 44주의 연장 치료를 행하였더니, YMRS 점수 50% 이상 감소를 반응으로 정의했을 때, 3주 반응률은 54% 대 42.3%로 올란자핀의 치료성적이 더 나았다. 그러나 평균 체중증가는 올란자핀군이 2.5kg로 divalproex군의 0.5kg보다 높았다. 연장 치료까지 끝난 후 YMRS의 최종 성적 역시 올란자핀군이 더 좋았고, 관해까지 걸린 기간도 14일 대 62일로 올란자핀 쪽이 더 빨랐다. 그러나 관찰기간중 재발률은 차이가 없었다. 이 연구에서 올란자핀의 최빈 용량 평균은 16.2mg, divalproex는 1584.7mg이었다. 연장 치료기간중, 양군 모두 중단율이 무려 80% 이상이었는데, 부작용(24.8%), 효과부족(19.2%) 등 직접적인 약물의 문제점에 의한 것이 중단 사례의 반을 차지하였다. 부작용 중 오심, 초조, 조증, 항문질환 등은 divalproex에 더 흔했고, 졸리움, 체중증가, 입마름, 식욕증가, 좌불안석, 간효소 수치 이상 등은 올란자핀에서 더 흔했다(Tohen 등, 2002a; Tohen 등, 2003a). 요약하면, 단기치료에선 올란자핀이 divalproex보다 우월하지만, 유지요법에서는 divalproex와 대등한 수준이며, 두 가지 모두 유지요법에 어려움이 많다는 것이다.

(3) 기분조절제와의 병용 연구

기분조절제 단독치료에 잘 반응하지 않는 혼합형 삽화에 올란자핀을 추가하면 치료반응이 개선된다는 개방연구가 있다(Sharma와 Pistor, 1999). 뒤이은 6주간의 이중맹검 연구에서도 기분조절제와 올란자핀 병용의 효과가 입증되었다. 이 연구에서 올란자핀의 최빈 용량 평균은 10.4mg으로, 단독투여에서보다 낮았다(Tohen 등, 2002b).

(4) 에피소드 유형별 효과

삽화의 유형(혼합형, 급속 순환형, 정신병적 증상 동반 등)에 따른 반응의 차이는 보이지 않는다(Tohen 등, 1999). 특히 정신병적 증상의 유무와 관계 없이 효과가 있다는 것은, 기분증상에 대한 작용이 정신병적 증상에 대한 작용과는 별개임을 시사한다.

전술한 연구들은 대개 급성 조증 삽화를 보이는 환자를 대상으로 이루어졌는데, 우울 삽화에 빠진 양극성 환자에게 올란자핀을 8주간 투여한 연구에서는 위약보다는 올란자핀 투여가, 올란자핀 단독투여보다는 올란자핀과 fluoxetine의 병용투여가 최종 MADRS 점수의 호전 및 관해율에서 더 효과적이었다. 치료중 조증으로 전환된 비율은 6% 내외로 각 군간 차이가 없었다(Tohen 등, 2003b).

(5) 소아-청소년 환자

양극성 장애의 경우, 성인 환자와 소아-청소년 환자의 임상양상이 제법 다르므로 효과에 대한 별도의 검증이 필요한데, 타 약물과 마찬가지로 올란자핀 역시 체계적인 자료는 매우 드물다. 소아-청소년 양극성 장애 환자 23명에게 올란자핀을 8주간 사용한 연구에서, 사용 첫 주부터 4주까지 지속적으로 YMRS 점수가 감소하는 양상을 보였으며, 8주 후 반응한 환자의 비율은 61%였다. SAS 및 Barnes Akathisia Scale(BAS)로 측정한 EPS와 좌불안석은 치료 전과 차이가 없었으나, 체중은 8주까지 꾸준히 증가하여 치료 전보다 평균 5kg이 증가하였다. 이 연구에서 올란자핀은 2.5mg으로 시작하여 임상의의 판단에 따라 3일 간격으로 2.5mg씩 증량할 수 있었고, 최대 20mg/d까지 사용 가능하였다(Frazier 등, 2001).

3) 그 외의 질환

(1) 우울장애

Fluoxetine에 반응하지 않던 28명의 주요 우울장애 환자에게 8주간 fluoxetine, 올란자핀 그리고 이 둘의 병용치료를 시행한 결과, 병용치료군이 MADRS상 다른 두 군보다 호전의 폭이 컸고, 두 단일치료군은 서로 간에 차이가 없었다. 호전은 치료 1주부터 나타나기 시작하여, 종료시점까지 지속되었다. 병용치료시 fluoxetine 평균용량은 52mg/d이고, 올란자핀 평균용량은 13.5mg/d였다(Shelton 등, 2001).

(2) 강박증상 및 강박장애

강박장애의 세로토닌 가설은 세로토닌 차단작용이 있는 비정형 항정신병제들이 강박증상을 악화시킬 가능성을 시사하며, 클로자핀과 함께 올란자핀도 강박증상을 악화시킨다는 보고가 있다(Morrison 등, 1998; Lykouras 등, 2000). 그러나 25명의 정신분열병 환자를 대상으로 올란자핀과 위약을 6주간 투여한 결과, 올란자핀이 위약에 비해 강박증상을 악화시킨다는 증거는 보이지 않았다(Baker 등, 1996). 오히려 정신분열병 환자에게 동반된 강박증상에 대해 올란자핀이 치료 효과가 있다는 보고나, 난치성 강박장애에 올란자핀을 추가하면 효과가 있다는 주장이 있다(Weiss 등, 1999; Koran 등, 2000; Hollander 등, 2002). 그러나 fluoxetine 단독치료에 반응하지 않던 강박장애 환자에게 올란자핀을 병용한 연구에서는 올란자핀의 효과가 증명되지 않았다(Shapira 등, 2004).

(3) 급성 초조

급성 초조 증상을 보이는 정신분열병 환자에 대한 올란자핀 주사제의 효과는 앞에 기술하였다. 초조 증세를 보이는 201명의 양극성 조증 환자에게 올란자핀, lorazepam, 그리고 위약을 근육주사하고 효과를 비교한 연구에서, 투여 2시간 뒤 PANSS-EC 점수는 올란자핀군에서 다른 두 군에서보다 더욱 큰 폭으로 감소하였으며, 24시간 뒤에 측정한 결과 역시 올란자핀의 효과가 위약에 비해 좋았다. EPS 및 심전도 변화는 세 군 간에 차이가 없었다(Meehan 등, 2001).

(4) 경계성 인격장애

기분저하를 동반한 경계성 인격장애 환자에게 올란자핀을 투여한 개방연구에 의하면, 정신병적 경향(psychoticism), 우울, 대인관계 민감성, 분노 등 핵심 증상들이 주관적 및 객관적 평가에서 개선되었으며, 운동 부작용은 관찰되지 않았다(Schulz, 1999). 최근의 위약-대조군 연구에서도 올란자핀 치료군은 전반적인 개선을 보였다(Bogenschutz와 George Nurnberg, 2004).

(5) 외상 후 스트레스 장애

대부분 여성으로 구성된 만성 외상 후 스트레스 장애(Posttraumatic Stress Disorder, PTSD) 환자에게 올란자핀을 단독으로 10주간 투여한 결과, 객관적 또는 주관적 평가 모두에서 위약과 별 차이가 없었다(Butterfield 등, 2001). 그러나 선택적 세로토닌 재흡수 억제제(SSRI)에 반응이 없던 남성 PTSD 환자에게, SSRI에 더하여 올란자핀을 하루 10mg씩 8주간 병용투여한 결과, 증상의 심각도 및 우울증상, 수면 등에서 호전이 나타났다(Stein 등, 2002).

(6) 물질의존

클로자핀과 같이 올란자핀도 물질의존에 대해 효과가 있을 것으로 기대되었으나, 코카인 의존 환자를 대상으로 한 연구에서 올란자핀의 효과는 입증되지 않았다(Kampman 등, 2003).

(7) 틱 및 뚜렛장애

이들 장애에 효과가 있다는 증례보고가 다수 있으며, 성인 환자를 대상으로 실시된 개방연구의 자료가 있다. 14명의 틱 환자에게 올란자핀을 6주간 투여하였는데, 12명이 완료하였고 모두 유의한 증상의 개선이 있었다. 종료시 평균 용량은 15mg/d였고, 부작용으로는 졸리움과 체중증가가 있었다(Stamenkovic 등, 2000). 불과 4명을 대상으로 행해지긴 했지만, pimozide와 올란자핀을 비교한 장기 연구에서, 올란자핀(5~10mg/d)은 pimozide(2~4mg/d)보다 더 나은 효과를 보였다(Onofrj 등, 2000).

(8) 자폐증

6명의 자폐증 환아(평균 연령 7.8±2.1세)에게 올란자핀(7.9±2.5mg)을 투여한 결과, 5명에서 유의한 개선이 있었다는 보고가 있다. 이 때 부작용은 역시 졸리움과 체중증가였다(Malone 등, 2001).

(9) 섬망

섬망 환자 22명에게 올란자핀(8.2±3.4mg/d) 또는 haloperidol(5.1±3.5mg/d)을 투여한 결과, 반응이 나타나는 시간이나 효과는 두 군이 비슷하였다. 올란자핀군은 11명 중 5명, haloperidol군은 11명 중 6명에서 유의한 치료반응을 보였다. 그러나 haloperidol군은 EPS나 지나친 진정이 문제가 되었다(Sipahimalani와 Masand, 1998). 섬망 환자 20명을 대상으로 한 국내 연구에서는 올란자핀 5.9±1.5mg을 6.6±1.7일 사용하였는데, 약 3.8±1.7일 후에 효과가 나타났고, 환자 중 뚜렷한 항콜린성 부작용이나 EPS를 겪은 사람은 없었다(Kim 등, 2001).

(10) 치매

정신병 증상을 보이는 238명의 알츠하이머 병 환자를 대상으로 8주간에 걸친 무작위 임상시험이 행해졌다. 이들의 평균 연령은 78.6세였고, 올란자핀의 최빈 용량은 2.4mg/d였다. 위약과 비교하여 운동 부작용의 증가는 없었고, 활력징후, 심전도 및 화학검사 등도 이상이 없었지만, 아쉽게도 올란자핀의 효과 역시 증명되지 못하였다(Street 등, 2000). 또 다른 연구에서 정신병적 혹은 초조증상을 보이는 치매 환자 82명에게 올란자핀을 8주간 투여하였다. 환자들의 평균연령은 83세이고 Mini Mental Status Examination(MMSE) 평균은 8.8점이었으며, 올란자핀의 평균 용량은 5mg/d였다. CGI, BPRS, Cohen-Mansfield Agitation Inventory 및 Nurses' Observation Scale for Geriatric Patients II에서 작지만 의미 있는 개선이 나타났으나, 전반적 기능 상태의 개선은 보이지 않았다. 통계적 유의성은 없었지만, MMSE 역시 0.7점 정도 상승하였다. 부작용으로는 낙상, 졸리움, 발적, 적개심이 있었으나, 활력징후 및 검사실 소견은 이상이 없었다(Street 등, 2000).

(11) 정신병 증상을 동반한 파킨슨병

파킨슨병 치료중 정신병 증상이 나타났을 때 현재 가장 추천되는 약물은 클로자핀이지만, 기타 비정형 항정신병제도 꾸준히 시도되고 있다. L-dopa 유발성 정신증을 겪는 파킨슨병 환자에서 올란자핀(1~15mg/d)이 파킨슨증의 악화 없이 정신병 증상을 호전시켰다는 보고(Wolters 등, 1996)가 있는 반면, 클로자핀으로 유지되던 환자의 대다수가 EPS 악화 때문에 올란자핀으로의 교체에 실패했다는 보고도 있다(Friedman 등, 1998). 파킨슨병 환자에서는 올란자핀을 소량만 사용해도 EPS가 부시하시 못할 수준으로 악화되며, 졸리움 등 다른 부작용 역시 올란자핀의 유용성을 제한하고 있다(Aarsland 등, 1999).

(12) 헌팅턴병

헌팅턴병 환자 11명에게 시행한 6개월간의 개방연구 결과, 올란자핀(5mg/d)이 5명에서 우울, 불안, 이자극성, 강박증상 등을 유의하게 호전시켰으며, 무도병 자체도 호전시켰다(Squitieri 등, 2001). 다소 고용량인 하루 30mg 정도를 사용해서 무도병 증상의 극적 호전을 보았다는 증례도 있다(Bonelli 등, 2002).

(13) 지연발생 이상운동증

올란자핀에 의해 TD가 좋아졌다는 보고와 새로 생겼다는 보고가 공존하여 결론을 내리기 어렵다. 물론, 비정형 항정신병제와 TD의 관계를 정립하기 위해선 더 오랜 시간이 필요한 것이 사실이지만, 정형 약물로 TD가 발생했다면, 올란자핀을 포함한 비정형 약물로 바꾸는 것이 합리적일 것이다.

(14) 암 통증

항정신병제는 다른 방법으로 조절되지 않는 만성 통증에 보조치료제로 사용될 수 있다. 올란자핀은 동물모델에서 진통 효과를 보이며, 마약성 진통제로 조절되지 않는 암 통증 환자 8명에게 올란자핀(2.7~7.5mg/d)을 투여하였더니 모든 환자에서 통증이 감소되었고, 마약성 진통제의 필요량도 줄일 수 있었다는 보고가 있다(Khojainova 등, 2002).

5. 특별한 경우의 안전성

1) 특수 환자군

(1) 노인

노인에게 올란자핀은 비교적 안전하며, 정신분열병, 분열 정동장애, 치매에 동반되는 행동장애에 유용하게 사용될 수 있다(Madhusoodanan 등, 2001). 제조사의 문헌에 의하면, 65세 이상 노인이라고 해서 특별히 젊은 사람에 비해 부작용이 많다는 증거는 없으나, 다른 모든 중추신경계 작용 약물과 마찬가지로 노인에게 사용시 주의해야 한다.

(2) 소아-청소년

비록, 소아에 대한 안전성이 확립되어 있지는 않지만, 전술한 바와 같이 부작용 측면에서도 소아-청소년 환자는 성인과 유사한 반응을 보인다. 그러나 같은 정도의 체중증가라도 소아-청소년 환자에게 일으키는 심리적 타격이나 후유증은 다르다(Frazier 등, 2001; Haapasalo-Pesu와 Saarijarvi, 2001). 정신분열병, 양극성 장애, 주의력 결핍/과잉활동 장애 등 다양한 진단의 6~11세 환자 5명에게 올란자핀을 평균 7.5mg/d 사용한 결과, 졸리움, 체중증가, 좌불안석 등으로 인해 결국 모든 환자에서 장기치료가 실패했다고 한다(Krishnamoorthy와 King, 1998). 또한, 13세 소년에서 올란자핀 투여 후 횡문근 융해가 유발되었다는 보고도 있다(Rosebraugh 등, 2001).

정신분열병을 앓고 있는 청소년 환자 8명에게 올란자핀을 투여하고 약동학적 변인을 측정한 결과, 혈중농도는 흡연을 하지 않는 성인과 유사하였고, 경구 청소율은 9.6±2.4l/h, 평균 반감기는 37.2±5.1시간이었다. 이 결과에 의하면, 물론 신체 크기를 고려해야 하겠지만, 성인에서 권장되는 5~10mg/d로 시작하여 10mg/d를 목표로 잡는 용법이 청소년에서도 무리 없이 적용되리라 보여진다(Grothe 등, 2000).

(3) 임신부 및 수유부

올란자핀은 임신 관련 위험도 C등급이며, 동물실험에서 기형 형성이 관찰된 바 없다. 쥐에서는 올란자핀이 태반을 통과하지만, 실제 임산부에선 어떤지 확인되지 않았다. 제조사 자료에 의하면, 쥐에서는 18mg/kg/d까지, 토끼에서는 30mg/kg/d까지 투여했음에도 기형 유발의 증거는 발견되지 없었다. 그러나 쥐에서 10mg/kg/d 투여시 재태 기간이 증가하였으며, 18mg/kg/d 투여 시에는 배아의 사멸 및 사산이 증가하였다. 토끼에서 태아 독성은 모성 독성이 나타나는 용량(30mg/kg/d)에서 나타났다. 제조사 자료에 의하면, 임상연구 중 7례의 임신이 있었는데, 정상 분만 2례, 심혈관 기형으로 인한 사망 1례, 치료적 유산 3례, 자연유산 1례였다. 제조사에서는 약물의 잠재적 이점이 태아에게 미칠 잠재적 위험도를 상회할 때만 사용하라고 권하고 있다. 그러나 임신중 성공적으로 올란자핀을 사용한 증례보고들은 꽤 있는 편이다(Malek-Ahmadi, 2001; Mendhekar 등, 2002). 임신 18주부터 출산 및 수유시까지 올란자핀을 사용했던 증례에서는, 임신 관련 부작용은 없었고 태아도 건강하였다. 출산 후 태아의 혈장농도는 모체의 3분의 1 수준이었고, 모유에서는 올란자핀이 검출되지 않았다(Kirchheiner 등, 2000). 또 다른 연구에서도 영아가 모유를 통해 섭취하는 올란자핀의 양은 모체 복용양의 1% 정도이며, 영아의 혈장에서 약물 농도는 검출되지 않을 정도였다(Gardiner 등, 2003). 그러나 쥐 실험에서는 올란자핀이 모유에 분비되었고, 제조사에서도 올란자핀을 투여하고 있는 동안에는 수유를 하지 않도록 권하고 있다. 분만에 미치는 영향은 쥐에서는 없었으며, 인간에서도 알려지지 않았다.

(4) 내과적 질환이 있는 경우

전신질환이 있는 경우의 올란자핀 사용 경험은 아직 불충분하다. 올란자핀은 주로 간을 통해 대사되고, 7%만이 대사되지 않고 신장으로 배설되므로, 심한 신기능 장애가 있다 해도 약동학적 특성은 별 차이가 없다. 따라서, 신기능 장애에 따른 용량 조절은 필요하지 않다. 간기능 장애는 청소율을 떨어뜨릴 수 있지만, 제조사 자료에 의하면 간경변증(Child 분류등급 A 및 B)이 있다 해도 약동학 변수는 정상인과 큰 차이가 없다. 올란자핀은 QTc 간격 연장을 거의 일으키지 않으며(Czekalla 등, 2001), 올란자핀과 관련해서 심혈관계 부작용으로 사망한 예도 없다. 그러나 대사 증후군(체중증가, 혈당증가, 고지혈증)은 허혈성 심질환의 위험인자가 될 수 있으므로, 경계를 늦춰선 안 된다. 기립성 저혈압도 일부 환자, 특히 최근에 심근경색을 겪은 환자나 불안정한 심장질환을 가진 환자에서는 위험할 수 있으므로 조심해야 한다.

2) 질병의 특정 상태 및 단계

(1) 정신분열병 전구기

경미하거나 일시적인 정신병 증상을 보이고, 최근에 기능 저하가 눈에 띄며, 이에 더하여 가족력 등 유전적 취약성이 덧붙여져 있는 상태를 정신분열병 전구기라 하는데, 이런 환자를 대상으로 올란자핀의 단기(8주) 효과를 검증한 연구에서는 올란자핀의 효과가 입증되지 않았다. 오히려 체중증가가 큰 문제로 대두되었다(Woods 등, 2002).

(2) 초발 정신병

대규모 임상연구 자료에서 초발 환자 83명만을 따로 떼어 분석한 결과에 의하면, 6주 치료 후 haloperidol과 비교해서 BPRS, PANSS 총점을 더 많이 개선시켰고, 반응률도 더 높았다. 또한, 이미 여러 번 재발하였던 환자에 비해 양호한 반응률을 보였다(Sanger 등, 1999). 초발 정신분열병 환자 263명을 최장 2년간 추적한 연구에서는 올란자핀과 haloperidol 모두 증상의 유의한 감소를 가져왔으며, 두 약물 간 차이는 없었다(Lieberman 등, 2003b). 그러나 PANSS 음성 및 일반척도, MADRS를 따로 분석했을 때에는 올란자핀이 더 우수하였고, 12주 치료 완료의 비율도 올란자핀이 67%로 haloperidol의 54%보다 높았다.

(3) 치료저항성 정신질환

103명의 치료저항성 정신분열병 환자 84명을 대상으로, 올란자핀(25mg/d), chlorpromazine (1,200mg/d)을 8주간 투여하면서 BPRS, SANS, CGI로 치료반응을 측정하였다. 이 중 59명(70%)이 연구를 완료하였는데, 올란자핀군에서는 7%만이 반응하였고, chlorpromazine군에서는 아무도 반응하지 않았다. 두 군 사이의 통계적 차이도 발견되지 않았다. 운동 및 심혈관계 부작용이 올란자핀군에서 더 적었고, EPS와 좌불안석의 발생빈도는 양 군에서 비슷하였다. 결론적으로, 치료저항군에서의 유용성은 입증되지 않았다고 볼 수 있다(Conley 등, 1998a). 그러나 치료저항성의 기준을 조금 넓히면 사정이 달라진다. 기존 치료에 부분적인 반응만을 보이던 526명의 정신분열병 환자에게 6주에 걸쳐 haloperidol과 올란자핀을 투여한 결과, 올란자핀이 PANSS 음성증상, MADRS 점수에서 haloperidol보다 효과가 우수한 것으로 나타났다(Breier와 Hamilton, 1999).

한편, 최소 한 가지 이상의 기분조절제에 반응하지 않았던 양극성 장애 환자 14명에게 올란자핀 14.1±7.2mg/d를 101.4±56.3일 투여하였을 때, 8명이 만족스러운 호전을 보였으며, 내약성도 좋았다. 부작용은 졸리움, 떨림, 입마름, 식욕증가 및 체중증가였다(McElroy 등, 1998).

(4) 장기 유지기

안정상태에서 외래치료를 받고 있던 326명의 정신분열병 환자에게 올란자핀과 위약을 6개월간 투여하였을 때 누적 재발률은 올란자핀군에서 6%, 위약군에서는 무려 55%였다. Beasley 등(1996b)의 연구에서는 급성치료에 반응한 환자군을 최장 46주간 추적 연구하였는데, 재입원이 필요할 정도의 악화를 재발이라고 정의하고 생존분석을 시행해 보았더니, 1년간 재발률은 올란자핀군 28.6%, 위약군 69.9%로 유의한 차이가 있었다. 이 때 올란자핀의 유지용량은 평균 12.1mg/d이었다. 위약군은 2개월 이후부터 재발이 시작되어 시간이 지남에 따라 직선적으로 재발 환자의 비율이 증가하였고, 4개월 이내에 50% 이상이 재발한 뒤 어느 정도 안정화되었다. 반면, 올란자핀군은 3개월부터 재발을 시작하여 8개월까지 직선적으로 재발률이 증가하다가 이후에 안정되었다.

Haloperidol을 대조군으로 한 세 건의 무작위 임상연구를 메타분석한 바에 의하면, 총 627명의 올란자핀군과 180명의 haloperidol군을 비교하였을 때, 1년간 재발률이 올란자핀군 19.7%, haloperidol군 28%로 올란자핀 쪽이 우월하였다. 이 때 올란자핀의 평균 유지용량은 13.6mg/d, haloperidol의 유지용량은 13.5mg/d였다(Tran 등, 1998).

Sanger 등(2001)이 급성기 치료를 마친 양극성 장애를 49주간 이상 추적 관찰한 개방연구에서는, 올란자핀 사용자의 관해율이 88.3%였는데, 이 중 41%는 올란자핀 단독요법이었고 최빈 용량은 13.9mg/d였다. 하지만 25.5%에서 기간중 재발을 겪었으며, 많은 환자들이 중도 탈락하여 평균 치료기간은 6.6개월에 불과하였다. 가장 흔한 부작용은 졸리움, 우울감, 체중증가였다. Divalproex와 비교한 연구에서 47주 연장하여 관찰했을 때, 최종적인 YMRS의 감소폭은 올란자핀군이 더 컸지만, 최종 반응률 및 이후의 재발률은 차이가 없었다. 이 때 최빈 용량은 16.2 mg/d였다. 그러나 이 연구에서 80% 이상이 중도 탈락하였다(Tohen 등, 2003a)

3) 삶의 질 및 약물경제학

(1) 삶의 질

삶의 질(quality of life)이란 몇 가지 평가척도로 평가될 성질의 것이 아니지만, 연구를 할 때에는 어쩔 수 없이 도구적 정의가 필요하고 결국 평가척도의 수치로 제시할 수밖에 없다. 6주간의 급성기 치료 후 Quality of Life Scale에서의 유의한 개선이 올란자핀군의 33%, haloperidol군의 25%에서 보였지만, 이 차이는 통계적으로 유의하지 않았다. 그러나 동일한 환자군을 46주간 연장하여 추적 관찰한 자료에서는, 24주 후 올란자핀군은 양성 및 음성증상뿐만 아니라 삶의 질에서도 haloperidol군보다 나은 결과를 보였다(Hamilton 등, 1998; Hamilton 등, 1999). 조증 환자를 대상으로 52주간 올란자핀을 투여했을 때의 삶의 질 변화를 분석한 논문에 의하면, 삶의 질은 급성기 3주 동안만이 아니라, 그 이후 49주 동안에도 꾸준히 개선된다는 것이 관찰되었다(Namjoshi 등, 2002).

(2) 약물경제학적 효용

올란자핀은 비정형 항정신병제 중에서도 특히 약값이 비싸기 때문에 약물경제학적 효용이 있는지에 대해 다양한 분석이 행해져 왔다. 대부분의 분석 결과는, 올란자핀이 비싼 약값에도 불구하고 haloperidol을 사용했을 때보다 정신분열병의 직접 치료비용(약값, 입원 비용 및 외래 통원 비용)을 더 감소시킨다고 보고한다. 그러나 일부 환자는 소량의 정형 약물로도 특별한 문제없이 좋은 반응을 보이므로, 모든 환자에 예외 없이 비정형 약물을 쓰는 것이 경제적이라고 볼 수는 없다. 또한, 국가 간의 생산성 및 의료비 차이 등으로 인하여, 외국에서 얻어진 결과를 그대로 국내에 적용하기는 어렵다. 현재 나와 있는 자료들은 대개 입원치료에 드는 비용이 높고, 상대적으로 약값의 비율이 낮은 미국과 유럽에서 얻어졌다. 이에 반해 스페인에서 얻어진 자료에 따르면, 올란자핀 치료의 비용은 장애 없이 지낸 기간의 생산성을 고려하더라도 haloperidol 치료보다 더 높았다(Foster와 Goa, 1999).

6. 사용방법

1) 약물을 사용하기 전

(1) 권고사항

비정형 항정신병제의 전반적인 사용지침은 이 책의 3장을 참조하기 바란다. 제조사는 올란자핀을 처방하기 전에 의사가 다음과 같은 문제들을 환자와 논의하도록 권장하고 있다. 물론, 이 지침은 어떠한 정신작용제에도 적용되는 일반적인 것이다.

- 사용 초기 기립성 저혈압의 위험에 대해 논의하여야 하며, 혈압을 떨어뜨릴 수 있는 다른 약물을 복용할 때는 의사와 논의할 것
- 인지 및 운동기능 저하의 가능성에 대해 언급해야 하며, 운전을 포함한 위험한 기계의 조작은 약물의 부정적 효과가 없음이 확실해질 때까지 하지 말 것
- 임신하거나 임신할 계획이 있으면 의사와 논의할 것
- 올란자핀 복용기간중 수유하지 말 것
- 함께 복용하는 모든 약물에 대해 의사에게 이야기할 것
- 술을 마시지 말 것

- 더위 노출 및 탈수에 주의할 것
- 페닐케톤뇨증 환자는 구강 내 융해 정제인 Zyprexa Zydis®를 복용하지 말 것
- 유의한 간질환이 있는 경우 정기적으로 간효소 검사를 할 것

(2) 사용 전후의 검사

올란자핀 사용 전에 의무적으로 해야 되는 검사는 없지만, 안전한 사용을 위해 다음 검사가 추천된다. 기립성 저혈압의 가능성에 대비해 사용 전 기본 혈압, 사용 후 누운 자세와 앉은 자세에서의 혈압 측정이 필요하다. 올란자핀은 프로락틴을 올릴 가능성이 높지 않지만, 향후 고프로락틴 부작용이 나타날 경우 인과관계 규명을 쉽게 하기 위해 프로락틴의 기저치 검사가 추천된다. 또한 무엇보다 체중증가가 문제가 되므로, 약물 사용 전후 정기적인 체중측정이 필요하다. 혈당 및 지질대사 관련 부작용이 문제될 가능성 역시 높으므로, 이들과 관련된 검사를 사용 전후에 행해야 한다. 정기적 추적검사로는 HbA1c를 3개월 간격으로 측정하기를 권한다. 이 외에 간기능 검사, 전체 혈구 계산, 소변검사, 전해질 검사 등을 6개월 간격으로 한다. 간기능 검사는 사용 후 3개월이 지났을 때 추가로 할 필요가 있다. 올란자핀은 기립성 저혈압 외에 심장에 대한 부작용이 많지 않지만, 기초 자료로 심전도 검사가 필요할 수 있다.

2) 용법 및 용량

(1) 급성기

정신분열병에 대한 대개의 연구는 5~20mg/d 범위에서 이루어졌다. 초회 5~10mg/d로 시작해서 10mg/d를 일차적 목표용량으로 삼으며, 1주 간격으로 하루 5mg씩 증량하는 것이 추천된다. 제조사에서는 하루 20mg까지 사용하면 충분하다고 하나, 최근 일부 환자에서는 30~60mg, 많게는 80mg까지 사용해야 효과를 볼 수 있다는 보고가 있다(Fanous와 Lindenmayer, 1999; Mountjoy 등, 1999). 양극성 장애에서는 10~15mg/d를 초기 용량으로 하는데, 신체상태가 좋지 않거나, 기립성 저혈압이 심할 것으로 예상되거나, 약물 대사가 느릴 것으로 판단되는 경우에는 초회 5mg으로 시작한다. 국내에서 개발한 정신분열병 치료 알고리듬에 의하면 5~10mg으로 시작하되 2.5~5mg/주 정도로 증량하여 궁극적으로 10~30mg/d를 목표용량으로 한다(한국형 정신분열병 및 양극성 장애 약물치료 알고리듬 개발위원회, 2001). 즉 제조사의 권장용법에 비해 초기용량은 낮고, 천천히 증량하며, 대신 최종 목표용량은 제조사 권장량보다 높다. 치료적 혈장농도는 9.3mg/*l*가 역치이며, 23.2mg/*l*에서 뚜렷한 반응이 있다는 보고가 있지만, 대개의 임상기관은 이를 측정할 장비를 갖추고 있지 않다(Perry, 2000).

(2) 유지치료기

대체로 비정형 약물은 내약성이 크기 때문에 관해가 왔다고 서둘러 감량할 필요는 없다. 올란자핀 역시 5~15mg/d의 통상 용량을 지속적으로 유지할 때 재발방지 효과가 가장 컸으며, 극소량(1mg/d) 유지는 재발을 막지 못하였다(Dellva 등, 1997). 체중증가는 용량에 의존하지 않기 때문에, 살이 찐다고 해서 용량을 줄이는 것은 별 근거가 없다(Allison과 Casey, 2001).

(3) 감량 및 중단

올란자핀 역시 금단증상이 보고된 적이 있기는 하지만 매우 드문 편이며, 따라서 약을 끊을 때 특별히 주의해야 할 사항은 없다. 올란자핀을 갑자기 끊고 난 후 정신병의 일종인 Koro가 발생했다는 증례가 있으며(Ramos와 Budman, 1998), 초과민성 정신병(supersensitivity psychosis)이 발생하였다는 보고도 있다(Llorca 등, 2001).

(4) 약물 교체

a. 다른 약물에서 올란자핀으로 교체하기

다른 약물을 사용하다가 올란자핀으로 교체할 때에는, 올란자핀을 통상적 증량 스케줄에 따라 증량하면서 기존 약물을 3주에 걸쳐 서서히 끊는 방법이 권장된다. 기존 약물을 1주간 50% 용량으로 사용하다가, 1주 후 바로 중단하는 다소 빠른 감량도 가능하다(Kinon 등, 2000). 직접교체와 교차교체 간에 효과와 안전성 면에서 차이가 없다는 연구 결과도 있으나(안용민 등, 2002a; 안용민 등, 2002b; Lee 등, 2002), 대부분의 임상의들은 굳이 그래야 할 경우가 아니라면 직접교체보다는 교차교체를 선호한다.

b. 올란자핀에서 다른 약물로 교체하기

올란자핀을 사용하다가 다른 약물로 교체할 때에도 정해진 지침은 없다. 프로토콜마다 차이가 있기는 하지만, 교차교체의 경우 대개 두 약물을 중복해서 사용하는 기간을 1~3주로 보고 있다. 그러나 증량 속도가 느린 클로자핀으로 교체한다거나, 급격한 상태 악화가 우려되는 경우에는 좀더 오랜 기간 동안 두 약을 중복해서 투여한다.

(5) 다른 약물과의 병용

a. 다른 항정신병제

이론상 두 가지 이상의 비정형 항정신병제를 병용할 때는 작용 기전 내지는 수용체 작용 특성이 서로 다른 약물과 병용하는 것이 좋다. 올란자핀은 다수용체 대항제(Multi-Acting-Receptor-Targeted Antipsychotics, MARTA) 계통이므로, 순수 D_2 대항제인 sulpiride와 병용해 본 시도가 보고된 바 있다. 치료저항성 정신분열병 환자 6명에게 올란자핀과 sulpiride를 병용하였을 때, 단기간에 PANSS 및 BPRS에서 개선이 있었으며, 부작용은 특별한 것이 없었다(Raskin 등, 2000a).

b. 기분조절제와의 병용

양극성 장애 환자에게 기분조절제와 함께 올란자핀을 쓸 때는 올란자핀 단독치료시보다 용량을 낮추어 잡는다. 약물 상호작용의 관점에서 보자면, 올란자핀은 기분조절제의 혈장농도를 변화시킬 가능성이 크지 않으므로, 기분조절제를 먼저 사용하다가 올란자핀을 추가하는 것은 약동학적 문제가 별로 없다. 하지만, 반대로 올란자핀을 사용하다가 기분조절제를 추가하는 경우, carbamazepine은 올란자핀의 혈장농도를 낮출 수 있다.

c. 항우울제

항우울제를 사용하게 되는 우울장애, 강박장애, 외상 후 스트레스 장애 등에 올란자핀을 병용하는 경험이 점차 축적되고 있지만, 뚜렷한 효과가 입증된 것은 아니다. 항우울제 단독치료에 반응이 없는 우울장애에 올란자핀을 병합하면 효과적이라는 보고가 있다(Nelson 등, 2001; Shelton 등, 2001). 항우울제 사용중에 올란자핀을 추가하는 것은 약동학적 문제가 별로 없겠지만, 올란자핀 사용중 SSRI, 특히 CYP1A2 억제제인 fluvoxamine을 추가하면 올란자핀의 혈중농도를 높일 수 있다.

d. 항콜린제와 benzodiazepine

올란자핀은 EPS를 일으킬 위험이 매우 낮기 때문에, 예방적 목적으로 항콜린제를 미리 병용할 필요가 없으며, 설령 병용한다 하더라도 단기간 사용으로 족하다. Benzodiazepine은 이론상 졸리움을 증가시킬 수 있으나 그 외 특별한 문제는 없으므로, 사용목적이 뚜렷하다면 병용 가능하다. 약동학적 상호작용은 특별히 알려진 바 없다.

7. 안전성과 부작용

1) 금기

올란자핀 자체 및 약제를 구성하는 데 포함되는 성분에 대한 과민반응은 금기이다. 특히 구강내 융해 정제인 Zyprexa Zydis®는 페닐알라닌(아스파탐)을 포함하고 있으므로 페닐케톤뇨증 환자에게 사용해선 안 된다.

2) 발암성 및 돌연변이 유발성

Lilly 자료에 따르면, 생쥐에게 8mg/kg/d(인체로 환산하면 최대 권장용량의 2배)를 1.5~2년간 투여했더니 간에서 혈관종 및 혈관육종이 관찰되었다고 한다. 그러나 인체에 대한 자료는 없으며, 올란자핀으로 인해 암이 발생되었다는 보고도 없다. 올란자핀은 Ames 역돌연변이 검사(reverse mutation test) 및 생쥐의 소핵검사(*in vivo* micronucleus test), CHO 세포주의 염색체 변이검사(chromosomal aberration test) 등 돌연변이 유발성에 대한 다양한 실험실 검사에서 안전성이 입증되었다.

3) 흔한 부작용

빈번히 나타나는 이상반응으로는 졸리움(26~35%), 어지러움(11~18%), 체중증가 또는 식욕증가(6%), 변비(9~11%), 입마름(22%), 무기력(15%), 기립성 저혈압(5%), 소화불량(11%)이 있다. 특이하게도, 공격적인 것은 아니면서도 주변 사람을 불쾌하게 만드는 행동(8%)이 부작용으로 나타날 때가 있다.

4) 중추신경계 부작용

(1) 진정작용

시판 전 자료에 의하면, 0.4%의 환자가 졸리움 때문에 약물을 중단한다. 진정작용은 대개 수주일 내에 내성이 생기므로 좀 기다려 볼 필요가 있지만, 용량 의존적이기 때문에 시간이 지났음에도 환자가 지속적으로 불편을 겪는다면 감량을 시도할 수 있다. 진정작용을 증가시킬 수 있는 다른 약제, 특히 benzodiazepine의 병용을 최소화하는 것도 한 방법이다.

(2) 추체외로 증후군 및 지연발생 이상운동증

올란자핀은 비록 EPS는 매우 적지만 떨림(6%)과 좌불안석(5%)이 종종 나타난다. 그러나 haloperidol과 비교한 임상연구 결과에 따르면, haloperidol에 비하여 EPS의 빈도는 3분의 1, 좌불안석의 빈도는 2분의 1에 지나지 않는다(Beasley 등, 1996b). 항정신병제를 투여하다 보면 드물게 EPS가 식도근육에 나타나 음식물 흡인 등의 부작용이 생길 수 있는데, 비록 인과관계를 따질 수는 없지만 올란자핀을 투여하였던 알츠하이머 환자가 흡인성 폐렴으로 사망한 예가 보고되었다.

올란자핀은 TD의 발생률이 낮을 뿐 아니라, 이미 발생한 TD에도 치료 효과가 있을 것이라는 주장이 제기되었다(Tollefson 등, 1997a). 그러나 이러한 주장들은 올란자핀이 시장에 도입된 초기의 기대를 반영한 것이며, 발매 수년이 지난 현재 올란자핀에 의해 유발된 TD 증례들이 상당수 보고되었다(Dunayevich와 Strakowski, 1999).

(3) 신경이완제 악성증후군

Filice 등(1998)의 보고에 따르면, 올란자핀(10mg/d)과 divalproex(1,000mg/d)를 병용하던 한 67세 남성 조증 환자가 탈수증을 주소로 입원한 후 6일간 올란자핀을 더 사용하였더니 신경이완제 악성증후군(Neuroleptic Malignant Syndrome, NMS)의 전형적인 증상이 나타났고, 바로 올란자핀을 중단한 뒤 5일이 지나 증상이 소실되었다고 한다. 이후 간간이 증례보고가 이어져 2002년 8월까지 20여 건의 보고가 있다. 근육경축이 뚜렷하지 않은 비전형적인 경우가 있어(Reeves 등, 2002) 진단을 놓칠 가능성이 높다. 또한, 올란자핀에 의한 NMS는 세로토닌 증후군과 유사한 독특한 임상양상을 보인다는 주장도 제기되었다 (Kontaxakis 등, 2003). 반면, 양극성 장애 환자에서 NMS와 비슷한 임상양상이 발생하기에 치명적 긴장증(lethal catatonia)으로 진단하고 오히려 올란자핀을 더 투여하였더니 호전되었다는 보고도 있다(Cassidy 등, 2001). 과거에 haloperidol 데포 제제와 클로자핀을 병용하던 중 NMS를 경험하였던 환자가 올란자핀으로 교체하여 약 1년간 정신증상의 재발 없이 잘 유지되다가, 임의로 투약을 중단하였더니 재발하였고, 이에 올란자핀을 다시 투여하였더니 12일 뒤에 NMS가 발발하였다는 보고도 있다(Kopf 등, 2003).

(4) 경련

제조사 자료에 의하면, 시판 전 연구에서 2,500명 중 22예, 즉 0.9%에서 경련이 나타났는데, 올란자핀과의 관련성 여부는 증명되지 않았다고 한다.

5) 심혈관계 부작용

올란자핀은 어지러움 및 빈맥을 동반하는 기립성 저혈압을 일으킬 수 있으며, 특히 치료 초기에 실신을 일으키기도 한다(0.6%). 심혈관계 질환의 병력이 있거나 다른 혈압저하의 소인이 있는 경우, 그리고 뇌혈관 질환의 위험이 있는 경우에는 특히 주의하여야 한다. 통상적 용량의 올란자핀은 QTc 간격 연장을 일으키지 않지만(Czekalla 등, 2001), 하루 60mg의 고용량 사용시 QTc 간격이 연장되었다는 증례보고가 있다(Gurovich 등, 2003).

6) 소화기계 부작용

(1) 변비/설사/구역/구토

변비의 발생률은 연구에 따라 차이가 큰데(1.7~8.8%), 대략 위약 대조군에 비해 2배 정도이다. 설사, 구역, 구토와는 직접적 관련이 없다.

(2) 간기능 이상/간 장애

간효소(AST/ALT) 수치가 정상치의 3배 이상으로 상승하는 경우가 올란자핀 사용자의 약 2%에서 나타나지만, 황달을 동반하는 경우는 극히 드물다. 약물을 중단해도 간효소 수치의 상승은 수개월 간 지속될 수 있다. 이러한 이유로 약물을 중단하는 것은 1% 미만이다.

(3) 급성 췌장염

올란자핀을 사용한 환자에서 급성 췌장염이 발생한 경우가 몇 예 보고되었는데, 일부는 과거 췌장염의 병력이 있고 만성적으로 알코올을 같이 복용한 증례로서, 올란자핀이 원인이라고 단정짓기 어렵다(Doucette 등, 2000; Hagger 등, 2000). 하지만, 치료적 용량에서 올란자핀에 의해 유발되었을 거라 추정되는 췌장염에 의해 사망한 사례가 있다(Doucette 등, 2000).

7) 체중증가

(1) 현황

다른 비정형 약물도 체중증가를 일으키지만, 특히 올란자핀은 클로자핀과 함께 체중증가를 흔히 그리고 많이 일으킨다(Ganguli, 1999; Taylor와 McAskill, 2000; Sussman, 2001). 573명의 올란자핀 투여 환자를 39주 이상 장기 추적한 결과, 사용 초기부터 체중이 증가하기 시작하고, 39주 정도가 되면 안정화되며, 최종 증가량은 평균 6.26kg으로 haloperidol에 의한 체중증가 평균 0.69kg보다 약 9배 수준이었다. 30%의 환자는 10kg 이상 체중이 증가하였는데, 체질량지수(Body Mass Index, BMI)가 낮은 환자가 높은 환자에 비하여 체중증가가 심했다.

클로자핀을 제외한 다른 항정신병제는 비록 체중이 늘어난다 하더라도 사용 후 10주 정도면 안정화되는 데 비해, 올란자핀은 클로자핀과 유사하게 20주 이후에도 계속 체중이 증가하는 것이 특징이다(Wirshing 등, 1999). 그러나 사용 후 1년 정도면 체중증가가 멈추는 것 같다. 고용량 사용시 체중증가가 더 크기는 하지만, 치료적 용량 범위에서는 용량과 큰 관계가 없으므로, 체중감소를 위해 용량을 줄이는 것은 의미가 없다(Allison과 Casey, 2001). 체중증가가 청소년에서 특히 심하다는 보고도 있다(Haapasalo-Pesu와 Saarijarvi, 2001).

(2) 원인

올란자핀은 에너지 소비 수준은 그대로 둔 채, 칼로리 섭취를 증가시킨다(Gothelf 등, 2002). 즉, 식욕을 돋운다는 의미이다. 아마도 도파민, 세로토닌 및 히스타민 H_1 수용체를 차단하는 올란자핀의 약물학적 특성 때문에 섭식 중추에 문제가 생기는 것 같다.

(3) 예방과 처치

H_2 대항제를 쓰면 체중증가를 예방하거나, 이미 증가된 체중을 감소시킨다는 증례보고가 있다. 한 환자는 올란자핀 사용 후 12주 동안 10kg 이상 체중이 늘어났는데, 약물을 중단하자 약 1년에 걸쳐 서서히 원래 체중으로 돌아왔고, 재발 때문에 다시 올란자핀을 투여하자 이전과 비슷한 정도의 급격한 체중증가가 나타났다. 이 환자에게 치료 4주째부터 H_2 대항제인 nizatidine을 150mg bid.로 투여했더니, 체중증가가 멈췄고 차차 체중이 감소하기 시작하였다(Sacchetti 등, 2000). 또한, 올란자핀 사용 후 평균 7.3kg의 체중증가가 있었던 12명의 환자에게 amantadine (100~300mg/d)을 투여한 결과 체중증가가 멈추고, 3~6개월 뒤에는 정신병리의 악화 없이 평균 3.5kg 감소하였다는 보고도 있다(Floris 등, 2001). 노르에피네프린계에 작용하는 reboxetine (4mg/d)을 6주간 병용하였더니, 올란자핀에 의한 체중증가를 상당 부분 예방할 수 있었다는 연구 결과도 있다(Poyurovsky 등, 2003). Metformin이나 topiramate 등도 고려해 볼 만한 약물이다. 그러나 약물치료로는 한계가 있고, 결국은 장기간에 걸친 행동수정이 더 효과적이다. 환자 개개인의 식품 선택 습관을 평가하고, 주 3회 운동요법에 대한 동기를 부여하는 10주간의 프로그램을 통해서 유의한 체중감소를 이루었다는 보고가 있다(Ball 등, 2001).

8) 대사 이상

(1) 당뇨 및 당 대사 이상

제조사 자료에 의하면, 5,022명의 자료를 사후 분석하였을 때, 혈당치 상승이 보고된 비율은 위약과 차이가 없었다(3.1% 대 2.5%). 하지만, 이후의 임상경험상 올란자핀은 클로자핀과 함께 당뇨병이나 당 대사 이상을 가장 많이 유발하는 비정형 항정신병제이다. 혈당이 잘 조절되던 당뇨병 환자가 올란자핀 사용 후 조절이 안 되기 시작했다는 보고(Ramankutty, 2002)부터, 새로이 당뇨병이 생기고 심지어 당뇨성 케톤산 혈증까지 유발되었다는 보고(Wirshing 등, 1998; Goldstein 등, 1999; Lindenmayer와 Patel, 1999)가 있으며, 올란자핀 사용중 사망례의 상당 부분은 케톤산 혈증에 의한 것이라는 추정도 있다(Trenton 등, 2003).

또 다른 보고에 의하면, 올란자핀으로 치료중인 14명의 환자를 5개월간 추적한 결과 3명에서 공복시 고혈당이 나타났는데, 혈당은 체중증가와 상관관계가 있었으며, 10명에서는 혈중 인슐린이 정상범위 이상으로 상승하였고, 8명은 leptin이 상승하였다(Melkersson 등, 2000). 이는 임상적인 당뇨병까지는 아니더라도, 올란자핀이 혈당 및 에너지 대사에 문제를 일으키고 인슐린 저항성을 유발할 수 있음을 보여준다.

신경전달물질 수용체의 결합 특성만으로는 혈당증가를 특히 잘 일으키는 올란자핀의 특성을 설명하기 힘들다. 올란자핀이 인슐린 분비나 말초에서의 인슐린 작용에 영향을 미치고, 포도당 수송체를 억제한다는 등 다양한 기전이 제시되었으며, 올란자핀에 의한 체중증가가 당뇨 및 당대사 이상의 위험인자 역할을 한다는 지적도 있다(Cohen, 2004).

(2) 지질 대사 이상

전술한 Melkersson 등(2000)의 연구에서 환자들의 혈중 지방을 측정하였는데, 8명은 중성지방이 높았고 11명은 콜레스테롤이 높았다. 올란자핀을 투여하는 25명의 정신분열병 환자를 전향적으로 추적 조사한 연구에서는, 치료 12주 후 체중이 평균 5.4kg 증가하였고, 공복시 중성지방이 6,000mg/l로 상승하였으나, 콜레스테롤 수치는 유의한 변화가 없었다. 이들 중 8명은 pravastatin이나 저지방 식이로 혈중 지방이 조절되었다. 흥미로운 것은, 체중변화와 중성지방 수치 간에 유의한 상관관계가 발견되었다는 것이다(Osser 등, 1999).

(3) 프로락틴

비정형 항정신병제라는 지위에 맞지 않게 올란자핀도 프로락틴 상승을 일으킬 수 있다. 그러나 통상적인 용량에서 haloperidol보다 프로락틴에 대한 영향이 훨씬 작은 것이 사실이다(Beasley 등, 1996b). 프로락틴에 대한 올란자핀, 리스페리돈, haloperidol의 효과를 메타분석한 자료에 따르면, 올란자핀에 의한 프로락틴 상승은 평균 1~4mg/l 정도로 haloperidol, 리스페리돈보다 뚜렷이 낮으며, 용량과는 큰 상관이 없다고 한다(David 등, 2000). 그러나 올란자핀 투여 후 프로락틴 농도는 정상이었음에도 불구하고 유즙분비가 시작된 증례가 있었는데, 퀘티아핀으로 바꾼 뒤 유즙분비가 사라진 것을 보면 올란자핀이 원인임이 분명하였다(Kingsbury 등, 2002).

제조사 자료에 의하면, 올란자핀 2mg/kg/d를 투여한 암컷 생쥐와 4mg/kg/d를 투여한 암컷 쥐에서 유선(mammary gland)의 선종(adenoma) 및 선암종(adenocarcinoma)이 발생하였으며, 프로락틴 농도는 4배 이상으로 증가하였다. 그러나 인체에서 이런 정도의 고프로락틴 혈증이나 유선에 종양이 발생하였다는 증례는 알려져 있지 않다.

(4) 체온조절 이상

타 항정신병제와 마찬가지로 올란자핀 역시 체온 중추에 영향을 미칠 수 있으므로, 격렬한 운동, 고온에의 노출, 항콜린성 약물 투여, 탈수상태 등 체온을 상승시킬 수 있는 조건에서는 주의해야 한다.

9) 항콜린성 부작용

올란자핀은 클로자핀보다 적기는 해도 무스카린 수용체 친화도가 있으며, 변비, 입마름, 빈맥을 일으킬 수 있다. 따라서, 전립선 비대증, 좁은 앞방각 녹내장(narrow angle glaucoma) 또는 마비성 장폐색의 병력이 있는 경우에는 주의가 필요하다.

10) 과량복용

보고된 첫 과량복용 증례는 올란자핀을 600mg을 복용한 뒤 15시간 이후 발견된 31세 여성으로서, 발견 당시 혈장농도는 640mg/*l*로 치료적 혈중농도의 30배였다. 임상증상으로 빈맥, 작고 반응이 느린 동공, 피부와 점막의 건조, 저작근 경축 등이 나타났으나, 청색증, 경련 등은 관찰되지 않았다. 신경학적 검사상 의식혼탁을 보였으며, 통증자극에 대한 반응 저하, 구역반사의 감소를 보였다. 비특이적 ST-T파 이상을 보였지만, QTc 간격의 비정상적 연장은 없었으며, 혈액학적 검사에서도 이상이 없었다. 이 환자는 응급처치 15시간 만에 의식이 회복되었고, 별다른 휴유증은 없었다(Fogel과 Diaz, 1998).

시판 1년 만에 72건의 올란자핀 과량복용(40~1125mg) 사례가 제조사에 보고되었다. 이 중 올란자핀이 분명하게 원인으로 작용한 사망례는 2건에 불과하였다(Gardner 등, 1999). 이 중 한 사례에서의 혈장농도는 치료적 농도의 10배 정도인 237ng/ml였다. 이 정도 혈장농두에서 아무런 부작용도 겪지 않는 사람이 있는 것을 보면, 혈장농도가 독성을 직접 결정하는 것은 아닌 것 같다(Gerber와 Cawthon, 2000). Burns(2001)가 분석한 과량복용 21례에서는 졸리움(76%), 빈맥(52%), 항콜린 증상(43%), 혼란(38%), 동공축소(38%), 초조(33%), 조음장애(28%), 혼수(28%), 반사운동(jerks)과 간대성 근경련(24%), 고혈압(19%), 섬망 (14%), 심전도상 ST파의 변화(14%), 저혈압(10%)이 주된 증상이었다.

올란자핀의 혈장 최고 농도는 투여 후 6시간에 도달하고 활성탄에 의해 흡수가 억제되므로, 과잉복용 초기에는 활성탄 투여가 도움이 된다. 그러나 다른 항정신병제와 마찬가지로 올란자핀을 과량 복용한 상태에서 구토를 일으키는 것은 매우 어렵다. 또한, 약물이 혈장에 도달하면 93%가 혈장단백질과 결합되므로, 혈액투석에 의해 제거되지 않는다.

8장

퀘티아핀
Quetiapine, Seroquel®

1. 서론 286
2. 약물학적 특성 287
3. 임상적 효과 290
4. 안전성 및 부작용 296
5. 사용방법 302
6. 치료 전 평가 302
7. 특수 환자군에서의 사용 304

1. 서 론

Dibenzodiazepine 계열인 클로자핀의 화학적 구조를 조금 변화시킴으로써 개발된 dibenzothiazepine의 초기 연구 결과는 만족스럽지 못했으나, 제네카 실험실에서 개발한 dibenzothiazepine 계열 화합물인 ICI 204,636(퀘티아핀)은 전 임상연구 결과, D_2 수용체보다는 중추 5-HT_2 수용체에 더 높은 친화성이 있고, 만성적인 투여 후 변연계에 대한 선택성이 있으며, 근강직을 일으키는 경향이 적었다.

이와 같은 소견을 바탕으로 정신분열병 환자들을 대상으로 임상시험을 한 결과, 그 효과와 안전성이 입증되었고(Fabre Jr 등, 1995; Borison 등, 1996), 1997년에 미국 FDA의 공인을 받았다.

퀘티아핀은 화학구조상 클로자핀(dibenzodiazepine) 및 올란자핀(thioeno-benzodiazepine)과 연관성이 있다(그림 8-1).

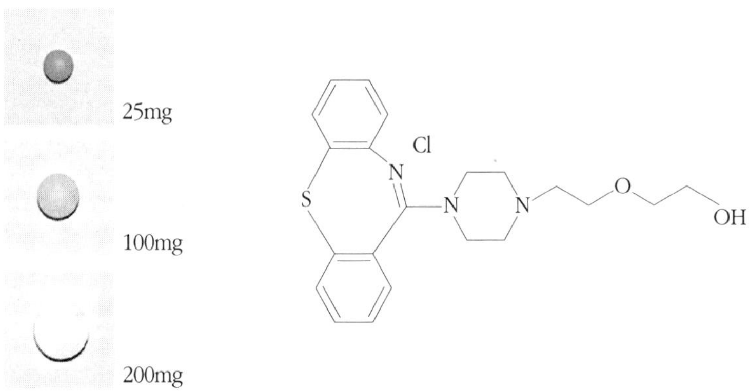

그림 8-1 퀘티아핀의 제형과 화학구조식

2. 약물학적 특성

1) 약물 작용 기전

(1) 수용체 결합능력

퀘티아핀의 신경전달물질 수용체 결합 패턴은 클로자핀과 매우 비슷하다. 퀘티아핀은 5-HT_{1A}, 5-HT_{2A}, 도파민 D_1, D_2, 히스타민 H_1, α_1, α_2 수용체 등과 같은 여러 수용체에 대해 길항제로 작용하는데, 특히 5-HT_{2A}와는 높은 친화성을 갖고 있고, D_2 및 시그마 수용체와는 중등도의 친화성이 있으며, D_1 수용체와의 친화성은 낮은 편이다. 그러나 퀘티아핀은 클로자핀, 올란자핀과는 달리 무스카린 수용체와는 뚜렷한 친화성이 없는데, 이와 같은 항콜린 작용의 부재가 인지기능에 좋은 영향을 보이는 원인으로 생각되고 있다. 퀘티아핀은 클로자핀과 같이 D_2, 5-HT_{2A}의 이중 길항작용에 의해 효과를 나타내기 때문에 비정형 항정신병제로 분류되었다.

(2) 도파민 D_2 수용체로부터의 신속한 해리

항정신병제가 수용체에 결합하는 과정은 한 번 결합하면 그대로 유지되는 비가역적인 반응이 아니라, 결합-해리가 역동적으로 일어나는 가역적 반응으로 이루어지는데, 이를 도식화하면 다음과 같다.

$$D + R \xrightarrow[K_{on}]{} DR \xrightarrow[k_{off}]{} D + R$$

즉 약물(D)은 결합상수 K_{on}(단위농도/단위시간)에 의해 결정되는 속도로 수용체와 결합하여 약물-수용체 결합체(DR)를 만들고, 다시 이 결합체는 해리상수 k_{off}에 의해 결정되는 속도로 해리된다. K_{on}이 크다는 것은 약물의 수용체 친화도가 크다는 것인데, 그렇다 하더라도 k_{off}가 크다면 약물은 D_2 수용체로부터 그만큼 빨리 해리되므로 결국 약물-수용체 결합체가 이차 신호전달계에 작용을 미치는 시간은 매우 짧아지게 된다. 이러한 신속한 해리 가설은, 도파민-세로토닌 가설과 함께 비정형 항정신병제의 특성을 설명하기 위한 또 다른 가설로 제시되고 있는데(Kapur 와 Seeman, 2001b), 퀘티아핀의 경우도 이와 같은 신속한 해리 현상이 나타난다. 이러한 특성이 퀘티아핀의 낮은 추체외로 증후군(Extrapyramidal Syndrome, EPS) 발현율과 고프로락틴혈증 부재를 설명해 줄 것으로 생각되고 있다(Gefvert 등, 1998; Kapur 등, 2000).

(3) 지역 선택성

Goldstein 등(1993)은 세포 외 단일전극기록법을 사용하여 클로자핀, haloperidol, 퀘티아핀의 지역 선택성(regional selectivity)를 조사해 보았다. 퀘티아핀은 클로자핀과 같이 흑질 선조체(A9) 도파민성 뉴런보다는 중뇌-변연계(A10)에 보다 선택적으로 작용을 했고, 급성 처치시 자발적으로 흥분하는(spontaneously active) A10 도파민 세포의 수를 선택적으로 증가시켰는데, 이런 현상은 장기간 처치시(예를 들면, 28일간) 일어나는 A10 도파민 세포의 탈분극 비활성화(depolarization inactivation)와 상관관계를 보였다. Haloperidol의 급성 처치시에 비선택적으로 A9, A10 도파민 세포가 모두 증가하는 것과는 차별화되는 소견이었다. A10 도파민 세포의 탈분극 비활성화는 항정신병 효과와 연관이 있고, A9의 탈분극 비활성화는 EPS 및 지연발생 이상운동증(Tardive Dyskinesia, TD)과 연관이 있기 때문에, 퀘티아핀의 비정형성은 지역 선택성에 힘입는 바가 크다고 보여진다.

(4) 동물모델에서의 특성

항정신병제의 비정형성을 파악하기 위해 고안된 EPS의 동물모델인 paw test와 음성증상의 모델인 amphetamine 유도성 사회적 위축(social isolation)에 관한 연구에서, 퀘티아핀은 클로자핀과 유사한 결과를 나타내었다(Ellenbroek 등, 1996).

2) 약동학적 특성

(1) 흡수/생체이용률/혈장 단백질 결합능

퀘티아핀의 반감기는 3~5시간으로 추정되며, 경구투여 후 급속히 흡수되어 1~2시간 내에 최대 혈중농도에 이르고, 혈중농도의 항정상태(steady-state)는 48시간 내에 도달한다. 절대적 생체이용률은 알려져 있지 않으나, 용액투여와 경구투여를 비교하여 얻는 상대적 생체이용률은 거의 100%에 달한다. 다른 비정형 항정신병제와는 달리 음식물이 약물 흡수를 증가시키며, 따라서 식사와 함께 복용하면 흡수가 증가된다. 약물의 약 83%가 혈청 단백과 결합한다. 퀘티아핀은 성별, 인종 간 약동학적 차이가 거의 없고, 흡연에 의한 약동학적 변화도 발생하지 않는다.

(2) 대사와 배설

약물의 일차 배설은 간에서의 대사를 통해 이루어지며, 시험관 내 연구에서는 주로 시토크롬 P450(CYP) 3A4에 의해 대사되는 것으로 밝혀졌다. 대사된 산물은 73%는 소변으로, 21%는 대변으로 배설된다. 간에서의 산화작용(oxidation)으로 11개의 대사산물이 생기는데, 이 중 두 개가 약리학적인 활성을 갖지만, 두 대사물질의 농도를 합쳐 보아도 혈장 내 퀘티아핀 농도의

2~12% 정도에 지나지 않기 때문에, 이 대사산물의 약리학적인 영향은 크지 않은 것 같다. 임상적으로 사용되는 퀘티아핀의 용량은 CYP1A2, 2C9, 2C19, 2D6, 3A4의 시험관 활성도에 영향을 미치지 않는다.

(3) 노인 환자/간질환/신장질환에서의 약동학적 변화

경구 청소율(oral clearance)은 연령에 따라 감소하여 65세 이상의 노인은 젊은이에 비해 40%까지 감소한다. 간기능 장애가 있는 8명 중 2명에서 경구 청소율이 30%까지 감소되었으나, 신기능 장애와는 상관이 없었다는 보고가 있다(DeVane와 Nemeroff, 2001a). 따라서, 노인과 간기능 장애가 있는 환자에서는 용량의 재조절이 필요하다.

3) 약물 상호작용

퀘티아핀은 간에서 sulphoxidation과 N-, O-dealkylation에 의해 대사된다. CYP3A4가 주된 대사효소이기 때문에, CYP3A4 활성에 영향을 미치는 약물들은 퀘티아핀의 분포에 영향을 미칠 수 있다. 건강한 자원자에게 퀘티아핀과 CYP3A4의 강력한 억제제인 ketoconazole을 동시에 투여했을 때, 퀘티아핀의 최고 혈중농도 및 누적 농도(Area Under the Curve, AUC)가 각각 235, 522% 증가하였고, 혈장 청소율은 84% 감소되었다는 보고가 있다(Dev와 Raniwalla, 2000). 따라서, CYP3A4 억제제인 azole 계열의 항진균제, macrolide 계열 항생제를 함께 사용할 경우에는 퀘티아핀의 용량을 낮추어야 한다. 반대로, phenytoin, carbamazepine, barbiturate, rifampin과 같은 CYP3A4 유도제들은 퀘티아핀의 혈중농도를 떨어뜨릴 수 있기 때문에, 이와 같은 유도제와 함께 사용할 때는 용량을 증가시켜야 한다. CYP3A4 이외의 다른 CYP 효소에 대한 억제제들은 퀘티아핀의 약동학에 영향을 미치지 않는다. 건강한 자원자에게 CYP2D6로 대사되는 imipramine과 퀘티아핀을 동시에 투여했을 때 약동학의 변화는 관찰되지 않았고, 강력한 CYP2D6 억제제이면서 중간 정도의 3A4 억제제인 fluoxetine을 동시에 투여했을 때는 미미한 변화가 있었으나 통계적 의의는 없었다(Potkin 등, 2002). 모든 CYP계 효소의 비특이적 억제제인 cimetidine을 13명의 정신병 환자에게 퀘티아핀과 함께 투여했을 때, 역시 작은 변화가 있었지만 통계적 의의는 없었다.

3. 임상적 효과

1) 정신분열병에서의 효과

정신분열병 환자에 관한 퀘티아핀의 효과는 주로 입원 환자를 대상으로 실시된 단기 투여 연구로부터 얻어졌다. 위약(Fabre 등, 1995; Borison 등, 1996; Small 등, 1997), chlorpromazine (Peuskens와 Link, 1997b), haloperidol(Arvanitis 등, 1997)과 비교한 연구들이 있으며, 외래 환자를 대상으로 비정형 항정신병제의 하나인 리스페리돈과 비교한 연구가 있다(Mullen 등, 2001). 국내 연구로는 조성진 등(2003)이 한국얀센의 지원을 받아 시행한 리스페리돈과 퀘티아핀의 효과와 안전성에 대한 후향적인 의무기록 검토를 통한 연구가 있었으나, 제약회사의 후원을 받았고 후향적 의무기록 검토만을 통해 나온 결과였기 때문에, 그 결과를 인용하는 데 한계가 있다.

(1) 양성/음성증상에 대한 효과

퀘티아핀과 위약을 비교한 최초의 임상연구에서는, 다섯 가지의 고정용량(75~750mg/d)에서 퀘티아핀의 효과를 위약과 비교하였다. 150, 300, 600, 750mg/d의 용량에서 퀘티아핀은 위약보다 우수한 효과를 나타내었으나, 최대 임상 효과는 300mg/d에서 나타나 치료창(therapeutic window)이 존재할 가능성을 시사하였다(Fabre 등, 1995). 그러나 이후 시행된 연구들에서 치료창의 존재는 확인되지 않았다. 두 번째로 시행된 연구에서는 용량을 고정하지 않고, 고용량군(750mg/d 이하)과 저용량군(250mg/d 이하)으로 나누어 각각 위약 투여군과 비교한 결과, 고용량군(평균 500mg/d)에서만 위약에 비해 유의하게 우수한 효과가 있었다고 하였다(Small 등, 1997). Borison 등(1966) 역시 50mg/d와 450mg/d의 두 가지 고정용량에서 위약과 비교했는데, 450mg/d에서만 위약보다 우수한 효과가 나타났다고 보고하였다.

정형 항정신병제와 비교한 두 개의 연구에서 Arvanitis 등(1997)은 퀘티아핀 150~750mg/d와 haloperidol 12mg/d는 모두 위약보다 우수한 효과를 보였고, 퀘티아핀과 haloperidol 투여군 사이에는 유의한 차이가 없었다. 동일한 연구에서 Schedule for the Assessment of Negative Symptoms(SANS)로 측정한 음성증상은 퀘티아핀 300mg/d에서만 위약보다 좋은 효과를 보였다. Chlorpromazine과 비교한 Peuskens(1997b)의 연구에서는 종료 시점의 퀘티아핀 평균용량 407mg을 chlorpromazine의 평균용량 384mg과 비교하였는데, 두 군 모두 음성 및 양성증상에 효과가 있었으나, 퀘티아핀 투여군이 보다 더 좋은 효과를 보이는 것 같았다. 외래 환자를 대상으로 리스페리돈과의 비교한 연구에서는 두 군 사이에 차이를 발견할 수 없었다(Mullen 등, 2001).

이상의 임상연구 결과들을 요약하면, 퀘티아핀은 150~750mg/d의 용량에서 단기간의 급성 정신분열병 환자에게 위약보다 우수한 효과가 있으며, 300~400mg/d의 용량에서는 양성 및 음성 증상에서 chlorpromazine, haloperidol과 동등한 수준의 효과를 보인다. 300mg/d 이하의 비교적 저용량에서도 반응을 보이는 환자가 있으나, 대부분의 환자에서는 300mg/d 이하로는 치료 용량에 미치지 못하는 것으로 보이며, 600~750mg/d는 되야 만족스런 효과를 얻을 수 있다.

(2) 정동증상에 대한 효과

지금까지 도입된 비정형 항정신병제들은 공통적으로 항우울 효과를 지닌다. 아마도 이러한 항우울 효과는 5-HT_{2C} 수용체 차단 효과와 관련이 있을 것이다. 쿼티아핀의 정동증상에 대한 효과 역시 산발적으로는 보고되고 있으나, 체계적인 연구는 많지 않다. Khouzam(2000)은 정신분열병 환자에게 쿼티아핀을 투여했을 때, 정신증상은 물론 우울증상의 관해를 보인 두 개의 증례를 보고한 바 있고, Purdon 등(2001)은 haloperidol과 비교했을 때, 6개월 투여 후의 BDI 점수 감소가 쿼티아핀 치료군에서 더 크게 나타났다고 하였다. Mullen 등(2001)은 리스페리돈과 비교한 QUEST 연구에서, 투여 4개월 후의 Hamilton Depression Rating Scale(HAM-D) 점수 감소의 폭이, 비록 근소하지만 통계적으로 유의하게 쿼티아핀 투여군에서 더 컸다고 보고하였다.

(3) 인지증상에 대한 효과

정신분열병 환자의 인지기능은 같은 성별, 연령의 정상인에 비해 뚜렷이 감소되어 있으며, 이러한 인지기능의 장애는 정신분열병 환자의 기능적 결손의 근본 원인이 되고 있다. 쿼티아핀은 항콜린 작용이 매우 약하므로 인지기능에 악영향을 미치지 않으며, 정형 항정신병제에 비해 주의력(Stip 등, 1996), 실행기능(Fleming 등, 1997) 등의 호전을 가져온다. Purdon 등(2001)은 소규모 환자 집단을 대상으로 인지기능 개선 효과를 조사하였는데, 인지기능의 여섯 개 영역에서 haloperidol보다 유의한 호전을 가져온다고 하였다(그림 8-2). 보다 더 대규모 연구인 Velligan 등(2002)의 연구에서는, 쿼티아핀 600mg/d를 투여받은 정신분열병 환자군이 haloperidol 투여군에 비해, 특히 언어 유창성, 주의력, 언어성 기억 등에서 현저한 개선 효과가 있었다는 보고를 했다.

Sax 등(1998)은 위약 대조 이중맹검 실험에서 정신분열병 환자는 치료 전에 주의력 기능이 대조군에 비해 유의하게 낮았지만, 쿼티아핀 치료 2주 후에는 상당 부분 호전되어, 더 이상 정상 대조군과의 차이가 보이지 않더라는 보고를 하였다.

(4) 공격성/적개심

하루 평균 600mg의 쿼티아핀 투여로 정신분열병 환자의 공격성 및 적개심이 유의하게 호전되었다는 보고가 있다(Hellwell 등, 1998). Chengappa 등(2003a)은 정신분열병의 급성 악화로 적

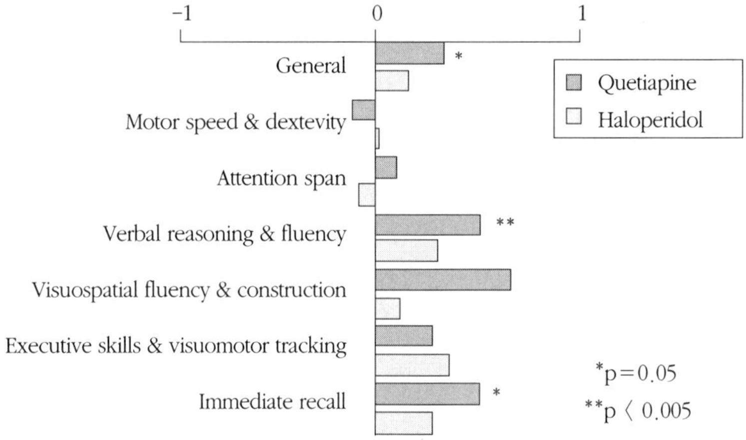

(*, **: 투약 전과 비교하여 유의한 변화)

그림 8-2 퀘티아핀과 heloperidol 투여 6개월 후의 인지기능 변화

개심과 초조증상을 보이는 환자들에서 퀘티아핀과 haloperidol의 효과를 비교하였는데, 퀘티아핀이 전반적인 정신병리에 대한 효과와는 별도로, 적개심과 초조를 직접 가라앉히는 효과가 있었다고 하였다.

(5) 치료저항성 정신분열병에서의 효과

치료저항성 정신분열병 환자에 대한 퀘티아핀의 효과에 대해서는 아직까지 자료가 부족하다. 물론, 치료저항성 환자에게 퀘티아핀을 투여하여 효과를 보았다는 증례보고가 있었고(Szigethy 등, 1998; Reznik 등, 2000a), 정형 항정신병제로 부분적인 반응만을 보였던 환자에게 퀘티아핀을 600mg/d 투여하였더니 haloperidol 투여보다 우수한 효과를 보였다는 연구가 있다(Emsley 등, 2000). Sacchetti 등(2003)은 정형 항정신병제에 반응을 보이지 않았던 12명의 치료저항성 환자에게 퀘티아핀을 투여한 결과, PANSS 점수가 20% 이상 호전된 군이 무려 50%에 이르렀다는 예비 연구 결과를 보고하고 있다.

(6) 순응도 및 재발 방지

정신분열병 환자의 재발과 가장 연관성이 있는 것은 약에 대한 순응도이다. 약물 순응도를 결정하는 가장 중요한 요소가 약물의 부작용, 특히 EPS와 주관적 불쾌감(dysphoria)이라고 할 때, 퀘티아핀은 상당한 장점이 있다. 퀘티아핀은 리스페리돈, 올란자핀과는 달리 약의 용량이 증가해도 EPS의 위험이 더 높아지지 않으며(Arvanitis 등, 1997), 체중증가나 당뇨유발 효과가 없고(Brecher 등, 2000), 혈중 프로락틴을 증가시키지 않아 성기능 장애가 적다는 점에서, 부작용에 민감하여 순응도가 낮을 것으로 예상되는 환자에게 유용하게 사용될 수 있다.

(7) 비용 대비 효과

비정형 항정신병제는 정형 약물에 비해 비교적 고가이기 때문에, 비용 대비 효과에 대한 관심이 제약회사를 중심으로 커져가고 있다. 비용 대비 효과를 측정할 때는 비단 유효 용량에 대한 약가뿐 아니라, 약가를 상계시킬 수 있는 기타 요인들, 그리고 장기간 투여했을 때의 궁극적 효과 등 다양한 측면에 대한 연구가 필요하다.

Lynch 등(2001)은 21명의 만성 정신분열병 환자를 대상으로, 쿼티아핀 사용 1년 전과 사용 후 1년간의 경제적 손익관계를 살펴보았다. 저자는 쿼티아핀 사용 후 정신병리의 유의한 호전, 운동기능의 호전과 함께, 11% 정도의 입원 일수 감소를 합쳐 전반적인 의료경비가 5% 정도 감소되었다고 보고하였다. 그러나 Revicki(2001)는 보고된 약물경제학 연구 결과들을 종합한 결과, 클로자핀만이 치료저항성 환자를 치료했을 때 분명한 비용 대비 효과가 있고, 리스페리돈과 올란자핀의 경우는 정신증상이나 삶의 질에서의 개선이 있지만 비용절감 효과가 그리 크지 않으며, 쿼티아핀과 지프라시돈은 결론을 내리기에는 자료가 너무 부족하다고 지적하였다.

(8) 약물 내성 및 반동 정신병

근자에 Margolese 등(2002b)은 만성 정신분열병 환자 23명을 대상으로 쿼티아핀 유지치료를 시행한 개방연구에서, 치료 효과의 내성 및 반동 정신병(rebound psychosis)이 관찰되었다고 보고하였다. 저자는 그 기전으로 쿼티아핀의 D_2 수용체에 대한 느슨한 결합과, 낮은 $5\text{-}HT_{2A}$ 점유율이라는 약리학적 특성을 들고 있다. 쿼티아핀이 실제로 내성 및 반동 정신병을 일으키는지, 만약 일으킨다면 클로자핀의 경우와 같이 심각한지는 좀더 통제된 연구를 통해 규명되어야 할 것이다.

2) 다른 질환에서의 효과

정신병 이외 다른 질환에 대한 쿼티아핀의 효과에 대해서는 아직 통제된 연구가 거의 없고, 소수의 개방형 연구나 증례보고만이 있을 뿐이다.

(1) 양극성 장애에서의 효과

쿼티아핀의 양극성 장애 환자에 대한 효과는 두 개의 대단위 무작위 임상시험에서 연구되었다. Jones 등(2003)은 급성기에 있는 성인 양극성 장애 환자에게 쿼티아핀(최대 용량 800mg/d)을 단독으로 투여하고 위약과 비교하였다. 투여 3주 후 Young Mania Rating Scale(YMRS) 점수가 쿼티아핀 투여군은 48.1%, 위약군은 31.3% 감소하여 유의한 차이를 보였고, 관해상태에 이른 환자가 쿼티아핀 투여군에서는 37.5%, 위약군에서는 23.1%로 역시 유의한 차이를 보였다. Sachs 등(2002b)은 쿼티아핀을 lithium이나 divalproex와 병용투여하였는데, 기분조절제 단독치료보다 유의하게 우수한 효과를 보였고, EPS의 빈도는 위약을 투여했을 때와 차이를 보이지 않았다.

그 밖에 쿼티아핀이 치료저항성 양극성 장애(Ghaemi와 Katzow, 2000a), 급속 순환형(Ghaemi 등, 2001), 물질남용이 동반된 경우(Brown 등, 2001), 소아-청소년 환자(Schaller와 Behar, 1999; Delbello 등, 2001)에게도 효과가 있다는 보고들이 있다. Sokolski와 Denson(2003)은 후향적 연구를 통해 lithium이나 valproate로 부분적인 반응을 보이는 양극성 장애 환자에게 소량(평균 173 ±157mg/d)의 쿼티아핀을 병용하면 더 좋은 효과를 얻을 수 있다고 하였다. 이와 같은 연구 결과를 근거로 미국 FDA는 2004년 1월 쿼티아핀을 양극성 장애의 조증 삽화에 단독 또는 부가요법으로 사용할 수 있도록 허가하였다.

한편, 리스페리돈과 올란자핀이 부작용으로 조증을 발생시킬 수 있다는 보고가 있는데, 쿼티아핀의 경우에도 역시 정신분열병 환자에서 조증이 발생했다는 하나의 증례가 보고된 바 있다(Lykouras 등, 2003a).

(2) 운동장애에서의 효과

정신증상을 보이는 파킨슨병 환자에서, 평균 50mg/d 정도의 소량으로 운동기능의 악화 없이 정신증상을 조절할 수 있다는 보고들이 있다(Wijnen 등, 2003). 반면, Katzenschlager 등(2004)은 파킨슨병 환자에서 약물에 의해 유발된 운동이상증(dyskinesia)에 대해 소량의 쿼티아핀(25mg/d)이 효과가 없었다고 보고하였다. TD가 있는 정신분열병 환자에게 쿼티아핀을 투여하여 효과를 보았다는 증례보고도 있다(Chari 등, 2002; Alptekin과 Kivircik, 2002).

(3) 소아-청소년 정신장애에서의 효과

모든 비정형 항정신병제는 공식적으로는 성인에게만 사용이 허가되어 있지만, 실제로는 소아-청소년 환자의 필요에 맞추어 널리 사용되고 있고, 실제로 효과적이라는 증거도 많이 제시되고 있다. 그러나 다른 약제와 마찬가지로 소아-청소년 정신질환에 대한 쿼티아핀의 유용성에 대한 통제된 연구는 거의 없는 실정이고, 효과나 내약성에 대한 연구 결과도 다양하다.

Findling 등(2000)은 임상적인 관찰을 통해 정신병, 양극성 장애 및 전반적 발달장애 어린이에게 쿼티아핀이 유용하다고 주장한 바 있고, 10명의 정신분열병 및 분열 정동장애 청소년 환자에 대한 전향적 연구에서 쿼티아핀 최대 800mg/d가 만족스러운 효과와 내약성을 보였다는 보고가 있다(McConville 등, 2000). 그러나 소수의 자폐증 환자를 대상으로 한 개방형 연구에서는, 6명

중 4명에서 쿼티아핀이 별 효과가 없었다는 보고도 있다(Martin 등, 1999). 이 밖에 치료저항성 정신분열병을 앓고 있는 청소년 환자가 쿼티아핀으로 호전되었다는 증례보고(Szigethy 등, 1998), 쿼티아핀 치료 시작 9일 만에 조증 삽화에서 회복되었다는 9세 소녀에 대한 증례보고(Schaller 등, 1999)와 15세 정신분열형 장애(Schizophreniform disorder) 환자에게 쿼티아핀을 단독으로 투여했더니 탁월한 치료반응을 얻었다는 보고(Healy 등, 1999) 등이 있다. 또한, 단 두 명의 환자에 대한 것이지만, 틱이나 뚜렛장애에 효과가 있었다는 보고가 있다(Parraga 등, 2001).

쿼티아핀에 대한 소아-청소년 환자들의 내약성을 요약하면 다음과 같다. Findling 등(2000)은 쿼티아핀에 의한 EPS 위험이 매우 낮다고 했고, McConville 등(2000)은 쿼티아핀 400mg을 1일 2회 투여했을 때 Simpson-Angus Scale이나 Barnes Akathisia Scale로 측정한 EPS의 정도가 오히려 투여 전보다 감소했다고 하였다. 반면, Martin 등(1999)은 100~350mg/d를 투여받던 6명의 자폐증 환자 중 1명에서 좌불안석이 생겼다고 하였다. 일반적으로 쿼티아핀은 성인에서 진정작용이 문제가 되는데, Martin 등(1999)은 앞서 언급한 6명의 환자 중 3명이 결국 진정작용 때문에 약물을 중단해야 했다고 보고하였다. 체중증가에 대해서는 적게는 1.5kg 증가로부터, 많게는 8.2kg 증가까지 보고되고 있다. 혈중 프로락틴치의 증가나 심혈관계에 대한 영향은 크지 않았다(McConville 등, 2000). Martin 등(1999)은 9세 남아에게 350mg/d를 투여하던 중 간질발작이 있었다고 했지만, 뇌파검사로 확인되지는 않았고, 이것말고는 간질 발생에 대한 보고가 없다.

(4) 노인 정신장애에서의 효과

McManus 등(1999)은 Seroquel trial 48 연구에서 151명의 65세 이상 노인 환자를 대상으로 평균 100mg/d의 쿼티아핀을 투여하였는데, 12주 후 살펴본 결과 이 중 9명에서만 EPS가 나타났다고 하였다. 같은 환자군을 52주까지 관찰한 결과에서도 EPS 발생률은 비슷하였다(Tariot 등, 2000).

65세 이상 되는 노인 환자를 대상으로 하여, 4개월간 리스페리돈(평균 용량 3mg/d)과 쿼티아핀(평균 용량 200mg/d)의 안전성을 비교 조사한 연구 결과, 리스페리돈 투여군의 16%, 쿼티아핀 투여군의 3.4%에서 의미 있는 EPS가 나타났고, 근강직증, 좌불안석과 같은 부작용도 쿼티아핀 투여군에서 훨씬 적었다는 보고가 있다(Mintzer 등, 2000). 종합하면, EPS에 특히 취약한 노인 환자나 신경학적 손상을 입은 환자에게는 쿼티아핀이 일차적으로 선택될 수 있는 약물이다.

(5) 강박장애에서의 효과

Atmaca 등(2002)은 27명의 강박장애 환자를 대상으로 쿼티아핀과 위약을 비교한 개방형 연구에서, 쿼티아핀 투여 환자 14명 중 9명이 Yale-Brown Obsessive-Compulsive Scale(Y-BOCS) 점수가 60% 이상 감소한 반면, 위약 투여군에서는 13명 중 아무도 유의한 변화를 보이지 않았다고 하였다. 또한, 8명의 환자를 대상으로 SSRI와 쿼티아핀 병용투여의 효과를 분석한 후향적 연구에서도 효과적이었다는 보고가 있다(Mohr 등, 2002). 그러나 반대로 강박장애, 망상장애 및 양극성 장애가 함께 있던 43세 남자 환자에게 쿼티아핀을 투여하였더니, 강박증상이 오히려 악화되었다는 보고도 있다(Khullar 등, 2001).

(6) 외상 후 스트레스 장애에서의 효과

외상 후 스트레스 장애 환자에게 항우울제와 함께 클로자핀 또는 리스페리돈을 병용함으로써 효과를 봤다는 보고가 종종 있는데, 이와 같은 맥락에서 Hamner 등(2003)은 다른 약물로 반응을 보이지 않던 외상 후 스트레스 장애 환자에게 쿼티아핀을 추가함으로써 전반적인 정신병리 및 우울증상이 호전되었고, 의미 있는 이상반응은 없었다고 보고하였다.

4. 안전성 및 부작용

쿼티아핀 투여 후 가장 흔히 나타나는 부작용은 두통, 졸리움, 어지러움 등이며, 이들 부작용이 나타난다 하더라도 그리 심하지는 않으며 일시적인 경우가 많다. 약물의 부작용으로 인한 중단율(4%)은 위약(3%)과 비슷한 수준으로, 비교적 안전성 및 내약성이 높은 편이다.

이렇게 상대적으로 낮은 부작용 발현율 때문에 약물 순응도가 상당히 높은 편이다. 쿼티아핀으로 최소 6개월 이상 치료한 129명의 환자들을 대상으로 조사한 바에 따르면, 75% 이상이 쿼티아핀에 매우 만족한다고 했고, 97%는 이전 치료에 비해 더 만족한다고 응답하였다. 조사에 참여한 환자의 4분의 3은 전혀 이상 반응을 호소하지 않았고, 23%는 경한 정도의 이상 반응, 2.3%는 중등도의 이상 반응을 호소하였다. 그러나 EPS 호소는 한 건도 없었다(Hellewell 등, 1999).

1) 과량복용

쿼티아핀 과량복용에 대한 보고는 별로 없지만, 대체로 졸리움, 빈맥, 저혈압 등과 같은 통상 나타나는 부작용이 과장된 형태로 나타난다고 한다. Burns(2001)는 쿼티아핀 과량복용에 관한 문헌 고찰을 통해 흔히 보이는 증상이 진정(47%), 빈맥(27%), 초조(7%), 저혈압(6%) 순이었고, 사망자는 아직까지 없었다고 하였다. Balit 등(2003)에 따르면, 쿼티아핀 중독시 빈맥과 중추신경계 억제가 가장 흔한 증상이고, 경련과 저혈압은 드물며, QTc 간격이 연장되기는 하나, 심각한 부정맥까지 이르지는 않는다. 저자는 쿼티아핀 중독시 복용량이 3g 미만이고, 복용 4시간 후 의식수준의 변화가 없으며, 다른 약물과 혼합해서 복용한 것이 아니라면 중환자실 입원이나 하루 이상의 입원치료는 필요하지 않을 것이라고 하였다.

퀘티아핀은 비교적 안전한 약으로, 2~3g 복용 후에도 큰 문제가 없었다는 보고가 많다 (Harmon 등, 1998; Pollak과 Zubuk, 2000). 그러나 다른 약물, 특히 paroxetine, trazodone, venlafaxin, valproate, bupropion 등과 함께 퀘티아핀을 과량복용하면 치명적일 수 있다.

2) 중추신경계 부작용

(1) 진정 및 인지기능 장애

항정신병제의 진정 효과는 급성기 환자, 특히 공격적인 환자에서는 유용할 수도 있으나, 유지치료시에는 순응도를 낮추는 원인이 되기도 한다. 퀘티아핀 투여 초기 용량을 올리는 과정에서 가장 흔히 나타나는 부작용이 바로 졸리움이다. 퀘티아핀은 약리학적으로 히스타민 H_1 수용체에 대해 친화성이 높기 때문에 당연한 현상인데, 대개는 2주 정도가 지나면 사라지기 때문에 이로 인해 약물을 바꾸거나 용량을 감소시킬 필요는 없다. 퀘티아핀은 비교적 인지기능에 대한 장애가 적은 약물이지만, 자동차 운전이나 위험한 기계 조작과 같이 정신적인 각성 상태가 요구되는 활동을 하는 것에 대해서는 환자에게 경고를 해 주어야 한다.

(2) 간질

퀘티아핀은 간질의 역치를 감소시키지 않는다. 3,700명을 대상으로 한 임상연구에서 퀘티아핀으로 인한 간질 발생률은 위약과 차이를 보이지 않았다. 그러나 다른 항정신병제와 마찬가지로 발작을 일으킨 기왕력이 있거나, 알츠하이머형 치매와 같이 경련역치가 이미 낮아져 있는 환자에게는 조심해서 사용해야 한다.

3) 자율신경계 부작용

(1) 체온조절

퀘티아핀의 체온상승 효과는 위약과 차이가 없다고는 하지만, 일반적으로 항정신병제는 심부체온을 조절하는 기능에 장애를 일으킬 수 있다고 알려져 있으므로, 심한 운동 후 고열에의 노출, 항콜린제 병용, 탈수상태와 같이 심부체온을 상승시킬 여지가 있는 상황에서는 주의 깊게 살펴보아야 한다.

(2) 신경이완제 악성증후군

신경이완제 악성증후군(Neuroleptic Malignant Syndrome, NMS)은 드물게 나타나지만 치명적인 부작용이다. 전체적으로 항정신병제 사용시 예상되는 NMS 발생률은 약 0.5%로 알려져 있는데, 한 임상연구에서는 2,387명의 쿼티아핀 투여 환자 중 2명(0.1%)에서 NMS가 의심되었다고 보고되었다.

4) 심혈관계 부작용

(1) 빈맥

많은 항정신병제가 빈맥을 일으키는데, 이는 항콜린 작용 및 α_1-아드레날린 수용체 차단에 의한 저혈압과 관련이 있다. 위약과의 대조연구에서 쿼티아핀은 심박동수를 분당 7회 증가시키고, 위약은 1회 증가시켰다는 보고가 있다(Gunasekara와 Spencer, 1998).

(2) 기립성 저혈압

α_1-아드레날린 수용체 길항작용은 기립성 저혈압을 유발할 수 있다. 앞서 언급한 Seroquel trial 48 연구(McManus, 1999)에서, 기립성 저혈압은 13%의 환자에서 나타났다. 노인과 같이 낙상의 위험이 높을 때에는 초기 용량을 25mg, 하루 두 번 정도로 제한함으로써 위험을 최소화한다. 증량하던 도중 기립성 저혈압이 생기면 일단 이전 용량으로 돌아가는 게 좋다. 심근경색이나 허혈성 심장질환 같은 심혈관계 질환의 기왕력이 있거나 뇌혈관 질환의 기왕력이 있는 경우, 그리고 탈수나 항고혈압제 사용 등과 같은 위험요인이 있는 경우에는 특히 조심해서 사용해야 한다.

(3) QTc 간격 변화

쿼티아핀은 다른 항정신병제와 달리 QTc 간격을 오히려 감소시키기도 하며, QTc 간격이 연장되는 일부 증례에서도 임상적인 유의성은 없었다(AstraZeneca 자료, 1997). Harrigan 등(2004)은 쿼티아핀과 CYP450 억제제를 병용투여하여 혈장농도가 많이 상승된 상태에서도 평균 QTc 간격이 500msec을 넘지 않는다고 보고하였다.

(4) 급사

항정신병제 사용중 종종 급사가 일어날 수 있는데, 그 원인은 대체로 심실성 부정맥 등의 심혈관계 부작용에 의한 것으로 추정된다. 시판 후 조사에서, 사망 전 30일 이내에 쿼티아핀을 사용했었거나, 사망 당시 사용중이었던 사례가 100건 집계되었으나, 쿼티아핀과 직접적인 인과관계가 있다고 밝혀진 예는 한 건도 없었다.

5) 운동성 부작용

(1) 추체외로 증후군

퀘티아핀은 흑질 선조체 도파민계보다는 중뇌 변연 및 편도 도파민계에 선택적으로 작용하기 때문에 EPS 및 TD의 발현율이 낮을 것이라 기대되었으며, 임상에서의 경험 역시 이를 지지하고 있다(Arvanitis 등, 1997; Small 등, 1997). 정형 항정신병제인 haloperidol과 비교했을 때, haloperidol 투여군에서는 40%에서 EPS가 나타났지만, 퀘티아핀 투여군에서는 오직 8%에서만 나타났을 뿐이다(Arvanitis 등, 1997; Small 등, 1997). 리스페리돈과 비교했을 때에도 퀘티아핀 투여군이 현저히 낮은(20.5% 대 7.0%) EPS 발현율을 보인다(Mullen 등, 2001).

(2) 지연발생 이상운동증

퀘티아핀을 투여한 1,447명의 자료를 분석했을 때, 퀘티아핀은 다른 정형 항정신병제보다 TD를 훨씬 적게 일으키는 것으로 집계되었다(Glazer 등, 2000a). 노인 환자에서도 퀘티아핀 사용 1년 후 TD의 발생률은 2.7%로, 정형 항정신병제의 1년 후 발생률 5%보다 낮다는 보고도 있다(Zeste 등, 2000). 그러나 Sharma(2003)는 퀘티아핀으로 치료 후 TD가 발생한 6명의 양극성 장애 환자 증례를 보고하였다.

6) 소화기계 부작용

퀘티아핀은 항콜린 효과가 적기 때문에, 소화기계에 미치는 영향이 매우 적다. 위약과 비교한 제3상 임상연구 결과를 보면, 변비, 구갈, 소화불량, 오심, 구토 등이 보고되고는 있으나, 대부분 위약과 비교하여 빈도에 큰 차이를 보이지 않는다.

정형 항정신병제와 비교하여 간효소 수치에 미치는 영향이 매우 작기 때문에, 정기적인 간효소 수치 검사는 필요하지 않다. 그러나 일부 환자에서는 무증후성, 일시적 · 가역적인 alanine aminotransferase 증가가 주로 치료 초기 3주 동안에 나타나기도 한다. 별다른 치료 없이 정상화되고, 특별한 증상도 없기 때문에 임상적 의의는 없는 것으로 보인다.

7) 내분비계 및 대사 이상

퀘티아핀은 tuberoinfundibular system의 도파민 수용체에 대한 친화도가 매우 낮기 때문에, 혈중 프로락틴 농도에 대한 영향이 매우 적다(Arvanitis 등, 1997). 따라서 성 호르몬의 이상(성기능 장애, 월경불순, 여성형 유방, 유즙분비) 및 골다공증을 일으킬 위험이 매우 적다.

쿼티아핀을 비교적 높은 용량으로 사용하면, 갑상선 호르몬 특히 total/free T_4가 치료 개시 2~4주째 최대 약 20% 정도 감소했다가 이 상태에서 안정화되는 것으로 알려져 있다. 이러한 갑상선 기능 저하증은 쿼티아핀의 용량과 관계가 있고, 치료 첫 2~4주에 최대가 되고, 이후에는 오래 약물을 사용해도 더 이상 진행되지 않는다. 이런 변화는 대체로 임상적인 의미는 없고, TSH(Thyroid Stimulating Hormone), TBG(Thyroxine Binding Globulin)의 농도에도 변화가 없다. 또한, 언제고 쿼티아핀을 중단하면 정상화된다. 그러나 2,386명의 쿼티아핀 사용자 중 10명(0.4%)에서는 TSH가 증가되었고, 이 중 6명은 갑상선 호르몬 치료가 필요하였다.

8) 체중증가

쿼티아핀 치료 6~8주 후 11~25%의 환자에서 기저 체중의 7% 이상의 증가가 일어난다는 보고가 있고, Borison 등(1996)은 치료 6주 후 평균 5.5kg의 체중증가가 있었다고 보고하였지만, 이외의 대부분의 연구에서는 체중증가가 그렇게 심하지 않은 것으로 보고되었다(Arvanitis, 1997; Copolov와 Link, 2000). Brecher 등(2000)은 쿼티아핀으로 1년 이상 단독치료 후 체중에 유의한 변화가 없었고, 용량과 체중증가는 상관관계가 없었으나, 원래 심한 비만상태였던 환자는 쿼티아핀 치료로 오히려 유의한 최중감소가 일어났다는 보고를 하였다. Gupta 등(2003)은 올란자핀 치료로 20% 이상 체중이 증가한 16명의 환자에게, 대신 쿼티아핀으로 교체하여 투여하였더니 유의하게 체중이 감소되었다고 하였다.

Brecher 등(2000)은 2,216명의 환자를 대상으로 용량별 · 기간별 체중변화를 조사하여, 쿼티아핀 단기치료시에는 중등도의 체중증가가 일어나지만, 장기치료시에는 체중에 변화가 없고 용량과도 상관성이 없다고 하였다(표 8-1). 종합하면, 쿼티아핀은 haloperidol이나 위약보다는 체중증가를 더 많이 일으키나, 클로자핀이나 올란자핀보다는 훨씬 적게 일으키는 것 같다.

표 8-1 쿼티아핀의 용량별 · 기간별 체중변화

용량(mg)	평균 체중변화(kg)	
	5~6주 치료 후	9~12개월 치료 후
< 125	1.21	1.78
125~225	2.95	1.38
225~450	2.13	3.83
450~675	1.95	2.26
> 675	2.05	2.13

9) 성기능 장애

쿠에티아핀은 프로락틴에의 영향이 작은 만큼, 성기능 장애를 적게 일으키는 것으로 알려져 있다. 2,387명을 대상으로 시행한 임상연구에서, 환자가 자발적으로 보고한 성기능 부작용은 0.1% 미만이었다(Goldstein 등, 1999).

쿠에티아핀과 리스페리돈이 성기능에 미치는 영향을 비교 조사한 Knegtering 등(2004)의 연구에 따르면, 쿠에티아핀 치료군(평균 580±224mg/d)은 16%에서 성기능 장애를 호소한 반면, 리스페리돈 치료군(평균 3.2±1.3mg/d)은 50%가 성기능 장애를 호소했으며, 혈중 프로락틴 농도도 쿠에티아핀 치료군이 13.8±17.9ng/ml, 리스페리돈 치료군이 57.7±39.7ng/ml로 유의한 차이를 보이고 있었다.

α_1-아드레날린 수용체 차단 효과를 갖기 때문에 이론적으로는 지속발기증을 일으킬 가능성이 있으나, 현재까지 쿠에티아핀에 의해 유발된 지속발기증은 단 한 증례가 있으며, 그나마 이 경우는 과복용에 의한 것이었다(Pais와 Ayvazian, 2001).

10) 혈액학적 이상

여타 비정형 항정신병제와 마찬가지로 드물게 쿠에티아핀 치료중 호중구 감소증(neutropenia)이 관찰되기도 하지만, 심각한 중성구 감소증 또는 무과립구증(agranulocytosis)은 보고되지 않았다. 1999년 말까지 시판 후 조사에서 중성구 감소증 25예, 백혈구 감소증 42예가 보고되었는데, 약물 중단 후 모두 회복되었다.

11) 안과적 이상

개에게 100mg/kg/d(권장용량의 약 4배)의 쿠에티아핀을 투여한 지 6개월 후에 백내장이 발생된 예가 있기 때문에, 제약회사에서는 쿠에티아핀 사용 전과 사용 후 6개월마다 정기적인 안과 검진을 받을 것을 권하고 있다. 그러나 원숭이를 비롯한 다른 동물에서는 발견되지 않았고, 장기간 쿠에티아핀을 복용한 소수의 환자에서 렌즈 혼탁이나 백내장 형성을 시사하는 변화가 보고되기도 했으나, 아직은 쿠에티아핀과의 직접적인 연관성을 찾지 못했다. 1997년 미국 FDA에서 공인된 후 현재까지 쿠에티아핀이 백내장을 유발한다는 확실한 보고가 없기 때문에, 정기적인 안과 검진이 필수적이라고 보이지는 않는다.

5. 사용방법

퀘티아핀은 chlorpromazine과 유사한 정도의 강도를 갖는 저강도 항정신병제이다. 정신분열병 환자에게 권장되는 용량은 하루 300~750mg이고, 반감기가 짧기 때문에 반드시 하루 2회 투여해야 한다. 제형은 25, 100, 150, 200, 300mg이 있으나, 국내에서는 25, 100, 200mg 제형만 사용되고 있다. 액상 및 근육주사 제제는 아직 개발되어 있지 않다.

6. 치료 전 평가

환자에게 어떤 약물을 사용할 것인가를 결정하는 것은, 결국 그 약물을 써서 얻을 수 있는 이득과 손실을 저울질하는 과정일 것이다. 비정형 항정신병제 중 어느 약물을 어떤 환자에게 사용해야 한다는 절대적인 지침은 아직 없기 때문에, 퀘티아핀의 경우에도 임상의는 다음과 같은 장단점을 고려하여 스스로의 주관에 따라 판단할 수밖에 없다.

퀘티아핀은 리스페리돈이나 올란자핀 등, 보다 먼저 시장에 도입된 비정형 항정신병제와 마찬가지로 양성증상뿐 아니라 음성증상 및 인지기능에도 효과가 있는 소위 'broad spectrum' 약물이라 할 수 있다. 정형 항정신병제에 비해 EPS와 TD가 적고, 타 비정형 항정신병 약물과 비교했을 때에도 항콜린성 부작용이 적고, 프로락틴에 대한 영향이 적어 성호르몬 관련 장애 또는 성기능 장애가 적다는 것이 큰 장점이다.

퀘티아핀을 사용하기 전 반드시 해야만 하는 임상병리적 검사는 없으나, 약물 사용 전 혈압, 체중을 비롯하여, 간기능, 갑상선 기능을 점검해 보는 것이 좋다. 약물을 사용한 후에도 약 6개월마다 이상의 검사들을 반복하는 것이 권장된다.

1) 용량 적정법

(1) 일반 원칙

초기 퀘티아핀의 적정 용량에 관한 연구 결과를 보면, 고정 용량으로 6주간 시행한 연구에서 75mg/d 이상이면 어떤 용량에서도 위약보다는 우수했고 haloperidol과는 차이를 보이지 않았다(Arvanitis와 Miller, 1997). 또 다른 연구에서는 250mg/d 이하(저용량)와 250~750mg/d(고용량)를 비교했을 때, 고용량군에서만 위약에 비해 유의하게 우수한 효과를 나타냈다(Small 등, 1997).

비정형 항정신병제의 처방 용량 추세는 임상에 실제로 널리 사용된 지 1~2년이 지나면서 바뀌는 경향이 있다. 1997년 발매 당시만 해도 용량 지침서에서는 75~750mg/d로 매우 애매하게 되어 있었다. 그러나 경험이 축적되면서 300mg/d 이하에서는 만족스러운 효과를 얻기 힘들고, 500~600mg/d 정도가 적정 용량 범위임이 밝혀졌다(Nasrallah와 Smeltzer, 2002). 시판 전에는 800mg/d 이상에 관한 안전성이 확립되지 않았으나, 추후 연구 결과 1200mg/d의 용량에서도 내약성이 좋다는 보고가 있다(Reinstein 등, 2001). 임상 경험상 초발 정신병 환자는 400~600mg/d, 정신분열병으로 확인된 환자는 600~800mg/d, 급성 조증은 600mg/d, 노인 정신병 환자는 100~200mg/d가 가장 적정한 용량으로 알려져 있다(Lalonde, 2003).

쿼티아핀의 짧은 반감기 때문에 전통적으로 하루 2~3회로 나누어 투여했으나, Chengappa 등(2003b)의 예비 연구 결과에 따르면, 약물에 대한 순응도를 높이고 낮 동안 졸리움을 방지하기 위해 취침 전 한 번만 복용해도 대부분의 환자에서 좋은 효과를 볼 수 있었다 한다.

(2) 시작용량

보통 약물을 처음 사용하기 시작할 때에는 첫날 50mg, 둘째 날 100mg, 셋째 날 200mg, 4일째 300mg, 5일째 400mg으로 증량한다. 그러나 이러한 스케줄은 환자의 나이, 증상의 심각도, 기립성 저혈압 위험성 및 병용 약물 유무에 따라 달라질 수 있다. 사용 5일 이후에는 개별 환자의 반응도와 내약성을 참조하여 100~750mg/d 범위에서 목표용량까지 증량한다. 특히, 쿼티아핀은 사용 초기에 진정 및 기립성 저혈압이 유발될 위험이 높기 때문에, 이에 취약한 환자에게는 취침 전 더 높은 용량을 투여하여 위험성을 줄인다(Cutler 등, 2002).

(3) 유지용량

쿼티아핀은 유지치료를 할 때에도 급성기 용량과 크게 차이가 없는 150~750mg/d의 용량이 권장된다(Arvanitis 등, 1997). 1,085명을 대상으로 52주간 추적 조사한 바에 따르면, 환자의 65.9%가 평균 400~800mg/d를 투여받고 있었다. 일부 임상의들은 치료저항성 환자에게 1,800 mg/d까지 사용하기도 하나, 800mg/d 이상의 고용량에 대한 효과와 안전성은 정립되어 있지 않다(Cutler 등, 2002).

2) 약물 교체

다음과 같은 경우 쿼티아핀으로의 교체를 고려할 수 있다.

- 현재 사용하고 있는 약물로 효과가 불충분할 때

• EPS가 심해 환자가 견디기 어려워할 때
• TD가 있거나 발생 위험성이 높다고 판단될 때
• 현재의 약물로 인해 고프로락틴 혈증이 있어 무월경이나 성기능 장애가 있을 때
• 현재의 약물로 인해 기타 부작용이 있어 환자의 삶의 질에 큰 영향을 미칠 때
• 클로자핀 사용으로 무과립구증과 같은 혈액학적 이상이 왔거나, 환자가 정기적인 혈액검사를 하려 하지 않을 때

다른 약물로부터 쿼티아핀으로 바꾸거나, 쿼티아핀을 쓰다가 다른 약물로 바꾸는 경우 모두 기존 약물을 일거에 중단하고 새로운 약물을 사용하더라도 큰 문제는 일어나지 않는다고 한다. 그러나 어디까지나 환자 개개인의 특성에 맞추어 계획을 세우는 것이 바람직하다. Cutler 등(2002)은 리스페리돈, thioridazine, haloperidol을 복용하고 있고 임상적으로 안정상태에 있는 환자에게, 어느날 갑자기 사용하던 약물을 모두 중단하고 쿼티아핀을 용량 적정법에 따라 300mg/d까지 증량 후 12일간 사용하다, 다시 쿼티아핀을 갑자기 중단한 후 EPS를 포함한 이상 반응을 조사했다. 그 결과 대부분의 환자가 증상에 특별한 변화가 없었으며, 쿼티아핀 중단시 일시적인 오심, 구토만이 나타났다.

3) 타 항정신병제와의 병용 요법

쿼티아핀과 다른 항정신병제의 병용에 대해서는, 몇몇 개방형 연구 또는 증례보고만이 있을 뿐이다. Reinstein 등(1999b)은 클로자핀을 6개월간 사용하던 65명의 환자에게 쿼티아핀을 10개월간 병용한 결과, 혈당 및 체중의 감소가 있었고, 비록 진정작용이 조금 늘어났지만, 질병상태가 호전되고 순응도는 좋았다는 긍정적인 결과를 보고했다. 이후 Reinstein 등(2003)은 클로자핀과 쿼티아핀을 같이 사용하면, 클로자핀의 필요 용량을 25% 줄일 수 있으며, 체중증가, 당뇨, 침흘림, 변비 등의 부작용을 감소시킬 수 있었다고 하였다.

7. 특수 환자군에서의 사용

1) 노인

쿼티아핀은 EPS가 적고 항콜린 작용 역시 적기 때문에 특히 노인 환자에게 유용하다. 제3상 임상연구에서 65세 이상 노인 200명(평균 용량 150mg/d)에게 쿼티아핀을 투여한 결과, 부작용 발현 양상은 젊은 환자들과 유사하였으며, 내약성도 좋았다. 이후 시행된 임상연구들에서도 비

슷한 결과가 얻어졌다(Madhusoodanan 등, 2000; Tariot 등, 2000; Yeung 등, 2000).

노인에서는 청소율이 30~50% 감소하기 때문에, 초기 용량을 25mg/d로 시작하고 1~3일마다 25~50mg을 증량시켜 적정 용량에 이르도록 한다. 적정 용량 역시 노인에서는 일반 성인보다 상당히 낮아서 초기 목표용량을 100mg/d로 할 것이 추천된다.

2) 간질환/신장질환을 동반한 경우

신기능 장애 또는 간기능 장애(알코올성 간경화증)가 있는 비정신병 환자에게 쿼티아핀 25mg을 단일 용량으로 경구투여 후 약동학적 관찰을 한 결과, 신기능 장애 환자에게는 정상인과 차이가 없었으나, 간기능 장애 환자에서는 개인간 차이가 심했다고 한다(Thyrum 등, 2000). 따라서, 신기능 장애 환자에게는 용량을 조절할 필요가 없지만, 간기능 장애 환자에게는 보다 천천히 용량을 적정해야 하고, 적정 용량도 낮게 잡아야 한다.

3) 임신 · 수유부

쿼티아핀은 고프로락틴 혈증을 일으키지 않기 때문에, 타 약물을 사용하다가 쿼티아핀으로 교체할 경우 임신할 가능성이 높아질 수 있다. 따라서, 쿼티아핀으로 약을 바꾸는 가임기 여성의 경우, 피임에 대한 교육이 필요하다(Gregoire와 Pearson, 2002). 쿼티아핀은 카테고리 C에 해당되는 약물로 비교적 태아에게 안전하나, 태아에게 미칠 수 있는 위험과 약을 사용하여 얻을 수 있는 이점을 잘 저울질해야 한다. 한편, 쿼티아핀으로 교체 후 임신이 되었고, 임신중에도 계속하여 쿼티아핀을 안전하게 사용할 수 있었다는 증례보고가 있다(Tenyi 등, 2002; Taylor 등, 2003). 동물실험에서 쿼티아핀이 모유로 분비됨이 확인되었으므로, 쿼티아핀 복용중에는 수유해서는 안 된다.

9장

또 다른 비정형 항정신병제

아미설프라이드(Amisulpride, Solian®)	308
지프라시돈(Ziprasidone, Zeldox®)	317
아리피프라졸(Aripiprazole, Abilify®)	331
조테핀(Zotepine, Lodopine®)	337
서틴돌(Sertindole, Serdolect®)	343

아미설프라이드
(Amisulpride, Solian®)

1. 서 론

아미설프라이드는 선택적 도파민 대항제이면서 변연계에 선택적으로 작용하므로 '비전형적 비정형 항정신병제(atypically atypical antipsychotics)'라고도 일컬어진다. 양성증상에 대해 다른 항정신병제 만큼의 효과를 보이면서, 음성증상에도 효과적이라는 점을 앞세우고 있는 약이다.

1986년 프랑스에서부터 시판되기 시작하여 현재 유럽 각국에서 사용되고 있으나 아직 미국 FDA의 승인은 받지 못했고, 한국 사노피-신데라보에서 국내 제조하여 2002년부터 '솔리안(Solian®)'이란 상품명으로 시판하고 있다. 경구용으로는 100mg, 200mg, 400mg 세 종류의 정제가 시판되며, 국내에는 없지만 프랑스에서는 주사제도 사용된다.

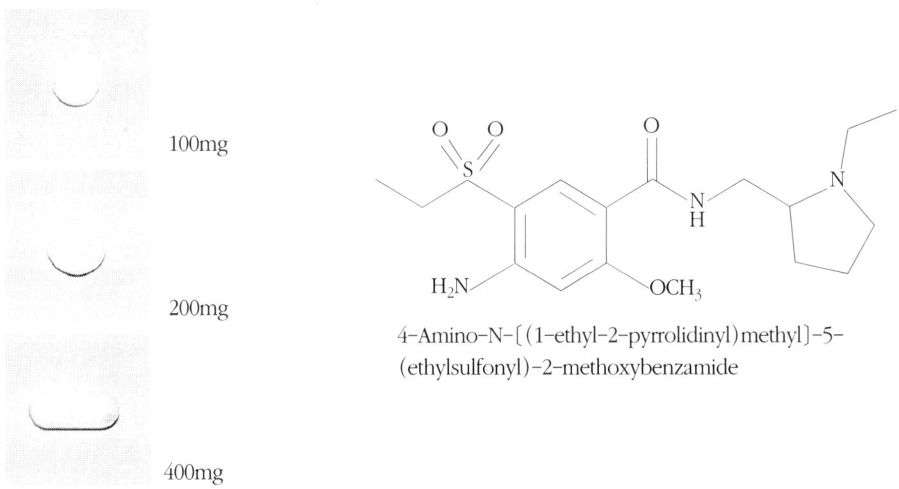

그림 9-1 아미설프라이드의 제형과 화학구조식

2. 약리학적 특성

1) 약력학적 특징

약리학적으로 sulpiride와 비슷하게 benzamide 계열에 속하는 도파민 대항제로서, sulpiride는 선택적 D_2 대항제인 데 비해 아미설프라이드는 D_2/D_3 대항제이다. 선택적이라 함은 도파민 수용체 친화도에 있어서 흑질 선조체보다 변연계에 3배 정도 강하며, 도파민 수용체 중에서도 adenylate cyclase와 무관한 D_2, D_3에 선택적으로 작용하기 때문이다. 도파민 D_2 수용체는 뇌에 전체적으로 분포하는 데 비해 D_3 수용체는 측중격핵(nucleus accumbens), 창백핵(globus pallidus) 등의 변연계에 집중되어 있는데, 아미설프라이드는 D_2보다 D_3에 더 수용체 결합력이 강하며, D_3 활성은 임상적으로 음성증상의 호전 및 추체외로 증후군(Extrapyramidal Syndrome, EPS)의 완화와 관련된다.

아미설프라이드의 다른 특징으로는 용량에 따라 다른 작용 기전을 보이는 것으로, 저용량에서는 시냅스 전 도파민 자가수용체를 차단하고 고용량에서는 시냅스 전후 수용체 모두를 차단한다. 저용량에서 아미설프라이드는 D_2, D_3 자가수용체에 작용함으로써 시냅스의 도파민 방출을 증가시켜서 시냅스 후 수용체 차단 효과를 완화시키는데, 자가수용체는 변연계보다는 선조체에 주로 분포하기 때문에 항정신병 효과는 유지하면서 EPS를 감소시키는 것으로 추정된다. 자가수용체에 작용하는 약물은 일반적으로 반응 발현시간이 빠르다는 장점을 가진다.

또 다른 특징은 아미설프라이드가 D_2 수용체와 결합하고 있다가 도파민 출현시 쉽게 해리된다는 점으로, 도파민 농도가 높은 선조체보다는 농도가 낮은 변연계에 부위 선택성이 높으며, 이러한 선택성이 EPS 없이 양성증상을 완화시키는 기전의 일부로 추정된다.

도파민 D_1, D_4, D_5 및 세로토닌 5-HT_2, 히스타민 H_1, α_1-아드레날린, 무스카린, GABA 수용체에는 친화성이 없기 때문에 이에 수반되는 부작용이 적다.

2) 약동학적 특성

경구투여 후 비교적 빨리 흡수되어 투약 1~3시간 뒤 최고 혈중농도를 보인다. 일차통과 대사(first-pass metabolism) 때문에 생체이용률은 43~48%인데, 음식물, 특히 고탄수화물의 수분이 많은 음식과 함께 약을 복용하면 생체이용률이 반으로 낮춰진다. 단백질 결합은 17%에 지나지 않으며, 평균 분포체적은 5.8l/kg이고, 항정상태에는 2~3일 후에 이른다. 배설 반감기는 약 12시간이다(표 9-1). 아미설프라이드 25~400mg/d에서는 용량과 혈장농도가 서로 비례한다.

표 9-1 아미설프라이드의 약동학적 특성

최고 혈중농도 도달시간	배설 반감기	경구 생체이용률	혈청단백 결합률	청소율	신장 배설비	대변 배설비	항정상태 도달시간
1~3시간	12시간	43~48%	17%	0.33*l*/min	75%	20%	2~3일

일부만이 간에서 산화(de-ethylation, oxidation)되어 비활성 대사물로 바뀌며, 75%는 신장을 통해, 20%는 담즙을 통해 배설된다. 따라서, 신장기능 저하 환자에서는 혈액에서의 청소율(clearance)이 감소한다. 그러나 나이는 대사에 미치는 영향이 미미하다.

3) 약물 상호작용

아미설프라이드는 단백질 결합을 하지 않고, 시토크롬(cytochrome) P450계와의 상호작용이 미미하므로 다른 약물과의 상호작용이 별로 문제되지 않는다. 건강한 사람을 대상으로 실험한 결과, 아미설프라이드를 알코올이나 lorazepam과 병용시 약력학에 영향을 주지는 않았지만(Naber, 2002), 이론적으로는 마약, 마취제, 항히스타민 진정제, 항불안제, 고혈압 약 등의 정신활성제와 아미설프라이드를 병용하면 효능을 증폭시킬 수 있으니 조심해야 한다. 단, 도파민 효현제(levodopa 등)와 같이 투여하면 아미설프라이드의 치료 효과가 떨어진다. Lithium이나 H_2-차단제 병용시의 상호작용은 아직 잘 모른다.

3. 적응증과 효능

1) 정신분열병에서의 효과

Moller 등(1997)이 아미설프라이드(800mg/d)와 haloperidol(20mg/d)을 190여 명의 급성기 환자에게 6주간 투여한 결과, 전반적 증상과 양성증상에서 비슷한 효과를 보였다. 단, Brief Psychiatric Rating Scale(BPRS)를 기준으로 투약 전보다 50% 이상 호전된 환자가 치료 시작 1주에는 13% 대 4%, 2주째에는 38% 대 24%로서 아미설프라이드군이 haloperidol군보다 약효 반응이 다소 빨리 나타났다. 일부 환자에서는 투약 2~3일 후부터 임상적인 호전이 나타나기도 하였다. Lempérière 등(1999)이 만성 정신분열병 환자 199명을 대상으로 아미설프라이드(400~1,200mg/d)와 haloperidol(10~30mg/d)을 4개월 이상 투여한 연구에서도 양성증상에 대한 효과가 동일하였다. 반면, 급성기 정신분열병 환자를 대상으로 아미설프라이드와 정형 항정신병제를 비교한 10편의 논문을 메타분석한 결과에 의하면(Leucht, 2004), BPRS 및 Scale for Assessment of Negative Symptoms(SANS)로 평가한 전반적 정신병리의 호전도는 아미설프라이드가 우월하였다. 급성기 환자를 대상으로 8주간 아미설프라이드(800mg/d, N=115) 또는 리스페리돈(8mg/d, N=113)을 투여한 연구 결과, 두 항정신병제의 효과 간에 유의한 차이가 없었으며(Peuskens 등, 1999), 아미설프라이드(200~800mg/d)를 올란자핀(5~20mg/d)과 비교한 연구에서도 서로 비슷한 약효를 보였다(Martin 등, 2002).

음성증상을 주로 보이는 환자를 대상으로 하여 위약 또는 전통적 항정신병제와 비교한 몇몇 연구가 있다. 아미설프라이드가 위약에 비해서는 분명히 좋은 반응을 보였으며, 이는 양성증상의 호전에 의한 이차적 영향은 아니었다(Loo 등, 1990; Danion 등, 1999). 전통적 항정신병제인 fluphenazine이나 haloperidol과의 비교 또는 아미설프라이드 단독요법을 전형적 항정신병제와 fluoxetine을 병용한 치료와 비교한 연구에서도 Positive and Negative Syndrome Scale(PANSS) 음성증상 소항목에서 아미설프라이드 단독투여군이 유의하게 더 나은 반응을 보였다(Moller 등, 1997; Carriere 등, 2000). 반면, 최근의 메타분석(Leucht, 2004)에 의하면, 음성증상에 대하여 아미설프라이드를 위약과 비교한 4편의 연구에서는 분명하게 효과가 좋았지만, 정형 항정신병제와 비교한 3편의 결과는 아미설프라이드가 더 나은 듯한 경향만 보일 뿐이었다. 아미설프라이드(800mg/d)와 리스페리돈(8mg/d)을 8주간 이중맹검법으로 투여한 연구에서도, 통계적으로 유의하지는 않지만 아미설프라이드가 음성증상에 대해 좀더 나은 반응을 보였다(Peuskens 등, 1999). 음성증상에 대한 이러한 효과는 단기간에서는 인상적이지 못하고 장기간 투여시 더욱 명백해지므로, 음성증상이 심하거나 약물에 의한 우울증이나 잔류증상이 있는 환자에서 더욱 빛을 발할 것으로 추정된다(Naber 등, 2002).

정신분열병에 동반된 우울증상에 대해 4~8주간의 기존 연구를 재분석한 자료(Rein 등, 1998)에 의하면, 아미설프라이드가 haloperidol이나 flupenthixol보다는 더 효과적이었지만 리스페리돈과는 비슷하였다. Lecrubier 등(1999)이 정신분열병 환자 1,933명 중 자살기도자 18명(0.9%)을 조사한 결과, 위약군과 아미설프라이드군이 haloperidol군이나 리스페리돈군보다 자살기도율이 낮았다(0.5% 대 0.8% 대 1.3% 대 2.7%).

삶의 질 개선에 있어서 아미설프라이드는 위약보다 좋은 효과를 보일 뿐 아니라, haloperidol에 비해서도 월등히 우수하였다(Lempérière 등, 1999; Colonna 등, 2000). 만성 환자의 유지치료에 효과적이어서 장기간 투여시 환자의 삶의 질이 높아지고 사회기능도 개선되었다. Colonna 등(2000)이 만성 정신분열병 환자 488명에게 아미설프라이드(200~1,200mg/d) 또는 haloperidol(5~30mg/d)을 투약하면서 1년 이상 관찰한 결과에 의하면, 아미설프라이드군이 중도탈락률도 낮았고(45% 대 52%), BPRS를 기준으로 한 50% 이상 호전율과 음성증상 호전율도 유의하게 높았다. 치료저항성 환자에 대한 효과에 관해서는 연구된 바 없다.

2) 다른 질환에서의 효과

기분저하증을 대상으로 하여 12주간 우울장애 환자에게 투여시 아미설프라이드(50mg/d)는 imipramine(100mg/d), sertraline(50~100mg/d) 및 fluoxetine(20mg/d)과 대등하거나 약간 우월한 효과를 나타냈다(Amore 등, 2001; Boyer 등, 1999; Smeraldi, 1998). 기분저하증 또는 주요 우울장애 환자에게 아미설프라이드(50mg/d), imipramine(100mg/d) 또는 위약을 6개월간 투여 후 비교한 연구에서도 아미설프라이드가 더 우월한 호전을 보였다(Lecrubier 등, 1997). 일부 유럽 국가에서는 아미설프라이드의 도파민 전 수용체 차단에 의한 도파민 증강 효과를 근거로, 정신운동이 지체되거나 심한 불안을 보이는 주요 우울장애 환자에게 항우울제의 보조제로 아미설프라이드 소량(50~100mg/d)을 사용하기도 한다.

4. 임상적 사용법

1) 일반적 용법

반감기가 길기 때문에 하루에 한 번 복용해도 되지만, 이는 하루 300mg 이하의 용량에만 해당하며(Loo 등, 1997), 그 이상의 용량은 소화기 부작용을 줄이기 위해 2회로 나누어 복용하는 것이 좋다. 기립성 저혈압을 유발하지 않으므로 용량을 천천히 적정할 필요는 없다. 투약 전에 기본적으로 혈액검사와 소변검사를 하고 체중을 측정한다. 투약 후에는 3~6개월마다 혈액검사와 소변검사를 시행하고, 필요시 체중을 측정하며, 프로락틴 관련 증상의 출현시에는 프로락틴 혈중농도를 측정한다.

2) 급성기의 용법

양성증상을 주로 보이는 급성 악화기의 적정 용량은 400~800mg이다(표 9-2). 주로 양성증상을 보이는 급성기 정신분열병 환자를 대상으로 한 연구를 비교하면, 아미설프라이드 400~1,200mg/d는 haloperidol 5~40mg/d, flupenthixol 25mg/d, 리스페리돈 8mg/d와 대등하다. 외래로 치료한다면 400mg/d으로 시작하고 하루에 200mg씩 증량하여 800mg/d로 투약하고, 증세가 심하거나 입원시켜서 치료를 할 경우에는 800mg/d로 시작해도 된다. 하루 800mg 이상은 EPS만 증가할 뿐 효과가 더 좋아지지 않는다고 하지만(Benkert 등, 1999), 입원 환자의 행동불안이 심할 경우 1,200mg/d까지도 처방한다(Lecrubier 등, 2001). 단, 진정 효과가 적으므로 공격적이거

표 9-2 아미설프라이드의 치료용량과 효과 판정

용량범위	초기용량	초발시 용량	재발시 용량	최고용량	효과 판정시기
50~800mg/d	50~100mg/d	400~600mg/d	400~800mg/d	1,200mg/d	3~7주

나 흥분이 심한 환자에게는 아미설프라이드가 일차 선택제는 아니다. 그런 환자에게 사용하려면, 초기에 benzodiazepine이나 진정작용이 강한 항정신병제를 같이 사용한 뒤, 급성기가 지나면 병용 약물을 중단한다.

처음부터 음성증상을 주로 나타내는 환자에게는 50~100mg/d부터 시작하여 100~300mg/d로 서서히 증량하는 방법을 권한다. 대부분 100mg/d가 적당하지만, 호전이 없을 경우 600mg/d까지 사용할 수 있다. 양성증상과 음성증상이 혼합된 환자에게는 당연히 양성증상의 조절을 목표로 용량을 정한다.

3) 안정기 이후의 용법

부작용이 별로 문제되지 않으므로 첫 발병 또는 급성기에 투여하던 용량을 증세가 안정된 후에도 약 3개월간은 그대로 유지하거나 약간만 감량하는 것이 좋다. 충분한 자료로 확정된 것은 아니지만, 부작용 없이 재발을 방지하는 용량이 400~600mg/d이므로, 서서히 감량하여 이 용량을 유지할 것을 권장한다(Colonna 등, 2000). 급성기에 상당량을 투여하다가 양성증상이 완화되면서 음성증상을 주로 보이는 환자에게는 두세 달 간격으로 200mg/d씩 감량하여 100~300mg/d로 유지한다. 유지치료시에는 대개 항파킨슨제나 항우울제 없이 아미설프라이드 단독으로 충분하다. 불면이나 불안증이 있으면 필요에 따라 수면제나 항불안제를 처방한다. 초발 정신병 환자의 유지치료에는 치료순응성을 높이기 위해서 증세가 심하지 않다면 보통 100~300mg/d의 범위에서 처방한다.

4) 특수층에서의 용법

소아-청소년에서는 최적 용량, 부작용 등에 관해 아직 체계적인 연구가 없다. Tridon(1998)은 정신지체아에게 아미설프라이드(8~10mg/kg/d)를 투여하여 공격성, 자해, 초조, 수면장애 등을 호전시켰다고 보고하였다. 그러나 이 약은 혈중 프로락틴을 많이 증가시키므로 소아의 이차 성징 후 발달에 영향을 미칠 수 있다는 점을 고려하여 신중해야 한다.

노인에게서 일반적으로 저혈압과 진정을 조심하되, 용량을 줄이거나 조절할 필요 없이 대체로 400~600mg/d를 사용한다.

5) 약물의 교체

기왕 사용하던 약물을 갑자기 끊고 아미설프라이드를 사용할 수도 있지만, 대체로 1~4주에 걸쳐, 혹은 항콜린 작용이 강한 항정신병제를 사용하고 있다면 더 긴 기간에 걸쳐 사용하던 약물을 서서히 줄여가면서 아미설프라이드를 점차 증량하는 중복 교차법이 가장 적절하다.

5. 안전성

1) 전반적 주의사항

동물실험에서는 선천 기형을 유발하는 효과가 없었으나, 사람을 대상으로 한 임상자료는 없으므로 임신부에게 투여해서는 안 된다. 모유로 분비되는지에 관한 임상자료도 없으므로 수유부 역시 금기이다. 소아-청소년 정신지체 환자에게 아미설프라이드를 사용한 보고는 있지만, 15세 이하 환자에 대한 체계적인 효능과 부작용의 자료가 없으며, 이 약에 의한 혈중 프로락틴 증가는 성 발달에 지장을 줄 수 있으므로 투여하지 않는 것이 원칙이다. 마찬가지로 프로락틴 의존성인 뇌하수체 선종이나 유방 종양 환자에게는 투여하지 않는다. 도파민 대항제를 복용한 갈색 세포종(pheochromocytoma) 환자에서 중증 고혈압이 보고된 바 있으므로, 이 종양이 의심되는 환자에게 투약하는 것을 금한다. 제품의 성분에 과민반응이 있었던 환자도 물론 금기이다.

일반적으로 노인은 저혈압과 진정 부작용에의 민감성이 높으므로 항정신병제의 사용을 조심해야 한다. 또한, 이 약을 복용한 후 졸음이 유발될 수 있으므로 운전하거나 세심한 작동을 요하는 기계를 다루지 않는 것을 권한다. 아미설프라이드는 주로 신장을 통해 배설되므로 신부전 환자에게는 조심하여야 한다. 크레아티닌 청소율이 30~60ml/min일 경우에는 용량을 2분의 1로, 10~30ml/min일 경우에는 3분의 1로 감량하지만, 10ml/min 미만인 환자에게는 시도한 경험이 없으므로 투여하지 말아야 한다. 간질의 과거력이 있거나 파킨슨 환자에게는 신중히 투여해야 한다. 고혈압 치료제, 도파민 효현제, 알코올 및 기타 중추신경계 억제제와의 병용은 대항작용 또는 상승작용을 유발할 수 있으므로 주의하여야 한다.

2) 부작용의 빈도

아미설프라이드는 아드레날린, 세로토닌, 히스타민 수용체에의 친화도가 떨어지므로 저혈압, 진정작용, 항콜린 작용이 상대적으로 적다. 또한, 변연계에 선택적으로 작용하므로 EPS가 전통적 항정신병제에 비해 적지만, 고프로락틴 혈증이 두드러진다. Coulouvrat과 Dondey-Nouvel (1999)이 10여 개의 연구를 모아 정리한 내용에 의하면, 전체적인 이상반응의 빈도는 아미설프라이드에서 64%로 haloperidol의 77%보다는 좋은 편이지만 리스페리돈의 18%에 비해서는 높은 편이었고, 약물 이상반응에 의한 치료 중단률도 haloperidol에 비해 적었다(12% 대 7%). 반면, Peuskens 등(1999)은 아미설프라이드 800mg/d의 이상반응 빈도는 리스페리돈 8mg/d와 비슷하며, 항콜린제의 사용도 비슷하다고(30% 대 23%) 보고하였다. 5% 이상 환자에서 보고된 약물 이상반응은 EPS, 불면, 불안 및 초조이지만, haloperidol에 비해 유의한 차이는 없다(Colonna 등, 2000). 문제해결력이나 자동업무 수행력 역시 haloperidol과 큰 차이가 없었다. 진정작용이 적으며, 따라서 노인이나 운전하는 환자에게 유리할 수 있지만, 때때로 졸리움을 호소하는 환자도 있다.

그 동안의 연구를 종합하면, EPS의 빈도, 항파킨슨제의 병용률, EPS에 의한 중도탈락률 등에 있어서 아미설프라이드가 전통적 항정신병제에 비해서는 유리하다. 상용량인 400~800mg/d 범위에서 haloperidol에 비해 EPS가 적으며(15% 대 32%), 또한 지연발생 이상운동증(Tardive Dyskinesia, TD)도 haloperidol보다 적었다(3.3% 대 8.5%). EPS의 빈도는 용량의존적으로서 300mg/d 이하에서 10%, 300~600mg/d에서는 19%, 600~800mg/d에서는 37%로 발현하며, 그 중에서는 좌불안석이 가장 흔하다(Naber 등, 2002). EPS가 나타날 경우 도파민 효현제를 사용하면 안 되며, 아미설프라이드 투여를 중단하지 않고 항콜린성 제제를 투여하면 부분적으로 회복된다. 다른 항정신병제와 마찬가지로 신경이완제 악성증후군(Neuroleptic Malignant Synrome, NMS)이 나타날 수 있다. 뇌파검사상 δ파와 θ파가 감소하고 β파가 증가한다. 저용량(100~200mg/d)에서의 경련 유발률은 위약과 비슷한 정도이다.

혈중 프로락틴치를 haloperidol보다 약 3배 높게 용량에 비례하여 증가시키며, 그 결과 젖분비과다, 무월경, 여성형 유방, 유방의 팽만감, 발기부전 등이 나타날 수 있다. 그러나 프로락틴을 증가시키는 다른 새 항정신병제에 비해 임상적인 성기능 장애의 빈도가 상대적으로 적다는 보고가 있다. 아미설프라이드를 평균 13주간 복용하였을 때 16%의 환자에서 기저치의 5% 이상 체중이 증가하였으며, 6개월에서 1년간 복용시 평균 1.4~1.6kg의 증가가 있다(Loo 등, 1990; Coulouvrat과 Dondey-Nouvel, 1999). 아미설프라이드를 8주간 투여한 연구에서는 리스페리돈이나 flupenthixol에 비해 체중증가가 적은 편이었지만, haloperidol에 비해서는 더 자주 체중을 증가시켰다(Rein 등, 2000; Taylor와 McAskill, 2000). 장기간 관찰에서의 평균 체중증가는 0.2kg 또는 기본 체중의 0.8% 정도였다(Rein 등, 2000).

상용량에서 기립성 저혈압이나 심부정맥의 유발 빈도는 haloperidol보다 적고 위약과 비슷하다. 아미설프라이드를 복용한 환자의 1~7%에서 심장박동수와 혈압이 유의하게 증가하는데, 이는 리스페리돈(1~7%)이나 위약(0~4%)와 비슷한 수준이다(Coulouvrat과 Dondey-Nouvel,

1999). 아미설프라이드는 용량에 의존하여 심전도상 QTc 간격을 연장시키는데, 특히 서맥(55회/분), 저칼륨혈증, 선천성 QTc 연장 환자, 또는 QTc 간격을 연장시키는 약을 사용중인 환자에서는 QTc 간격의 연장이 증강될 수 있다. 그 결과 torsade de pointes과 같은 중증 심실성 부정맥이 초래될 수 있으므로 투약 전에 위험 요인을 확인하는 것이 필요하다. 아미설프라이드(200~1,200mg/d)를 haloperidol(5~30mg/d) 또는 리스페리돈(8mg/d)과 비교한 연구자료를 종합하면, QTc 간격 연장을 포함하여 의미 있는 심전도 변화는 서로 유사한 수준으로 관찰되었다(Coulouvrat과 Dondy-Nouvel, 1999).

졸리움, 변비, 입마름, 메스꺼움, 구토 등이 0.1~5%의 빈도로 보고된다. 드물게 백혈구 감소증(〈 1,500/mm^3)이 보고되지만 무과립구증은 보고된 바 없다. 간효소 수치가 증가될 수 있지만, 임상적으로 유의하지는 않다. 갑상선자극 호르몬치를 50% 정도 증가시키지만, 황체형성 호르몬이나 코티졸에는 영향을 주지 않는다.

3) 과량복용

아미설프라이드의 급성 과량 투여와 관련된 자료는 거의 없다. 일반적으로 과량(3.0g 이상) 복용시 EPS, 초조, 고열, 동공확대, 빈맥, 저혈압, QTc 간격 연장 등이 올 수 있고, 심하면 경련발작 및 의식소실이 동반될 수 있다. 특별한 해독제는 알려져 있지 않고, 투석에 의해 소량이 제거된다.

지프라시돈
(Ziprasidone, Zeldox®)

1. 서 론

지프라시돈은 정신분열병의 치료제로서, 클로자핀, 리스페리돈, 올란자핀, 쿼티아핀에 이어서 경구제는 2001년 2월에, 주사제는 2002년 6월에 미국 FDA의 허가를 받아 시판되었다.

국내에서는 2002년에 경구제의 4상 임상시험을 하였으며, 2003년 11월에 식약청의 허가를 받아 2005년 초반부터 시판될 예정이다. 해외에서의 상품명은 'Geodon' 또는 'Zeldox'이며, 국내에서는 '젤독스'라는 이름으로 시판될 예정이다.

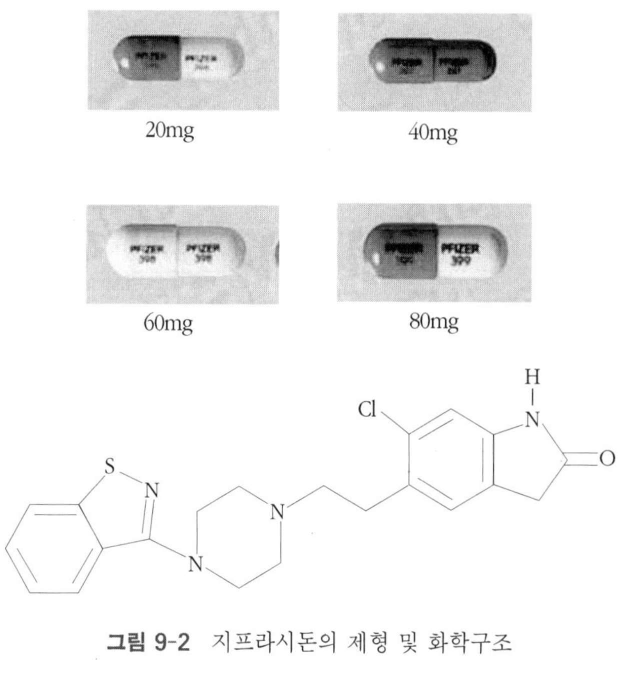

그림 9-2 지프라시돈의 제형 및 화학구조

2. 약리학적 특성

1) 약력학적 특성

지프라시돈은 benzisothiazolylpiperazine(=dibenzotheolylpiperazine)계의 새 항정신병제로서 D_2, D_3 수용체에 강한 친화성을 가질 뿐만 아니라, 세로토닌 5-HT_{2A}, 5-HT_{2C}, 5-HT_{1D} 수용체에는 강한 대항작용을 가지면서 5-HT_{1A}에는 강한 효현제이므로 항불안 및 항우울 효과를 가진다. 정상인 자원자에게 경구제를 한 번 투여 후 양성자방출 단층촬영술(PET)을 실시한 결과 40mg/d 이상이면 도파민 D_2 수용체와 세로토닌 5-HT_{2A} 수용체의 점유도가 높았다. 특히, 세로토닌에 대한 친화력이 강해 5-HT_{2A}/D_2 비율이 높으며, 따라서 추체외로 부작용이 적고 음성증상 및 정동증상에도 효과를 보일 것으로 추정된다. 지프라시돈은 D_1, α_1, H_1 수용체에도 중간 정도의 친화성이 있지만 α_2, 5-HT_3, 5-HT_4, 무스카린, 니코틴, GABA, opiate, β-아드레날린 수용체에는 거의 친화성을 보이지 않는다. 또한, 이 약은 쥐 실험에서 세로토닌과 노르에피네프린 재흡수를 억제하는 특성을 보였는데, 이 기전은 삼환계 항우울제나 venlafaxine의 항우울 작용 기전이기도 하다.

쥐를 이용한 실험에서도 시험관 내 약리학적 특성과 동일한 작용을 보였다. 생체 내 뇌영상 연구는 건강한 자원자를 대상으로 한 것뿐이다. 한 연구에 의하면, D_2 수용체 점유는 용량에 비례하여 하루 60mg 투여시 최대 80% 점유를 보였다. 5-HT_2 수용체 점유는 40mg 복용 후 4시간 뒤에 98%이다가 18시간 후에는 46%로 줄었다(Naber 등, 2002).

2) 경구제의 약동학적 특성

경구투약 후 위장관에서 빠르게 흡수되며, 일차통과 대사는 미미하다. 기름진 음식을 섭취한 직후에 약을 복용하면 최고 혈중농도에 이르는 시간(t_{max})이 1시간 길어지면서 최고 혈중농도(C_{max})는 67%까지 증가하고, 생체이용률이 거의 100%까지 도달한다(Hamelin 등, 1998). 단백질 결합률은 99% 이상으로, 주로 알부민 및 α_1-acid glycoprotein과 결합한다. 하루 40~120mg의 지프라시돈 복용시 배설 반감기는 약 7시간(4.8~10시간)이므로 하루에 두 번 복용하는 것이 원칙이다. 건강한 자원자에게 지프라시돈 20~60mg씩 하루 두 번 투약할 경우 혈중농도는 용량에 비례하여 증가하며, 4~8시간 뒤에 최고 혈중농도에 이른다. 항정상태는 나이나 성별에 관계 없이 1~3일 뒤에 이른다(표 9-3).

복용한 약 중 극히 일부만이 대사되지 않은 채 소변(1% 미만)이나 대변(4% 미만)으로 배설된다. 주로 간에서 대사되며 그 중 알데히드 산화효소(aldehyde oxidase)가 약 3분의 2를 담당하

표 9-3 지프라시돈 경구제의 약동학적 특성

최고 혈중농도 도달시간	배설 반감기	경구생체 이용률	혈청단백 결합률	청소율	신장 배설비	대변 배설비	항정상태 도달시간	주요 대사효소
3.8~5.2시간	3.2~10시간	59%	> 99%	0.6l/min	20%	66%	1~3일	CYP3A4, 2D6

여 S-methyl-dihydro-ziprasidone으로 변환시키는데, 이 효소에는 임상적으로 중요한 억제제나 유발인자가 없다. 시토크롬 P450(CYP) 효소계는 전체 대사의 3분의 1 이하만 담당하며, 주로 CYP3A4가 대사를 담당하고 일부를 CYP1A2가 맡는다. 혈중 주요 대사물은 benzisothiazolyl sulfoxide, ziprasidone sulfoxide, benzisothiazolyl-sulfone, S-methyl-dihydro-ziprasidone이며, 이 중 ziprasidone sulphoxide와 ziprasidone sulphone은 5-HT_2, D_2 수용체에의 친화성이 약하므로 활성이 거의 없지만, S-methyl-dihydro-ziprasidone(M9)은 약리적 활성을 약간 가지는 것 같다.

3) 주사제의 약동학적 특성

지프라시돈은 sulfobutylether β-cyclodextrin을 이용한 근육주사제가 만들어져 있어서 정신병 급성기에 유용하게 사용되고 있다. 근육주사 1회 후 최고농도에 이르기까지는 약 30~60분이 소요되고, 배설 반감기는 평균 2.2~5시간이다. 생체이용률은 거의 100%에 가깝다. 지프라시돈을 3일간 반복 주사 후에도 거의 축적되지 않았다. 기타 다른 약리학적 특성은 경구제와 비슷하다.

4) 특수 환자군의 약리학

나이나 성별에 따른 약동학의 차이는 거의 없으므로 노인에서도 용량을 특별히 조절할 필요가 없다. 이 약의 극히 일부만이 대사되지 않은 채 신장을 통해 배설되며, 신장기능 저하 환자를 대상으로 하루 40mg씩 8일간 투여한 임상시험에서도 약리학적 특성은 정상인에서와 비슷하였으므로, 신부전 환자에게 용량을 조절할 필요 역시 없다. 지프라시돈은 혈액투석으로 제거되지 않는다. 경도 혹은 중등도의 간질환도 임상적으로 문제되지는 않지만, 간경화 환자에게 하루 40mg씩 5일간 투여했을 때 대사가 늦고 반감기가 정상대조군 4.8시간에 비해 7.1시간으로 증가하였으므로 주의를 요한다. 노인(65세 이상), 간 질환자, 신장 질환자를 대상으로 지프라시돈 근육주사제의 약리학적 특성 변화를 체계적으로 연구한 자료는 아직 없다.

5) 약물 상호작용

지프라시돈은 단백질 결합률이 높지만, 시험관 내 실험에서 warfarin이나 propranolol 같이 단백질 결합률이 높은 약을 섞어도 서로 간에 영향을 주지 않았다.

시토크롬 P450 효소계 중에서는 CYP3A4가 지프라시돈의 주된 대사효소이나, 2D6, 1A2 등 다른 동종효소도 약간 영향을 준다. 전체적으로 지프라시돈 대사의 3분의 1가량만 시토크롬 효소계가 담당하며, 실험실 연구에 의하면 CYP1A2, 2C9, 2C19, 2D6, 3A4를 억제하거나 유발하지 않는 편이므로 이들 효소와 관련되는 다른 약물의 대사에 영향을 거의 주지 않는다. 물론, 이론적으로는 CYP2D6로 대사되는 fluoxetine, 삼환계 항우울제, 부정맥 치료제, β-차단제 등을 병용했을 때 지프라시돈의 혈중농도가 증가할 수 있으며, CYP3A4 유발인자인 carbamazepine이나 CYP3A4 억제제인 ketoconazole이 지프라시돈의 농도를 35% 이내에서 변화시킬 수는 있지만, 임상적인 의의는 없다. 지프라시돈과 선택적 세로토닌 재흡수 억제제(SSRI) 병용시에는 혈중 SSRI의 농도에 영향을 주지 않으며, 세로토닌 증후군의 발생 보고도 없다. Lithium, dextromethorphan, estrogen 및 progesterone은 지프라시돈 농도에 영향을 주지 않으며, cimetidine이나 aluminium hydroxide, magnesium hydroxide와 병용해도 임상적으로 문제가 없다(Gunasekara 등, 2002). CYP1A2에 의해 대사되는 비율이 작으므로 흡연도 영향을 주지 않는다(Naber 등, 2002). Valproate, lamotrigine과 지프라시돈의 병용은 아무런 문제가 없다. 단, 일부 고혈압 치료제, levodopa 및 도파민 작용제의 효과를 강화시킬 수 있다.

3. 적응증과 효능

지프라시돈을 위약과 비교한 임상연구는 많이 이루어졌지만, 전통적 항정신병제나 기존의 새 항정신병제와 치료 효과나 부작용을 비교한 연구, 또는 초발 정신병이나 치료저항성 환자에 대한 연구는 매우 부족하다. 여기에 밝힐 내용도 주로 국내 및 외국의 임상 3상 또는 4상 연구자료를 참고한 것이므로 앞으로 계속 보완될 필요가 있다. 지금까지의 임상연구를 종합하면, 지프라시돈은 정신분열병과 분열 정동장애의 치료 및 재발 방지에 효과적이면서 EPS, 체중증가, 성기능 장애 등은 전형적 항정신병제에 비해 적은 반면, 다른 약에 비해 QTc 간격을 더 연장시킨다는 점이 문제로 지적되고 있다. 따라서, 정신분열병 환자에게 처음 약물을 사용할 때는 다른 항정신병제를 먼저 사용해 볼 것을 권한다.

1) 정신분열병에서의 효과

급성기 정신분열병 및 분열 정동장애 환자를 대상으로 위약과 비교한 다기관 임상연구에서 40mg/d는 적절한 효과를 보이지 못했고, 80~160mg/d에서 양성증상, 음성증상 및 정신분열병에 동반한 불안-우울증상에 대해 위약보다 유의하게 효과가 좋았다(Tandon 등, 1997). 또한, 만성 또는 아만성 정신분열병 및 분열 정동장애 환자를 대상으로 시행한 4주간의 임상시험에 의하면, 경구제 지프라시돈(160mg/d)의 약효는 haloperidol(15mg/d)과 비슷하였다(Gunasekara 등, 2002). 동일한 질병의 환자 269명을 대상으로 6주간 탄력성 있게 용량을 조절하면서 지프라시돈(평균 130mg/d) 또는 올란자핀(평균 11mg/d)을 투여한 대조실험에 의하면, 두 약 모두 양성증상에 대하여 효과적이었으며 서로 간에 유의한 차이는 없었다(Weiden 등, 2002). 국내에서 정신분열병 또는 분열 정동장애 환자 112명을 대상으로 한 3상 시험 결과, PANSS 총점을 기준으로 지프라시돈(80~160mg/d)의 효능은 리스페리돈(2~8mg/d)과 유의한 차이가 없었다(미발표).

음성증상에 대하여도 지프라시돈은 직접적인 효과가 있다. Meltzer 등(2000)이 지프라시돈의 용량을 40, 80, 160mg/d 세 군으로 나누어 52주간 위약과 대비한 연구에 의하면, 양성증상, 우울증상, EPS 등의 영향을 배제한 뒤에도 음성증상에 대해 모든 용량에서 위약에 비해 우수한 효과를 보였으며, 특히 160mg/d일 때 효과가 가장 컸다. 지프라시돈(80~160mg/d)과 haloperidol(5~15mg/d)을 28주 이상 투여하여 비교한 연구에 의하면, 전반적 증상에 대한 효과는 비슷하였으나, 음성증상에 대해서는 지프라시돈이 더 좋은 효과를 보였다(Hirsch 등, 1999). 앞에 인용한 Weiden 등(2002) 및 국내 다기관 임상연구에서도 올란자핀이나 리스페리돈과 대등한 음성증상 치료 효과를 보였다. 반면, 만성 정신분열병 환자에게 지프라시돈(40~160mg/d) 또는 위약을 1년간 투여하여 비교한 이중맹검, 무작위 배정 임상연구에서, 지프라시돈은 모든 용량에서 위약에 비해 재발률과 음성증상을 현저히 감소시키고 환자의 전반적 기능도 훨씬 개선시켰지만, 통계적 유의성을 가지는 정도는 아니었다(Arato 등, 1998).

정신분열병에 동반된 우울증상에 대해 위약과 비교한 연구에서, 지프라시돈(120~160mg/d)은 위약에 비해 뚜렷한 호전을 이끌어 냈으며(Daniel 등, 1999), 올란자핀(Weiden 등, 2002)이나 리스페리돈(국내 미발표)과 동등한 효과를 보였다. 호전되어 안정적인 정신분열병 환자 11명에게 지프라시돈(40~80mg/d) 또는 리스페리돈(3~5mg/d)을 1년간 투여한 후 기억, 주의집중력 등을 조사한 결과, 6주째에서는 지프라시돈군의 인지기능 호전이 더 나은 경향이 있었다(Hagger 등, 1997). 삶의 질 또는 치료저항성 환자에 대한 효과에 관하여는 아직 알려져 있지 않다.

2) 다른 질환에서의 효과

분열 정동장애 환자에게 이중맹검법으로 지프라시돈(80~160mg/d)과 위약을 투여한 결과, 위약에 비해 월등하게 좋은 효과를 보였다(Keck 등, 2001b). 그러나 6주간 지프라시돈(80~160mg/d)을 투여하였으나 위약에 비해 나은 효과가 없었다는 반론(Daniel 등, 1999)도 있다. 급성 조증 환자 197명을 대상으로 이중맹검법으로 위약과 비교한 임상연구에서, 투여 이틀째부터 위약보다 나은 효과를 보였고, 3주 후에도 유의한 호전이 있었다(Keck 등, 2000b).

지프라시돈이 기분장애 치료제로서 사용될 수도 있지만, 분열 정동장애나 양극성 장애 환자에게서 조증이나 경조증을 유발할 수도 있으므로(Davis와 Risch, 2002; Baldessano 등, 2003) 주의하여야 한다. 물론, 지프라시돈의 부작용으로 나타나는 정신운동 활성화나 좌불안석 또는 '깨어남(awakening)' 현상이 조증으로 잘못 해석될 가능성이 있고, 지프라시돈 외에 다른 항우울제나 기분안정제를 병용하거나 중단하였기 때문일 가능성도 있으므로 이 약이 조증을 유발한다고 단언하기는 힘들다. 그러나 이 약이 $5\text{-}HT_{1D}$ 시냅스 전 수용체 대항작용 및 $5\text{-}HT_{1A}$ 수용체 효현작용을 가지고 있고, 세로토닌과 노르아드레날린의 재흡수를 억제하는 등 항우울제와 비슷한 기능이 있다는 점을 유의할 필요가 있다.

뚜렛장애 또는 만성 틱장애를 가진 소아-청소년(7~17세) 16명에게 무작위로 지프라시돈(평균 28.2mg, 5~40mg/d) 또는 위약을 8주간 투여한 결과, 운동틱과 음성틱이 모두 감소하였다(Sallee 등, 2000).

3) 주사제의 효능

지프라시돈 주사제(5~80mg/d)와 haloperidol 주사제(10~40mg/d)를 급성기 정신분열병 환자에게 3일간 투여한 비교연구(Swift 등, 1998; Brook 등, 2002)에 의하면, 지프라시돈 주사제가 불안, 긴장, 적대감, 흥분을 감소시키고 전반적인 정신병리를 완화시키는 속도가 빠르고 효과도 더 좋았다. 투여 3일 이후에 주사제에서 경구제로 교체하더라도 효능에 영향을 끼치지 않았고, 부작용도 증가하지 않았다.

4. 임상적 사용법

1) 치료 전 평가

다른 새 항정신병제와 마찬가지로 투여 전에 철저한 신체질환이나 정신질환 병력 및 과거 투약 경력을 조사해야 한다. QTc 간격 연장의 기왕력이 있거나 최근에 심근경색, 심부전이 있었거나, 실신, 경련의 병력이 있으면, 다른 새 항정신병제를 우선 선택해야 한다. QTc 간격을 상당히 연장시키는 다른 항정신병제(thioridazine, pimozide, mosoridazine)를 사용하다가 교체하고자 할 때는, 앞서 사용하던 약을 완전히 끊은 뒤에 지프라시돈 처방을 시작해야 한다. 당뇨병 환자가 다른 항정신병제를 사용하고 있다가 지프라시돈으로 교체하는 경우라면 1주일가량은 혈당을 관심 있게 측정함으로써 저혈당을 예방하고, 경우에 따라서는 병용하던 혈당강하제의 용량도 조절할 필요가 있다.

신장, 체중 및 혈압을 측정하고, 투약 전 혈당, 혈중 콜레스테롤과 중성지방을 측정한다. 심전도 검사를 하고, QTc 간격 연장을 촉진하는 전해질 이상이 있는가를 확인하기 위해 혈중 칼륨, 마그네슘을 측정한다. 다른 항정신병제를 복용하다가 성기능 이상 때문에 지프라시돈으로 교체하려고 한다면, 혈액이나 소변에서 human Chorionic Gonadotropin(hCG), 혈중 프로락틴과 테스토스테론을 측정한다. 전해질에 영향을 주는 이뇨제를 사용할 경우에는, 투약 전과 투약중 칼륨과 마그네슘의 농도를 측정해야 한다(Weiden 등, 2002).

2) 경구제의 용량과 용법

경구용은 캡슐제형으로 20mg, 40mg, 60mg, 80mg의 네 종류가 있고, 근육주사용은 ziprasidone mesylate로서 1ml당 20mg을 포함한다. 임상경험에 의하면, EPS, 기립성 저혈압 또는 빈맥을 유발하지 않으므로 다른 새 항정신병제에 비해 비교적 빠르게 적정할 수 있고, 급할 경우 처음부터 치료용량(표 9-4)을 바로 처방해도 된다는 것이 장점이다. 미국에서 시판되는 제약회사의 설명서에는 20mg씩 하루 두 번부터 시작하도록 권하지만, 유럽에서 시판되는 설명서는 40mg씩 하루 두 번을 권한다. 국내의 3상 임상시험에서는 40mg씩 하루 두 번(80mg/d)으로 시작하였으나 별 문제점이 없었다. 이후 3~7일 내에 120~160mg/d로 증량한다. 음성증상에서는 처음에 40~80mg/d를 사용해 보고, 반응이 없을 경우 120mg/d까지 시도한다(Weiden 등, 2002). 하루 160mg을 투여하는데도 반응이 충분하지 않거나 160mg/d를 4~6주간 투여해도 반응이 없는 치료저항성 환자에게는 200mg/d까지 증량을 시도한다. 하루 200mg/d를 넘는 용량에 대해서는 체계적인 안정성 연구가 없으므로 투여해서는 안 된다(Weiden 등, 2002). 미국에서 2001년에 처방된 지프라시돈의 평균 용량은 132.4mg/d였고, 200mg/d를 초과한 경우는 전체 처방 중 4.7%였다(Citrome과 Volavka, 2002).

짧은 반감기를 고려한다면 하루 두 번으로 나누어 투약하되, 진정작용을 감안하여 저녁에 더 많은 양이 투여하도록 처방한다. 용량이 높아질수록 그리고 빨리 증량할수록 오심, 구토를 적지 않게 호소하므로, 가능하면 천천히 증량하고 식사와 함께 약을 복용시킨다. 대개는 1~2주 내에 사라진다. 생체이용률을 높이기 위해서도 식사와 함께 복용하기를 권한다. 노인에서 감량을 할

표 9-4 지프라시돈의 치료용량

용량범위	초기용량	초발시 목표	재발시 목표	최고용량	유지용량
40~200mg/d	40~80mg/d	80~120mg/d	80~160mg/d	160~200mg/d	40~80mg/d

필요는 없다. 간질환이나 신장질환이 심하면 감량하여 투여하지만, 심하지 않다면 감량할 필요가 없다.

과거력이 있는 환자가 재발하여 심한 증상을 보일 경우 목표용량은 80~160mg/d로 잡는다. 행동증상을 빨리 조절하고 싶다면 1~2일 내에 목표량에 도달해도 되며, 응급상황에서는 처음부터 120~160mg/d를 처방해도 큰 문제가 없다. 급하게 증량할 경우에 수반되는 초조증상을 조절하기 위해서 benzodiazepine을 1~2주간 병용투여한다(Weiden 등, 2002). Keck 등(1998)이 정신분열병 또는 분열 정동장애가 재발한 급성기 환자 139명에게 지프라시돈 40mg/d 또는 120mg/d를 4주간 이중맹검법으로 위약과 비교 투여한 결과에 의하면, 40mg/d는 위약보다 나은 효과가 없었지만 120mg/d는 분명한 효과가 있었다. Daniel 등(1999)이 재발한 정신분열병 또는 분열 정동장애 급성기 환자 302명에게 지프라시돈 80mg/d 또는 160mg/d를 6주간 위약과 비교 투여한 결과에서도, 지프라시돈이 위약보다 유의하게 호전을 보였는데 160mg/d가 80mg/d보다 효과가 더 좋았고, 160mg/d에서는 우울증상도 호전되었다. 두 연구 모두 고용량군에서 효과 부족에 의한 중도탈락률이 더 적은 것을 보면(물론, 부작용에 의한 중도탈락률은 고용량군에서 더 높다) 효과를 보기 위해서는 충분한 용량을 투여해야 할 것 같다.

초발 환자에서의 지프라시돈 투여는 QTc 간격 연장이라는 문제 때문에 제조회사도 자신 있게 권하지를 못하고 있다. 그러나 시판 후 임상경험에 의하면 아직 torsades de pointes 발생 보고가 없으므로, QTc 관련 위험인자를 가진 환자이거나 QTc 간격을 연장시키는 다른 약을 복용중인 환자가 아니라면, 초발 환자에게 지프라시돈을 사용할 수 있을 것이다. 초발 환자는 만성적인 재발 환자에 비해 소량에서도 효과를 보일 수 있고 부작용에도 예민하므로 통상 용량의 절반인 40mg/d를 두 번에 나누어 시작한다. 이후 1~2주에 걸쳐 천천히 목표용량인 80mg/d까지 증량하고, 그래도 효과가 없다면 반응이나 부작용을 살피면서 천천히 증량할 수 있다(Weiden 등, 2002).

약이 효과가 있느냐의 판정은 3~7주 후에 내린다(Naber 등, 2002). 충분한 용량을 충분한 기간 투여시 부분적인 반응을 보인다면, 시간이 지나면서 치료 효과가 증가할 수도 있으므로 3~6개월까지 투여해 본다(Arato 등, 1998).

정신병 증세가 호전되면, 서서히 감량하여 40~80mg/d로 유지한다. 증상이 비교적 안정되어 있는 만성 정신분열병 환자 294명을 대상으로 1년간 관찰한 연구 결과, 40mg/d도 80 또는 120mg/d와 동등한 재발방지 효과가 있었다(Arato 등, 1998).

3) 주사제의 용법과 용량

최적 용량을 찾기 위한 연구 결과 2mg, 5mg, 10mg보다는 20mg이 훨씬 좋은 반응을 보였으며, 행동불안이 심한 환자에게 20mg을 주사하면 30분 내에 명백한 호전을 보이고, 약효는 4시간 이상 지속되었다(Reeves 등, 1998). 총 429명의 정신분열병 또는 분열 정동장애 환자의 급성 악화 치료 후 6주간 경과를 관찰한 결과 지프라시돈을 근육주사로 투여하다가(처음 10~20mg, 최대 40mg/d) 3일 내에 경구제(80~160mg/d)로 바꾸는 방법은, haloperidol을 근육주사로 주다가(처음 2.5~5mg, 최대 10mg/d) 3일 내에 경구제(5~20mg)로 바꾸는 방법과 대등한 효과를 보였다(Brook 등, 2002).

4) 약물 교체

사용하던 항정신병제의 효과가 기대에 못 미치거나 부작용 때문에 힘들어 한다면, 지프라시돈으로의 교체를 생각할 수 있다. 역으로 지프라시돈을 충분한 용량으로 충분한 기간을 사용하였으나 호전이 없을 경우, 또는 QTc 간격 연장이 문제가 되는 상황에서는 다른 항정신병제로 교체할 수 있다. 그러나 스트레스를 받고 있는 상황이나, 증세의 악화가 있으면 안 되는 중요한 시기, 또는 재발에서 회복된 지 얼마 지나지 않은 시기에는 교체를 하지 않는 것이 좋다. 알코올이나 물질을 남용하고 있는 상태라면, 항정신병제를 교체하기 전에 물질남용에 대한 치료가 앞서야 한다. 또한, 약물을 교체할 경우 많은 환자와 보호자들의 기대가 지나치게 클 수 있으므로, 각 새 항정신병제마다 효능 및 부작용 면에서 한계와 특성이 있으며, 또한 새 항정신병제의 최대 효과는 수개월 내지 1년이 지나서야 나타날 수도 있음을 설명해 주어야 한다.

가장 무난한 교체방법은 지프라시돈을 서서히 증가시키면서 먼저 약을 서서히 감량하는 방법(crossover)이다. 보통 2~6주를 예정하나, 더 길게 소요될 수도 있다. 중요한 점은 두 약 모두를 치료용량 이하로 투여하는 기간이 있어선 안 되고, 어느 시점에서건 한 종류의 약은 치료용량 범위에 있어야 한다는 점이다. 다음으로는, 먼저 약의 용량을 그대로 유지하면서 지프라시돈을 2~3일 내에 급격히 치료용량까지 증량하고, 그 다음부터 먼저 약의 용량을 약 2주에 걸쳐 서서히 줄여서 끊는 방법(rapid up-titration)이 있다. 재발 급성기에 있는 환자에게 적용되는데, 부작용 출현의 가능성은 높아진다. 바람직하지는 않지만, 사용하던 약을 갑자기 끊고 급하게 치료용량의 지프라시돈을 투여하기 시작하는 방법(cold turkey)이 있다. 재발한 환자가 임의로 약을 중단했거나 투약을 거부할 경우, 심각한 부작용 때문에 사용하던 약을 갑자기 중단해야 할 경우, QTc 간격에 영향이 많은 항정신병제(thioridazine, pimozide 등)를 사용하면서 안정적으로 지내는 환자이지만 긴 안목에서 지프라시돈으로 교체하는 것이 도움이 될 것 같아서 약을 바꿀 경우 등에는 이 방법을 사용한다. 이 경우, 사용하던 약의 갑작스런 중단에 의한 금단증세로 EPS가 나올 수 있다는 점을 유의해야 하며, 이를 예방하기 위해 항콜린제의 처방이 필요할 수도 있다(Weiden 등, 2002). 약 6주간에 걸쳐 세 가지 방법을 비교한 연구에서 지프라시돈의 효과나 용량은 모두 비슷하였다. 비교적 안정적이지만 증상이 있는 외래 환자에서, 사용중인 항정신병제를 지프라시돈으로 바꾸고자 할 때도 80~120mg/d를 목표로 한다.

다른 항정신병제를 사용하다가 지프라시돈으로 교체하는 도중에 환자에게 진정 효과가 나타날 수도 있지만, 이와는 반대로 행동상 불안정해 보이고 다소 부산스러워 보일 수도 있다. 이 때 임상의가 생각할 수 있는 가능성은, 첫째, 앞서 설명한 '깨어남' 현상, 둘째, 정신병의 재발 조짐, 셋째, 환경적 요인에 의한 불안증, 마지막으로는 약에 의한 좌불안석이다. 사용하던 약을 비교적 갑자기 중단하고 새로 투여한 지프라시돈의 효과가 아직 나타나기 전이라면 재발되는 듯한 양상을 보일 수 있는데, 이럴 때는 지프라시돈의 효과가 나타날 때까지 기다리면서 benzodiazepine(1~4mg/d) 또는 소량의 퀘티아핀이나 haloperidol을 단기간 병용하면 도움이 된다. 지프라시돈으로 교체하는 과정에서 좌불안석이 나타날 가능성은 적지만, 교체 직후 또는 증량 후에 환자가 객관적 및 주관적 불안을 호소하고 다른 EPS를 동반한다면, 좌불안석의 가능성을 조사하여 즉시 그에 대한 조치를 해야 한다. EPS를 잘 일으키는 약을 사용하다가 지프라시돈으로 교체할 경우에는, 먼저 약을 중단하더라도 약 1주일간은 사용하던 항콜린제를 같이 처방하는 것이 좋다. 여러 가지 가능성을 다 따져 보았더니, 결국 지프라시돈으로의 교체과정에서 나타난 행동불안이 치료의 긍정적 반응인 것이라고 판단되면, 환자와 가족에게 그러한 변화가 바람직한 현상이란 점을 설명해 안심시키도록 한다. 앞서 사용하던 약이 진정작용이 좀 강한 편이었다면, 지프라시돈으로 교체 직후 일부 환자에서 약간 말이 많아지고 표정이 밝으며 활동적인 듯이 보일 수 있다. 이러한 '깨어남' 현상은 특히 고용량 사용시 교체 수주 이내에 잘 나타난다. 환자와 가족들은 대개 이러한 변화를 반기지만, 일부 환자는 당혹스러워 하기도 하며, 가족 중에는 재발이 아닌가 걱정하기도 한다. 긍정적인 변화라고 설명을 해 주어도 환자나 가족이 불안행동 때문에 당혹스러워 한다면, lorazepam이나 clonazepam을 약 2~3주간 병용투여한다.

5. 안전성

1) 전반적 주의사항

지프라시돈이 QTc 간격을 연장시킬 수 있기 때문에 QTc 간격 연장의 기왕력이 있거나, 최근 심근경색이나 심부전을 앓은 환자에게 투여해서는 안 된다. 또한, 이 약물에 과민반응이 있었던 환자에게도 투여해서는 안 된다. 사실, 지프라시돈이 미국 FDA로부터 허가가 늦은 이유는 심전도상 QTc에 관한 정밀 검토작업 때문이었다. 미국 FDA 정신약물자문위원회(2000)는 4~6주간의 임상연구 자료를 검토한 뒤에, 지프라시돈의 약리특성상 QTc 간격을 증가시키지만 대사억제제와 병용시에도 더 이상의 증가가 없고, QTc가 500msec를 초과하는 경우는 드물며, torsades de pointes을 유발한 예가 없고, 사망률이나 급사 또는 실신도 위약에 비해 더 증가하지 않았으며, 과용량 복용시에도 임상적으로 문제되는 심혈관 후유증이나 500mse 이상의 QTc 간격 연장은 없다는 결론을 내렸다. 그러나 미국 FDA는 QTc 간격을 연장시키는 다른 약물과의 배합을 금지하도록 약품설명서에 기재하라고 지시하였다. 주사제의 경우, 자원한 환자에게 지프라시돈 20mg을 주사하고 4시간 뒤에 30mg을 또 주사하였을 경우 주사 전에 비해 QTc 간격이 4.6msec 및 12.8msec 연장되었는데, 이는 haloperidol 7.5mg을 주사하고 4시간 뒤에 10mg을 다시 주사하였을 때의 6.0msec, 14.7msec에 비해서 높지 않은 소견이었다. 지프라시돈에서만 특별히 투약 전에 QTc 간격이 연장되어 있는지를 확인하기 위해 심전도 검사를 의무화할 필요는 없지만, 심박동수가 50회 이하이거나 저칼륨증 또는 저마그네슘증인 환자에게는 기본적으로 심전도를 찍는 것이 권장된다(Weiden 등, 2002). 지프라시돈을 복용하던 환자에서 저칼륨 혈증과 저마그네슘 혈증이 겸하였을 때 QTc 간격이 680~720msec까지 증가하였던 증례보고가 있다(Teich, 2003). 심전도에서 QTc 간격이 500msec 이상이라면 처방하던 지프라시돈을 중단하여야 한다. 그러나 QTc 간격의 변화는 용량에 비례하는 것이 아니므로 지프라시돈을 증량할 때마다 심전도를 찍을 필요는 없다.

또한, QTc 간격을 연장시키는 약물과 지프라시돈을 같이 복용하면 안 된다. 미국 FDA는 QTc 간격에 상당한 영향을 주는 다른 약물과의 병용을 금지하였으며, 항정신병제로는 mesoridazine, thioridazine, chlorpromazine, droperidol, pimozide가 해당된다. 전해질에 영향을 주는 thiazide 이뇨제 등을 병용할 때는 칼륨과 마그네슘의 농도를 반드시 측정할 필요가 있다. 흔히 병용처방하는 lorazepam, clonazepam, benztropine 등과의 배합은 전혀 문제되지 않는다. QTc 간격을 약간 연장시키는 삼환계 항우울제나 venlafaxine과의 병용도 문제되지 않지만, 심전도를 미리 확인하는 것이 좋다. MAOI와 혼용시에는 고혈압을 유발할 수 있으므로 금하는 것이 좋다(Weiden 등, 2002). 심부정맥 병력이 있는 환자에게도 지프라시돈의 처방을 피해야 하고, 전해질 이상 특히 저칼륨 혈증의 가능성이 높은 환자에서도 처방하기 전에 반드시 칼륨과 마그네슘 농도를 측정하기를 권장한다.

소아-청소년 관련 자료로는 8주간 지프라시돈을 투여한 Sallee 등(2000)의 관찰보고가 유일하다. 이 연구에 의하면, EPS의 빈도는 위약과 비슷하였고, 40mg/d를 3주간 투여한 환자에서 좌불안석이 나타났으나, 30mg/d로 감량 후 호전되었다. 일시적인 경도의 진정은 흔한데, 고용량 복용시 진정작용이 강할 수 있다. 체중변화도 위약과 비슷하였다. 일시적인 프로락틴 증가가 있을 수 있으며, 한 소년에서는 약간의 여성형 유방증을 보였다. 심전도 이상이나 혈압과 맥박의 변화는 관찰되지 않았으며, 경련발작, 간독성, 침흘림, 무과립구증 등은 없었다.

2) 부작용의 빈도

정신분열병 또는 분열 정동장애 환자에게 지프라시돈(40~160mg/d)과 위약을 투여한 단기 임상시험에서 전반적인 약물 이상반응 발생률은 비슷하였고, 약물 이상반응을 이유로 투약을 중단하는 빈도도 유의한 차이가 없었다. 비교적 안정적인 만성 환자에게 1년 이상 장기적으로 지프라시돈을 투여했을 때 흔한 이상반응은 불안, 초조, 불면이었으며, 소화불량, 구역, 구토, 졸리움, 어지러움, 복통, 변비, 코감기 증상, 발진 등도 적지 않았다(Tandon 등, 1997). 국내 다기관 임상연구에서는 좌불안석과 두통도 흔히 관찰되었다. 무스카린 M_1 수용체에의 작용이 미미하므로, 입마름, 흐려 보임, 기립성 저혈압 등의 이상반응은 적다.

지프라시돈의 EPS는 리스페리돈보다는 적고, 올란자핀과 비슷하며, 클로자핀이나 쿼티아핀보다는 많다(Weiden 등, 2002). EPS는 최대 상용량인 160mg/d에서 잘 발생하는 경향이 있는데, 주로 떨림과 좌불안석으로 표출된다. 단기간의 대조연구에 의하면, 위약을 투여받은 군의 7%, 지프라시돈을 투여받은 군의 8%에서 좌불안석이 나타났다. 다른 약을 사용하다가 지프라시돈으로 교체한 경우에는 사용하던 약의 금단증세로 EPS가 나타날 수도 있는데, 이 때는 약을 감량하거나 benzodiozepine 혹은 β-차단제를 추가한다. 1년간의 관찰 결과, TD 발생률은 위약과 비슷한 수준이었다(Arato 등, 1998). NMS도 보고되었다(Murty 등, 2002).

제약회사의 설명서에 의하면, 위약과의 대조연구에서 진정 효과가 위약군의 7%에서 보인 반면, 지프라시돈군의 14%에서 나타났는데, 대개는 치료 초기 1~2주에 잘 나타나는 일시적인 경험이었다. 실제 임상경험에 의하면, 다른 새 항정신병제보다 진정 효과가 없거나 오히려 각성상태를 유발한다는 보고들이 있다. 활력이 증가된 모습이 불안정한 것으로 오해될 경우도 있는데, 이 경우에는 몇 주 동안 benzodiazepine을 처방하면 도움이 된다. 불면이 있을 경우에도 수주일 동안 benzodiazepine을 수시로 병용하거나, 앞서 사용하던 약이 진정 효과가 컸었다면 지프라시돈과 한동안 병용한다. 때로는 아침에 더 많은 용량을 투여하고 저녁에 소량을 투여하는 방식으로 조절하면 도움이 된다. 불면은 대개 3~4주 내에 없어진다.

지프라시돈은 프로락틴을 미미하게 증가시키지만 시간이 지나면서 정상화되며, 성기능 장애에 대한 보고도 거의 없다. 정신분열병 환자에게 지프라시돈을 1년간 투여한 시험에서 프로락틴 평균 농도는 30.4ng/ml에서 23.6ng/ml로 감소하였으며, 전통적 항정신병제나 리스페리돈, 올란자핀을 사용하다가 지프라시돈으로 교체한 환자에서도 혈중 프로락틴치가 저하되었다(Gunasekara 등, 2002). 시판 전 경험에 의하면 지속발기증도 1례 보고되었다.

대부분의 새 항정신병제가 상당한 체중증가를 유발하는 데 비해 지프라시돈은 예외이다. 단기 임상연구를 종합한 제약회사 자료에 의하면, 지프라시돈을 복용한 환자에서 기본 체중의 7% 이상 체중이 증가한 비율은 위약군보다 높았지만(10% 대 4%), 정중값(median)은 오히려 체중

감소 쪽에 있다. 지프라시돈을 1년간 투여한 후 체중증가가 없다고 보고되었으며(Arato 등, 1998), 국내의 3상 임상연구에서도 12주간 유의한 체중증가가 없었다. 올란자핀을 사용하던 정신분열병 환자를 지프라시돈으로 교체한 뒤 6개월 내에 약 1.8kg가 줄었다는 보고가 있다(Daniel 등, 2000). 지프라시돈의 약물 이상반응으로 식욕저하, 소화불량, 메스꺼움 등이 다른 새 항정신병제보다 흔하다는 점도 체중증가를 저해하는 요인일 수 있다.

지프라시돈은 α_1-수용체의 친화도가 상대적으로 약하기는 하지만, 투약 초기에 기립성 저혈압을 유발할 수 있다. 어지러움, 빈맥이 동반되며, 실신도 0.6%에서 보고되었다. 심혈관 질환이나 뇌혈관 질환의 경력이 있거나 고혈압 치료제를 병용하는 환자에서는 혈압강하가 심할 수 있음을 염두에 두어야 한다. 경련발작의 가능성은 정형 항정신병제와 비슷하며, 임상연구 대상자의 0.4%에서 경련발작이 있었는데, 인과관계를 증명할 수는 없었다. 시판 전 연구에서 지프라시돈을 복용한 환자의 5%에서 발진이 있었는데, 고용량을 오래 사용할 경우에 잘 온다. 백혈구증가 등 전신반응의 징후가 동반되지만, 항히스타민이나 스테로이드를 사용하면 대개는 완전히 회복된다. 일부 환자에서는 지프라시돈 투약을 중단하기도 하였다. 임상적으로 유의한 혈액 유해반응은 거의 없으며, 무과립구증은 보고된 바 없다. 혈중 중성지방과 콜레스테롤 및 혈당을 증가시키는 경향이 있다. 국내에서의 다기관 임상연구(기간 12주)에서는 백혈구, 간효소인 AST 및 혈당의 증가와 혈액요소질소(BUN)의 감소가 있었으나, 임상적인 유의성은 없었다.

3) 과량복용

지프라시돈을 과량복용하여 사망했다는 보고는 2002년 중반까지는 없었다. 시판 전 연구에서 고의적인 과량복용이 10명에서 있었는데, 모두 심각한 후유증 없이 회복되었다. 가장 문제가 되는 것은 아무래도 심장 부작용이다. 보고에 의하면, 총 3g 이상을 복용한 환자에서 미미한 심전도 변화가 관찰되었으며, 혈중농도가 정점에 이르는 투약 6시간 후에 가장 변화가 두드러졌는데, QT 간격 연장(QT/QTC 430/490msec)과 T파 편평화 소견이 타나났다(Burton 등, 2000). 총 4g 이상을 복용한 다른 환자도 QT 간격 연장(QT/QTc 395/445msec), 저혈압(99/34mmHg), 심실성 전도장애, 섬망, 설사, 소변정체를 보였다(House, 2002). 두 환자 모두 활성탄과 위세척 및 sorbitol(150mg), metoclopramide(10mg) 등을 사용하여 후유증 없이 회복되었다.

4) 주사제의 안전성

지프라시돈 주사제 사용시의 이상반응은 전반적으로 가벼웠고, 진정작용도 지나치지 않았다. EPS, 빈맥, 기립성 저혈압, 호흡억제 및 심전도 이상은 관찰되지 않았고, 간독성이나 혈액학적 이상도 없었다. 20mg 주사시, 심하지는 않지만 졸리움 현상이 흔하였고, 서서 잰 맥박수가 미미하게 증가하고, 앉아서 측정한 확장기 혈압이 미세하게 감소하였다. Haloperidol 주사제에 비해 운동 부작용과 혈압상승이 적었고, 체중이나 심전도상 QTc 간격 연장 및 다른 부작용은 유의한 차이가 없었으나, 졸리움, 두통, 어지러움, 메스꺼움, 주사부위 통증이 상대적으로 많은 편이었다. 가벼운 구토가 3.3%에서 있고, 고용량(20mg) 사용시 기립성 저혈압이 보고되었다(Brook 등, 2002). 전반적으로 haloperidol 주사제에 비해 내약성이 좋다. 경구제 복용 초기에 나타나는 정신운동 활성화가 주사제에서는 거의 없다.

아리피프라졸
(Aripiprazole, Abilify®)

1. 서 론

아리피프라졸은 일본오츠카와 브리스톨마이어스큅사(BMS)와 공동으로 개발한 항정신병제로서 'Abilify'이라는 상품명으로 2003년부터 미국에서 시판되고 있으며, 국내에서도 2004년부터 시판되고 있다. 아리피프라졸 10mg 정제는 분홍색의 장방형이고, 15mg 정제는 노란색의 원형이다.

2. 약리학적 특성

1) 약력학적 특성

아리피프라졸은 quinolinone 유도체로서, 도파민 D_2 수용체와 5-HT_{1A} 수용체의 강력한 부분효현제로 소위 '도파민-세로토닌계 안정제'라고 불린다. 부분효현제(partial agonist)란 수용체가 지나치게 자극을 받으면 수용체를 차단하고, 자극이 부족한 상황에서는 수용체를 활성화하여

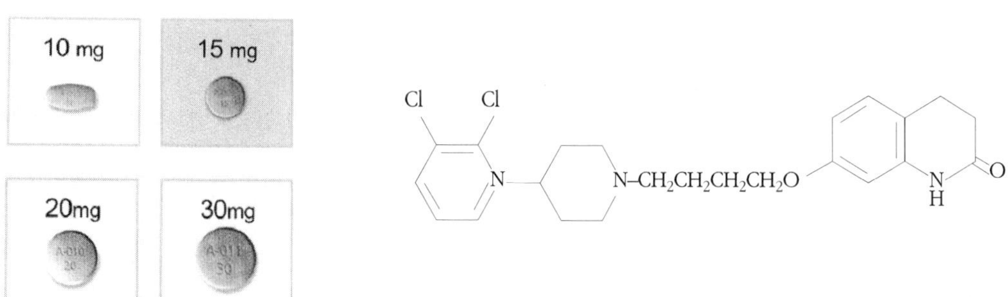

그림 9-3 아리피프라졸의 제형과 화학구조

결합부위를 안정화시키는 물질이다. 즉, 아리피프라졸은 양성증상의 원인이 되는 도파민 과잉 상태에서는 D_2 수용체에 강하게 결합하여 도파민 활성을 차단하고, 음성증상을 유발하는 도파민 결핍상태에서는 수용체를 자극하여 도파민 활성을 강화함으로써 양성증상과 음성증상 모두에 효과를 발휘하는 근거가 된다. 아리피프라졸을 2주 이상 투여한 뒤 PET로 측정한 결과, D_2 점유율은 40~95%로서 용량(0.5~30mg)과 비례하였는데, 흥미롭게도 선조체 D_2 점유율 90% 이상에서도 EPS를 보이지 않았으며, 이는 아리피프라졸이 부분효현제임을 뒷받침한다. 그러나 똑같이 도파민 부분효현제인 SDZ HDC 912, terguride, preclamol 등은 임상 효과가 없거나 장기간 유지되지 못해 상품화되지 못한 점을 보면, 아리피프라졸만의 수용체 친화도 특성이 관여할 것으로 추정된다.

한편, 아리피프라졸이 5-HT_{1A} 수용체의 부분효현제인 점은 불안과 우울의 개선 및 인지기능과 음성증상의 호전을, 5HT_{2A} 수용체의 강력한 대항제인 점은 EPS의 감소 및 음성증상과 인지증상 및 초조와 공격성의 호전을 기대하게 한다(Marder 등, 2003; Potkin 등, 2003). 아리피프라졸은 D_2 자가수용체와 α_1 수용체의 대항제이기도 하지만, H_1 수용체와 M_1 수용체에의 친화도는 아주 낮다(Bazire, 2001; Bandelow와 Meier, 2003).

2) 약동학적 특성

아리피프라졸을 복용한 후 약 3시간이 지나서 최고 혈중농도에 도달하고, 배설반감기는 평균 60~75시간이다. 항정상태는 14일 후에 도달하며, 이후 혈중농도는 용량에 비례한다. 경구복용 후의 생체이용률은 87%이며, 음식이나 제산제가 흡수에 영향을 주지 않는다. 활성 대사물로는 dehydroaripiprazole이 있다. 간기능 저하는 대사에 별로 영향을 주지 않는다. 시판 전 임상시험에서, 아리피프라졸을 투여한 5,592명의 환자 중 659명(12%)이 65세 이상이었는데, 이들 노인의 약물 제거율은 65세 이하에 비하여 20% 낮았다. 성별에 의해 대사가 영향을 받지도 않는다.

3) 약물 상호작용

아리피프라졸의 대사에 주로 관여하는 시토크롬 P450 효소는 CYP3A4와 2D6이다. 따라서, 이론상으로 CYP 유도제인 carbamazepine은 아리피프라졸의 농도를 낮추고, CYP 억제제인 ketoconazole, paroxetine, fluoxetine은 아리피프라졸의 농도를 증가시킬 수 있다. 반면에, 아리피프라졸은 시토크롬 P450 효소에 의해 대사되는 약물에 별로 영향을 주지 않는다(Bandelow와 Meier, 2003).

Famotidine이나 valproate과 병용시 아리피프라졸의 혈중농도가 낮아질 수 있지만, 실제로 용량을 조절해야 할 정도는 아니다. Lithium, dextromeorphan, warfarin, omeprazole 등을 아리피프라졸과 병용할 때도 역시 서로 영향을 끼치지 않는다(Bandelow와 Meier, 2003).

3. 적응증과 효능

1) 정신분열병의 단기 연구

정신분열병 환자 420명에게 6주간 위약과 비교 투여한 연구에서 아리피프라졸(10, 15, 20 mg/d)은 양성증상 및 음성증상에 대해 위약보다 유의하게 우수한 효과가 있었으며, 효과면에서 haloperidol, 리스페리돈, 올란자핀과 비슷하였다(Carson 등, 2002). 정신분열병 또는 분열 정동장애 환자 414명을 대상으로 4주간 아리피프라졸(15~30mg/d)과 haloperidol(10mg/d)을 이중맹검법으로 투여한 연구에 의하면, 전반적 정신병리 및 양성증상에서 유의한 호전을 보였고, 아리피프라졸(15mg/d)은 음성증상에서도 유의하게 호전을 가져왔다(Kane 등, 2002). 재발한 급성기 정신분열병 환자 404명에게 이중맹검법으로 4주간 아리피프라졸(20~30mg/d) 또는 리스페리돈(6mg/d)을 위약과 비교 투여한 연구에서는 아리피프라졸과 리스페리돈 모두 위약보다 유의하게 우수한 반응을 보였고, 두 항정신병제 사이에는 유의한 차이가 없었으나, 음성증상에 대한 효과는 리스페리돈보다 빨라 투여 1주째부터 유의한 호전을 나타냈다(Potkin 등, 2003).

2) 정신분열병의 장기 연구

재발한 만성 환자 1,294명을 대상으로 아리피프라졸(30mg/d)과 haloperidol(10mg/d)을 무작위 이중맹검으로 52주간 투여한 결과, 두 약 모두 양성증상에 효과가 있었고, PANSS와 Montgomery Asberg Depression Rating Scale(MADRS)로 측정한 음성증상과 우울증상에서 아리피프라졸이 haloperidol보다 유의한 호전을 보였으며, 52주 후 치료 호전군의 비율(40% 대 27%)도 더 높았다(McQuade 등, 2002).

안정적인 정신분열병 환자를 대상으로 아리피프라졸 또는 올란자핀을 투여한 연구 결과, 두 약 모두 작동기억(working memory)과 언어학습 능력을 호전시켰는데, 언어학습 능력은 아리피프라졸군(30mg/d)이 올란자핀군(15mg/d)보다 좋았다. 두 약 모두 문제해결 능력을 향상시키지는 못했다(Cornblatt 등, 2002).

3) 다른 질환에서의 효과

급성 조증 또는 혼합형 양극성 환자 262명을 대상으로 아리피프라졸(15~30mg/d)과 위약을 3주간 이중맹검으로 비교 투여한 결과, 아리피프라졸이 위약에 비해 Young Mania Rating Scale (YMRS) 점수에서 유의하게 나은 호전을 보였고, 50% 이상 증상이 호전된 환자의 비율도 40% 대 19%로 아리피프라졸군이 더 높았다. 두 군 간에, 부작용을 이유로 한 중도탈락률은 차이가 없었다(Keck 등, 2003). 급성 조증 또는 혼합성 기분장애 환자 347명을 대상으로 아리피프라졸(15~30mg/d)과 haloperidol(10~15mg/d)을 12주간 비교 투여한 연구에서는, 50% 이상 호전된 비율이 두 군 간에 비슷하였으나, 중도탈락이 haloperidol군에서 더 많았다(Sanchez 등, 2003).

정신병적 증상을 동반한 치매 노인에서의 효과는 아직 입증되지 않았다.

4. 임상적 사용법

1) 용량과 용법

아리피프라졸은 식사와 관계 없이 하루 한 번 경구복용한다. 정신분열병 환자에 대한 임상연구에서 아리피프라졸 2mg/d도 위약보다 효과가 있었지만, 권장 용량은 15~30mg/d이다. 일부 환자는 10mg/d로도 효과적일 수 있다. 첫 용량을 그대로 유지용량으로 사용할 수도 있다. 일반적으로 초발 정신병 환자에게는 10mg/d로 시작하여 1주일 내에 15~20mg/d을 목표로 하며, 최대로는 4주 후 30mg/d까지 처방한다(Lambert 등, 2003). 항정상태에 도달하는 데 2주일이 소요되므로, 2주 이상 충분한 기간을 관찰하면서 증량한다. 급성 조증 환자에게는 30mg/d가 위약보다 우수하였다. 하루 30mg 이상의 약효에 관해서는 평가된 바 없으나, 한 보고에 의하면 하루 30~90mg을 투여해도 환자가 잘 견뎠다고 한다(Saha 등, 2002). CYP 억제제인 ketoconazole, paroxetine, fluoxetine과 병용투여할 때는 아리피프라졸의 용량을 반으로 줄이고, CYP 유도제인 carbamazepine과 병용할 때에는 용량을 두 배로 처방한다.

2) 교체 방법

다른 항정신병제(haloperidol, 리스페리돈, 올란자핀)를 사용하다가 아리피프라졸로 교체하는 가장 좋은 방법을 찾기 위해 적정 과정 없이 바로 아리피프라졸 치료량을 투여하면서 기존 약을 갑자기 끊는 방법과 2주에 걸쳐 서서히 감량하는 방법 및 아리피프라졸을 2주간에 걸쳐 서서히 증량하면서 기존 약을 서서히 감량하는 방법 등 세 방법을 비교하였더니, 세 종류 모두 약효와 안전성에서 차이가 없었다(Casey 등, 2003). 같은 연구진에서 발표한 포스터 자료에 의하면, haloperidol, thioridazine, 리스페리돈 또는 올란자핀을 사용하던 환자에게 아리피프라졸로 교체하여 단독 투여시 기존의 효과가 계속 유지되거나 더 좋은 효과를 보였다 한다.

5. 안전성

1) 전반적 주의사항

시판 전 연구에서 심근경색이나 불안정한 심혈관 질환이 있는 환자를 제외시켰기 때문에 이에 관한 자료가 없다. 따라서, 최근 심장질환 경력이 있는 환자에게는 아리피프라졸을 사용하지 않는 것이 좋다. 태아에 해를 유발하는지 또는 생식능력에 영향을 주는지에 대해서도 알려져 있지 않으므로 임신부에게 사용하지 말아야 한다. 아리피프라졸이 산모의 젖으로 분비되는지는 아직 알려져 있지 않지만, 실험 쥐에서는 수유중에 젖으로 분비되었으므로 사용하지 않도록 한다. 물론, 이 약에 과민성이 있는 환자에게도 사용하여서는 안 된다. 노인 환자나 소아-청소년 환자에게도 아리피프라졸의 효능이나 안정성이 입증되지 않았으므로 유의하여야 한다. 아리피프라졸은 α_1-아드레날린 수용체 대항작용 때문에 기립성 저혈압을 일으킬 수 있으므로, 심혈관 질환이나 대뇌혈관 질환이 있거나 탈수상태 또는 고혈압 치료제를 복용하는 환자에게는 조심하는 것이 좋다. 아리피프라졸은 일부 인지기능을 향상시키지만, 일반적으로 항정신병제는 판단력이나 운동능력에 지장을 줄 수 있으므로, 위험한 기계작업이나 운전시 주의하여야 한다.

2) 부작용의 빈도

급성기 정신분열병 또는 분열 정동장애 입원 환자를 대상으로 실시된 이중맹검 연구 5개를 종합분석한 결과에 의하면(Marder 등, 2003), 약물 유해반응의 빈도에서 아리피프라졸(n=932)은 위약(n=416)과 비슷하였고 haloperidol(n=201)보다는 EPS와 진정작용이 적었다. 또한 경구 용량 30mg/d에서 90mg/d까지 증량하여도 유해반응이 증가하지 않았다(Auby 등, 2002). 위약, haloperidol 또는 리스페리돈과 아리피프라졸을 비교한 연구에 의하면, 이상반응에 의한 치료 중도탈락률은 의미 있는 차이가 없었고, 두통, 불면, 불안, 초조, 소화불량, 메스꺼움, 어지러움 등이 가장 흔한 유해반응이었으나, 대부분 1주일 이내에 소멸되었다(Kane 등, 2002; Potkin 등, 2003).

EPS에 있어서 아리피프라졸은 위약과 차이가 없으며, haloperidol에 비해서는 적고, 리스페리돈과는 비슷하다. EPS가 나타날 경우 주로 떨림과 좌불안석으로 나타나는데, 좌불안석은 용량과 연관성이 없다(McQuade 등, 2002; Marder 등, 2003; Potkin 등, 2003). 시판 전 연구에서 아리피프라졸 복용과 인과성이 의심되는 NMS가 2례 보고된 바 있으므로 경과를 잘 살펴보아야 한다.

단기 임상연구에서 경련발작의 가능성이 0.1%로 나타났으므로, 발작의 과거력이 있거나 65세 이상의 노인이거나 알츠하이머 병처럼 발작의 역치가 낮은 환자에게는 사용시 유의하여야 한다. 진정 및 졸리움은 치료 초기에 나타나서 대개 1개월 이내에 호전되며, 발생빈도는 위약과 비슷한 수준이고 haloperidol보다는 적다(Marder 등, 2003).

혈중 프로락틴의 증가나 QTc 간격의 연장도 없다(Keck 등, 2003; Marder 등, 2003; Potkin 등, 2003). 제조회사의 자료에 의하면, 7% 이상 체중이 증가된 환자의 비율은 8%로서 위약군 3%에 비해 높았으며, 전체 평균으로는 위약군에서 0.05kg의 체중감소가 있은 반면, haloperidol군은 0.56kg의 증가, 아리피프라졸군은 0.71kg의 증가가 있었다. 혈당농도에 영향을 주지 않으며, 콜레스테롤 수치를 약간 증가시킨다(Marder 등, 2003). 한편, Keck 등(2003)과 McQuade 등(2002)은 체질량지수가 낮은 환자에서는 약간의 체중증가가 있기도 하지만, 체질량지수가 27 이상이었던 환자는 체중이 오히려 감소하여 종합적으로는 haloperidol과 비슷한 수준이고, 혈중 콜레스테롤 농도도 감소하였다고 보고하였다.

3) 과량복용

시판 전 5,592명 이상을 대상으로 한 임상시험 중 우연히 또는 의도적으로 과량 투여한 환자는 7명이었다. 가장 많은 180mg을 복용한 2명 중 한 명에서만 졸리움과 구토를 보였을 뿐 7명 모두 활력증후, 검사치 또는 심전도에서 아무런 변화를 나타내지 않았다. 임상시험과 무관하게 18개월짜리 어린이가 우발적으로 lorazepam 2mg과 아리피프라졸 15mg을 복용한 사고가 있었으나, 임상적으로 아무런 이상이 없었다. 그러나 과량복용한 환자를 발견했을 때에는, 심전도를 포함하여 심장에 대한 검사를 시행하고 적절한 대증요법을 시행하면서 면밀히 감독해야 한다.

조테핀
(Zotepine, Lodopine®)

1. 서 론

조테핀은 일본의 후지사와 제약회사에서 개발하여 1982년에 시판되었고, 유럽에서는 1990년부터 사용되었으며, 국내에는 '로도핀(Lodopine)' 이라는 상품명으로 시판되고 있다. Dibenzothiepine 계열의 삼환계 항정신병제로서, 정신분열병과 분열 정동장애의 급성 및 만성 치료에 허가되었지만, 양극성 장애의 조증, 정신병 증상을 동반한 우울장애, 경계성 장애 등에도 효과가 있다는 보고이다.

2. 약리학적 특성

1) 약력학적 특성

Dibenzothiepine 그룹에 속하는 삼환계 항정신병제이다. D_1, D_2, D_3, D_4 수용체에 높은 친화성을 가지는데, D_1, D_4보다는 D_2, D_3에 대한 차단이 더 강하다. 신경영상 검사상 D_2 수용체 점유

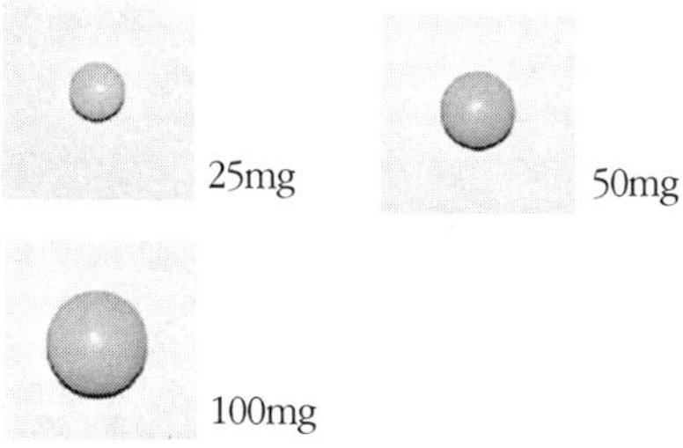

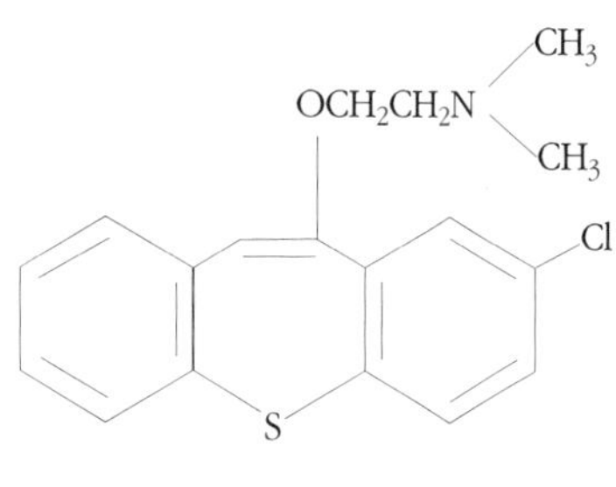

그림 9-4 조테핀의 제형과 화학구조식

율은 용량에 비례하여 150mg 투여시 67.5%, 300mg 투여시 77.8%였다. 이는 haloperidol보다는 낮고 클로자핀보다는 훨씬 높다(Naber, 2002). 저용량에서는 도파민 전달을 증가시키고, 고용량에서는 도파민 수용체의 대항제로 작용한다(Prakash와 Lamb, 1998). $5\text{-}HT_{2A}$, $5\text{-}HT_{2C}$, $5\text{-}HT_6$, $5\text{-}HT_7$에도 친화성이 높다. $5\text{-}HT_1$ 수용체 활성과 $5\text{-}HT2_A/D_2$ 비율이 클로자핀과 비슷하게 높다. H_1, α_1-아드레날린 수용체에도 높은 친화성이 있으나, 무스카린성 콜린 수용체에는 거의 친화성이 없다. 또한, 시냅스에서의 노르아드레날린 재흡수 억제력은 클로자핀보다 강하다.

2) 약동학적 특성

경구투약 후 위장관을 통해 거의 완전히 흡수된다. 그러나 일차통과 대사가 심해 생체이용률은 7~13%에 지나지 않는다. 최대 혈중농도는 2.8~4.5시간 후에 도달하지만, 곧이어 빠르게 혈중농도가 떨어지고 이후 천천히 감소하여 반감기가 13.7~15.9시간이 된다. 체조직으로의 분포는 0.9시간의 반감기를 가지고 진행되며, 대사되지 않은 조테핀의 혈장 청소율은 시간당 약 450*l*이다. 97%가 단백질, 주로 알부민과 결합한다. 항정상태는 3~4일후 도달한다(표 9-5).

시토크롬 P450 동종효소인 CYP3A4에 의해 주로 대사되나, 2D6와 1A2도 관련되어 거의 완전히 대사된다. CYP1A2와 3A4에 의한 대사물 norzotepine은 약 30~40%의 활성도를 가지며, 반감기는 약 12~14시간이고, 또 다른 대사물인 zotepine-S-oxide는 활성도가 본래 약의 10% 미만이다. 배설은 80% 이상을 담도를 통해 이뤄지고, 17%는 신장으로, 0.1% 미만이 대사되지 않은 조테핀이나 norzotepine으로 배출된다. 대사에 미치는 나이와 성별의 영향은 없다고 알려졌고, 임상 효과 및 부작용이 혈장농도와 관련되는지는 잘 모른다. 단, 좌불안석은 혈장농도와 관련된다. 조테핀과 그 대사물은 모두 태반을 통과할 수 있고, 모유에서도 산모 혈중농도의 약 절반 농도로 측정된다(Naber, 2002). 조테핀의 주대사물인 norzotepine은 조테핀 만큼 강한 도파민 활성을 지니며, 혈중농도가 모 약물의 3분의 1에 이른다. 조테핀과 norzotepine 모두 97%의 단백질 결합력을 갖는다(Bazire, 2001).

표 9-5 조테핀의 약동학적 특성

최고 혈중농도 도달시간	배설 반감기	경구생체 이용률	혈청단백 결합률	청소율	신장 배설비	대변 배설비	항정상태 도달시간	주요 대사효소	주대사물
2.8~4.5 시간	12~14 시간	7~13%	97%	7.5*l*/min	17%	80%	3~4일	CYP3A4, 1A2, 2D6	norzotepine

3) 약물 상호작용

다른 항정신병제와 병용시 효능이 배가되지만, 약물에 의한 경련발작의 가능성도 증가될 수 있다. 마약 제제와 같은 중추신경 억제제 병용시에는 호흡에 미치는 조테핀의 영향이 증가된다. 고혈압 치료제와 병용시 조테핀의 항고혈압 효과가 증가될 수 있지만, clonidine이나 α-methyldopa와 혼용시에는 오히려 항고혈압 효과가 감소될 수 있다. 조테핀과 항콜린제를 동시에 사용하면 항콜린 효능이 증가하지만, levodopa의 효능은 저하시킨다. 조테핀을 위장기능 촉진제로 사용하는 항도파민제(metoclopramide, bromopride, alizapride)와 겸용할 경우 EPS가 잘 출현할 수 있다.

효소 유발인자인 carbamazepine과 병용시 조테핀의 대사가 증가하여 조테핀의 혈중농도는 낮아지며, carbamazepine의 항경련 효과를 떨어뜨리거나 발작 역치를 낮춘다. 간질 치료제인 phenytoine과 같이 투여하면, phenytoine의 혈중농도가 증가할 수 있다. 삼환계 항우울제나 propranolol을 조테핀과 병용시 서로 혈중농도를 증가시킬 수 있다. Lithium 병용시에도 혈중농도를 높여서 의식혼탁, 고온을 동반한 신경손상을 초래할 수 있다. 커피와 함께 조테핀을 복용하면 치료 효과가 떨어질 수 있다. 알코올과 상호작용이 있으므로 술 취한 상태에서는 조테핀을 투여하지 말아야 한다. Diazepam을 조테핀과 병용투여하면, CYP3A4 경합에 의해 조테핀의 혈중농도가 10%가량 증가되며, fluoxetine도 조테핀의 혈중농도를 증가시킨다.

Biperidin은 조테핀의 약효, 약동학, 부작용 등에 영향을 주지 않는다. 항응고제와 동시 투여할 경우, 출혈 위험성을 높일 수 있다. 단백질 결합을 변화시키는 것이 원인으로 추정된다.

3. 적응증과 효능

1) 정신분열병 및 관련 질병

3상 임상연구를 통해 정신분열병의 양성증상과 음성증상에 효과가 있음이 밝혀졌다. 전형적 항정신병제를 대상으로 한 비교연구 여러 편이 있고, 클로자핀과 인지기능을 비교한 연구가 있다. Welch 등(1998)이 시행한 메타분석 결과에서, 급성기 정신분열병의 양성 및 음성증상에 효과가 있음이 확인되었다. Haloperidol과 비교한 임상실험(Petit 등, 1996)에서 초발 및 재발한 만성 정신분열병 환자 126명에게 조테핀(150~300mg/d)과 haloperidol(10~20mg/d)을 8주간 사용한 뒤 BPRS를 기준으로 평가한 결과, 두 약 모두 동등한 효과를 나타냈지만, 활성화, 우울, 불안 소항목에서는 조테핀이 유의하게 효과가 좋았고, SANS로 평가한 음성증상에도 유의하게 더 반응이 좋았다. 급성기 정신분열병 재발 환자 158명을 대상으로 조테핀(150~300mg/d), chlorpromazine(300~600mg/d) 또는 위약을 이중맹검법으로 8주간 투여한 연구에서도, 조테핀이 chlorpromazine이나 위약에 비해 유의하게 호전율이 높았다(Cooper 등, 2000). Barnas 등(1992)에 의하면, 음성증상을 주로 보이는 정신분열병 환자 30명을 대상으로 한 이중맹검 연구에서, 조테핀(50~150mg/d)은 haloperidol(2~6mg)에 비해 훨씬 효과적이었다고 하며, 이후로도 몇몇 연구에 의해 뒷받침되었다. 정신분열병 환자 108명을 대상으로 대조군 없이 6주간 시행한 개방형 연구에서도 조테핀(50~450mg/d)이 양성증상 및 음성증상을 효과적으로 감소시켰다(Kasper 등, 2001). Harada와 Otsuki(1986)는 분열 정동장애 환자를 대상으로 한 연구에서 75%에서 좋은 반응을 보였다고 하였으나, 환자수가 16명밖에 안 되는 개방형 연구라는 제한점이 있다.

장기 치료 효과에 관해서도 긍정적인 결과를 보인다. 약 18개월까지의 장기간 유지치료 결과, 저용량(50~150mg/d)은 효과가 없고 고용량(150~300mg/d)이 위약에 비해 유의한 재발방지 효과가 있었는데, 150mg/d로 유지시 40%가 재발하지 않았고 BPRS와 SANS에서 20% 개선 효과가 있었다(Cooper 등, 1997; Palmgren 등, 1998)

정동증상과 인지증상에 대해서도 좋은 효과를 보이지만, 삶의 질 향상에 관하여는 연구된 자료가 부족하다. 조테핀은 삼환계 항정신병제로서 삼환계 항우울제와 비슷한 효과가 있을 것으로 추정되므로, 임상연구로 확인된 것은 아니지만, 경험에 의하면 정신분열병의 우울증상에 대해 전통적 항정신병제보다 좋은 효과를 보이는 것 같다.

치료저항성 환자에 대한 효과에 대해서도 연구가 있지만, 치료저항성 환자를 선정할 때 Kane 등(1988)의 기준을 따르지는 않았다는 제한점이 있다. Meyer-Lindenberg 등(1997)은 치료저항성 환자 50명을 무작위로 나누어 이중맹검법으로 클로자핀과 조테핀을 450mg/d까지 무작위로 투여한 후 BPRS와 SANS를 사용하여 효과를 비교한 결과, 두 군 모두 양성증상, 음성증상 및 인지기능에서 유의한 호전이 있었으나, 두 군 간에는 차이가 없었다. Harada 등(1992)은 치료저항성 환자 22명에 대해 1년간 조테핀 50~500mg/d로 치료하였더니, Clincal Global Impression(CGI) 기준 77%에서 중등도 이상의 호전이 있다고 보고하였다. 젊은 연령, 짧은 이환기간, 긴장형 정신분열병, 음성증상을 위주로 한 재발 등이 좋은 예후 인자였다.

2) 정신분열병 이외의 질환

정신병적 우울증 환자에게 조테핀을 항우울제와 병용하여 치료한 결과 효과가 좋았다고 한다(Wolfersdorf 등, 1994).

개방형 연구이기는 하지만, 알츠하이머 병 또는 다른 원인에 의한 치매 환자 24명에게 조테핀(12.5~150mg/d)을 8주간 투여한 연구가 있다(Rainer 등, 2004). 그 결과 인지기능이나 전반적인 증세 정도 및 간병인의 부담은 변화가 없었으나, Neuropsychiatric Inventory(NPI)로 측정한 행동지표(정신병 증상, 공격성, 탈억제 증상)는 유의하게 감소하였다. 피로감과 진정이 부작용으로 나타났으나, EPS는 없었다.

4. 임상적 사용법

제형은 25mg, 50mg, 100mg 세 가지 용량의 연보라색 당의정이다. 하루 75~150mg을 3회에 나누어 투약하기 시작한다. 이후로는 빈맥, 저혈압, 어리저움, 경련 등의 부작용을 피하기 위해 서서히 증량한다.

최적 용량은 대략 150~250mg/d이며, 양성증상이 심하면 450mg/d까지 처방하되, 진정을 피하기 위해 저녁에 많은 양을 투여하도록 조정한다(표 9-6). 증상이 완화되면 150~200mg/d로 낮춰서 유지한다. 음성증상에는 저용량(160~240mg/d)이 더 효과적이라는 보고가 있으며(Dieterle 등, 1988), 처음에 50~100mg을 사용해 보고 반응이 부족하면 200mg까지 시도하는 것이 권장된다.

초발 정신분열병 환자에게는 일반적으로 하루 25mg으로 시작하여 1주일 내에 100~150mg/d를 목표로 증량하며, 최대 250mg/d까지 처방할 수 있다(Lambert 등, 2003).

5. 안전성

1) 전반적 주의사항

혼수 또는 순환허탈 상태의 환자에게는 투여하면 안 된다. 마취제 등의 중추신경 억제제나 에피네프린을 투여받고 있는 환자, 급성 알코올 중독자, 조혈기능 장애 환자, 임부 및 수유부, 소아에게도 금한다. 간장애, 혈액장애, 신부전 등이 있을 경우에는 신중히 투여해야 하며, 고온 환경에 있거나 고령자인 경우에도 투여시 조심하여야 한다. Phenothiazine계 약물 또는 유사 약물에 과민증이 있다면 투여하지 않도록 한다. 뇌염, 뇌종양, 두부외상 후유증 환자에게 투여시에

표 9-6 조테핀의 치료용량

치료용량 범위	초기용량	초발시 목표용량	재발시 목표용량	최고용량	효과 판정시기
75~300mg/d	75~150mg/d	150~200mg/d	200~300mg/d	450mg/d	3~7주

는 고열반응이 나타날 수 있으니 투여하지 않는 것을 원칙으로 한다.

2) 부작용의 빈도

7,800여 명의 환자를 대상으로 한 일본 내 시판자료에 의하면, 조테핀은 파킨슨증 5%, 급성 운동장애 3%를 포함하여 약 10%에서 EPS를 유발하였다. 이중맹검법으로 조테핀과 haloperidol을 비교한 연구에 의하면, 용량에 비례하여 EPS를 유발하였고, 8주째에 가장 빈도가 높지만 haloperidol에 비해서는 유의하게 적었다(8% 대 19%)(Petit 등, 1996). Reynolds 등(1998)의 메타분석에 의하면, 8주 내지 104주간 조테핀(75~450mg/d)을 투여하였을 때, 약 20%에서 EPS가 나타났으며, 이는 haloperidol에 비해서는 유의하게 적지만 chlorpromezine과는 비슷한 빈도이다.

조테핀은 경련을 비교적 자주 유발하는바, 300mg/d 이하에서는 2.8%, 300mg/d 이상에서는 11.3%로 용량에 비례하여 그 빈도가 증가한다. 고용량 투여, 젊은 환자, 뇌손상 환자, phenothiazine을 병용투여하는 환자 등에서 특히 경련발작의 가능성이 높다. 따라서, 투약 전과 투약 후 3개월마다 뇌파검사가 권장되며, 고용량을 투여할 경우에는 더 자주 검사를 할 필요가 있다(Tsuchiya 등, 1986).

기립성 저혈압과 빈맥은 드물고, 진정, 졸리움, 어지러움, 변비, 입마름, 흐려보임 등은 비교적 흔하지만(10~39%), 대개 시간이 지나면서 완화된다(Kondo 등 1993). 혈중 프로락틴치를 상승시키지만, haloperidol에 비해서는 약하다. 체중증가는 8~9주 후 평균 2.3~5.2kg까지 보고되었다. 조테핀을 위약과 비교한 6개의 임상시험(총 500여 명)을 분석한 결과, 조테핀은 전체적으로 QTc 간격을 평균 8.3msec 연장하였으며, 20%에서(위약은 9%) 30msec 이상, 4%(위약은 0%)에서는 60msec 이상 연장하였으므로, 부정맥 위험성이 있는 환자에게는 미리 심전도 검사를 한 뒤 조심하여 처방해야 한다.

백혈구 증가증, 적혈구 감소증, 호산구 증가증 등이 드물게 보고되었으나, 통상적으로 조테핀 50~800mg/d의 범위에서는 임상적으로 유의한 혈액학적 유해 경험은 없다. 일시적인 간효소치(AST, ALT, γ-GT)의 증가가 10~30%에서 있지만, 2~4주 내에 정상화된다(Petit 등 1996). 임상적 의미는 없지만 요산의 저하도 보고되었다. 성장호르몬, 코티졸, 갑상선호르몬 등의 변화는 없다. 원형탈모증이 보고되었는데, 자가면역을 유발한 영향이 아닌가 추정된다. 다른 항정신병제(chlorpromazine, levomepromazine, haloperidol)를 병용한 환자에서 핏덩어리에 의한 질식사망이 보고된 바 있다(Jitsufuchi 등, 1995). 조테핀에 valproate와 benzodiazepine을 병용한 환자에서 34.8°C까지의 저체온증이 보고되었다(Chen 등, 2003).

서틴돌
(Sertindole, Serdolect®)

1. 서 론

Lundbeck사에서 특허를 내고 Abbott사와 공동개발한 서틴돌은, 미국에서의 시판 전 시험에서 1,446명의 환자 중 원인 미상의 사망 12례, 실신 23례가 발생함에 따라 허가를 받지 못했다(1996년). Serdolect라는 상품명으로 시판을 허용하였던 영국에서도 36례의 원인 미상 사망과 13례의 심각한 부정맥이 보고되자 의약품안전위원회가 시판을 정지시켰고(1998년), 제조사인 Lundbeck사도 자진하여 생산을 중지하였다. 그러나 동물실험에서 QT 간격 연장과 심실부정맥 사이에 인과관계가 없으며(Eckardt 등, 2002), 역학조사에서도 서틴돌과 연관된 사망률이 다른 항정신병제와 비슷하다는 보고(Moore, 2002)를 근거로 시판을 새로이 준비하고 있다.

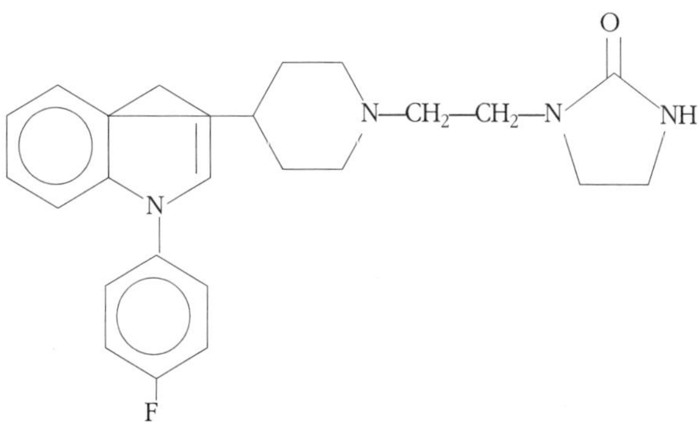

그림 9-5 서틴돌의 화학구조식

2. 약리학적 특성

1) 약력학적 특성

서틴돌은 phenylindole 유도체로서 도파민 D_2, 세로토닌 5-HT_{2A}, 5-HT_{2C} 및 노르에피네프린 α_1-수용체에의 친화성이 높은데, 5-HT_2/D_2 비는 낮다. 세로토닌 5-HT_{1A}, 노르아드레날린 α_2-와 β, 히스타민 H_1, 무스카린 및 σ 수용체에의 친화도는 낮다. 도파민계 친화도에서는 배쪽 피개구역(ventral tegmental area)이 흑색체(substantia nigra)보다 약 100배의 친화도를 보이는바, 서틴돌은 중뇌 변연계 도파민 경로에 선택적으로 작용하는 약이며, 따라서 EPS가 적다. 또한, 치료용량의 서틴돌(20mg/d)을 6~8주간 투약했을 때 D_2 수용체 점유율이 비교적 낮기(52~68%) 때문에 EPS가 적다고 추정한다.

2) 약동학적 특성

경구제 복용 후 천천히 흡수되는데, 정확한 생체이용률은 알려지지 않았다. 약의 흡수는 식사나 알루미늄-마그네슘 제산제에 의해 저해받지 않는다. 최대 혈중농도는 복용 후 약 10(10.1±3.0)시간이 소요되며, 배설 반감기는 약 3(1~4)일이다. 연속 복용하여 항정상태에 도달하면 혈중농도는 용량에 비례하지만 임상적 호전은 혈중농도와 비례하지 않으며, 간 대사효소의 다형성증(polymorphism)이 있어서 대사속도가 개인마다 다르므로, 적정 용량은 치료 효과와 부작용의 정도를 고려하여 정하는 것이 합리적이다. 하루 12mg 이상이 되어야만 임상 호전이 나타난다. 혈중에서 알부민 및 α_1-acid glycoprotein과의 단백 결합률은 약 99.5%에 이르며(표 9-7), 혈액뇌장벽(blood-brain barrier)를 쉽게 통과한다.

CYP2D6와 3A4가 주요 대사효소이며, 주대사물은 dehydrosertindole과 norsertindole인데, 전자만이 서틴돌과 비슷한 활성을 약간 가진다. 체질적으로 CYP2D6 대사가 약한 환자는 청소율이 정상 대사자의 33~50%에 지나지 않는다. CYP2D6 억제제인 fluoxetine나 paroxetine 병용시에는

표 9-7 서틴돌의 약리학적 특성

최고 혈중농도 도달시간	배설 반감기	혈청단백 결합률	주요 대사효소	주요 대사물
7~13시간	1~4일	99.5%	P450 2D6, 3A4	dehydrosertindole, norsertindole

서틴돌의 혈중농도가 증가하는데, CYP2D6 억제제 중에서도 sertraline, 삼환계 항우울제, propranolol은 혈중농도에 영향을 주지 않는다. CYP3A4 유발제인 carbamazepine, phenytoin 병용시에는 혈중농도가 반감될 수 있으며, CYP3A4 억제제인 cimetidine, azole계 항진균제, macrolide 항생제, HIV 단백 분해효소 억제제는 서틴돌의 혈중농도를 상승시킬 수 있으므로 배합을 금지해야 한다. 주된 대사배설 경로는 대변이고, 서틴돌과 그 대사물의 4%가량이 대사되지 않은 채로 소변을 통해 배출된다. 성별, 나이, 종족 또는 신장질환은 대사에 영향을 주지 않으나, 간기능이 저하된 환자에게는 용량 적정을 천천히 하고 사용량도 줄여야 한다.

3. 적응증과 효능

정신분열병 환자 497명에게 8주간 위약, 서틴돌 12, 20, 24mg/d 및 haloperidol 4, 8, 16mg/d를 투여한 뒤 이중맹검으로 비교한 결과, sertindole과 haloperidol 모두 위약보다 효과적이었으나 서틴돌과 haloperidol 간에 유의한 차이는 없었다. 그러나 음성증상에 대해서는 서틴돌 20mg/d 투여군만이 위약군에 비해 의미 있는 호전을 보였다(Zimbroff 등 1997). haloperidol 10mg/d과 서틴돌 최적 용량 16mg/d를 8주간 비교한 다른 연구에서도 양성증상에 대한 효과는 두 군 간에 비슷하였으나, 음성증상에 대해서는 haloperidol에 비해 훨씬 좋은 반응을 보였다(Hale 등, 2000). 리스페리돈과 비교한 임상시험에서도 서틴돌이 PANSS 총점수의 감소와 음성증상 소척도의 호전이 더 컸다(Hale, 2002).

장기간의 효과에 관해 정신병 환자 402명을 대상으로 서틴돌(5~24mg/d)을 1년간 투약한 연구에 의하면, 첫 1~2개월째에 나타난 약효가 1년 내내 지속하였다(Tamminga 등, 1997). 안정적으로 항정신병제를 복용하던 정신분열병 외래 환자 282명에게 무작위로 haloperidol(10mg/d) 또는 서틴돌(24mg/d)으로 교체하여 1년간의 약효와 안전성을 비교한 연구에 의하면, 치료 실패율이 두 군 간에 비슷하지만 서틴돌군의 재입원율과 비순응도가 더 적었다(Daniel 등, 1998b).

그러나 심혈관 안전성 문제를 근거로 하여 유럽 약물평가청(2002)에서는, 서틴돌을 최초부터 사용하지 말고 적어도 한 가지 이상의 다른 항정신병제가 부작용이 문제될 경우에만 사용하며, 특히 심한 급성기 환자에게 응급적으로 사용하지 말 것을 권하였다.

4. 임상적 사용법

서틴돌은 하루 한 번 식사 여부와 무관하게 복용한다. 진정이 필요한 환자에게는 benzodiazepine을 같이 처방해도 된다. 서틴돌은 α_1 차단작용에 의해 기립성 저혈압을 일으킬 수 있으므로 첫 며칠 간은 천천히 용량을 조절하는 것이 좋으나, 저혈압에 대한 내성이 빠르게 생기므로 첫날 4mg/d를 처방한 뒤 대략 4~5일마다 4mg씩 증량하면 된다. 정신분열병의 양성증상 및 음성증상에 효과적인 용량은 12~20mg/d이며, 드물게 24mg/d까지 처방한다(Hale 등, 2000). 서틴돌을 사용하다가 중단하였다가 다시 투약할 경우, 중단 기간이 1주일 이내이면 용량 적정이 필요하지 않지만, 그 이상의 간격일 경우에는 처음부터 다시 적정하는 것이 좋다.

기존에 사용하던 항정신병제를 서틴돌로 교체할 경우에는, 기존 약을 감량하면서 처음에 4mg/d를 처방하고 이후로는 4~5일마다 4mg씩 증량하여 16mg/d로 유지하는 방법을 권장한다. 데포제를 사용하고 있었다면, 다음 주사를 맞아야 할 날짜부터 투약하여 동일한 방법으로 적정한다.

5. 안전성

1) 전반적 주의사항

서틴돌이 시장에서 철수하였던 동기는 용량에 비례하는 QTc 간격 연장 때문이었다. 서틴돌은 약 4~5%의 환자에서 QTc 간격 연장을 초래하는데, 8주간의 임상연구에서 위약은 QTc 간격을 평균 4msec 단축시킨 반면 서틴돌은 용량(12~24mg/d)에 따라 11~21msec을 연장시켰으며, 1년간의 연구에서도 평균 19msec 증가시켰다. 하지만 임상적으로 심실부정맥이나 실신 등의 증례는 없었다(Tamminga 등, 1997; Zimbroff 등, 1997). 그러나 4장에서 설명하였듯이, 심장에 문제가 있거나 QTc 간격을 연장시키는 약(표 4-12)을 복용하는 환자에서는 사용하지 말아야 한다. 전해질 이상은 QTc 간격 연장의 가능성을 높이므로 서틴돌 사용 전에 교정해야 한다. 유럽 약물평가청(2002)은 심혈관 부작용이 용량에 비례하므로 20mg까지만 처방할 것을 권하고, 단 유지요법에서 특별한 경우에는 24mg까지 사용할 수 있다는 의견을 제시하면서, 위험인자를 가진 환자에게는 심전도 관찰을 세심하게 하도록 권유하였다. 투약 전과 유지치료 기간중에 혈압을 측정하고 심전도 검사를 시행해야 하는데, 가능하면 아침에 검사할 것을 권한다. 추가 심전도는 대략 약물농도가 항정상태에 도달한 투약 시작 3주쯤이나 16mg/d로 증량한 때쯤, 이후로는 서틴돌의 증량 전후 및 서틴돌 농도에 영향을 주는 병용 약물 증량 후에 시행할 것을 권한다. QTc 간격이 500msec를 초과하면 즉시 투약을 중단해야 하며, 심장 두근거림을 호소하거나 경련발작, 실신 등이 있으면 즉각적으로 심전도 검사를 시행한다.

간기능 부전이 심하지 않으면 용량을 줄여 사용하되, 간기능이 심하게 손상되어 있으면 사용하지 말아야 한다. 서틴돌은 투석에 의한 영향을 받지 않는다. 미약하기는 하지만 알코올, 모르핀 또는 hexobarbital과 약물 상호작용을 보일 수 있다. 노인의 약리학적 특성이 이론적으로는 청 · 장년층과 크게 다르지 않지만, 아직 노인에 대한 임상자료가 부족하므로 천천히 증량하고 유지용량도 낮추는 것이 좋다. 청소년기 이하에서는 안정성이 확립되어 있지 않다. 동물실험에서는 기형을 유발하지 않았지만, 인체에서의 영향을 평가되지 않았으므로 가임 여성에게 투여하지 말아야 한다.

제조회사인 Lundbeck사의 자료에 의하면, 임상 사용기간중 서틴돌군의 자살률은 haloperidol, 리스페리돈 또는 올란자핀군에 비해 적었다.

2) 부작용의 빈도

가장 흔한 유해 경험은 코울혈과 남성에서 사정량의 감소이다. 코울혈은 참을 만하여 투약 중단의 사유가 되지 않는다. 남성의 약 20%에서 성욕, 발기력, 극치감 등은 정상이면서 사정량의 감소가 있는데, 투약을 중지하면 회복된다. 이 외에 위약보다 흔한 부작용은 체위성 저혈압, 어지러움, 입마름, 체중증가, 말초 부종, 호흡곤란, 감각이상 등이다. 오심은 haloperidol보다 많다. 이러한 증상은 용량에 비례하지는 않으며 가역적인 경우가 많다. Bilirubin의 증가 외에 AST, ALT의 상승이 일시적으로 나타날 수 있다.

EPS는 적어서 서틴돌 24mg/d가 haloperidol 4mg/d보다 발생률이 낮았으며, 발생해도 용량에 비례하지 않는다(Zimbroff 등, 1997). 또한, 투여하기 전에 비해 서틴돌 투여 후 파킨슨증, 좌불안석, 운동이상증이 악화하지 않으며, 위약에 비해 운동기능 호전율이 같거나 높았다. D_2 수용체 점유율을 기준으로 서틴돌 19mg은 61%로서, 리스페리돈 3mg의 64%와 비슷하다. 실제로 1년간의 임상연구에서 항파킨슨 약을 병용한 환자는 10%에 지나지 않았다(Tamminga 등, 1997).

인지기능 저하도 관찰되지 않는다. 진정작용이 없으므로 진정이 필요한 환자에게는 benzodiazepine을 병용한다. 경련발작 발생률은 1% 미만이다. 체중증가가 부작용으로 나타나는데, 단기간의 연구에서 위약군이 평균 0.2kg 증가에 비해 서틴돌은 2.8kg 증가하고(Zimbroff 등, 1997), 1년간 관찰에서는 haloperidol군이 0.3kg 감소한 데 비해 서틴돌군은 약 5kg 증가하였으며, 체중증가는 투약 첫 1~3개월에 현저하다(Tamminga 등, 1997; Daniel 등, 1998b). 단기간 투여시 정상범위 내에서 혈중 프로락틴치의 증가가 관찰되지만, 1년간의 투여 후에는 투약 전과 비교해 증가하지 않았다. 장 · 단기 연구에서 혈중 지질이나 콜레스테롤은 유의한 변화가 없었다. 그러나 단기 임상시험에서 유의한 혈당증가(≥175mg/dl)가 위약군의 2%에 비해 서틴돌군은 4%에서 나타났다(Lundbeck, 임상자료). 임상적으로 의미 있는 혈액학적 유해 경험은 보고된 바 없다.

3) 과량복용

자료가 부족하지만 과량복용시 졸리움, 불명료한 언어(slurred speech), 빈맥, 저혈압, QTc 간격 증가 등이 발생할 수 있다. 제약회사의 자료에 의하면, 840mg을 복용한 환자가 후유증 없이 회복되었다고 한다. 서틴돌은 해독제가 없으며, 투석에 의해서 청소되지 않으므로, 대증적인 요법밖에 없다. 단, 대증요법시 β-수용체를 자극하는 아드레날린이나 도파민 및 QTc 간격을 연장시키는 quinidine, procainamide, disopyramide 등을 사용해서는 안 된다. 약의 반감기가 2~4일인 점을 감안하여 충분한 기간 동안 심전도를 관찰하여야 한다.

참고문헌

강웅구, 신영민, 김용식.「신체적 문제를 동반한 정신분열병 환자의 치료」. 김용식 편저.『정신분열병의 약물치료』. 서울: 일조각; 1998. pp.296-297.

강화연, 김용구, 이민수.「리스페리돈으로 인한 신경이완제 악성 증후군 1례」.『생물정신의학』 1998; 5: 138-141.

김대진, 안용민, 강대엽, 김승현, 김창윤, 민경준, 신영철 심주철, 안석균, 윤보현, 이중서, 전덕인, 조현상, 권준수, 박원명.「주요 정신질환의 약물치료에 대한 한국형 알고리듬 개발(2)」.『대한정신약물학회』 2002; 13: 30-37.

김종훈, 윤정희, 이자영, 노경희, 홍성극, 윤세창, 강웅구, 김용식.「비정형 항정신병약물을 투여중인 정신분열병 환자의 주관적 삶의 질: 정신병리, 약물 부작용 및 약물에 대한 주관적 반응과의 관련성」.『신경정신의학』 2003; 42: 222-230.

김철응, 신상은.「노인 기질성 망상 장애의 리스페리돈 치료 1례」.『대한정신약물학회지』 1997; 8: 155-157.

김헌수, 김현실, 민병근.「Risperidone 유발 지연성 운동장애 일례」.『생물정신의학』 1998; 5: 129-133.

안용민, 정성훈, 장재승, 정선주, 강웅구, 권준수, 김용식.「정신분열병에서 클로자핀 투여와 연관된 강박증상의 본질적 특성에 대한 인식」.『신경정신의학』 2001; 40: 1140-1151.

안용민, 고경봉, 구영진, 김린, 민경준, 박기창, 서호석, 송종호, 우행원, 유범희, 이동우, 이정태, 한상익, 한선호, 한창환, 김용식.「항정신병약물 사용중인 정신분열병 환자에서 올란자핀으로의 교체방법에 관한 연구(I)—치료효과 비교—」.『신경정신의학』 2002(a); 41: 876-889.

안용민, 권용실, 권준수, 민성호, 박두병, 양문정, 소형석, 송종호, 신윤식, 우행원, 유범희, 정한용, 한창환, 김용식.「항정신병약물 사용중인 정신분열병 환자에서 올란자핀으로의 교체방법에 관한 연구(II)—안전성 비교—」.『신경정신의학』 2002(b); 41: 890-904.

안용민, 김대진, 권준수, 박원명, 이홍식, 김용식.「주요 정신질환의 약물치료에 대한 한국형 알고리듬 개발(1)」.『대한정신약물학회지』 2002(c); 13: 18-29.

안용민, 강대엽, 김승현, 김창윤, 심주철, 안석균, 이중서, 조현상, 박원명, 권준수.「정신분열병 약물 치료에 대한 한국형 알고리듬의 개발 계획」.『대한정신약물학회지』 2003; 14: 108-118.

오동렬, Davis JM.「항정신병약물성 악성증후군」.『신경정신의학』 1993; 32: 472-482.

오명신, 오강섭, 노경선, 이시형.「만발성 근긴장이상 환자의 clozapine 치료 1례」.『대한정신약물학회지』 1997; 8: 267-270.

오승준, 안석균, 권영삼, 이홍식.「Risperidone에 의한 만발성 운동장애의 clozapine 효과: 증례 보고」. 『대한정신약물학회지』. 1999; 10: 90–94.

오은영, 이명수, 이정은. 「만성 틱장애와 뚜렛 증후군 아동과 청소년에 있어서의 리스페리돈 치료 효과 및 안정성에 관한 연구: 임상 개방 연구」. 『생물치료정신의학』. 2000; 6: 172–177.

이중서, 김철응, 김용식. 「난치성 정신분열병의 치료」. 김용식 편저. 『정신분열병의 약물치료』. 서울: 일조각; 1998. pp.231–234.

이해국, 김정신, 백인호. 「Risperidone 투여로 유발된 간독성 1례」. 『신경정신의학』 1999; 38: 1522–1526.

이헌정, 조방현, 김인, 이민수. 「장기간 risperidone 투여 후 지연성으로 발생한 neuroleptic malignant syndome 1례」. 『신경정신의학』 1999; 38: 904–908.

조성진, 함봉진, 서동우. 「정신분열병 및 분열 정동장애 환자에서 리스페리돈과 퀘티아핀의 효과와 안전성에 관한 예비적 연구—일 대학병원을 중심으로—」. 『대한정신약물학회지』 2003; 14: 215–222.

채정호, 김태석, 박원명, 김광수. 「복합 부분 경련성 정신증 환자에서의 risperidone 치료 1례」. 『대한정신약물학회지』 1998; 9: 98–103.

한국형 정신분열병 및 양극성 장애 약물치료 알고리듬 개발위원회. 『정신분열병 약물치료에 대한 한국형 알고리듬 지침서』 2001.

Aarsland D, Larsen JP, Lim NG, Tandberg E. Olanzapine for psychosis in patients with Parkinson's disease with and without dementia. *J Neuropsychiatry Clin Neurosci* 1999; 11: 392-394.

Acri AA, Henretig FM. Effects of risperidone in overdose. *Am J Emerg Med* 1998; 16: 498-501.

Addington DE, Toews JA, Addington JM. Risperidone and tardive dyskinesia: a case report. *J Clin Psychiatry* 1995; 56: 484-485.

Addonizio G. Rapid induction of extrapyramidal side effects with combined use of lithium and neuroleptics. *J Clin Psychopharmacol* 1985; 5: 296-298.

Adityanjee MD. Modification of clozapine-induced leukopenia and neutropenia with lithium carbonate. *Am J Psychiatry* 1995; 152: 648-649.

Adityanjee MD, Jampala VC, Mohen MS. Eosinophilia, agranulocytosis and clozapine. *Br J Psychiatry* 1997; 171: 485-486.

Ahlenius, S. Clozapine: dopamine D_2 receptor agonism in the prefrontal cortex as the code to decipher a Rosetta stone of antipsychotic drugs. *Pharmacol Toxicol* 1999; 84: 193-196.

Ahmed S, Chengappa KNR, Naidu VR, Baker RW, Parepally H, Schooler NR. Clozapine withdrawal-emergent dystonias and dyskinesias: a case series. *J Clin Psychiatry* 1998; 59: 472-477.

Aitchison KJ, Kerwin RW. Cost-effectiveness of clozapine. A UK clinic-based study. *Br J Psychiatry* 1997; 171: 125-130.

Aizenberg D, Modai I, Landa A, Gil-Ad I, Weizman A. Comparison of sexual dysfunction in male schizophrenic patients maintained on treatment with classical antipsychotics versus clozapine. *J Clin Psychiatry* 2001; 62: 541-544.

Alevizos B, Lykouras L, Zervas IM, Christodoulou GN. Risperidone-induced obsessive-compulsive symptoms: a series of six cases. *J Clin Psychopharmacol* 2002; 22: 461-467.

Allan ER, Sison CE, Alpert M, Connolly B, Crichton J. The relationship between negative symptoms of schizophrenia and extrapyramidal side effects with haloperidol and olanzapine. *Psychopharmacol Bull* 1998; 34: 71-74.

Alldredge BK. Seizure risk associated with psychotropic drugs: clinical and pharmacokinetic considerations. *Neurology* 1999; 53: 68-75.

Allen L, Tejera C. Treatment of clozapine-induced obsessive-compulsive symptoms with sertraline. *Am J Psychiatry* 1994; 151: 1096-1097.

Allison D, Cavazzoni P, Beasley C, Holcombe J, Buse J. Analysis of random glucose concentration data from patients with schizophrenia treated with typical and atypical agents during double-blind, randomized, controlled clinical trials. In: *The World Journal of Biological Psychiatry of the 7th World Congress of Biological Psychiatry,* vol 2; 2001; Berlin, Germany. p.252.

Allison DB, Fontaine KR, Heo M, Mentore JL, Cappelleri JC, Chandler LP, Weiden PJ, Cheskin LJ. The distribution of body mass index among individuals with and without schizophrenia. *J Clin Psychiatry* 1999(a); 60: 215-220.

Allison DB, Mentore JL, Heo M, Chandler LP, Cappelleri JC, Infante MC, Weiden PJ. Antipsychotic-induced weight gain: a comprehensive research synthesis. *Am J Psychiatry* 1999(b); 156: 1686-1696.

Allison DB, Casey DE. Antipsychotic-induced weight gain: a review of the literature. *J Clin Psychiatry* 2001; 62: 22-31.

Alper KR, Barry JJ, Balabanov AJ. Treatment of psychosis, aggression, and irritability in patients with epilepsy. *Epilepsy Behav* 2002; 3: 13-18.

Alphs LD, Lee HS. Comparison of withdrawal of typical and atypical antipsychotic drugs: a case study. *J Clin Psychiatry* 1991; 52: 346-348.

Alptekin K, Klvlrclk BB. Quetiapine-induced improvement of tardive dyskinesia in three patients with schizophrenia. *Int Clin Psychopharmacol* 2002; 17: 263-264.

Alvir JM, Lieberman JA, Safferman AZ, Schwimmer JL, Schaaf JA. Clozapine-induced agranulocytosis. Incidence and risk factors in the United States. *N Engl J Med* 1993; 329: 162-167.

Alvir JM, Lieberman JA. Agranulocytosis: incidence and risk factors. *J Clin Psychiatry* 1994; 55: 137-138.

Alzaid K, Jones BD. A case report of risperidone-induced obsessive-compulsive symptoms. *J Clin Psychopharmacol* 1997; 17: 58-59.

Aman MG, Findling RI, Desmedt G. Risperidone in children with significant conduct problems and subaverage intellectual functioning. *Schizophr Res* 2001; 49: 219.

Aman MG, De Smedt G, Derivan A, Lyons B, Findling RL, Risperidone Disruptive Behavior Study Group. Double-blind, placebo-controlled study of risperidone for the treatment of disruptive behaviors in children with subaverage intelligence. *Am J Psychiatry* 2002; 159: 1337-1346.

Amann BL, Pogarell O, Mergl R, Juckel G, Grunze H, Mulert C, Hegerl U. EEG abnormalities associated with antipsychotics: a comparison of quetiapine, olanzapine, haloperidol and healthy subjects. *Hum Psychopharmacol* 2003; 18: 641-646.

American Psychiatric Association. Practice guideline for the treatment of patients with schizophrenia, 2nd ed. *Am J Psychiatry* 2004; 161: 1-56.

Ames D, Wirshing WC, Baker RW, Umbricht DS, Sun AB, Carter J, Schooler NR, Kane JM, Marder SR. Predictive value of eosinophilia for neutropenia during clozapine treatment. *J Clin Psychiatry* 1996; 57: 579-581.

Ames D, Camm J, Cook P, Falkai P, Gury C, Hurley R, Johnson G, Piepho R, Vieweg V. Minimizing the Risks Associated with QTc Prolongation in People with Schizophrenia. A Consensus Statement by the Cardiac Safety in Schizophrenia Group. *Encephale* 2002; 28: 552-562.

Amore M, Jori MC; AMISERT Investigators. Faster response on amisulpride 50mg versus sertraline 50-100mg in patients with dysthymia or double depression: a randomized, double-blind, parallel group study. *Int Clin Psychopharmacol* 2001 Nov; 16: 317-324.

Ananth J, Burgoyne KS, Gadasalli R, Aquino S. How do the atypical antipsychotics work? *J Psychiatry Neurosci* 2001; 26: 385-394.

Anderson I. Atypical antipsychotics in the treatment of schizophrenia. Users' views are important. *Br Med J* 2001; 322: 926.

Andresen R, Oades L, Caputi P. The experience of recovery from schizophrenia: towards an empirically validated stage model. *Aust N Z J Psychiatry.* 2003; 37: 586-594.

Angermeyer MC, Loffler W, Muller P, Schulze B, Priebe S. Patients' and relatives' assessment of clozapine treatment. *Psychol Med* 2001; 31: 509-517.

Anghelescu I, Szegedi A, Schlegel S, Weigmann H, Hiemke C, Wetzel H. Combination treatment with clozapine and paroxetine in schizophrenia: safety and tolerability data from a prospective open clinical trial. *Eur Neuropsychopharmacol* 1998; 8: 315-320.

Antonacci DJ, de Groot CM. Clozapine treatment in a population of adults with mental retardation. *J Clin Psychiatry* 2000; 61: 22-25.

Arato M, O'Connor R, Bradbury J, Meltzer H, The Ziprasidone Study Group. Ziprasidone in the long-term treatment of negative symptoms and prevention of exacerbation of schizophrenia. *European Psychiatry* 1998; 13: 303.

Armenteros JL, Whitaker AH, Welikson M, Stedge DJ, Gorman J. Risperidone in adolescents with schizophrenia: an open pilot study. *J Am Acad Child Adolesc Psychiatry* 1997; 36: 694-700.

Arnt J. Pharmacological specificity of conditioned avoidance response inhibition in rats: inhibition by neuroleptics and correlation to dopamine receptor blockade. *Acta Pharmacol Toxicol* 1982; 51: 321-329.

Arnt J, Skarsfeldt T. Do novel antipsychotics have similar pharmacological characteristics? A review of the evidence. *Neuropsychopharmacology* 1998; 18: 63-101.

Aronowitz JS, Safferman AZ, Lieberman JA. Management of clozapine-induced enuresis. *Am J Psychiatry* 1995; 152: 472.

Arranz MJ, Dawson E, Shaikh S, Sham P, Sharma T, Aitchison K, Crocq MA, Gill M, Kerwin R, Collier DA. Cytochrome P4502D6 genotype does not determine response to clozapine. *Br J Clin Pharmacol* 1995; 9: 417-420.

Arranz MJ, Collier DA, Munro J, Sham P, Kirov G, Sodhi M, Roberts G, Price J, Kerwin RW. Analysis of a structural polymorphism in the 5-HT_{2A} receptor and clinical response to clozapine. *Neurosci Lett* 1996; 217: 177-178.

Arranz MJ, Li T, Munro J, Liu X, Murray R, Collier DA, Kerwin RW. Lack of association between a polymorphism in the promoter region of the dopamine-2 receptor gene and clozapine response. *Pharmacogenetics* 1998(a); 8: 481-484.

Arranz MJ, Munro J, Owen MJ, Spurlock G, Sham PC, Zhao J, Kirov G, Collier DA, Kerwin RW. Evidence for association between polymorphisms in the promoter and coding regions of the 5-HT_{2A} receptor gene and response to clozapine. *Mol Psychiatry* 1998(b); 3: 61-66.

Arranz MJ, Munro J, Sham P, Kirov G, Murray RM, Collier DA, Kerwin RW. Meta-analysis of studies on genetic variation in 5-HT_{2A} receptors and clozapine response. *Schizophr Res* 1998(c); 32: 93-99.

Arranz MJ, Bolonna AA, Munro J, Curtis CJ, Collier DA, Kerwin RW. The serotonin transporter and clozapine response. *Mol Psychiatry* 2000; 5: 124-125.

Arvanitis LA, Miller BG, The Seroquel Trial 13 Study Group. Multiple fixed doses of "Seroquel" (quetiapine) in patients with acute exacerbation of schizophrenia: a comparison with haloperidol and placebo. *Biol Psychiatry* 1997; 42: 233-246.

Ashton H. *Brain Systems, Disorders and Psychotropic Drug.* Oxford Univ. Press, Oxford: 1987. p.416.

AstraZeneca. *Professional Information Brochure Quetiapine (Quetiapine) Tablets.* Delaware, USA. 1997.

Atkin K, Kendall F, Gould D, Freeman H, Liberman J, O'Sullivan D. Neutropenia and agranulocytosis in patients receiving clozapine in the UK and Ireland. *Br J Psychiatry* 1996; 169: 483-488.

Atmaca M, Kuloglu M, Tezcan E, Gecici O. Quetiapine augmentation in patients with treatment resistant obsessive-compulsive disorder: a single blind placebo controlled study. *Int Clin Psychopharmacol* 2002; 17: 115-119.

Auby P, Saha AR, Mirza A. Safety and tolerability of aripiprazole at doses higher than 30mg. *Eur Neuropsychopharmacol* 2002; 12: 288.

Avnon M, Kunin A. Risperidone response after no clozapine response. *Br J Psychiatry* 1995; 167: 699.

Avnon M, Rabinowitz J. Effectiveness of clozapine in hospitalised people with chronic neuroleptic-resistant schizophrenia. *Br J Psychiatry* 1995; 167: 760-764.

Awad AG, Voruganti LN. Intervention research in psychosis: issues related to the assessment of quality of life. *Schizophr Bull* 2000; 26: 557-564.

Awouters F, Niemegeers CJ, Megens AA, Janssen PA. Functional interaction between serotonin-S_2 and dopamine-D_2 neurotransmission as revealed by selective antagonism of hyper-reactivity to tryptamine and apomorphine. *J Pharmacol Exp Ther* 1990; 254: 945-951.

Ayuso Mateos JL, Singh AN, Catalan J. Drug treatment of HIV associated neuropsychiatric syndromes. *Neurologia* 2000; 15: 164-171.

Azorin JM, Spiegel R, Remington G, Vanelle JM, Pere JJ, Giguere M, Bourdeix I. A double-blind comparative study of clozapine and risperidone in the management of severe chronic schizophrenia. *Am J Psychiatry* 2001; 158: 1305-1313.

Bacher NM, Kaup BA. Combining risperidone with standard neuroleptics for refractory schizophrenic patients. *Am J Psychiatry* 1996; 153: 137.

Bai YM, Lin CC, Chen JY, Lin CY. Weight gain among patients on clozapine. *Psychiatr Serv* 1999; 50: 704-705.

Bailey P. Clozapine treatment, eosinophilia and agranulocytosis. *Br J Psychiatry* 1997; 171: 90.

Baker RW, Chengappa KN, Baird JW, Steingard S, Christ MA, Schooler NR. Emergence of obsessive compulsive symptoms during treatment with clozapine. *J Clin Psychiatry* 1992; 53: 439-442.

Baker RW, Chengappa KN, Baird JW, Steingard S, Christ MA, Schooler NR. Emergence of obsessive compulsive symptoms during treatment with clozapine. *J Clin Psychiatry* 1994; 55: 312.

Baker RW, Ames D, Umbricht DS, Chengappa KN, Schooler NR. Obsessive-compulsive symptoms in schizophrenia: a comparison of olanzapine and placebo. *Psychopharmacol Bull* 1996; 32:

89-93.

Baker RW, Milton DR, Stauffer VL, Gelenberg A, Tohen M. Placebo-controlled trials do not find association of olanzapine with exacerbation of bipolar mania. *J Affect Disord* 2003; 73: 147-153.

Bakshi VP, Swerdlow NR, Geyer MA. Clozapine antagonizes phencyclidine-induced deficits in sensorimotor gating of the startle response. *J Pharmacol Exp Ther* 1994; 271: 787-794.

Bakshi VP, Geyer MA. Antagonism of phencyclidine-induced deficits in prepulse inhibition by the putative atypical antipsychotic olanzapine. *Psychopharmacology* 1995; 122: 198-201.

Baldassano CF, Ballas C, Datto SM, Kim D, Littman L, O'Reardon J, Rynn MA. Ziprasidone-associated mania: a case series and review of the mechanism. *Bipolar Disord* 2003; 5: 72-75.

Baldessarini RJ, Huston-Lyons D, Campbell A, Marsh E, Cohen BM. Do central antiadrenergic actions contribute to the atypical properties of clozapine? *Br J Psychiatry Suppl* 1992; 17: 12-16.

Balit CR, Ishister GK, Hackett LP, Whyte IM. Quetiapine poisoning: a case series. *Ann Emerg Med* 2003; 42: 751-758.

Ball MP, Coons VB, Buchanan RW. A program for treating olanzapine-related weight gain. *Psychiatr Serv* 2001; 52: 967-969.

Bandelow B, Meier A. Aripiprazole, a "dopamine-serotonin system stabilizer" in the treatment of psychosis. *German J Psychiatry* 2003; 6: 9-16.

Banov MD, Tohen M, Friedberg J. High risk of eosinophilia in women treated with clozapine. *J Clin Psychiatry* 1993; 54: 466-469.

Banov MD, Zarate CA Jr, Tohen M, Scialabba D, Wines JD Jr, Kolbrener M, Kim JW, Cole JO. Clozapine therapy in refractory affective disorders: polarity predicts response in long-term follow-up. *J Clin Psychiatry* 1994; 55: 295-300.

Baptista T, Lopez ME, Teneud L, Contreras Q, Alastre T, de Quijada M, Araujo de Baptista E, Alternus M, Weiss SR, Musseo E, Paez X, Hernandez L. Amantadine in the treatment of neuroleptic-induced obesity in rats: behavioral, endocrine and neurochemical correlates. *Pharmacopsychiatry* 1997; 30: 43-54.

Baptista T. Body weight gain induced by antipsychotic drugs: mechanisms and management. *Act Psychiatrical Scand* 1999; 100: 3-16.

Baptista T, Beaulieu S. Are leptin and cytokines involved in body weight gain during treatment with antipsychotic drugs? *Can J Psychiatry* 2002(a); 47: 742-749.

Baptista T, Lacruz A, Paez X, Hernandez L, Beaulieu S. The antipsychotic drug sulpiride does not affect bodyweight in male rats. Is insulin resistance involved? *Eur J Pharmacol* 2002(b); 447: 91-98.

Baptista T, Kin NY, Beaulieu S. Treatment of the metabolic disturbances casused by antipsychotic drugs: focus on potential drug interactions. *Clin Pharmacokinet* 2004; 43: 1-15.

Barak Y, Levine J, Weisz R. Clozapine-induced myoclonus: two case reports. *J Clin Psychopharmacol* 1996; 16: 339-340.

Barak Y, Wittenberg N, Naor S, Kutzuk D, Weizman A. Clozapine in elderly psychiatric patients: tolerability, safety, and efficacy. *Compr Psychiatry* 1999; 40: 320-325.

Barak Y, Shamir E, Weizman R. Would a switch from typical antipsychotics to risperidone be beneficial for elderly schizophrenic patients? A naturalistic, long-term, retrospective, comparative study. *J Clin Psychopharmacol* 2002; 22: 115-120.

Barnas C, Stuppack CH, Miller C, Haring C, Sperner

UB, Fleischhacker WW. Zotepine in the treatment of schizophrenic patients with prevailingly negative symptoms. A double-blind trial vs. haloperidol. *Int Clin Psychopharmacol* 1992(a); 7: 23-27.

Barnas C, Zwierzina H, Hummer M, Sperner-Unterweger B, Stern A, Fleischhacker WW. Granulocyte-macrophage colony-stimulating factor (GM-CSF) treatment of clozapine-induced agranulocytosis: a case report. *J Clin Psychiatry* 1992(b); 53: 245-247.

Barnas C, Bergant A, Hummer M, Saria A, Fleischhacker WW. Clozapine concentrations in maternal and fetal plasma, amniotic fluid, and breast milk. *Am J Psychiatry* 1994; 151: 945.

Barnes TRE, McPhillips MA. Critical analysis and comparison of the side-effect and safety profiles of the new antipsychotics. *Brit J Psychiatry* 1999; 174: 34-43.

Barrons E, Johnson E, Nynkowski P. Restarting clozapine: a case report. *Psychiatr Serv* 1996; 47: 92.

Basile VS, Masellis M, Potkin SG, Kennedy JL. Pharmacogenomics in schizophrenia: the quest for individualized therapy. *Hum Mol Genet* 2002; 11: 2517-2530.

Bauer D, Gaertner HJ. Effects of neuroleptics on liver function, the hematopoietic system, blood pressure and temperature regulation. Comparison of clozapine, perazine and haloperidol by evaluating medical records. *Pharmacopsychiatria* 1983; 16: 23-29.

Bauer R, Mayr A, Lederer W, Needham PL, Kilpatrick IC, Fleischhacker WW, Marksteiner J. Further evidence that behavioral tests and neuropeptide mRNA and tissue level alterations can differentiate between typical and atypical antipsychotic drugs. *Neuropsychopharmacology* 2000; 23: 46-55.

Bazire S. *Psychotropic Dug Directory*. The professionals' pocket handbook & aide memoire. Wilts UK, Mark Allen Publishing; 2001.

Beasley CM Jr, Sanger T, Satterlee W, Tollefson G, Tran P, Hamilton S. Olanzapine versus placebo: results of a double-blind, fixed-dose olanzapine trial. *Psychopharmacology* (Berl) 1996(a); 124: 159-167.

Beasley CM Jr, Tollefson G, Tran P, Satterlee W, Sanger T, Hamilton S. Olanzapine versus placebo and haloperidol: acute phase results of the North American double-blind olanzapine trial. *Neuropsychopharmacology* 1996(b); 14: 111-123.

Beasley CM Jr, Hamilton SH, Crawford AM, Dellva MA, Tollefson GD, Tran PV, Blin O, Beuzen JN. Olanzapone versus haloperidol in the treatment of schizophrenia, schizoaffective and schizophreniform disorders: results of an international collaboration study. *Am J Psychiatry* 1997; 154: 457-465.

Beer D, Cope S, Paton C, Procter A, Wolfson P. Clozapine-induced neutropenia-or not. *Br J Psychiatry* 1994; 164: 850.

Belzie LR. Risperidone for AIDS associated dementia: a case series. *AIDS Patient Care STDS* 1996; 10: 246-249.

Ben-Aryeh H, Jungerman T, Szargel R, Klein E, Laufer D. Salivary flow-rate and composition in schizophrenic patients on clozapine: subjective reports and laboratory data. *Biol Psychiatry* 1996; 39: 946-949.

Benatov R, Sirota P, Megged S. Neuroleptic-resistant schizophrenia treated with clozapine and ECT. *Convuls Ther* 1996; 12: 117-121.

Benazzi F. Quetiapine-assoicated hypomania in bipolar schizoaffective disorder. *Can J Psy-*

chiatry 2001; 46: 182-183.

Bender S, Eap CB. Very high cytochrome P4501A2 activity and nonresponse to clozapine. *Arch Gen Psychiatry* 1998; 55: 1048-1050.

Benedetti F, Sforzini L, Colombo C, Maffei C, Smeraldi E. Low-dose clozapine in acute and continuation treatment of severe borderline personality disorder. *J Clin Psychiatry* 1998; 59: 103-107.

Benkert O, Grunder G, Muller MJ, Wetzel H. Amisulprid in der Therapie schizophrener Patienten. *Psychopharmalotherapie* 1999; 6: 9-14.

Bennett JP Jr, Landow ER, Schuh LA. Suppression of dyskinesias in advanced Parkinson's disease. II. Increasing daily clozapine doses suppress dyskinesias and improve parkinsonism symptoms. *Neurology* 1993; 43: 1551-1555.

Bergemann N, Ehrig C, Diebold K, Mundt C, von Einsiedel R. Asymptomatic pancreatitis associated with clozapine. *Pharmacopsychiatry* 1999; 32: 78-80.

Bergmans PLm, Rockwell E, Harris MJ. Conventional vs newer antipsychotics in elderly patients. *Bulletin of the Meninger Clinic* 1999; 63: 53-64.

Berk M, Ichim L, Brook S. Olanzapine compared to lithium in mania: a double-blind randomized controlled trial. *Int Clin Psychopharmacol* 1999; 14: 339-343.

Berman I, Zalma A, DuRand CJ, Green AI. Clozapine-induced myoclonic jerks and drop attacks. *J Clin Psychiatry* 1992; 53: 329-330.

Berman I, Merson A, Allan E. Effect of risperidone on cognitive performance in elderly schizophrenic patients: a double blind comparison study with haloperidol. *Psychopharmacol Bull* 1995; 31: 552.

Bertilsson L, Carrillo JA, Dahl ML, Llerena A, Alm C, Bondesson U, Lindstrom L, Rodriguez de la Rubia I, Ramos S, Benitez J. Clozapine disposition covaries with CYP1A2 activity determined by a caffeine test. *Br J Clin Pharmacol* 1994; 38: 471-473.

Betancur C, Canton M, Burgos A, Labeeuw B, Gully D, Rostene W, Pelaprat D. Characterization of binding sites of a new neurotensin receptor antagonist, [3H] SR 142948A, in the rat brain. *Eur J Pharmacol* 1998; 343: 67-77.

Bhana N, Spencer CM. Risperidone: a review of its use in the management of the behavioural and psychological symptoms of dementia. *Drugs Aging* 2000; 16: 451-471.

Bhana N, Perry CM. Olanzapine. A review of its use in the treatment of bipolar I disorder. *CNS Drugs* 2001; 15: 871-904.

Bhatia SC, Bhatia SK, Gupta S. Concurrent administration of clozapine and ECT: a successful therapeutic strategy for a patient with treatment-resistant schizophrenia. *J Ect* 1998; 14: 280-283.

Biancosino B, Zanchi P, Agostini M, Grassi L. Suspected neuroleptic catatonia induced by clozapine. *Can J Psychiatry* 2001; 46: 458.

Bilder RM, Goldman RS, Volavka J, Czobor P, Hoptman M, Sheitman B, Lindenmayer JP, Citrome L, McEvoy J, Kunz M, Chakos M, Cooper TB, Horowitz TL, Lieberman JA. Neurocognitive effects of clozapine, olanzapine, risperidone, and haloperidol in patients with chronic schizophrenia or schizoaffective disorder. *Am J Psychiatry* 2002; 159: 1018-1028.

Biondi M, Fedele L, Arcangeli T, Pancheri P. Development of obsessive-compulsive symptoms during clozapine treatment in schizophrenia and its positive response to clomipramine. *Psychother Psychosom* 1999; 68: 111-112.

Birmes P, Coppin D, Schmitt L, Lauque D. Serotonin

syndrome: a brief review. *CMAJ* 2003; 168: 1439-1442.

Blanz B, Schmidt MH. Clozapine for schizophrenia. *J Am Acad Child Adolesc Psychiatry* 1993; 32: 223-224.

Blier P, Slater S, Measham T, Koch M, Wiviott G. Lithium and clozapine-induced neutropenia/agranulocytosis. *Int Clin Psychopharmacol* 1998; 13: 137-140.

Blum, A. Triad of hyperthermia, increased REM sleep, and cataplexy during clozapine treatment? *J Clin Psychiatry* 1990; 51: 259-260.

Bobe J, Gutierrez M, Gilbert J, Gonzalez MP, Herraiz L, Fernandez A. Quality of life in schizophrenia: long-term follow up in 362 chronic Spanish schiozophrenic outpatients undergoing risperidone maintenance treatment. *Eur Psychiatry* 1998; 13: 158-163.

Bogenschutz MP, George Nurnberg H. Olanzapine versus placebo in the treatment of borderline personality disorder. *J Clin Psychiatry* 2004; 65: 104-109.

Boggs DR, Joyce RA. The hematopoietic effects of lithium. *Semin Hematol* 1983; 20: 129-38.

Bond WS. Ethnicity and psychotropic drugs. *Clin Pharm* 1991; 10: 467-470.

Bondolfi G, Dufour H, Patris M, May JP, Billeter U, Eap CB, Baumann P. Risperidone versus clozapine in treatment-resistant chronic schizophrenia: a randomized double-blind study. The Risperidone Study Group. *Am J Psychiatry* 1998; 155: 499-504.

Bonelli RM, Niederwieser G, Tribl GG, Koltringer P. High-dose olanzapine in Huntington's disease. *Int Clin Psychopharmacol* 2002; 17: 91-93.

Borison RL, Arvanitis LA, Miller BG, US Quetiapine Study Group. ICI 204,636, an atypical antipsychotic: Efficacy and safety in a multicenter, placebo-controlled trial in patients with schizophrenia. *J Clin Psychopharmacol* 1996(a); 16: 158-169.

Borison RL. Changing antipsychotic medication: guidelines on the transition to treatment with risperidone. The Consensus Study Group on Risperidone Dosing. *Clin Ther* 1996(b); 18: 592-607.

Bork JA, Rogers T, Wedlund PJ, de Leon J. A pilot study on risperidone metabolism: the role of cytochromes P450 2D6 and 3A. *J Clin Psychiatry.* 1999; 60: 469-476.

Borovicka MC, Fuller MA, Konicki PE, White JC, Steele VM, Jaskiw GE. Phenylpropanolamine appears not to promote weight loss in patients with schizophrenia who have gained weight during clozapine treatment. *J Clin Psychiatry* 2002; 63: 345-348.

Boshes RA, Manschreck TC, Desrosiers J, Candela S, Hanrahan-Boshes M. Initiation of clozapine therapy in a patient with preexisting leukopenia: a discussion of the rationale of current treatment options. *Ann Clin Psychiatry* 2001; 13: 233-237.

Bottlender R, Jäger M, Hofschuster E, Dobmeier P, Möller H-J. Neuroleptic malignant syndrome due to atypical neuroleptics: three episodes in one patient. *Pharmacopsychiatry* 2002; 35: 119-121.

Bourgeois JA, Kahn DR. Neuroleptic malignant syndrome following administration of risperidone and lithium. *J Clin Psychopharmacol* 2003; 23: 315-317.

Boyer P, Lecrubier Y, Stalla-Bourdillon A, Fleurot O. Amisulpride versus amineptine and placebo for the treatment of dysthymia. *Neuropsychobiology.* 1999; 39: 25-32.

Bradford DW, Perkins DO, Lieberman JA. Pharmacological management of first-episode schizophrenia and related nonaffective psychoses. *Drugs* 2003; 63: 2265-2283.

Braff DL, Grillon C, Geyer MA. Gating and habituation of the startle reflex in schizophrenic patients. *Arch Gen Psychiatry* 1992; 49: 206-215.

Brecher M, Geller W. Weight gain with risperidone. Weight gain with risperidone. *J Clin Psychopharmacol.* 1997; 17: 435-436.

Brecher M, Rak IW, Westhead EK, Jones AM. The long-term effect of quetiapine monotherapy on weight in patients with schizophrenia. *Int J Psych Clin Pract* 2000; 4: 287-292.

Breier A, Schreiber JL, Dyer J, Pickar D. National Institute of Mental Health longitudinal study of chronic schizophrenia. Prognosis and predictors of outcome. *Arch Gen Psychiatry* 1991; 48: 239-246.

Breier A, Buchanan RW, Kirkpatrick B, Davis OR, Irish D, Summerfelt A, Carpenter WT Jr. Effects of clozapine on positive and negative symptoms in outpatients with schizophrenia. *Am J Psychiatry* 1994; 151: 20-26.

Breier A, Buchanan RW. Clozapine: Current status and clinical applications. In: Breier A. *The New Pharmacotherapy of Schizophrenia.* Washington DC, American Psychiatric Press; 1996. p.1-13.

Breier A, Hamilton SH. Comparative efficacy of olanzapine and haloperidol for patients with treatment-resistant schizophrenia. *Biol Psychiatry* 1999; 45: 403-411.

Breier A, Tanak Y, Roychowdhury S, Clark WS. Nizatidine for the prevention of olanzapine — associated weight gain in schizophrenia and related disorders — a randomized controlled double blind study. Presented at APA, ICSR. 2001.

Breier A, Meehan K, Birkett M, David S, Ferchland I, Sutton V, Taylor CC, Palmer R, Dossenbach M, Kiesler G, Brook S, Wright P. A double-blind, placebo-controlled dose-response comparison of intramuscular olanzapine and haloperidol in the treatment of acute agitation in schizophrenia. *Arch Gen Psychiatry* 2002; 59: 441-448.

Bressan RA, Monteiro VB, Dias CC. Panic disorder associated with clozapine. *Am J Psychiatry* 2000; 157: 2056.

Bressan RA, Costa DC, Jones HM, Ell PJ, Pilowsky LS. Typical antipsychotic drugs–D_2 receptor occupancy and depressive symptoms in schizophrenia. *Schizophr Res* 2002; 56: 31-36.

Bressan RA, Erlandsson K, Jones HM, Mulligan R, Flanagan RJ, Ell PJ, Pilowsky LS. Is regionally selective D_2/D_3 dopamine occupancy sufficient for atypical antipsychotic effect? an in vivo quantitative [^{123}I] epidepride SPET study of amisulpride-treated patients. *Am J Psychiatry* 2003; 160: 1413-1420.

Bridler R, Umbricht D. Atypical antipsychotics in the treatment of schizophrenia. *Swiss Med Wkly* 2003; 133: 63-76.

Brinkley JR, Beitman BD, Friedel RO. Low-dose neuroleptic regimens in the treatment of borderline patients. *Arch Gen Psychiatry* 1979; 36: 319-326.

Broderick PA, Piercey MF. Clozapine, haloperidol, and the D_4 antagonist PNU-101387G: in vivo effects on mesocortical, mesolimbic, and nigrostriatal dopamine and serotonin release. *J Neural Transm* 1998; 105: 749-767.

Bromel T, Blum WF, Ziegler A, Schulz E, Bender M, Fleischhaker C, Remschmidt H, Krieg JC, Hebebrand J. Serum leptin levels increase rapidly after initiation of clozapine therapy. *Mol*

Psychiatry 1998; 3: 76-80.

Brook S, Walden J, Benattia I. Ziprasidone versus haloperidol in sequential IM/oral treatment of acute schizophrenia. *Eur Neuropsychopharmacol* 2002; 11: 275.

Brosen K. Differences in interactions of SSRIs. *Int Clin Psychopharmacol* 1998; 13 5: 45-47.

Brown CS, Farmer RG, Soberman JE, Eichner SF. Pharmacokinetic factors in the adverse cardiovascular effects of antipsychotic drugs. *Clin Pharmacolinet* 2004; 43: 33-56.

Bruggeman R, van der Linden C, Buitelaar GS, Hawkridge SM, Temlett JA. Risperidone versus pimozide in Tourette's syndrome: A comparative double-blind parallel group study. *J Clin Psychiatry* 2001; 62: 50-56.

Bruun RD, Budman CL. Risperidone as a treatment for Tourette's syndrome. *J Clin Psychiatry* 1996; 57: 29-31.

Bryois C, Ferrero F. Clinical observation of 11 patients under clozapine-lithium association. *Eur Psychiatry* 1993; 8: 213-218.

Buchanan RW, Holstein C, Breier A. The comparative efficacy and long-term effect of clozapine treatment on neuropsychological test performance. *Biol Psychiatry* 1994; 36: 717-725.

Buchanan RW, Kirkpatrick B, Bryant N, Ball P, Breier A. Fluoxetine augmentation of clozapine treatment in patients with schizophrenia. *Am J Psychiatry* 1996; 153: 1625-1627.

Buchanan RW, Breier A, Kirkpatrick B, Ball P, Carpenter WT Jr. Positive and negative symptom response to clozapine in schizophrenic patients with and without the deficit syndrome. *Am J Psychiatry* 1998; 155: 751-760.

Buchanan RW, Kreyenbuhl J, Zito JM, Lehman A. The schizophrenia PORT pharmacological treatment recommendations: conformance and implications for symptoms and functional outcome. *Schizophr Bull* 2002; 28: 63-73.

Buckley P, Thompson PA, Way L, Meltzer HY. Substance abuse and clozapine treatment. *J Clin Psychiatry* 1994(a); 55: 114-116.

Buckley PF, Schulz SC. Obsessive-compulsive symptoms and clozapine. *Br J Psychiatry* 1994(b); 165: 408.

Buckley P, Bartell J, Donenwirth K, Lee S, Torigoe F, Schulz SC. Violence and schizophrenia: clozapine as a specific antiaggressive agent. *Bull Am Acad Psychiatry Law* 1995(a); 23: 607-611.

Buckley PF, Meltzer HY. Treatment of schizophrenia. In: Schatzberg A, Nemeroff CD. Editors. *A Textbook of Psychopharmacology*. Washington DC: American Psychiatric Press; 1995(b). p.615-639.

Buckley PF. Substance abuse in schizophrenia: a review. *J Clin Psychiatry* 1998; 59 3: 26-30.

Buckley PF. Broad therapeutic uses of atypical antipsychotic medication. *Biol Psychiatry* 2001(a); 50: 912-924.

Buckley PF, Miller A, Olsen J, Garver D, Miller DD, Csernansky J. When symptoms persist: clozapine augmentation strategies. *Schizophr Bull* 2001(b); 27: 615-28.

Buis W. Patients's opinions concerning side effects of depot antipsychotics [letter]. *Am J Psychiatry* 1995; 149: 844-845.

Bunney BS, Sesack SR, Silva NL. Midbrain dopaminergic systems: Neurophysiology and electrophysiological pharmacology. In: Meltzer, editor. *Psychopharmacology: The Third Generation of Progress*. New York: Raven Press; 1987; 113-126.

Burke JG, Dursun SM, Reveley MA. Refractory symptomatic schizophrenia resulting from frontal lobe lesion: response to clozapine. *J Psychiatry*

Neurosci 1999; 24: 456-461.

Burke M, Sebastian CS. Treatment of clozapine sedation. *Am J Psychiatry* 1993; 150: 1900-1901.

Burke MS, Josephson A, Sebastian CS, Schulman S. Clozapine and cognitive function. *J Am Acad Child Adolesc Psychiatry* 1995; 34: 127-128.

Burns MJ. The pharmacology and toxicology of atypical antipsychotic agents. *J Toxicol Clin Toxicol* 2001; 39: 1-14.

Burton S, Heslop K, Harrison K, Barnes M. Ziprasidone overdose [letter]. *Am J Psychiatry* 2000; 157: 825.

Buse JB. Metabolic side effects of antipsychotics: focus on hyperglycemia and diabetes. *J Clin Psychiatry* 2002; 63: 37-41.

Bustillo JR, Buchanan RW, Irish D, Breier A. Differntial effect of clozapine on weight: a controlled study. *Am J Psychiatry* 1996; 153: 817-819.

Bustillo JR, Lauriello J, Parker K, Hammond R, Rowland L, Bogenschutz M, Keith S. Treatment of weight gain with fluoxetine in olanzapine-treated schizophrenic outpatients. *Neuropsychopharmacology* 2003; 28: 527-529.

Butler PV. Diurnal variation in Cotard's syndrome (copresent with Capgras delusion) following traumatic brain injury. *Aust N Z J Psychiatry* 2000; 34: 684-687.

Butterfield MI, Becker ME, Connor KM, Sutherland S, Churchill LE, Davidson JR. Olanzapine in the treatment of post-traumatic stress disorder: a pilot study. *Int Clin Psychopharmacol* 2001; 16: 197-203.

Buur-Rasmussen B, Brosen K. Cytochrome P450 and therapeutic drug monitoring with respect to clozapine. *Eur Neuropsychopharmacol* 1999; 9: 453-459.

Buzan RD, Dubovsky SL, Firestone D, Dal Pozzo E. Use of clozapine in 10 mentally retarded adults. *J Neuropsychiatry Clin Neurosci* 1998; 10: 93-95.

Byerly MJ, Weber MT, Brooks DL, Snow LR, Worley MA, Lescouflair E. Antipsychotic medications and the elderly: effects on cognition and implications for use. *Drugs Aging* 2001; 18: 45-61.

Bymaster F, Perry KW, Nelson DL, Wong DT, Rasmussen K, Moore NA, Calligaro DO. Olanzapine: a basic science update. *Br J Psychiatry Suppl* 1999; 37: 36-40.

Bymaster FP, Felder CC, Tzavara E, Nomikos GG, Calligaro DO, Mckinzie DL. Muscarinic mechanisms of antipsychotic atypicality. *Prog Neuropsychopharmacol Biol Psychiatry* 2003; 27: 1125-1143.

Cadenhead KS, Swerdlow NR, Shafer KM, Diaz M, Braff DL. Modulation of the startle response and startle laterality in relatives of schizophrenic patients and in subjects with schizotypal personality disorder: evidence of inhibitory deficits. *Am J Psychiatry* 2000; 157: 1660-1668.

Calabrese JR, Meltzer HY, Markovitz PJ. Clozapine prophylaxis in rapid cycling bipolar disorder. *J Clin Psychopharmacol* 1991; 11: 396-397.

Calabrese JR, Kimmel SE, Woyshville MJ, Rapport DJ, Faust CJ, Thompson PA, Meltzer HY. Clozapine for treatment-refractory mania. *Am J Psychiatry* 1996; 153: 759-764.

Callaghan JT, Bergstrom RF, Ptak RR, Beasley CM. Olanzapine pharmacokinetic and pharmacodynamic profile. *Clin Pharmacokinet* 1999; 37: 177-193.

Campbell M, Rapoport JL, Simpson GM. Antipsychotics in children and adolescents. *J Am Acad Child Adolesc Psychiatry* 1999; 38: 537-545.

Caro JJ, Ward A, Levinton C, Robinson K. The risk of diabetes during olanzapine use compared with risperidone use: a retrospective database analysis. *J Clin Psychiatry* 2002; 63: 1135-1139.

Caroff SN, Mann SC, Campbell EC. Atypical antopsychotics and neuroleptic malignant syndrome. *Psychiatr Ann* 2000; 30: 314-321.

Caroff SN, Mann SC, Campbell EC, Sullivan KA. Movement disorders associated with atypical antipsychotic drugs. *J Clin Psychiatry* 2002; 63: 12-19.

Carpenter WT Jr, Conley RR, Buchanan RW, Breier A, Tamminga CA. Patient response and resource management: another view of clozapine treatment of schizophrenia. *Am J Psychiatry* 1995; 152: 827-832.

Carrière P, Bonhomme D, Lempérière T, The Amisulpride Study Group. Amisulpride has a superior benefit/risk profile to haloperidol in schizophrenia: results of a multicentre, double blind study. *Eur Psychiatry* 2000; 15: 321-329.

Carrillo JA, Herraiz AG, Ramos SI, Benitez J. Effects of caffeine withdrawal from the diet on the metabolism of clozapine in schizophrenic patients. *J Clin Psychopharmacol* 1998; 18: 311-316.

Carson WH, McQuade R, Saha AR, Torbeyns A, Stock E. Aripiprazole versus placebo for relapse prevention in patients with chronic schizophrenia. *Eur Neuropsychopharmacol* 2002; 12: 288.

Cartmell J, Monn JA, Schoepp DD. The metabotropic glutamate 2/3 receptor agonists LY354740 and LY379268 selectively attenuate phencyclidine versus d-amphetamine motor behaviors in rats. *J Pharmacol Exp Ther* 1999; 291: 161-170.

Carulli G, Azzara A, Polidori R, Marini A, Grassi B, Ambrogi F. Effects of lithium carbonate on leukocyte functions in chronic benign neutropenia. *Acta Haematol* 1984; 72: 408-412.

Casey DE. "Seroquel"(quetiapine): preclinical and clinical findings of a new atypical antipsychotics. *Exp Opin Invest Drugs* 1996; 5: 939-957.

Casey DE. The relationship of pharmacology to side effects. *J Clin Psychiatry* 1997; 58: 55-62.

Casey DE. Tardive dyskinesia: pathophysiology and animal models. *J Clin Psychiatry* 2000; 61: 5-9.

Casey DE. Clinical trial design issues in schizophrenic research. *J Clin Psychiatry* 2001; 62: 17-20.

Casey DE, Carson WH, Saha AR, Liebeskind A, Ali MW, Jody D, Ingenito GG, The Aripiprazole Study Group. Switching patients to aripiprazole from other antipsychotic agents: a multicenter, randomized study. *Psychopharmacology* 2003.

Casiano ME, Hawkins DR. Major mental illness and childbearing. A role for the consultation-liaison psychiatrist in obstetrics. *Psychiatr Clin North Am* 1987; 10: 35-51.

Cassidy EM, O'Brien M, Osman MF, Finucane J, O'Keane V. Lethal catatonia responding to high-dose olanzapine therapy. *J Psychopharmacol* 2001; 15: 302-304.

Catalano G, Cooper DS, Catalano MC, Butera AS. Olanzapine overdose in an 18-month-old child. *J Child Adolesc Psychopharmacol* 1999; 9: 267-271.

Cavallaro R, Cocchi F, Angelone SM, Lattuada E, Smeraldi E. Cabergoline treatment of risperidone-induced hyperprolactinemia: a pilot study. *J Clin Psychiatry* 2004; 65: 187-190.

Cavanaugh SV. Psychiatric emergencies. *Med Clin North Am* 1986; 70: 1185-1202.

Centorrino F, Baldessarini RJ, Frankenburg FR, Kando J, Volpicelli SA, Flood JG. Serum levels of clozapine and norclozapine in patients treated with selective serotonin reuptake inhibitors. *Am J Psychiatry* 1996; 153: 820-822.

Centorrino F, Price BH, Tuttle M, Bahk WM, Hennen J, Albert MJ, Baldessarini RJ. EEG abnormalities during treatment with typical and atypical antipsychotics. *Am J Psychiatry* 2002; 159: 109-115.

Centorrino F, Albert MJ, Drago-Ferrante G, Koukopoulos AE, Berry JM, Baldessarini RJ. Delirium during clozapine treatment: incidence and associated risk factors. *Pharmacopsychiatry* 2003; 36: 156-160.

Cerulli TR. Clozapine-associated pancreatitis. *Harv Rev Psychiatry* 1999; 7: 61-63.

Ceskova E, Svestka J. Double-blind comparison of risperidone and haloperidol in schizophrenic and schizoaffective psychoses. *Pharmacopsychiatry* 1993; 26: 121-124.

Chang HY, Ridky TW, Kimball AB, Hughes E, Oro AE. Eruptive xanthomas associated with olanzapine use. *Arch Dermatol* 2003; 139: 1045-1048.

Chari S, Jainer A, Ashley-Smith A, Cleaver M. Quetiapine in tardive dyskinesia. *Int J Psych Clin Pract* 2002; 6: 175-177.

Chatterjee A, Safferman AZ. Cellulitis, eosinophilia, and unilateral pleural effusion associated with clozapine treatment. *J Clin Psychopharmacol* 1997; 17: 232-233.

Chen B, Cardasis W. Delirium induced by lithium and risperidone combination. *Am J Psychiatry* 1996; 153: 1233-1234.

Chen KC, Yang YK, Chen PS, Yeh TL, Yang MJ. Two case studies of hypothermia induced by an increased dosage of zotepine in a combination therapy. *Psychiatry Clin Neurosci* 2003; 57: 369-371.

Chen NC, Bedair HS, McKay B, Bowers MB Jr, Mazure C. Clozapine in the treatment of aggression in an adolescent with autistic disorder. *J Clin Psychiatry* 2001; 62: 479-480.

Chengappa KN, Shelton MD, Baker RW, Schooler NR, Baird J, Delaney J. The prevalence of akathisia in patients receiving stable doses of clozapine. *J Clin Psychiatry* 1994; 55: 142-145.

Chengappa KN, Baker RW, Kreinbrook SB, Adair D. Clozapine use in female geriatric patients with psychoses. *J Geriatr Psychiatry Neurol* 1995; 8: 12-15.

Chengappa KN, Ebeling T, Kang JS, Levine J, Parepally H. Clozapine reduces severe self-mutilation and aggression in psychotic patients with borderline personality disorder. *J Clin Psychiatry* 1999; 60: 477-484.

Chengappa KN, Vasile J, Levine J, Ulrich R, Baker R, Gopalani A, Schooler N. Clozapine: its impact on aggressive behavior among patients in a state psychiatric hospital. *Schizophr Res* 2002; 53: 1-6.

Chengappa KNR, Goldstein JM, Greenwood M, John V, Levine J. A post hoc analysis of the impact on hostility and agitation of quetiapine and haloperidol among patients with schizophrenia. *Clin Ther* 2003(a); 25: 530-541.

Chengappa KNR, Parepally H, Brar J, Mullen J, Shilling A, Goldstein JM. A random-assignment, double-blind, clinical trial of once- vs twice- daily administration of quetiapine fumarate in patients with schizophrenia or schizoaffective disorder: a pilot study. *Can J Psychiatry* 2003(b); 48: 187-194.

Chiles JA, Cohn S, McNaughton A. Dropping objects: possible mild cataplexy associated with clozapine. *J Nerv Ment Dis* 1990; 178: 663-664.

Chiles JA, Davidson P, McBride D. Effects of clozapine on use of seclusion and restraint at a state hospital. *Hosp Community Psychiatry* 1994; 45: 269-271.

Chin-Yee I, Bezchlibnyk-Butler K, Wong L. Use of

cytokines in clozapine-induced agranulocytosis. *Can J Psychiatry* 1996; 41: 280-284.

Chong MY, Tan CH, Fujii S, Yang SY, Ungvari, GS, Chung EK, Sim K, Tsang HY, Shinfuku N. Antipsychotic drug prescription for schizophrenia in East Asia: rationale for change. *Psychiatry and Clinical Neurosciences* 2004; 58: 61-67.

Chong SA, Remington GJ, Lee N, Mahendran R. Contrasting clozapine prescribing patterns in the east and west? *Ann Acad Med Singapore* 2000; 29: 75-78.

Chouinard G, Jones BD. Neuroleptic-induced supersensitivity psychosis: clinical and pharmacologic characteristics. *Am J Psychaitry* 1980; 137: 16-21.

Chouinard G, Annable L, Ross-Chouinard A, Mercier P. A 5-year prospective longitudinal study of tardive dyskinesia: factors predicting appearance of new cases. *J Clin Psychopharmacol* 1988; 8: 21-26.

Chouinard G. Severe cases of neuroleptic-induced supersensitivity psychosis: diagnostic criteria for the disorder and its treatment. *Schizophr Res* 1991; 5: 21-33.

Chouinard G, Jones B, Remington G, Bloom D, Addington D, MacEwan GW, Labelle A, Beauclair L, Arnott W. A Canadian multicenter placebo-controlled study of fixed doses of risperidone and haloperidol in the treatment of chronic schizophrenic patients. *J Clin Psychopharmacol* 1993; 13: 25-40.

Chouinard G. Effects of risperidone in tardive dyskinesia: an analysis of the Canadian multicenter risperidone study. *J Clin Psychopharmacol* 1995; 15: 36-44.

Chouinard G, Albright PS. Economic and health state utility determinations for schizophrenic patients treated with risperidone or haloperidol. *J Clin Psychopharmacol* 1997; 17: 298-307.

Chouinard G, Kopala L, Labelle A, Beauclair L, Johnson SV, Singh KI. Phase-IV multicentre clinical study of risperidone in the treatment of outpatients with schizophrenia. The RIS-CAN-3 Study Group. *Can J Psychiatry* 1998; 43: 1018-1025.

Christie JE, Whalley LJ, Hunter R, Bennie J, Fink G. Sulpiride treatment of acute mania with a comparison of the effects on plasma hormone concentrations of lithium and sulpiride treatment. *J Affect Disord* 1989; 16: 115-120.

Chue P, Eerdekens M, Augustyns I. Efficacy and safety of long-acting risperidone microspheres and risperidone oral tablets [poster]. Proceedings of the 11th Biennial Winter Workshop on Schizophrenia, 2002 Feb 24- Mar 1; Davos, Switzerland.

Chung SJ, Jeong SH, Ahn YM, Kang UG, Koo YJ, Ha JH, Lee SG, Kim YS. A retrospective study of clozapine and electroencephalographic abnormalities in schizophrenic patients. *Prog Neuropsychopharmacol Biol Psychiatry* 2002; 26: 139-144.

Ciapparelli A, Dell' Osso L, Pini S, Chiavacci MC, Fenzi M, Cassano GB. Clozapine for treatment-refractory schizophrenia, schizoaffective disorder, and psychotic bipolar disorder: a 24-month naturalistic study. *J Clin Psychiatry* 2000; 61: 329-334.

Ciapparelli A, Dell' Osso L, Bandettini di Poggio A, Carmassi C, Cecconi D, Fenzi M, Chiavacci MC, Bottai M, Ramacciotti CE, Cassano GB. Clozapine in treatment-resistant patients with schizophrenia, schizoaffective disorder, or psychotic bipolar disorder: a naturalistic 48-month follow-up study. *J Clin Psychiatry* 2003;

64: 451-458.

Citrome L, Volavka J, Czobor P, Sheitman B, Lindenmayer JP, McEvoy J, Cooper TB, Chakos M, Lieberman JA. Effects of clozapine, olanzapine, risperidone, and haloperidol on hostility among patients with schizophrenia. *Psychiatr Serv* 2001; 52: 1510-1514.

Citrome L, Volavka J. Optimal dosing of atypical antipsychotics in adults: a review of the current evidence. *Harvard Rev Psychiatry* 2002; 10: 280-291.

Claghorn J, Honigfeld G, Abuzzahab FS Sr, Wang R, Steinbook R, Tuason V, Klerman G. The risks and benefits of clozapine versus chlorpromazine. *J Clin Psychopharmacol* 1987; 7: 377-384.

Clark RE, Bartels SJ, Mellman TA, Peacock WJ. Recent trends in antipsychotic combination therapy of schizophrenia and schizoaffective disorder: implications for state mental health policy. *Schizophr Bull* 2002; 28: 75-84.

Clark WS, Street JS, Feldman PD, Breier A. The effects of olanzapine in reducing the emergence of psychosis among nursing home patients with Alzheimer's disease. *J Clin Psychiatry* 2001; 62: 34-40.

Claus A, Bollen J, De Cuyper H, Eneman M, Malfroid M, Peuskens J, Heylen S. Risperidone versus haloperidol in the treatment of chronic schizophrenic inpatients: a multicentre double-blind comparative study. *Acta Psychiatr Scand* 1992; 85: 295-305.

Cohen BM, Keck PE, Satlin A, Cole JO. Prevalence and severity of akathisia in patients on clozapine. *Biol Psychiatry* 1991; 29: 1215-1219.

Cohen D. Atypical antipsychotics and new onset diabetes mellitus: an overview of the literature. *Pharmacopsychiatry* 2004; 37: 1-11.

Cohen H, Loewenthal U, Matar M, Kotler M. Association of autonomic dysfunction and clozapine. Heart rate variability and risk for sudden death in patients with schizophrenia on long-term psychotropic medication. *Br J Psychiatry* 2001; 179: 167-171.

Cohen S, Glazewski R, Khan S, Khan A. Weight gain with risperidone among patients with mental retardation: effect of calorie restriction. *J Clin Psychiatry* 2001; 62: 114-116.

Cohen SA, Underwood MT. The use of clozapine in a mentally retarded and aggressive population. *J Clin Psychiatry* 1994; 55: 440-444.

Colonna L, Saleem P, Dondev-Nouvel L, Rein W, The Amisulpride Study Group. Long-term safety and efficacy of amisulpride in subchronic or chronic schizophrenia. *Int Clin Psychopharmacol* 2000; 15: 13-22.

Compton MT, Saldivia A, Berry SA. Recurrent priapism durgin treatement with clozapine and olanzapine. *Am J Psychaitry* 2000; 157: 659.

Compton, MT, Miller AH. Priapism associated with conventional and atypical antipsychotic medications: a review. *J Clin Psychiatry* 2001; 62: 362-366.

Conley RR, Carpenter WT Jr, Tamminga CA. Time to clozapine response in a standardized trial. *Am J Psychiatry* 1997; 154: 1243-1247.

Conley RR, Tamminga CA, Bartko JJ, Richardson C, Peszke M, Lingle J, Hegerty J, Love R, Gounaris C, Zaremba S. Olanzapine compared with chlorpromazine in treatment-resistant schizophrenia. *Am J Psychiatry* 1998(a); 155: 914-920.

Conley RR. Optimizing treatment with clozapine. *J Clin Psychiatry* 1998(b); 59: 44-48.

Conley RR, Tamminga CA, Kelly DL, Richardson CM. Treatment-resistant schizophrenic patients respond to clozapine after olanzapine nonresponse. *Biol Psychiatry* 1999; 46: 73-77.

Conley RR, Mahmoud R. A randomized double-blind study of risperidone and olanzapine in the treatment of schizophrenia or schizoaffective disorder. *Am J Psychiatry* 2001(a); 158: 765-774.

Conley RR. Evaluating clinical trial data: outcome measures. *J Clin Psychiatry* 2001(b); 62: 23-26.

Coodin S. Body mass index in persons with schizophrenia. *Can J Psychiatry* 2001; 46: 549-555.

Cookson J. Use of antipsychotic drugs and lithium in mania. *Br J Psychiatry* 2001; 41: 148-56.

Cooney C, Nagy A. Angio-oedema associated with risperidone. *BMJ* 1995; 4; 311: 1204.

Cooper S, Butler A, Tweed J, welch C. Zoetpine in prevention of relapse. *Biol Pshicatry* 1997; 42: 41.

Cooper SJ, Tweed J, Raniwalla J, Butler A, Welch C. A placebo-controlled comparison of zotepine versus chlorpromazine in patients with acute exacerbation of schizophrenia. *Acta Psychiatrica Scandinavica* 2000; 101: 218-225.

Cooper TB. Clozapine plasma level monitoring: current status. *Psychiatr Q* 1996; 67: 297-311.

Copolov DL, Link CGG, Kowalcyk B. A comparison of quetiapine and haloperidol in schizophrenia. *Psychol Med* 2000; 30: 95-105.

Copp PJ, Lament R, Tennent TG. Amitriptyline in clozapine-induced sialorrhoea. *Br J Psychiatry* 1991; 159: 166.

Copp PJ, Lament R, Tennent TG. Effects of atypical antipsychotic agents on social behavior in rodents. *Pharmacol Biochem Behav* 1993; 45: 9-17.

Corbett R, Camacho F, Woods AT, Kerman LL, Fishkin RJ, Brooks K, Dunn RW. Antipsychotic agents antagonize non-competitive N-methyl-D-aspartate antagonist-induced behaviors. *Psychopharmacology.* 1995; 120: 67-74.

Cornblatt B, Kern RS, Carson WH. Neurocognitive effects of aripiprazole vs olanzapine in stable pscyhosis [abstract]. *Int J Neuropsychopharmacol.* 2002; 1: 185.

Cornblatt BA, Lencz T, Kane JM. Treatment of the schizophrenia prodrome: is it presently ethical? *Schizophr Res* 2001; 51: 31-38.

Correll CU, Leucht S, Kane JM. Lower risk for tardive dyskinesia associated with second-generation antipsychotics: a systemic review of 1-year studies. *Am J Psychiatry* 2004; 161: 414-425.

Corrigan FM, MacDonald S, Reynolds GP. Clozapine-induced hypersalivation and the alpha 2 adrenoceptor. *Br J Psychiatry* 1995; 167: 412.

Corrigan PW, Liberman RP, Engel JD. From noncompliance to collaboration in the treatment of schizophrenia. *Hosp Community Psychiatry* 1990; 41: 1203-1211.

Corson PW, Nopoulos P, Miller DD, Arndt S, Andreasen NC. Change in basal ganglia volume over 2 years in patients with schizophrenia: typical versus atypical neuroleptics. *Am J Psychiatry* 1999; 156: 1200-1204.

Corzo D, Yunis JJ, Salazar M, Lieberman JA, Howard A, Awdeh Z, Alper CA, Yunis EJ. The major histocompatibility complex region marked by HSP70-1 and HSP70-2 variants is associated with clozapine-induced agranulocytosis in two different ethnic groups. *Blood* 1995; 86: 35-40.

Costello LE, Suppes T. A clinically significant interaction between clozapine and valproate. *J Clin Psychopharmacol* 1995; 15: 139-141.

Coulouvrat C, Dondey-Nouvel L. Safety of amisulpride (Solian): a review of 11 clinical studies. *Int Clin Psychopharmacol* 1999; 14: 209-218.

Coulter DM, Bate A, Meyboom RHB, Lindquist M, Edwards IR. Antipsychotic drugs and heart muscle disorder in international pharmacovigilance: data mining study. *BMJ* 2001; 322: 1207-1209.

Covell NH, Jackson CT, Evans AC, Essock SM. Antipsychotic prescribing practices in Connecticut's public mental health system: rates of changing medications and prescribing styles. *Schizophr Bull* 2002; 28: 17-29.

Cramer J, Rosenheck R, Xu W, Henderson W, Thomas J, Charney D. Department of Veterans Affairs Cooperative Study Group on Clozapine in Refractory Schizophrenia. Detecting improvement in quality of life and symptomatology in schizophrenia. *Schizophr Bull* 2001; 27: 227-234.

Crawley JN, Fiske SM, Durieux C, Derrien M, Roques BP. Centrally administered cholecystokinin suppresses feeding through a peripheral-type receptor mechanism. *J Pharmacol Exp Ther* 1991; 257: 1076-1080.

Croarkin PE, Jacobs KM, Bain BK. Diabetic ketoacidosis associated with risperidone treatment? *Psychosomatics* 2000; 41: 369-370.

Crockford DN. Risperidone, weight gain, and bulimia nervosa. *Can J Psychiatry* 1997; 42: 326-327.

Crow TJ, Cross AJ, Johnstone EC, Owen F, Owens DG, Waddington JL. Abnoramal involuntary movements in schizophrenia: are they related to the disease process or its treatment? Are they associated with changes in dopamine receptors? *J Clin Psychopharmacol* 1982; 2: 336-340.

Csernansky J, Okamoto A Brecher M. Risperidone vs haloperidol for prevention of relapse in schizophrenia and schizoaffective disorders: a long-term double blind comparison [poster]. ECNP; London, UK. 1999.

Csernansky JG, Mahmoud R, Brenner R, The Risperidone-USA-79 Study Group. A comparison of risperidone and haloperidol for the prevention of relapse in patients with schizophrenia. *N Eng J Med* 2002; 346: 16-22.

Cummings JL, Frank JC, Cherry D, Kohatsu ND, Kemp B, Hewett L, Mittman B. Guidelines for managing Alzheimer's disease: Part II. Treatment. *Am Fam Physician* 2002; 65: 2525-2534.

Curran MP, Perry CM. Amisulpride: A Review of its Use in the Management of Schizophrenia. *Drugs* 2001; 61: 2123-2150.

Currier GW, Simpson GM. Risperidone liquid concentrate and oral lorazepam versus intramuscular haloperidol and intramuscular lorazepam for treatment of psychotic agitation. *J Clin Psychiatry* 2001; 62: 153-157.

Cutler AJ, Goldstein JM, Tumas JA. Dosing and switching strategies for quetiapine fumarate. *Clin Ther* 2002; 24: 209-222.

Cutler AJ. Sexual dysfunction and antipsychotic treatment. *Psychoneuroendocrinology* 2003; 28: 69-82.

Czekalla J, Beasley CM Jr., Dellva MA, Berg PH, Grundy S. Analysis of the QTc interval during olanzapine treatment of patients with schizophrenia and related psychosis. *J Clin Psychiatry* 2001; 62: 191-198.

Czobor P, Volavka J, Sheitman B, Lindenmayer JP, Citrome L, McEvoy J, Cooper TB, Chakos M, Lieberman JA. Antipsychotic-induced weight gain and therapeutic response: a differential association. *J Clin Psychopharmacol* 2002; 22: 244-251.

Dahl ML. Cytochrome P450 phenotyping/genotyping in patients receiving antipsychotics: useful aid to prescribing? *Clin Pharmacokinet* 2002; 41: 453-470.

Dallocchio C, Buffa C, Tinelli C, Mazzarello P. Effectiveness of risperidone in Huntington chorea patients. J *Clin Psychopharmacol* 1999; 19: 101-

103.

Daniel DG. Comparison of risperidone and clozapine on cloinical and cognitive functions in psychotic disorders. *Biol Psychiatry* 1994; 35: 667.

Daniel DG, Whitcomb SR. Treatment of the refractory schizophrenic patient. *J Clin Psychiatry* 1998 (a); 59: 13-19

Daniel DG, Wozniak P, Mack RJ, McCarthy BG, The Sertindole Study Group. Long-term efficacy and safety comparison of sertindole and haloperidol in the treatment of schizophrenia. *Psychopharmacology Bulletin* 1998(b); 34: 61-69.

Daniel DG, Zimbroff DL, Potkin SG, Reeves K, Harrigan E, Lakshminarayanan M. Ziprasidone 80mg/day and 160mg/day in the acute exacerbation of schizophrenia and schizoaffective disorder: a 6-week placebo-controlled trial. *Neuropsychopharmacology* 1999; 20: 491-505.

Daniel DG, Weiden PJ, O'Sullivan RL. Improvemnets in indices of health status in outpatients with schizophrenia following a switch to ziprasidone from conventional antipsychotics, olanzapine, or risperidone. Presented at the Annual Meetng of the American Psychiatric Association. Chicago, IL, 2000 May 13-18.

Danion J, Rein W, Fleurot O. Improvement of schizophrenic patients with primary negative symptoms treated with amisulpride. *Am J Psychiatry* 1999; 156: 610-616.

Darby JK, Pasta DJ, Elfand L, Dabiri L, Clark L, Herbert J. Risperidone dose and blood level variability: accumulation effects and interindividual and intraindividual variability in the nonresponder patient in the clinical practice setting. *J Clin Psychopharmacol* 1997; 17: 478-484.

Dave M. Clozapine-related tardive dyskinesia. *Biol Psychiatry* 1994(a); 35: 886-887.

Dave M. Tardive oculogyric crises with clozapine. *J Clin Psychiatry* 1994(b); 55: 264-255.

David SR, Taylor CC, Kinon BJ, Breier A. The effects of olanzapine, risperidone, and haloperidol on plasma prolactin levels in patient with schizophrenia. *Clin Ther* 2000; 22: 1085-1096.

Davidson M, Harvey PD, Vervarcke J, Gagiano CA, De Hooge JD, Bray G, Dose M, Barak Y, Haushofer M. A long-term, multicenter, open-label study of risperidone in elderly patients with psychosis. On behalf of the Risperidone Working Group. *Int J Geriatr Psychiatry* 2000; 15: 506-514.

Davies A, Langley PC, Keks NA, Catts SV, Lambert T, Schweitzer I. Risperidone versus haloperidol: II. Cost-effectiveness. *Clin Ther* 1998; 20: 196-213.

Davis JM, Chen N. Clinical profile of an atypical antipsychotic: risperidone. *Schizophr Bull* 2002; 28: 43-61.

Davis JM, Chen N, Glick ID. A meta-analysis of the efficacy of second-generation antipsychotics. *Arch Gen Psychiatry* 2003; 60: 553-564.

Davis R, Risch SC. Ziprasidone induction of hypomania in depression? [letter] *Am J Psychiatry* 2002; 159: 673-674.

Davydov L, Botts SR. Clozapine-induced hypersalivation. *Ann Pharmacother* 2000; 34: 662-665.

De Deyn PP, Rabheru K, Rasmussen A, Bocksberger JP, Dautzenberg PL, Eriksson S, Lawlor BA. A randomized trial of risperidone, placebo, and haloperidol for behavioral symptoms of dementia. *Neurology* 1999; 22; 53: 946-955.

De Haan L, Linszen DH, Gorsira R. Clozapine and obsessions in patients with recent-onset schizophrenia and other psychotic disorders. *J Clin*

Psychiatry 1999; 60: 364-365.

De Haan L, Lavalayer J, Linzen D, Dingemans P, Booji J. Subjective experience and striatal dopamine D2 receptor occupancy in patients with recent-onset schizophrenia treated with olanzapine or risperidone. *Am J Psychiatry* 2000; 157: 1019-1020.

De Haan L, van Bruggen M, Lavalaye J, Booij J, Dingemans PM, Linszen D. Subjective experience and D_2 receptor occupancy in patients with recent-onset schizophrenia treated with low-dose olanzapine or haloperidol: a randomized, double-blind study. *Am J Psychiatry* 2003; 160: 303-309.

De Leon J, Stanilla JK, White AO, Simpson GM. Anticholinergics to treat clozapine withdrawal. *J Clin Psychiatry* 1994; 55: 119-120.

Deirmenjian JM, Erhart SM, Wirshing DA, Spellberg BJ, Wirshing WC. Olanzapine-induced reversible priapism: a case report. *J Clin Psychopharmacol* 1998; 18: 35-353.

Delassus-Guenault N, Jegouzo A, Odou P, Seguret T, Zangerlin H, Vignole E, Robert H. Clozapine-olanzapine: a potentially dangerous switch. A report of two cases. *J Clin Pharm Ther* 1999; 24: 191-195.

Delay J, Deniker P. Le traitment des psychoses par une methode neurolytique derivee de l'hibermotherapie. *Congress des medicins alienistes et neurologistes de France* 1952; 497-502.

Delbello MP, Schwiers ML, Rosenberg HL, Strakowski SM. A double-blind, randomized, placebo-controlled study of quetiapine as adjunctive treatment for adolescent mania. *J Am Acad Child Adolesc Psychiatry* 2002; 41: 1216-1223.

Dellva MA, Tran P, Tollefson GD, Wentley AL, Beasley CM Jr. Standard olanzapine versus placebo and ineffective-dose olanzapine in the maintenance treatment of schizophrenia. *Psychiatr Serv* 1997; 48: 1571-1577.

Denney D, Stevens JR. Clozapine and seizures. *Biol Psychiatry* 1995; 37: 427-433.

Denys D, van Megen H, Westenberg H. Quetiapine addition to serotonin reuptake inhibitor treatment in patients with treatment-refractory obsessive-compulsive disorder: an open-label study. *J Clin Psychiatry* 2002; 63: 700-703.

DeQuardo JR, Tandon R. Do atypical antipsychotic medications favorably alter the long-term course of schizophrenia? *J Psychiatr Res* 1998; 32: 229-242.

Desai NM, Huq Z, Martin SD, McDonald G. Switching from depot antipsychotics to risperidone: results of a study of chronic schizophrenia. The Schizophrenia Treatment & Assessment Group. *Adv Ther* 1999; 16: 78-88.

DeSilva CC, Nurse MC, Vokey K. Steroid-induced psychosis treated with risperidone. *Can J Psychiatry* 2002; 47: 388-389.

Dettling M, Schaub RT, Mueller-Oerlinghausen B, Roots I, Cascorbi I. Further evidence of human leukocyte antigen-encoded susceptibility to clozapine-induced agranulocytosis independent of ancestry. *Pharmacogenetics* 2001; 11: 135-141.

Deuschl G, Oepen G, Hermle L, Kindt H. Neuroleptic malignant syndrome: observations on altered consciousness. *Pharmacopsychiatry* 1987; 20: 168-179.

Deutch AY, Ongur D, Duman RS. Antipsychotic drugs induce Fos protein in the thalamic paraventricular nucleus: a novel locus of antipsychotic drug action. *Neuroscience* 1995; l66: 337-346.

Dev V, Raniwalla J. Quetiapine: a review of its safety in the management of schizophrenia. *Drug Safety* 2000; 23: 295-307.

DeVane CL, Nemeroff CB. Clinical pharmacokinetics of quetiapine: an atypical antipsychotic. *Clin Pharmacokinet* 2001; 40: 509-522.

Devinsky O, Honigfeld G, Patin J. Clozapine-related seizures. *Neurology* 1991; 41: 369-371.

Devinsky O, Pacia SV. Seizures during clozapine therapy. *J Clin Psychiatry* 1994; 55: 153-156.

Devlin MJ, Yanovski SZ, Wilson GT. Obesity: what mental health professionals need to know. *Am J Psychaitry* 2000; 157: 854-866.

Dickson R, Williams R, Dalby JT. Dystonic reaction and relapse with clozapine discontinuation and risperidone initiation. *Can J Psychiatry* 1994; 39: 184.

Dickson RA, Edwards A. Clozapine and fertility. *Am J Psychiatry* 1997; 154: 582-583.

Dickson RA, Hogg L. Pregnancy of a patient treated with clozapine. *Psychiatr Serv* 1998; 49: 1081-1083.

Dieterle D, Ackenheil M, Kapfhammer H. The effect of zotepine on productive and negative symptoms in schizophrenic patients. *Psychitr Psychobiol* 1988; 3: 125-130.

Diler RS, Yolga A, Avci A, Scahill L. Risperidone-induced obsessive-compulsive symptoms in two children. *J Child Adolesc Psychopharmacol* 2003; 13: 89-92.

DiMichele V, Ramenghi LA. Clozapine and lorazepam administration in pregnancy. *Eur Psychiatry* 1996; 11: 214.

Dimova A. The range of therapeutic efficacy of atypical antipsychotics: a critical evaluation. *Med Hypotheses* 2003; 61: 259-264.

Dolder CR, Jeste DV. Incidence of tardive dyskinesia with typical versus atypical antipsychotics in very high risk patients. *Biol Psychiatry* 2003; 53: 1142-1145.

Dollfus S, Petit M, Menard JF, Lesieur P. Amisulpride versus bromocriptine in infantile autism: a controlled crossover comparative study of two drugs with opposite effects on dopaminergic function. *J Autism Dev Disord* 1992; 22: 47-60.

Dossenbach MRK, Beuzen JN, Avnon M, Belmaker RH, Elizur A, Mark M, Munitz H, Schneidman M, Shoshani D, Kratky P, Grundy SL, Tollefson GD. The effectiveness of olanzapine in treatment-refractory schizophrenia when patients are nonresponsive to or unable to tolerate clozapine. *Clin Ther* 2000; 22: 1021-1034.

Doucette DE, Grenier S, Robertson PS. Olanzapine-induced acute pancreatitis. *Ann Pharmacother* 2000; 34: 1128-1131.

Drake RE, Xie H, McHugo GJ, Green AI. The effects of clozapine on alcohol and drug use disorders among patients with schizophrenia. *Schizophr Bull* 2000; 26: 441-449.

Drapalski AL, Rosse RB, Peebles RR, Schwartz BL, Marvel CL, Deutsch SI. Topiramate improves deficit symptoms in a patient with schizophrenia when added to a stable regiment of antipsychotic medication. *Clin Neuropharmacol* 2001; 24: 290-294.

Drew L, Herdson P. Clozapine and constipation: a serious issue. *Aust N Z J Psychiatry* 1997; 31: 149-150.

Drug Facts and Comparison 1998; 2112-2114.

Dryden, Edwards RC, Reiss AL. Differential response of psychotic and obsessive symptoms to risperidone in an adolescent. *J Child Adolesc Psychopharmacol* 1996; 6: 139-145.

Dubin WR, Waxman HM, Weiss KJ, Ramchandani D, Tavani-Petrone C. Rapid tranquilization: the efficacy of oral concentrate. *J Clin Psychiatry* 1985; 46: 475-478.

Duggal HS, Fetchko J. Serotonin syndrome and atypical antipsychotics. *Am J Psychiatry* 2002; 159:

672-673
Dunayevich E, Strakowski SM. Olanzapine-induced tardive dystonia. *Am J Psychiatry* 1999; 156: 1662.
Dursun SM, Reveley MA. Obsessive-compulsive symptoms and clozapine. *Br J Psychiatry* 1994; 165: 267-268.
Dursun SM, McIntosh D, Milliken H. Clozapine plus lamotrigine in treatment-resistant schizophrenia. *Arch Gen Psychiatry* 1999; 56: 950.
Dursun SM, Devarajan S. Clozapine weight gain, plus topiramate weight loss. *Can J Psychiatry* 2000; 45: 198.
Dursun SM, Deakin JF. Augmenting antipsychotic treatment with lamotrigine or topiramate in patients with treatment-resistant schizophrenia: a naturalistic case-series outcome study. *J Psychopharmacol* 2001; 15: 297-301.
Dwight MM, Keck PE Jr, Stanton SP, Strakowski SM, McElroy SL. Antidepressant activity and mania associated with risperidone treatment of schizoaffective disorder. 1994; *Lancet* 20; 344: 554-555.
Dwyer DS, Liu Y, Bradley RJ. Dopamine receptor antagonists modulate glucose uptake in rat pheochromocytoma (PC12) cells *Neurosci Lett* 1999; 274: 151-154.
Eales MJ, Layeni AO. Exacerbation of obsessive-compulsive symptoms associated with clozapine *Br J Psychiatry* 1994; 164: 687-688.
Eap CB, Bondolfi G, Zullino D, Bryois C, Fuciec M, Savary L, Jonzier-Perey M, Baumann P. Pharmacokinetic drug interaction potential of risperidone with cytochrome P450 isozymes as assessed by the dextromethorphan, the caffeine, and the mephenytoin test. *Ther Drug Monit* 2001; 23: 228-231.
Ebadi M, Srinivasan S. Pathogenesis, prevention, and treatment of neuroleptic-induced movement disorders. *Pharmacol Rev* 1995; 47: 575-604.
Eckardt L, Breithardt G, Haverkamp W. Electrophysiologic characterization of the antipsychotic drug sertindole in a rabbit heart model of torsade de pointes: low torsadogenic potential despite QT prolongation. *J Pharmacol Exp Ther* 2002; 300: 64-71.
Ecrdekens M, Rasmussen M, Vermeulen A. Kinetics and safety of a novel risperidone depot formulation [poster]. Proceedings of the 40th Annual New Compiunds and Drugs Evaluation Unit (NCDEU) Meeting. Boa Raton. 2000.
Edell WS, Tunis SL. Antipsychotic treatment of behavioral and psychological symptoms of dementia in geropsychiatric inpatients. *Am J Geriatr Psychiatry* 2001; 9: 289-297.
Edlund MJ, Craig TJ. Antipsychotic drug use and birth defects: an epidemiologic reassessment. *Compr Psychiatry* 1984; 25: 32-37.
Ekblom B, Eriksson K, Lindstrom LH. Supersensitivity psychosis in schizophrenic patients after sudden clozapine withdrawal. *Psychopharmacology* (Berl) 1984; 83: 293-294.
Eli Lilly and Company. *Zyprexa (Olanzapine) Prescribing Information.* Indianapolis; 2002.
Ellenbroek BA, Cools A. The paw test: an animal model for neuroleptic drugs which fulfils the criteria for pharmacological isomorphism. *Life Sci* 1988; 42: 1205-1213.
Ellenbroek BA, Lubbers LJ, Cools AR. Activity of seroquel (ICI 204,636) in animal models for atypical properties of antipsychotics: A comparison with clozapine. *Neuropsychopharmacology* 1996; 15: 406-416.
Ellenbroek BA. Chapter 5: The effect of olanzapine in animal models predictive of antipsychotic activity. (In) *Olanzapine (Zyprexa): A Novel*

Antipsychotic. Tran PV, Bymaster FP, Tye N, Herrera JM, Breier A, Tollefson GD (eds), Philadelphia, Lippincott Williams & Wilkins, 2000.

Emsley RA. Risperidone in the treatment of first-episode psychotic patients: a double-blind multicenter study. Risperidone Working Group. *Schizophr Bull* 1999; 25: 721-729.

Emsley RA, Raniwalla J, Bailey PJ, Jones AM. A comparison of the effects of quetiapine and haloperidol in schizophrenic patients with a history of and a demonstrated, partial response to conventional treatment. *Int Clin Psychopharmacol* 2000; 15: 121-131.

English BA, Still DJ, Harper J, Saklad SR. Failure of tolterodine to treat clozapine-induced nocturnal enuresis. *Ann Pharmacother* 2001; 35: 867-869.

Epelde GF. Neuroleptic malignant syndrome and hyponatremia associated with risperidone poisoning. *An Med Interna* 2002; 19: 50.

Ereshefsky L. Pharmacokinetics and drug interactions: update for new antipsychotics. *J Clin Psychiatry* 1996; 57: 12-25.

Eronen M, Putkonen H, Hallikainen T, Vartiainen H. Lethal gastroenteritis associated with clozapine and loperamide. *Am J Psychiatry* 2003; 160: 2242-2243.

Eschweiler GW, Bartels M, Langle G, Wild B, Gaertner I, Nickola M. Heart-rate variability (HRV) in the ECG trace of routine EEGs: fast monitoring for the anticholinergic effects of clozapine and olanzapine? *Pharmacopsychiatry* 2002; 35: 96-100.

Evins AE, Fitzgerald SM, Wine L, Rosselli R, Goff DC. Placebo-controlled trial of glycine added to clozapine in schizophrenia. *Am J Psychiatry* 2000; 157: 826-828.

Fabre, Jr LF, Arvanitis L, Pultz J, Jones VM, Malick JB, Slotnick VB. ICI 204,636, a novel, atypical antiosychotic: Early indication of safety and efficacy in patients with chronic and subchronic schizophrenia. *Clinical Therapeutics* 1995; 17: 366-378.

Facciola G, Avenoso A, Scordo MG, Madia AG, Ventimiglia A, Perucca E, Spina E. Small effects of valproic acid on the plasma concentrations of clozapine and its major metabolites in patients with schizophrenic or affective disorders. *Ther Drug Monit* 1999; 21: 341-345.

Factor SA, Friedman JH, Lannon MC, Oakes D, Bourgeois K, Parkinson Study Group. Clozapine for the treatment of drug-induced psychosis in Parkinson's disease: results of the 12 week open label extension in the PSYCLOPS trial. *Mov Disord* 2001; 16: 135-139.

Factor SA, Friedman JH. The emerging role of clozapine in the treatment of movement disorders. *Mov Disord* 1997; 12: 483-496.

Fadel J, Bubser M, Deutch AY. Differential activation of orexin neurons by antipsychotic drugs associated with weight gain. *J Neurosci* 2002; 22: 6742-6746.

Fahy S, Fahy TJ. Induction of manic symptoms by novel antipsychotics. *Br J Psychiatry* 2000; 176: 597.

Faisal I, lindenmayer JP, Taintor Z, Cancro R. Clozapine-benzodiazepine interactions. *J Clin Psychiatry* 1997; 58: 547-548.

Fang J, Bourin M, Baker GB. Metabolism of risperidone to 9-hydroxyrisperidone by human cytochromes P450 2D6 and 3A4. *Naunyn Schmiedebergs Arch Pharmacol* 1999; 359: 147-151.

Fanous A, Lindenmayer JP. Schizophrenia and schizoaffective disorder treated with high doses of olanzapine. *J Clin Psychopharmacol* 1999; 19:

275-276.

Farah A, Beale MD, Kellner CH. Risperidone and ECT combination therapy: a case series. *Convuls Ther* 1995; 11: 280-282.

Farde L, Nordstorm LA, Wiesel FA, Pauli S, Halldin C, Sedval G. Positron emission tomographic analysis of central D_1 and D_2 dopamine recetor occupancy in patients treated with classical neuroleptics and clozapine: relation to extrapyramidal side effects. *Arch Gen Psychiatry* 1992; 49: 538-544.

Farren CK, Hameedi FA, Rosen MA, Woods S, Jatlow P, Kosten TR. Significant interaction between clozapine and cocaine in cocaine addicts. *Drug Alcohol Depend* 2000; 59: 153-163.

FDA Psychopharmacological Drugs Advisory Committee. Briefing Document for Zeldox Capsules (ziprasidone HCl) 2000. Available from URL: http://www.fda.gov

Feeney DM, Gonzalez A, Law WA. Amphetamine, haloperidol, and experience interact to affect rate of recovery after motor cortex injury. *Science* 1982; 217: 855-857.

Feeney DM, Westerberg VS. Norepinephrine and brain damage: alpha noradrenergic pharmacology alters functional recovery after cortical trauma. *Can J Psychol* 1990; 44: 233-252.

Feifel D, Reza T, Robeck S. Antipsychotic potential of CCK-based treatments: an assessment using the prepulse inhibition model of psychosis. *Neuropsychopharmacology* 1999; 20: 141-149.

Feinstein RE. Cardiovascular effects of novel antipsyhotic medications. *Heart Disease* 2002; 4: 184-190.

Felder CC, Bymaster FP. Chapter 4. Functional interaction of olanzapine with neuronal receptor subtypes. (In) *Olanzapine (Zyprexa): A Novel Antipsychotic*. Tran PV, Bymaster FP, Tye N, Herrera JM, Breier A, Tollefson GD (eds), Philadelphia, Lippincott Williams & Wilkins, 2000; pp.44-53.

Feldman PD, Hay LK, Deberdt W, Kennedy JS, Hutchins DS, Hay DP, Hardy TA, Hoffmann VP, Hornbuckle K, Breier A. Retrospective cohort study of diabetes mellitus and antipsychotic treatment in a geriatric population in the united states. *J Am Med Dir Assoc* 2004; 5: 38-46.

Feldman, J. Psychopharmacology. Clozapine and agranulocytosis. *Psychiatr Serv* 1996; 47: 1177-1178.

Fenn DS, Moussaoui D, Hoffman WF, Kadri N, Bentounssi B, Tilane A, Khomeis M, Casey DE. Movements in never-medicated schizophrenics: a peliminary study. *Psychopharmacology* (Berl) 1996; 123: 206-210.

Fenton WS. Prevalence of spontaneous dyskinesia in schizophenia. *J Clin Psychiatry* 2000; 61: 10-14.

Fernandez HH, Trieschmann ME, Burke MA, Friedman JH. Quetiapine for psychosis in Parkinson's disease versus dementia with Lewy bodies. *J Clin Psychiatry* 2002; 63: 513-515.

Fernandez HH, Trieschmann ME, Friedman JH. Treatment of psychosis in Parkinson's disease: safety considerations. *Drug Saf* 2003; 26: 643-659.

Fibiger HC, Lloyd KG. Neurobiological substrates of tardive dyskinesia: the GABA hypothesis. *Trends Neurosci* 1984; 7: 462-464.

Filice GA, McDougall BC, Ercan-Fang N, Billington CJ. Neuroleptic malignant syndrome associated with olanzapine. *Ann Pharmacother* 1998; 32: 1158-1159.

Findling RL, McNamara NK, Branicky LA, Schluchter MD, Lemon E, Blumer JL. A double-blind pilot study of risperidone in the treatment of conduct disorder. *J Am Acad Child Adolesc Psychiatry.* 2000; 39: 509-516.

Findling RL, McNamara NK, Gracious BL. Pediatric uses of atypical antipsychotics. *Exp Opin Pharmacother* 2000; 1: 933-945.

Fink-Jensen A. Novel pharmacological approaches to the treatment of schizophrenia. *Dan Med Bull* 2000; 47: 151-167.

Finkel B, Lerner AG, Oyffe I, Sigal M. Risperidone-associated agranulocytosis. *Am J Psychiatry* 1998; 155: 855-856.

Finn SE, Bailey JM, Schultz RT, Faber R. Subjective utility ratings of neuroleptics in treating schizophrenia. *Psychol Med* 1990; 35: 843-848.

Fitz-Gerald MJ, Pinkofsky HB, Brannon G, Dandridge E, Calhoun A. Olanzapine-induced mania. *Am J Psychiatry* 1999; 156: 1114.

Fleming K, Goldberg TE, Binks S, Randolph C, Gold JM, Weinberger DR. Visuospatial working memory in patients with schizophrenia. *Biol Psychiatry* 1997; 41: 43-49.

Floris M, Lejeune J, Deberdt W. Effect of amantadine on weight gain during olanzapine treatment. *Eur Neuropsychopharmacol* 2001; 11: 181-182.

Fogel J, Diaz JE. Olanzapine overdose. *Ann Emerg Med* 1998; 32: 275-276.

Fontaine KR, Heo M, Harrigan EP, Shear CL, Lakshminarayanan M, Casey DE, Allison DB. Estimating the consequences of antipsychotic induced weight gain on health and mortality rate. *Psychiatry Res* 2001; 15; 101: 277-288.

Ford B, Lynch T, Greene P. Risperidone in Parkinson's disease. *Lancet* 1994; 3; 344: 681.

Foss MC, Paula FJ, Paccola GM, Piccinato CE. Peripheral glucose metabolism in human hyperprolactinaemia. *Clin Endocrinol* 1995; 43: 721-726.

Foster RH, Goa KL. Olanzapine. A pharmacoeconomic review of its use in schizophrenia. *Pharmacoeconomics* 1999; 15: 611-640.

Frackiewicz EJ, Sramek JJ, Herrera JM, Kurtz NM, Cutler NR. Ethnicity and antipsychotic response. *Ann Pharmacother* 1997; 31: 1360-1369.

Frances A, Docherty JP, Kahn DA. The expert consensus guidelines series: treatment of bipolar disorder. *J Clin Psychiatry* 1996; 57: 1-88.

Frankenburg FR, Kando J. Eosinophilia, clozapine, and pancreatitis. *Lancet* 1992; 340: 251.

Frankenburg FR, Suppes T, McLean PE. Combined Clozapine and Electroconvulsive Therapy. *Convuls Ther* 1993(a); 9: 176-180.

Frankenburg FR, Zanarini MC. Clozapine treatment of borderline patients: a preliminary study. *Compr Psychiatry* 1993(b); 34: 402-405.

Frankenburg FR, Kando JC, Centorrino F, Gilbert JM. Bladder dysfunction associated with clozapine therapy. *J Clin Psychiatry* 1996; 57: 39-40.

Frankle W, Shera D, Berger-Hershkowitz H, Evins A, Connolly C, Goff D, Henderson D. Clozapine-associated reduction in arrest rates of psychotic patients with criminal histories. *Am J Psychiatry* 2001; 158: 270-274.

Franz M, Lis S, Pluddemann K, Gallhofer B. Conventional versus atypical neuroleptics: subjective quality of life in schizophrenic patients. *Br J Psychiatry* 1997; 170: 422-425.

Frazier JA, Meyer MC, Biederman J, Wozniak J, Wilens TE, Spencer TJ, Kim GS, Shapiro S. Risperidone treatment for juvenile bipolar disorder. A retrospective chart review. *J Am Acad Child Adolesc Psychiatry* 1999; 38: 960-965.

Frazier JA, Biederman J, Tohen M, Feldman PD, Jacobs TG, Toma V, Rater MA, Tarazi RA, Kim GS, Garfield SB, Sohma M, Gonzalez-Heydrich J, Risser RC, Nowlin ZM. A prospective open-label treatment trial of olanzapine monotherapy in children and adolescents with bipolar disorder. *J Child Adolesc Psychopharmacol* 2001; 11: 239-250.

Freedman R, Kirch D, Bell J, Adler LE, Pecevich M, Pachtman E, Denver P. Clonidine treatment of schizophrenia. Double-blind comparison to placebo and neuroleptic drugs. *Acta Psychiatry Scand* 1982; 65: 35-45.

Freeman DJ, Oyewumi LK. Will routine therapeutic drug monitoring have a place in clozapine therapy? *Clin Pharmacokinet* 1997; 32: 93-100.

Freudenreich O, Weiner RD, McEvoy JP. Clozapine-induced electroencephalogram changes as a function of clozapine serum levels. *Biol Psychiatry* 1997; 42: 132-137.

Freudenreich O, Goff DC. Antipsychotic combination therapy in schizophrenia. A review of efficacy and risks of current combinations. *Acta Psychiatry Scand* 2002; 106: 323-330.

Friedberg JW, Frankenburg FR, Burk J, Johnson W. Clozapine-caused eosinophilic colitis. *Ann Clin Psychiatry* 1995; 7: 97-98.

Friedman J, Ault K, Powchik P. Pimozide augmentation for the treatment of schizophrenic patients who are partial responders to clozapine. *Biol Psychiatry* 1997; 42: 522-523.

Friedman JH, Lannon MC. Clozapine-responsive tremor in Parkinson's disease. *Mov Disord* 1990; 5: 225-229.

Friedman JH, Goldstein S, Jacques C. Substituting clozapine for olanzapine in psychiatrically stable Parkinson's disease patients: results of an open label pilot study. *Clin Neuropharmacol* 1998; 21: 285-288.

Friedman JH, Factor SA. Atypical antipsychotics in the treatment of drug-induced psychosis in Parkinson's disease. *Mov Disord* 2000; 15: 201-211.

Fritze J, Elliger T. Pirenzepine for clozapine-induced hypersalivation. *Lancet* 1995; 346: 1034.

Frye MA, Ketter TA, Altshuler LL, Denicoff K, Dunn RT, Kimbrell TA, Cora-Locatelli G, Post RM. Clozapine in bipolar disorder: treatment implications for other atypical antipsychotics. *J Affect Disord* 1998; 48: 91-104.

Fuller MA, Borovicka MC, Jaskiw GE, Simon MR, Kwon K, Konicki PE. Clozapine-induced urinary incontinence: incidence and treatment with ephedrine. *J Clin Psychiatry* 1996; 57: 514-518.

Gaertner I, Altendorf K, Batra A, Gaertner HJ. Relevance of liver enzyme elevations with four different neuroleptics: a retrospective review of 7,263 treatment courses. *J Clin Psychopharmacol* 2001; 21: 215-222.

Gaffney GR, Perry PJ, Lund BC, Bever-Stille KA, Arndt S, Kuperman S. Risperidone versus clonidine in the treatment of children and adolescents with Tourette's syndrome. *J Am Acad Child Adolesc Psychiatry* 2002; 41: 330-336.

Gajwani P, Tesar GE. Olanzapine-induced neutropenia. *Psychosomatics* 2000; 41: 150-151.

Galletly C. Subjective muscle weakness and hypotonia during clozapine treatment. *Ann Clin Psychiatry* 1996; 8: 189-192.

Ganguli R. Weight gain associated with antipsychotic drugs. *J Clin Psychiatry* 60 1999; 21: 20-24.

Garcia-Cabeza I, Gomez JC, Sacristan JA, Edgell E, Gonzalez De Chavez M. Subjective response to antipsychotic treatment and compliance in schizophrenia. A naturalistic study comparing olanzapine, risperidone and haloperidol (EFESO Study) BMC Psychiatry 1: 7. *Epub* 2001, Dec 28.

Gardiner SJ, Kristensen JH, Begg EJ, Hackett LP, Wilson DA, Ilett KF, Kohan R, Rampono J.

Transfer of Olanzapine Into Breast Milk, Calculation of Infant Drug Dose, and Effect on Breast-Fed Infants. *Am J Psychiatry* 2003; 160: 1428-1431.

Gardner DM, Milliken J, Dursun SM. Olanzapine overdose. *Am J Psychiatry* 1999; 156: 1118-1119.

Garver DL, Beinfeld MC, Yao JK. Cholecystokinin, dopamine and schizophrenia. *Psychopharmacol Bull* 1990; 26: 377-380.

Gary GE, Pinson LA. Evidence-based medicine and psychiatric practice. *Psychiatric Q* 2003; 74: 387-399.

Gatto EM, Castronuovo AP, Uribe Roca MC. Clozapine and pancreatitis. *Clin Neuropharmacol* 1998; 21: 203.

Geddes J, Freemantle N, Harrison P, Bebbington P. Atypical antipsychotics in the treatment of schizophrenia: systematic overview and meta-regression analysis. *Br Med J* 2000; 321: 1371-1376.

Gefvert O, Bergstrom M, Langstrom B, Lundberg T, Lindstrom L, Yates R. Time course of central nervous dopamine D_2 and 5-HT_2 receptor blockade and plasma drug concentrations after discontinuation of quetiapine in patients with schizophrenia. *Psychopharmacology* 1998; 135: 119-126.

Gerber JE, Cawthon B. Overdose and death with olanzapine: two case reports. *Am J Forensic Med Pathol* 2000; 21: 249-251.

Gerlach J. New antipsychotics: Classification, efficacy, and adverse effects. *Schizophrenia Bull* 1991; 17: 289-309.

Gerlach J, Peacock L. Motor and mental side effects of clozapine. *J Clin Psychiatry* 1994; 55: 107-109.

Gerlach J, Peacock L. Intolerance to neuroleoptic drugs: The art of avoiding extrapyramidal syndromes. *Eur Psychiatry* 1995(a); 10: 27-31.

Gerlach J, Peacock L. New antipsychotics: the present status. *Int Clin Psychopharmacol* 1995(b); 10: 39-48.

Gerlach J, Lublin H, Peacock L. Extrapyramidal symptoms during long-term treatment with antipsychotics: special focus on clozapine and D_1 and D_2 dopamine antagonists. *Neuropsychopharmacology* 1996; 14: 35-39.

Gerner RH, van Kammen DP, Ninan PT. Cerebrospinal fluid cholecystokinin, bombesin and somatostatin in schizophrenia and normals. *Prog Neuropsychopharmacol Biol Psychiatry* 1985; 9: 73-82.

Gerson, SL. G-CSF and the management of clozapine-induced agranulocytosis. *J Clin Psychiatry* 1994; 55: 139-142.

Gervin M, Browne S, Garavan J, Roe M, Larkin C, O'Callaghan E. Dysphoric subjective response to neuroleptics in schizophrenia: relationship to extrapyramidal side effects and symptomatology. *Eur Psychiatry* 1999; 14: 405-409.

Ghaeli P, Dufresne RI. Serum triglyceride levels in patients treated with clozapine. *Am J Health System Pharm* 1996; 53: 2079-2081

Ghaemi SN, Zarate CA Jr, Popli AP, Pillay SS, Cole JO. Is there a relationship between clozapine and obsessive-compulsive disorder?: a retrospective chart review. *Compr Psychiatry* 1995; 36: 267-270.

Ghaemi SN, Sachs GS, Baldassano CF, Truman CJ. Acute treatment of bipolar disorder with adjunctive risperidone in outpatients. *Can J Psychiatry* 1997(a); 42: 196-199.

Ghaemi SN, Sachs GS. Long-term risperidone treatment in bipolar disorder: 6-month follow up. *Int Clin Psychopharmacol* 1997(b); 12: 333-338.

Ghaemi SN, Katzow JJ. The use of quetiapine for treatment-resistant bipolar disorder: a case series. *Ann Clin Psychiatry* 2000(a); 11: 137-140.

Ghaemi SN. New treatments for bipolar disorder: the role of atypical neuroleptic agents. *J Clin Psychiatry* 2000; 61(b): 33-42.

Ghaemi SN, Goldberg JF, Ko JY, McNally EE. Quetiapine treatment of rapid-cycling bipolar disorder: an open prospective [poster]. International Conference on Bipolar Disorder; Pittsburg. 2001.

Gilbert HD. Neuroendocrinology regulation and disease of the anterior pituitary and hypothalamus. In: Isselbacher KJ, Braunwald E, Wilson JD, Martin JB, Fauci AS, Kasper DL. Editors. *Principle of Internal Medicine*, 13th ed. McGraw-Hill; 1994. pp.1908-1917.

Gitlin M, Nuechterlein K, Subotnik KL, Ventura J, Mintz J, Fogelson DL, Bartzokis G, Aravagiri M. Clinical outcome following neuroleptic discontinuation in patients with remitted recent-onset schizophrenia. *Am J Psychiatry* 2001; 158: 1835-1842.

Gitzelmann R, Bosshard NU. Defective neutrophil and monocyte functions in glycogen storage disease type Ib: a literature review. *Eur J Pediatr* 1993; 152: 33-38.

Glassman AH, Bigger Jr. JT. Antipsychotic drugs: prolonged QTc interval, torsade de pointes, and Sudden Death. *Am J Psychiatry* 2001; 158: 1774-1782.

Glazer WM, Johnstone BM. Pharmacoeconomic evaluation of antipsychotic therapy for schizophrenia. *J Clin Psychiatry* 1997; 58: 50-54.

Glazer WM, Dickson RA. Clozapine reduces violence and persistent aggression in schizophrenia. *J Clin Psychiatry* 1998; 59: 8-14.

Glazer WM, Morgenstern H, Pultz AJ. Incidence of persistent tardive dyskinesia may be lower with quetiapine treatment than previously reported with typical antipsychotics in patients with psychoses. *Schizophr Res* 2000(a); 41: 206-213.

Glazer WM. Extrapyramidal side effects, tardive dyskinesia, and the concept of atypicality. *J Clin Psychiatry* 2000(b); 61: 16-21.

Glick ID. From the 'Drug makers go to war over side-effect claims'. *Psychiatric News* 2001; 36: 17, American Psychiatric Press.

Goetz CG, Blasucci LM, Leurgans S, Pappert EJ. Olanzapine and clozapine: comparative effects on motor function in hallucinating PD patients. *Neurology* 2000; 55: 789-794.

Goff DC, Henderson DC, Evins AE, Amico E. A placebo-controlled crossover trial of D-cycloserine added to clozapine in patients with schizophrenia. *Biol Psychiatry* 1999; 45: 512-514.

Golbe LI. Parkinson's disease and pregnancy. *Neurology* 1987; 37: 1245-1249.

Goldberg SC, Schulz SC, Schulz PM, Resnick RJ, Hamer RM, Friedel RO. Borderline and schizotypal personality disorders treated with low-dose thiothixene vs. placebo. *Arch Gen Psychiatry* 1986; 43: 680-686.

Goldberg TE, Weinberger DR. The effect of clozapine on cognition and psychiatric symptoms in patients with schizophrenia. *Br J Psychiatry* 1993; 162: 43-48.

Goldberg TE, Weinberger DR. The effects of clozapine on neurocognition: an overview. *J Clin Psychiatry* 1994; 55: 88-90.

Goldstein DJ, Corbin LA, Fung MC. Olanzapine-exposed pregnancies and lactation: early experience. *J Clin Psychopharmacol* 2000; 20:

399-403.

Goldstein JM, Litwin LC, Sutton EB, Malick JB. Seroquel: Electrophysiological profile of a potential atypical antipsychotic. *Psychopharmacolgy* 1993; 112: 293-298.

Goldstein JM, Cantillon M. Low incidence of reproductive/hormonal side effects with "quetiapine" is supported by its lack of elevation of plasma prolactin concentration. *Int J Neuropsychopharmacol* 1999; 12: 118-129.

Goldstein J, Macfadden W. Reply to article by Margolese and associates on tolerance and rebound during maintenance with quetiapine. *J Clin Psychopharmacol* 2004; 24: 102-103.

Goldstein LB. Basic and clinical studies of pharmacologic effects on recovery from brain injury. *J Neural Transplant Plast* 1993; 4: 175-192.

Goldstein LE, Sporn J, Brown S, Kim H, Finkelstein J, Gaffey GK, Sachs G, Stern TA. New-onset diabetes mellitus and diabetic ketoacidosis associated with olanzapine treatment. *Psychosomatics* 1999; 40: 438-443.

Gomez JC, Sacristan JA, Hernandez J, Breier A, Ruiz Carrasco P, Anton Saiz C, Fontova Carbonell E. The safety of olanzapine compared with other antipsychotic drugs: results of an observational prospective study in patients with schizophrenia (EFESO Study). Pharmacoepidemiologic Study of Olanzapine in Schizophrenia. *J Clin Psychiatry* 2000; 61: 335-343.

Gonzalez-Pinto A, Lalaguna B, Mosquera F, Perez de Heredia JL, Gutierrez M, Ezcurra J, Gilaberte I, Tohen M. Use of olanzapine in dysphoric mania. *J Affect Disord* 2001; 66: 247-253.

Goodman WK, Price LH, Rasmussen SA, Delgado PL, Heninger GR, Charney D. Efficacy of fluvoxamine in obsessive-compulsive disorder: a double-blind comparison with placebo. *Arch Gen Psychiatry* 1989; 46: 36-43.

Goodnick PJ. Risperidone treatment of refractory acute mania. *J Clin Psychiatry* 1995; 56: 431-432.

Gordon BJ, Milke DJ. Dose related response to clozapine in a state psychiatric hospital population: a naturalistic study. *Psychiatr Q* 1996; 67: 65-74.

Gothelf D, Falk B, Singer P, Kairi M, Phillip M, Zigel L, Poraz I, Frishman S, Constantini N, Zalsman G, Weizman A, Apter A. Weight gain associated with increased food intake and low habitual activity levels in male adolescent schizophrenic inpatients treated with olanzapine. *Am J Psychiatry* 2002; 159: 1055-1057.

Goudie AJ, Smith JA, Robertson A, Cavanagh C. Clozapine as a drug of dependence. *Psychopharmacology* (Berl) 1999; 142: 369-374.

Grabowski J. Clonidine treatment of clozapine-induced hypersalivation. *J Clin Psychopharmacol* 1992; 12: 69-70.

Grace J, Bellus SB, Raulin ML, Herz MI, Priest BL, Brenner V, Donnelly K, Smith P, Gunn S. Long-term impact of clozapine and psychosocial treatment on psychiatric symptoms and cognitive functioning. *Psychiatr Serv* 1996; 47: 41-45.

Graham JM, Sussman JD, Ford KS, Sagar HJ. Olanzapine in the treatment of hallucinosis in idiopathic Parkinson's disease. A cautionary note. *J Neurol Neurosurg Psychiatry* 1998; 65: 774-777.

Grant S, Fitton A. Risperidone. A review of its pharmacology and therapeutic potential in the treatment of schizophrenia. *Drugs* 1994; 48: 253-273.

Graybiel AM, Rauch SL. Toward a neurobiology of obsessive compulsive disorder. *Neuron* 2000; 28: 343-347.

Green AI, Schildkraut JJ. Should clozapine be a first-line treatment for schizophrenia? The rationale for a double-blind clinical trial in first-episode patients. *Harv Rev Psychiatry* 1995; 3: 1-9.

Green AI, Zimmet SV, Strous RD, Schildkraut JJ. Clozapine for comorbid substance use disorder and schizophrenia: do patients with schizophrenia have a reward-deficiency syndrome that can be ameliorated by clozapine? *Harv Rev Psychiatry* 1999; 6: 287-296.

Green AI, Tohen M, Patel JK, Banov M, DuRand C, Berman I, Chang H, Zarate C Jr, Posener J, Lee H, Dawson R, Richards C, Cole JO, Schatzberg AF. Clozapine in the treatment of refractory psychotic mania. *Am J Psychiatry* 2000; 157: 982-986.

Green AI, Burgess ES, Dawson R, Zimmet SV, Strous RD. Alcohol and cannabis use in schizophrenia: effects of clozapine vs. risperidone. *Schizophr Res* 2003; 60: 81-85.

Green JF, King D. Cognitive functioning in schizophrenia. *Drug Therapy* 1996; 6: 382-398.

Gregoire A, Pearson S. Risk of pregnancy when changing to atypical antipsychotics. *Br J Psychiatry* 2002; 180: 83-84.

Grillon C, Ameli R, Charney DS, Krystal J, Braff D. Startle gating deficits occur across prepulse intensities in schizophrenic patients. *Biol Psychiatry* 1992; 32: 939-943.

Grohmann R, Ruther E, Sassim N, Schimidt LG. Adverse effects of clozapine. *Psychopharmacology* 1989; 99: 101-104.

Grothe DR, Calis KA, Jacobsen L, Kumra S, DeVane CL, Rapoport JL, Bergstrom RF, Kurtz DL. Olanzapine pharmacokinetics in pediatric and adolescent inpatients with childhood-onset schizophrenia. *J Clin Psychopharmacol* 2000; 20: 220-225.

Grunder G, Carlsson A, Wong DF. Mechanism of new antipsychotic medications: occupancy is not just antagonism. *Arch Gen Psychiatry* 2003; 60: 974-977.

Guille C, Sachs GS, Ghaemi SN. A naturalistic comparison of clozapine, risperidone, and olanzapine in the treatment of bipolar disorder. *J Clin Psychiatry* 2000; 61: 638-642.

Gunasekara NS, Spencer CM. quetiapine. A review of its use in schizophrenia. *CNS Drugs* 1998; 9: 325-340.

Gunasekara NS, Spencer CM, Keating GM. Ziprasidone: a review of its use in schizophrenia and schizoaffective disorder. *Drugs* 2002; 62: 1217-1251.

Gupta S, Baker P. Clozapine treatment of polydipsia. *Ann Clin Psychiatry* 1994; 6: 135-137.

Gupta S, Daniel DG. Cautions in the clozapine-to-risperidone switch. *Ann Clin Psychiatry* 1995; 7: 149.

Gupta S, Sonnenberg SJ, Frank B. Olanzapine augmentation of clozapine. *Ann Clin Psychiatry* 1998; 10: 113-115.

Gupta S, Masand PS, Virk S, Schwartz T, Hameed A, Frank BL, Lockwood K. Weight decline in patients switching from olanzapine to quetiapine [poster]. NIMH - 42nd Annual NCDEU Meeting; Florida, USA. 2003.

Gurovich I, Vempaty A, Lippmann S. QTc Prolongation: Chlorpromazine and high-dosage olanzapine. *Can J Psychiatry* 2003; 48: 348.

Gurrera RJ. Sympathoadrenal hyperactivity and the etiology of neuroleptic malignant syndrome. *Am J Psychiatry* 1999; 156: 169-180.

Guy W. *ECDEU Assessment Manual for Psychopharmacology*, Revised ed. Washington DC, Department of Health, Education and Welfare. 1976.

Guzey C, Aamo T, Spigset O. Risperidone metabolism and the impact of being a cytochrome P450 2D6 ultrarapid metabolizer. *J Clin Psychiatry.* 2000; 61: 600-601.

Haapasalo-Pesu KM, Saarijarvi S. Olanzapine induces remarkable weight gain in adolescent patients. *Eur Child Adolesc Psychiatry* 2001; 10: 205-208.

Haddad PM, Anderson IM. Antipsychotic-related QTc prolongation, torsade de pointes and sudden death. *Drugs* 2002; 62: 1649-1671.

Hagg S, Joelsson L, Mjorndal T, Spigset O, Oja G, Dahlqvist R. Prevalence of diabetes and impaired glucose tolerance in patients treated with clozapine compared with patients treated with conventional depot neuroleptic medications. *J Clin Psychiatry* 1998; 59: 294-299.

Hagg S, Spigset O, Soderstrom TG. Association of venous thromboembolism and clozapine. *Lancet* 2000; 355: 1155-1156.

Hagg S, Spigset O, Bate A, Soderstrom TG. Myocarditis related to clozapine treatment. *J Clin Psychopharmacol* 2001; 21: 382-388.

Hagg S, Spigset O. Antipsychotic-induced venous thromboembolism: a review of the evidence. *CNS Drugs* 2002; 16: 765-776.

Hagg S, Tatting P, Spigset O. Olanzapine and venous thromboembolism. *Int Clin Psychopharmacol* 2003; 18: 299-300.

Hagger C, Buckley P, Kenny JT, Friedman L, Ubogy D, Meltzer HY. Improvement in cognitive functions and psychiatric symptoms in treatment-refractory schizophrenic patients receiving clozapine. *Biol Psychiatry* 1993; 34: 702-712.

Hagger C, Mitchell D, Wise A, Schulz S. Effects of oral ziprasidone and risperidone on cognitive functioning in patients with schizophrenia or schizoaffective disorder: preliminary data [abstract]. 9th Congress of Association of European Psychiatris, Copenhagen 1998

Hagger R, Brown C, Hurley P. Olanzapine and pancreatitis. *Br J Psychiatry* 2000; 177: 567.

Hale A, Azorin J-M, Kasper S, Maier W, Syvalahti E, Burght M, Sloth-Nielsen M, Wehnert A. Sertindole improves both the positive and negative symptoms of schizophrenia: results of a phase III trial. *Int J Psych Clin Pract* 2000; 4: 47-54.

Hale A. Sertindole: clinical efficacy profile. *Int J Psych Clin Pract* 2002; 6: 21-26.

Hall LL, Flynn LM. Nami's managed care report card: National Alliance for the Mentally Ill. *Eval Rev* 1997; 21: 352-356.

Halstead SM, Barnes TR, Speller JC. Akathisia: prevalence and associated dysphoria in an inpatient population with chronic schizophrenia. *Br J Psychiatry* 1994; 164: 177-183.

Hamann J, Leucht S, Kissling W. Are the second-generation antipsychotics cost-effective? A critical review on the background of different health systems. *Pharmacopsychiatry* 2003; 36: 18-26.

Hamilton S, Malone K. Serotonin syndrome during treatment with paroxetine and risperidone. *J Clin Psychopharmacol* 2000; 20: 103-105.

Hamilton SH, Revicki DA, Genduso LA, Beasley CM Jr. Olanzapine versus placebo and haloperidol: quality of life and efficacy results of the North American double-blind trial. *Neuropsychopharmacology* 1998; 18: 41-49.

Hamilton SH, Revicki DA, Edgell ET, Genduso LA, Tollefson G. Clinical and economic outcomes of olanzapine compared with haloperidol for schizophrenia. Results from a randomised clinical trial. *Pharmacoeconomics* 1999; 15: 469-480.

Hammock R, Levine WR, Schroeder SR. Brief report:

effects of clozapine on self-injurious behavior of two risperidone nonresponders with mental retardation. *J Autism Dev Disord* 2001; 31: 109-113.

Hamner MB, Deitsch SE, Brodrick PS, Ulmer HG, Lorberbaum JP. Quetiapine treatment in patients with posttraumatic stress disorder: an open trial of adjunctive therapy. *J Clin Psychopharmacol* 2003; 23: 15-20.

Hampson ME. Clozapine-induced thrombocytosis. *Br J Psychiatry* 2000; 176: 400.

Hanna GL, Fluent TE, Fischer DJ. Separation anxiety in children and adolescents treated with risperidone. *J Child Adolesc Psychopharmacol* 1999; 9: 277-283.

Hansen L. A critical review of akathisia, and its possible association with suicidal behaviour. *Hum Psychopharmacol* 2001; 16: 495-505.

Harada T, Otsuki S. Antimanic effect of zotepine. *Clinical Therapeutics* 1986; 8: 406-414.

Harada T, Otsuki S, Fujiwara Y. Effectiveness of zotepine in therapy refractory psychosis. An open, multicenter study in eight psychiatric clinics. *Fortschr Neurol Psychiatr* 1992; 59: 41-47.

Hardoy MC, Hardoy MJ, Carta MG, Cabras PL. Gabapentin as a promising treatment for antipsychotic-induced movement disorders in schizoaffective and bipolar patients. *J Affect Disord* 1999; 54: 315-317.

Haring C, Fleischhacker WW, Schett P, Humpel C, Barnas C, Saria A. Influence of patient-related variables on clozapine plasma levels. *Am J Psychiatry* 1990; 147: 1471-1475.

Harmon TJ, Benitez JG, Krenzelok EP, Cortes-Belen E. Loss of consciousness from acute quetiapine overdosage. *Clin Toxicol* 1998; 36: 599-602.

Harrigan EP, Miceli JJ, Anziano R, Watsky E, Reeves KR, Cutler NR, Sramek J, Shiovitz T, Middle M. A randomized evaluation of the effects of six antipsychotic agents on QTc, in the absence and presence of metabolic inhibition. *J Clin Psychopharmacol* 2004; 24: 62-69.

Harrow M, Yonan CA, Sands JR, Marengo J. Depression in schizophrenia: are neuroleptics, akinesia or anhedonia involved? *Schizophr Bull* 1994; 20: 327-338.

Harvey PD, Keefe RSE. Cognitive impairment in schizophrenia and implications of atypical neuroleptic treatment. *CNS Spectrums* 1997; 2: 41-55.

Hasan S, Buckley P. Novel antipsychotics and the neuroleptic malignant syndrome: a review and critique. *Am J Psychiatry* 1998; 155: 1113-1116.

Hashimoto T, Nishino N, Nakai H, Tanaka C. Increase in serotonin 5-HT_{1A} receptors in prefrontal and temporal cortices of brains from patients with chronic schizophrenia. *Life Sci* 1991; 48: 355-363.

Haslett CD, Kumar S. Can olanzapine be implicated in causing serotonin syndrome? *Psychiatry Clin Neurosci* 2002; 56: 533-535.

Hatta K, Takahashi T, Nakamura H, Yamashiro H, Asukai N, Yonezawa Y. Hypokalemia and agitation in acute psychotic patients. *Psychiatry Res* 1999; 86: 85-88.

Hatta K, Takahashi T, Nakamura H, Yamashiro H, Yonezawa Y. Prolonged QT interval in acute psychotic patients. *Psychiatry Res* 2000; 94: 279-285.

Haupt DW, Newcomer JW. Hyperglycemia and antipsychotic medications. *J Clin Psychiatry* 2001; 27: 15-26.

Hayashi T, Fujimoto K, Tadokoro S. Variability in the effects of psychotic drugs on conditioned avoidance reactions in rats due to warning stimuli.

Yakubutsu Seishin Kodo 1981; 1: 13-19.

Healy E, Subotsky F, Pipe R. quetiapine in adolescent psychosis [letter]. *J Am Acad Child Adolesc Psychiatry* 1999; 38: 1329.

Hector RI. The use of clozapine in the treatment of aggressive schizophrenia. *Can J Psychiatry* 1998; 43: 466-472.

Hedenmalm K, Hägg S, Ståhl M, Mortimer O, Spigset O. Glucose intolerance with atypical antipsychotics. *Drug Safety* 2002; 25: 1107-1116.

Heh CW, Herrera J, DeMet E, Potkin S, Costa J, Sramek J, Hazlett E, Buchsbaum MS. Neuroleptic-induced hypothermia associated with amelioration of psychosis in schizophrenia. *Neuropsychopharmacology* 1988; 1: 149-156.

Heidbreder CA, Foxton R, Cilia J, Hughes ZA, Shah AJ, Atkins A, Hunter AJ, Hagan JJ, Jones DN. Increased responsiveness of dopamine to atypical, but not typical antipsychotics in the medial prefrontal cortex of rats reared in isolation. *Psychopharmacology* (Berl) 2001; 156: 338-351.

Heimann SWJ. High-dose olanzapine in an adolescent. *Am Acad Child Adolesc Psychiatry* 1999; 38: 496-498.

Heinrich K, Klieser E, Lehmann E, Kinzler E, Hruschka H. Risperidone versus clozapine in the treatment of schizophrenic patients with acute symptoms: a double blind, randomized trial. *Prog Neuropsychopharmacol Biol Psychiatry* 1994; 18: 129-137.

Hellewell JSE, Kalali AH, Langham SJ, McKellar J, Awad AG. Patient satisfaction and acceptibility of long term treatment with quetiapine. *Int J Psych Clin Pract* 1999; 3: 105-113.

Hellewell JSE. Attitudes towards the treatment of schizophrenia and perceptions of antipsychotic side effects: a multinational survey of psychiatrists, nurses, patients, and caregivers [abstract]. European College of Neuropsychopharmacy, Paris, 1998.

Henderson DC, Goff DC. Risperidone as an adjunct to clozapine therapy in chronic schizophrenics. *J Clin Psychiatry* 1996; 57: 395-397.

Henderson DC, Nasrallah RA, Goff DC. Switching from clozapine to olanzapine in treatment-refractory schizophrenia: safety, clinical efficacy, and predictors of response. *J Clin Psychiatry* 1998; 59: 585-588.

Henderson DC, Cagliero E, Gray C, Nasrallah RA, Hayden DL, Schoenfeld DA, Goff DC. Clozapine, diabetes mellitus, weight gain, and lipid abnormalities: a five-year naturalistic study. *Am J Psychiatry* 2000; 157: 975-981.

Henderson DC. Clozapine: diabetes mellitus, weight gain, and lipid abnormalities. *J Clin Psychiatry* 2001(a); 62: 39-44.

Henderson DC, Goff DC, Connolly CE, Borba CP, Hayden D. Risperidone added to clozapine: impact on serum prolactin levels. *J Clin Psychiatry* 2001(b); 62: 605-608.

Henderson DC. Atypical antipsychotic-induced diabetes mellitus: how strong is the evidence? *CNS Drugs* 2002; 16: 77-89.

Heresco-Levy U. Glutamatergic neurotransmission modulation and the mechanisms of antipsychotic atypicality. *Prog Neuropsychopharmacol Biol Psychiatry* 2003; 27: 1113-1123.

Herran A, Garcia-Unzueta MT, Amado JA, de La Maza MT, Alvarez C, Vazquez-Barquero JL. Effects of long-term treatment with antipsychotics on serum leptin levels. *Br J Psychiatry* 2001; 179: 59-62.

Hertel P, Fagerquist MV, Svensson TH. Enhanced cortical dopamine output and antipsychotic-like effects of raclopride by alpha 2 adrenoceptor blockade. *Science* 1999; 286: 105-107.

Herz MI, Glazer WM, Mostert MA, Sheard MA, Szymanski HV, Hafez H, Mirza M, Vana J. Intermittent vs maintenance medication in schizophrenia. Two-year results. *Arch Gen Psychiatry* 1991; 48: 333-339.

Heykants J, Huang ML, Mannens G, Meuldermans W, Snoeck E, Van Beijsterveldt L, Van Peer A, Woestenborghs R. The pharmacokinetics of risperidone in humans: a summary. *J Clin Psychiatry* 1994; 55: 13-17.

Hilger E, Quiner S, Ginzel I, Walter H, Saria L, Barnas C. The effect of orlistat on plasma levels of psychotropic drugs in patients with long-term psychopharmacotherapy. *J Clin Psychopharmacol* 2002; 22: 68-70.

Hinkes R, Quesada TV, Currier MB, Gonzalez-Blanco M. Aspiration pneumonia secondary to clozapine-induced sialorrhea. *Br J Psychaitry* 1996(a); 169: 390-391.

Hinkes R, Quesada TV, Currier MB, Gonzalez-Blanco M. Aspiration pneumonia possibly secondary to clozapine-induced sialorrhea. *J Clin Psychopharmacol* 1996(b); 16: 462-463.

Hinze-Selch D, Mullington J, Orth A, Lauer CJ, Pollmacher T. Effects of clozapine on sleep: a longitudinal study. *Biol Psychiatry* 1997; 42: 260-266.

Hippius H. A historical perspective of clozapine. *J Clin Psychiatry* 1999; 60: 22-23.

Hirsch S, Power A, Kissling W. A 28-week comparison of flexible-dose ziprasidone with haloperidol in outpatients with stable schizophrenia. Presented at the Congress of the American Psychiatric Association 1999.

Hirose S, Ashby CR Jr., Mills MJ. Effectiveness of ECT combined with risperidone against aggression in schizophrenia. *J ECT* 2001; 17: 22-26.

Hirose S. The causes of underdiagnosing akathisia. *Schizophr Bull* 2003; 29: 547-558.

Ho BC, Miller D, Nopoulos P, Andreasen NC. A comparative effectiveness study of risperidone and olanzapine in the treatment of schizophrenia. *J Clin Psychiatry* 999; 60: 658-663.

Hofer A, Fleischhacker WW, Hummer M. Worsening of psychosis after replacement of adjunctive valproate with topiramate in a schizophrenia patient. *J Clin Psychiatry* 2003; 64: 1267-1268.

Hoffman RE. Neural network simulations, cortical connectivity, and schizophrenic psychosis. *MD Comput* 1997; 14: 200-208.

Hoge SK, Appelbaum PS, Lawlor T, Beck JC, Litman R, Greer A, Gutheil TG, Kaplan E. A prospective multicentre study of patients' refusal of antipsychotic medication. *Arch Gen Psychiatry* 1990; 47: 949-956.

Hollander E, Bienstock CA, Koran LM, Pallanti S, Marazziti D, Rasmussen SA, Ravizza L, Benkelfat C, Saxena S, Greenberg BD, Sasson Y, Zohar J. Refractory obsessive-compulsive disorder: state-of-the-art treatment. *J Clin Psychiatry* 2002; 63: 20-29.

Honigfeld G, Patin J. Predictors of response to clozapine therapy. *Psychopharmacology* (Berl) 1989; 99: 64-67.

Honigfeld G, Arellano F, Sethi J, Bianchini A, Schein J. Reducing clozapine-related morbidity and mortality: 5 years of experience with the Clozaril National Registry. *J Clin Psychiatry* 1998; 59: 3-7.

Hori M, Suzuki T, Sasaki M, Shiraishi H, Koizumi J. Convulsive seizures in schizophrenic patients induced by zotepine administration. *Jpn J Psychiatry Neurol* 1992; 46: 161-167.

Horrigan JP, Barnhill LJ, Courvoisie HE. Olanzapine in PDD. *J Am Acad Child Adolesc Psychiatry* 1997;

36: 1166-1167.

House M. Overdose of ziprasidone. *Am J Psychiatry* 2002; 159: 1061-1062.

Howanitz E, Pardo M, Smelson DA, Engelhart C, Eisenstein N, Stern RG, Losonczy MF. The efficacy and safety of clozapine versus chlorpromazine in geriatric schizophrenia. *J Clin Psychiatry* 1999; 60: 41-44.

Hoy JS, Alexander B. Rabbit Syndrome Secondary to Risperidone. *Pharmacotherapy* 2002; 22: 513-515.

Hoyberg OJ, Fensbo C, Remvig J, Lingjaerde O, Sloth-Nielsen M, Salvesen I. Risperidone versus perphenazine in the treatment of chronic schizophrenic patients with acute exacerbations. *Acta Psychiatr Scand* 1993; 88: 395-402.

Hrdlicka M. Combination of clozapine and maprotiline in refractory psychotic depression. *Eur Psychiatry.* 2002; 17: 484.

Huang ML, Van Peer A, Woestenborghs R, De Coster R, Heykants J, Jansen AA, Zylicz Z, Visscher HW, Jonkman JH. Pharmacokinetics of the novel antipsychotic agent risperidone and the prolactin response in healthy subjects. *Clin Pharmacol Ther.* 1993; 54: 257-268.

Hudson TJ, Sullivan G, Feng W, Owen RR, Thrush CR. Economic evaluations of novel antipsychotic medications: a literature review. *Schizophr Res* 2003; 60: 199-218.

Hummer M, Kurz M, Barnas C, Saria A, Fleischhacker WW. Clozapine-induced transient white blood count disorders. *J Clin Psychiatry* 1994; 55: 429-432.

Hummer M, Kemmler G, Kurz M, Kurzthaler I, Oberbauer H, Fleischhacker WW. Weight gain induced by clozapine. *Eur Neuropsychopharmacol* 1995; 5: 437-440.

Hummer M, Sperner-Unterweger B, Kemmler G, Falk M, Kurz M, Oberbauer H, Fleischhacker WW. Does eosinophilia predict clozapine induced neutropenia? *Psychopharmacology* (Berl) 1996; 124: 201-204.

Hummer M, Kurz M, Kurzthaler I, Oberbauer H, Miller C, Fleischhacker WW. Hepatotoxicity of clozapine. *J Clin Psychopharmacol* 1997; 17: 314-317.

Hummer M, Kemmler G, Kurz M, Kurzthaler I, Oberbauer H, Fleischhacker WW. Sexual disturbances during clozapine and haloperidol treatment for schizophrenia. *Am J Psychiatry* 1999; 156: 631-633.

Ichikawa J. Ishii H, Bonaccorso S, Fowler WL, O'Laughlin IA, Meltzer HY. 5-$HT_{(2A)}$ and D receptor blockade increases cortical DA release via 5-$HT_{(1A)}$ receptor activation: a possible mechanism of atypical antipsychotic-induced cortical dopamine release. *J Neurochem* 2001; 76: 1521-1531.

Inada T, Yagi G. Atypical neuroleptics. *Jap J Psychiat Treatment* 1993; 8: 39-49.

Inouye SK.The dilemma of delirium: clinical and research controversies regarding diagnosis and evaluation of delirium in hospitalized elderly medical patients. *Am J Med* 1994; 97: 278-288.

Isbister GK, Downes F, Whyte IM. Olanzapine and serotonin toxicity. *Psychiatry Clin Neurosci* 2003; 57: 241-242.

Ishida-Tokuda K, Ohno Y, Sakamoto H, Ishibashi T, Wakabayashi J, Tojima R, Morita T, Nakamura M. Evaluation of perospirone (SM-9018), a novel serotonin-2 and dopamine-2 receptor antagonist, and other antipsychotics in the conditioned fear stress-induced freezing behavior model in rats. *Jpn J Pharmacol* 1996; 72: 119-126.

Ishigooka J, Inada T, Miura S. Olanzapine versus

haloperidol in the treatment of patients with chronic schizophrenia: results of the Japan multicenter, double-blind olanzapine trial. *Psychiatry Clin Neurosci* 2001; 55: 403-414.

Jackson CW, Markowitz JS, Brewerton TD. Delirium associated with clozapine and benzodiazepine combinations. *Ann Clin Psychiatry* 1995; 7: 139-141.

Jackson DM, Westlind-Danielsson A. Dopamine receptors: molecular biology, biochemistry and behavioural aspects. *Pharmacol The* 1994; 64: 291-370.

Jacobsen FM. Risperidone in the treatment of affective illness and obsessive-compulsive disorder. *J Clin Psychiatry* 1995; 56: 423-429.

Jacobsen FM. Risperidone in the treatment of affective illness and obsessive-compulsive disorder. *J Clin Psychiatry* 1995; 56: 423-429.

Jaffe ME, Simpson GM. Reduction of tardive dystonia with olanzapine. *Am J Psychiatry* 1999; 156: 2016.

Jalenques I, Tauveron I, Albuisson E, Audy V. Weight gain as a predictor of long term clozapine efficacy. *CNS Drugs* 1996; 12: 16-25.

James DV, Gray NS. Elective combined electro-convulsive and clozapine therapy. *Int Clin Psychopharmacol* 1999; 14: 69-72.

Janicak PG, Davis JM, Preskorn SH, Ayd FJ Jr. Use of Antipsychotics. In: *Principles and Practice of Psychopharmacotherapy*, Third Edition. New York: Lippincott Williams and Williams; 2001.

Jann MW, Grimsley SR, Gray EC, Chang WH. Pharmacokinetics and pharmacodynamics of clozapine. *Clin Pharmacokinet* 1993; 24: 161-176.

Jansen EN. Clozapine in the treatment of tremor in Parkinson's disease. *Acta Neurol Scand* 1994; 89: 262-265.

Javitt DC, Silipo G, Cienfuegos A, Shelley AM, Bark N, Park M, Lindenmayer JP, Suckow R, Zukin SR. Adjunctive high-dose glycine in the treatment of schizophrenia. *Int J Neuropsychopharmacol* 2001; 4: 385-391.

Jentsch JD, Taylor JR, Redmond DE Jr, Elsworth JD, Youngren KD, Roth RH. Dopamine D_4 receptor antagonist reversal of subchronic phencyclidine-induced object retrieval/detour deficits in monkeys. *Psychopharmacology* 1999; 142: 78-84.

Jeong SH, Ahn YM, Koo YJ, Kang UG, Kim YS. The characteristics of clozapine-induced fever. *Schizophr Res* 2002; 56: 191-193.

Jerling M, Lindstrom L, Bondesson U, Bertilsson L. Fluvoxamine inhibition and carbamazepine induction of the metabolism of clozapine: evidence from a therapeutic drug monitoring service. *Ther Drug Monit* 1994; 16: 368-374.

Jeste DV, Caligiuri MP, Paulsen JS, Heaton RK, Lacro JP, Harris MJ, Bailey A, Fell RL, McAdams LA. Risk of tardive dyskinesia in older patients: a prospective longitudinal study of 266 outpatients. *Arch Gen Psychiatry* 1995; 52: 756-765.

Jeste DV, Eastham JH, Lacro JP, Gierz M, Field MG, Harris MJ. Management of late-life psychosis. *J Clin Psychiatry.* 1996; 57: 39-45.

Jeste DV, Klausner M, Brecher M, Clyde C, Jones R. A clinical evaluation of risperidone in the treatment of schizophrenia: a 10-week, open-label, multicenter trial. The ARCS Study Group. Assessment of Risperdal in a Clinical Setting. *Psychopharmacology* (Berl). 1997; 131: 239-247.

Jeste DV, Lacro JP, Bailey A, Rockwell E, Harris MJ, Caligiuri MP. Lower incidence of tardive dyskinesia with risperidone compared with haloperidol in older patients. *J Am Geriatr Soc* 1999; 47: 716-719.

Jibson MD, Tandon R. New atypical antipsychotic medications. *J Psychiatric Research* 1998; 21: 215-228.

Jitsuhuchi N, Nagata T, Kudo K, Imamura T, Tokunaga H. Death due to asphyxia linked to antipsychotic drugs. *Nippon Hoigaku Zasshi* 1995; 49: 255-259.

Jolicoeur FB, Gagne MA, Rivest R, Drumheller A, St-Pierre S. Atypical neuroleptic-like behavioral effects of neurotensin. *Brain Res Bull* 1993; 32: 487-491.

Jones B, Basson BR, Walker DJ, Crawford AM, Kinon BJ. Weight change and atypical antipsychotic treatment in patients with schizophrenia. *J Clin Psychiatry* 2001(a); 62: 41-44.

Jones B, Taylor CC, Meehan K. The efficacy of a rapid-acting intramuscular formulation of olanzapine for positive symptoms. *J Clin Psychiatry* 2001(b); 2: 22-24.

Jones B. Movement disorders in schizophrenia. In: Breier A, Pierre V, Tran M, Herra JM, Tollefson GD, Bymaster FP. editors. *Current Issues in the Psychopharmacology of Schizophrenia*, Lippincott Williams & Wilkins; 2001(c)

Jones BD, Purdon SE, Labelle A, Finlayson R. Risperidone treatment for severe negative symptoms. *Can J Psychiatry* 1994; 39: 381.

Jones H, Curtis VA, Wright P, Lucey JV. Neuroendocrine evidence that clozapine's serotonergic antagonism is relevant to its efficacy in treating hallucinations and other positive schizophrenic symptoms. *Am J Psychiatry* 1998; 155: 838-840.

Jones MW, Huizar K. Quetiapine monotherapy for acute mania associated with bipolar disorder [poster]. American Psychiatric Association Meeting; San Francisco, Calif. 2003.

Jubert P, Fernandez R, Ruiz A. Clozapine-related pancreatitis. *Ann Intern Med* 1994; 121: 722-723.

Juncos JL, Evatt ML, Jewrt D. Long-term effects of quetipine fumarate in parkinsonism complicated by psychosis. *Neurology* 1998; 50: 70-71.

Juncos JL. Management of psychotic aspects of Parkinson's disease. *J Clin Psychiatry* 1999(a); 60: 42-53.

Juncos J, Yeung P, Sweitzer D, Arvanitis L, Nemeroff C. Seroquel (quetiapine) improves psychotic symptoms associated with Parkinson's disease [poster]. American Psychiatric Association Annual Meeting; Washington DC. 1999(b).

Jusic N, Lader M. Post-mortem antipsychotic drug concentrations and unexplained deaths. *Brit J Psychiatry* 1994; 165: 787-791.

Kabinoff GS, Patrick A, Toalson R, Kristine Masur Healey, Hillary C, McGuire M, and Donald P. Metabolic Issues With Atypical Antipsychotics in Primary Care: Dispelling the Myths. *Prim Care Companion J Clin Psychiatry* 2003; 5: 6-14.

Kafantaris V, Coletti DJ, Dicker R, Padula G, Kane JM. Adjunctive antipsychotic treatment of adolescents with bipolar psychosis. *J Am Acad Child Adolesc Psychiatry* 2001; 40: 1448-1456.

Kahn RS, Davidson M, Siever LJ, Sevy S, Davis KL. Clozapine treatment and its effect on neuroendocrine responses induced by the serotonin agonist, m-chlorophenylpiperazine. *Biol Psychiatry* 1994; 35: 909-912.

Kales HC, Dequardo JR, Tandon R. Combined electroconvulsive therapy and clozapine in treatment-resistant schizophrenia. *Prog Neuropsychopharmacol Biol Psychiatry* 1999; 23: 547-556.

Kalucy. *Drugs* 1980; 19: 268-278.

Kameda G, Dadmarz M, Vogel WH. Influence of various drugs on the voluntary intake of nicotine by rats. *Neuropsychobiology* 2000; 41: 205-209.

Kampman KM, Pettinati H, Lynch KG, Sparkman T, O'Brien CP. A pilot trial of olanzapine for the treatment of cocaine dependence. *Drug Alcohol Depend* 2003; 70: 265-273.

Kando JC, Tohen M, Castillo J, Centorrino F. Concurrent use of clozapine and valproate in affective and psychotic disorders. *J Clin Psychiatry* 1994; 55: 255-257.

Kane JM, Honigfeld G, Singer J, Meltzer H. Clozapine for the treatment-resistant schizophrenic. A double-blind comparison with chlorpromazeine. *Arch Gen Psychiatry* 1988; 45: 789-796.

Kane JM. The current status of neuroleptics. *J Clin Psychiatry* 1989; 50: 322-328.

Kane JM, Woerner MG, Pollack S, Safferman AZ, Lieberman JA. Does clozapine cause tardive dyskinesia? *J Clin Psychiatry* 1993; 54: 327-330.

Kane JM, Marder SR, Schooler NR, Wirshing WC, Umbricht D, Baker RW, Wirshing DA, Safferman A, Ganguli R, McMeniman M, Borenstein M. Clozapine and haloperidol in moderately refractory schizophrenia: a 6-month randomized and double-blind comparison. *Arch Gen Psychiatry* 2001; 58: 965-972.

Kane JM, Carson WH, Saha AR, McQuade RD, Ingenito GG, Zimbroff DL, Ali MW. Efficacy and safety of aripiprazole and haloperidol versus placebo in patients with schizophrenia and schizoaffective disorder. *J Clin Psychiatry* 2002; 63: 763-771.

Kanemoto K, Tsuji T, Kawasaki J. Reexamination of interictal psychoses based on DSM IV psychosis classification and International Epilepsy Classification. *Epilepsia* 2001; 42: 98-103.

Kang UG, Kwon JS, Ahn YM, Chung SJ, Ha JH, Koo YJ, Kim YS. Electrocardiographic abnormalities in patients treated with clozapine. *J Clin Psychiatry* 2000; 61: 441-446.

Kanner AM, Barry JJ. Controversies in epilepsy and behavior: is the psychopathology of epilepsy different from that of nonepileptic patients? *Epilepsy & Behav* 2001; 2: 170-186.

Kaplan B, Modai I, Stoler M, Kitai E, Valevski A, Weizman A. Clozapine treatment and risk of unplanned pregnancy. *J Am Board Fam Pract* 1995; 8: 239-241.

Kapur S, Zipursky RB, Remington G, Jones C, DaSilva J, Wilson AA, Houle S. 5-HT_2 and D_2 receptor occupancy of olanzapine in schizophrenia: a PET investigation. *Am J Psychiatry* 1998; 155: 921-928.

Kapur S, Zipursky R, Jones C, Shammi CS, Remington G, Seeman P. A positron emission tomography study of quetiapine in schizophrenia. A preliminary finding of an antipsychotic effect with only transiently high dopamine D_2 receptor occupancy. *Arch Gen Psychiatry* 2000; 57: 553-559.

Kapur S, Roy P, Daskalakis J, Remington G, Zipursky R. Increased dopamine $D_{(2)}$ receptor occupancy and elevated prolactin level associated with addition of haloperidol to clozapine. *Am J Psychiatry* 2001(a); 158: 311-314.

Kapur S, Seeman P. Does fast dissociation from the dopamine $(D)_2$ receptor explain the action of atypical antipsychotics?: A new hypothesis. *Am J Psychiatry* 2001(b); 158: 360-369.

Kapur S, McClelland RA, VanderSpek SC, Wadenberg ML, Baker G, Nobrega J, Zipursky RB, Seeman P. Increasing D_2 affinity results in the loss of clozapine's atypical antipsychotic action. *Neu-*

roreport 2002; 13: 831-835.

Kapur S, Mamo D. Half a century of antipsychotics and still a central role for dopamine D_2 receptors. *Prog Neuropsychopharmacol Biol Psychiatry* 2003; 27: 1081-1090.

Karagianis JL, Phillips LC, Hogan KP, LeDrew KK. Clozapine-associated neuroleptic malignant syndrome: two cases and a review of the literature. *Ann Pharmacother* 1999; 33: 623-630.

Karagianis JL, Dawe IC, Thakur A, Begin S, Raskin J, Roychowdhury SM. Rapid tranquilization with olanzapine in acute psychosis: a case series. *J Clin Psychiatry* 2001; 62: 12-16.

Karlsson P, Farde L, Halldin C, Sedvall G, Ynddal L, Sloth-Nielsen M. Oral administration of NNC 756: a placebo controlled PET study of D_1-dopamine receptor occupancy and pharmacodynamics in man. *Psychopharmacology* 1995; 119: 1-8.

Karp BI, Goldstein SR, Chen R, Samii A, Bara-Jimenez W, Hallett M. An open trial of clozapine for dystonia. *Mov Disord* 1999; 14: 652-657.

Kasper S. How much do novel antipsychotics benefit the patients? *Int Clin Psychopharmacol* 1998; 13: 71-77.

Kasper S, Muller-Spahn F. Review of quetiapine and its clinical applications in schizophrenia. *Expert Opin Pharmacother* 2000; 1: 783-801.

Kasper S, Jones M, Duchesne I. Risperidone olanzapine drug outcomes studies in schizophrenia (RODOS): health economic results of an international naturalistic study. *Int Clin Psychopharmacol* 2001(a); 16: 189-196.

Kasper S, Quiner S, Barnas C, Fabisch H, Haushofer M, Sackel C, Konig P, Lingg A, Platz T, Rittmannsberger H, Stuppack C, Willeit M, Zapotoczky HG. Zotepine in the treatment of acute hospitalized schizophrenic episodes. *Int Clin Psychophrmacol* 2001(b); 16: 163-168.

Kasper S, Resinger E. Cognitive effects and antipsychotic treatment. *Psychoneuroendocrinology* 2003; 28: 27-38.

Katz IR, Jeste DV, Mintzer JE, Clyde C, Napolitano J, Brecher M. Comparison of risperidone and placebo for psychosis and behavioral disturbances associated with dementia: a randomized, double-blind trial. The Risperidone Study Group. *J Clin Psychiatry* 1999; 60: 107-115.

Katzenschlager R, Manson AJ, Evans A, Watt H, Lees AJ. Low dose quetiapine for drug induced dyskinesias in Parkinson's disease: a double blind cross over study. *J Neurol Neurosurg Psychiatry* 2004; 75: 295-297.

Keck PE Jr, Pope HG Jr, McElroy SL. Declining frequency of neuroleptic malignant syndrome in a hospital population. *Am J Psychiatry* 1991; 148: 880-882.

Keck PE Jr, Wilson DR, Strakowski SM, McElroy SL, Kizer DL, Balistreri TM, Holtman HM, DePriest M. Clinical predictors of acute risperidone response in schizophrenia, schizoaffective disorder, and psychotic mood disorders. *J Clin Psychiatry* 1995; 56: 466-470.

Keck PE Jr, Buffenstein A, Ferguson J, Feighner J, Jaffe W, Harrigan EP, Morrissey MR. Ziprasidone 40 and 120mg/day in the acute exacerbation of schizophrenia and schizoaffective disorder: a 4-week placebo-controlled trial. *Psychopharmacology* 1998; 140: 173-184.

Keck PE, Arnold LM. The serotonin syndrome. *Psychiatric Ann* 2000(a); 30: 333-343.

Keck PE Jr, Ice KN, and the Ziprasidone Mania Study Group. Controlled treatment of acute mania with ziprasidone. American Psychiatric Association annual meeting; Chicago. 2000(b).

Keck PE, McElroy SL, Arnold LM. Ziprasidone: a new

atypical antipsychotic. *Expert Opin Pharmacother* 2001(a); 2: 1033-1042.

Keck PE Jr, Reeves KR, Harrigan EP. Ziprasidone in the short-term treatment of patients with schizoaffective disorder: results from two double-blind, placebo-controlled multicenter studies. *J Clin Psychopharmacol* 2001(b); 21: 27-35.

Keck PE Jr, Marcus R, Tourkodimitris S, Ali M, Liebeskind A, Saha A, Ingenito G, The Aripiprazole Study Group. A placebo-controlled, double-blind study of the efficacy and safety of aripiprazole in patients with acute bipolar mania. *Am J Psychiatry* 2003; 160: 1651-1658.

Kelleher JP, Centorrino F, Albert MJ, Baldessarini RJ. Advances in atypical antipsychotics for the treatment of schizophrenia. New formulations and new agents. *CNS Drugs* 2002; 16: 249-261.

Kellner M, Wiedemann K, Krieg JC, Berg PA. Toxic hepatitis by clozapine treatment. *Am J Psychiatry* 1993; 150: 985-986.

Kelly DL, Conley RR, Love RC, Horn DS, Ushchak CM. Weight gain in adolescents treated with risperidone and conventional antipsychotics over six months. *J Child Adolesc Psychopharmacol* 1998; 8: 151-159.

Kerwin RW. The new atypical antipsychotics. *Brit J Psychiatry* 1994; 164: 141-148.

Khojainova N, Santiago-Palma J, Kornick C, Breitbart W, Gonzales GR. Olanzapine in the management of cancer pain. *J Pain Symptom Manage* 2002; 23: 346-350.

Khouzam HR, Donnelly NJ. Remission of self-mutilation in a patient with borderline personality during risperidone therapy. *J Nerv Ment Dis* 1997; 185: 348-349.

Khouzam HR. Treatment of depressive mood in schizophrenia with the atypical antipsychotic quetiapine. *Depressin and Anxiety* 2000; 11: 80-82.

Khullar A, Chue P, Tibbo P. Quetiapine obsessive compulsive symptoms: case report and review of atypical antipsychotic-induced OCS. *J Psychiatry Neurosci* 2001; 26: 55-59.

Killian JG, Kerr K, Lawrence C, Celermajer DS. Myocarditis and cardiomyopathy associated with clozapine. *Lancet* 1999; 354: 1841-1845.

Kim JH, Lee BC, Park HJ, Ahn YM, Kang UG, Kim YS. Subjective emotional experience and cognitive impairment in drug-induced akathisia. *Comprehensive Psychiatry* 2002; 43: 456-462.

Kim KS, Pae CU, Chae JH, Bahk WM, Jun T. An open pilot trial of olanzapine for delirium in the Korean population. *Psychiatry Clin Neurosci* 2001; 55: 515-519.

Kim YK, Kim L, Lee MS. Risperidone and associated amenorrhea: a report of 5 cases. *J Clin Psychiatry* 1999; 60: 315-317.

Kimmel SE, Calabrese JR, Woyshville MJ, Meltzer HY. Clozapine in treatment-refractory mood disorders. *J Clin Psychiatry* 1994; 55: 91-93.

Kingsbury SJ, Castelo C, Abulseoud O. Quetiapine for olanzapine-induced galactorrhea. *Am J Psychiatry* 2002; 159: 1061.

Kinon BJ, Basson BR, Szymanski K, Tollefson GD. Predictors of weight gain during olanzapine treatment. *Eur Neuropsychopharmacol* 1998; 8: 220.

Kinon BJ, Basson BR, Gilmore JA, Malcolm S, Stauffer VL. Strategies for switching from conventional antipsychotic drugs or risperidone to olanzapine. *J Clin Psychiatry* 2000; 61: 833-840.

Kinon BJ, Basson BR, Gilmore JA, Tollefson GD. Long-term olanzapine treatment: weight change and weight-related health factors in schizophrenia. *J Clin Psychaitry* 2001; 62: 92-

100.

Kirchheiner J, Berghofer A, Bolk-Weischedel D. Healthy outcome under olanzapine treatment in a pregnant woman. *Pharmacopsychiatry* 2000; 33: 78-80.

Kiriakakis V, Bhatia KP, Quinn NP, Marsden CD. The natural history of tardive dystonia: a long-term follow-up study of 107 cases. *Brain* 1998; 121: 2053-2066.

Kirov GK, Murray RM, Seth RV, Feeney S. Observations on switching patients with schizophrenia to risperidone treatment. Risperidone Switching Study Group. *Acta Psychiatr Scand* 1997; 95: 439-443.

Kiser RS, Cohen HM, Freedenfeld RN, Jewell C, Fuchs PN. Olanzapine for the treatment of fibromyalgia symptoms. *J Pain Symptom Manage* 2001; 22: 704-708.

Kleinberg DL, Davis JM, de Coster R, Van Baelen B, Brecher M. Prolactin levels and adverse events in patients treated with risperidone. *J Clin Psychopharmacol* 1999; 19: 57-61.

Klosterkotter J, Hellmich M, Steinmeyer EM, Schultze-Lutter F. Diagnosing schizophrenia in the initial prodromal phase. *Arch Gen Psychiatry* 2001; 58: 158-164.

Klutman NE. Lithium carbonate therapy for zidovudine-associated neutropenia in patients with acquired immunodeficiency syndrome. *Am J Med* 1989; 87: 362-363.

Knegtering H, van der Moolen AEGM, Castelein S, Kluiter H, van den Bosch RJ. What are the effects of antipsychotics on sexual dysfunctions and endocrine functioning? *Psychoneuroendocrinology* 2003; 28: 109-123.

Knegtering R, Castelein S, Bous H, Van Der Linde J, Bruggeman R, Kluiter H, van den Bosch RJ. A randomized open-label study of the impact of quetiapine versus risperidone on sexual functioning. *J Clin Psychopharmacol* 2004; 24: 56-61.

Knight R. Borderline states. *Bull Meninger Clin* 1953; 17: 1-12.

Knott V, Labelle A, Jones B, Mahoney C. Quantitative EEG in schizophrenia and in response to acute and chronic clozapine treatment. *Schizophr Res* 2001; 50: 41-53.

Koch-Stoecker S. Antipsychotic drugs and epilepsy: indications and treatment guidelines. *Epilepsia* 2002; 43: 19-24.

Koller EA, Doraiswamy PM. Olanzapine-associated diabetes mellitus. *Pharmacotherapy* 2002; 22: 841-852.

Koller EA, Cross JT, Doraiswamy PM, Malozowski SN. Pancreatitis Associated with Atypical Antipsychotics: From the Food and Drug Administration's MedWatch Surveillance System and Published Reports. *Pharmacotherapy* 2003; 23: 1123-1130.

Kondo T, Otani K, Ishida M. A study of the therapeutic spectrum of a fixed-dose of zotepine and its relationship with serum concentrations of the drug. *Jum Psychopharm* 1993; 8: 133-139.

Konradi C, Heckers S. Antipsychotic drugs and neuroplasticity: insights into the treatment and neurobiology of schizophrenia. *Biol Psychiatry* 2001; 50: 729-742.

Kontaxakis VP, Havaki-Kontaxaki BJ, Stamouli SS, Christodoulou NG. Toxic interaction between risperidone and clozapine: a case report. *Prog Neuropsychopharmacol Biol Psychiatry* 2002 (a); 26: 407-409.

Kontaxakis VP, Havaki-Kontaxaki BJ, Christodoulou NG. Olanzapine-associated neuroleptic malignant syndrome. *Prog Neuropsychopharma-*

cology Biol Psychiatr 2002(b); 26: 897-902.

Kontaxakis VP, Havaki-Kontaxaki BJ, Christodoulou NG, Paplos KG, Christodoulou GN. Olanzapine-associated neuroleptic malignant syndrome: Is there an overlap with the serotonin syndrome? *Ann Gen Hosp Psychiatry* 2003; 2: 10-12.

Kopala L, Honer WG. Risperidone, serotonergic mechanisms, and obsessive-compulsive symptoms in schizophrenia. *Am J Psychiatry.* 1994; 151: 1714-1715.

Kopala LC, Good KP, Honer WG. Extrapyramidal signs and clinical symptoms in first-episode schizophrenia: response to low-dose risperidone. *J Clin Psychopharmacol* 1997; 17: 308-313.

Kopala LC, Day C, Dillman B, Gardner D. A case of risperidone overdose in early schizophrenia: a review of potential complications. *J Psychiatry Neurosci* 1998; 23: 305-308.

Kopelowicz A, Zarate R, Tripodis K, Gonzalez V, Mintz J. Differential efficacy of olanzapine for deficit and nondeficit negative symptoms in schizophrenia. *Am J Psychiatry* 2000; 157: 987-993.

Kopf A, Koster J, Schulz A, Kromker H, Becker T. Lebensbedrohliches malignes neuroleptisches Syndrom unter Olanzapin. *Psychiatr Prax* 2003; 30: 279-282.

Koponen H, Saari K, Savolainen M, Isohanni M. Weight gain and glucose and lipid metabolism disturbances during antipsychotic medication. *Eur Arch Psychiatry Clin Neurosci* 2002; 252: 294-298.

Koran LM, Ringold AL, Elliott MA. Olanzapine augmentation for treatment-resistant obsessive-compulsive disorder. *J Clin Psychiatry* 2000; 61: 514-517.

Koren G, Cohn T, Chitayat D, Kapur B, Remington G, Reid DM, Zipursky RB. Use of atypical antipsychotics during pregnancy and the risk of neural tube defects in infants. *Am J Psychiatry* 2002; 159: 136-137.

Koren W, Kreis Y, Duchowiczny K, Prince T, Sancovici S, Sidi Y, Gur H. Lactic acidosis and fatal myocardial failure due to clozapine. *Ann Pharmacother* 1997; 31: 168-170.

Kortepeter C, Chen M, Knudsen JF, Dubitsky GM, Ahmad SR, Beitz J. Clozapine and venous thromboembolism. *Am J Psychiatry* 2002; 159: 876-877.

Kowatch RA, Suppes T, Gilfillan SK, Fuentes RM, Grannemann BD, Emslie GJ. Clozapine treatment in children and adolescents with bipolar disorder and schizophrenia: a clinical case series. *J Child Adolesc Psychopharmacol* 1995; 34: 1147-1152.

Kozaric-Kovacic D, Folnegovic-Smalc V, Mimica N. Incidence of neuroleptic malignant syndrome during a 10-year follow up at a psychiatric department. *Neurol Croatica* 1994; 43: 87-93.

Kraus T, Haack M, Schuld A, Hinze-Selch D, Kuhn M, Uhr M, Pollmacher T. Body weight and leptin plasma levels during treatment with antipsychotic drugs. *Am J Psychiatry* 1999; 156: 312-314.

Krausz M, Moritz SH, Naber D, Lambert M, Andresen B. Neuroleptic-induced extrapyramidal symptoms are accompanied by cognitive dysfunction in schizophrenia. *Eur Psychiatry* 1999; 14: 84-88.

Krebs S, Dormann H, Muth-Selbach U, Hahn EG, Brune K, Schneider HT. Risperidone? induced cholestatic hepatitis. *Eur J Gastroenterol Hepatol* 2001; 13: 67-69.

Krishnamoorthy J, King BH. Open-label olanzapine

treatment in five preadolescent children. *J Child Adolesc Psychopharmacol* 1998; 8: 107-113.

Kronig MH, Munne RA, Szymanski S, Safferman AZ, Pollack S, Cooper T, Kane JM, Lieberman JA. Plasma clozapine levels and clinical response for treatment-refractory schizophrenic patients. *Am J Psychiatry* 1995; 152: 179-182.

Krueger RB, Sackeim HA. *Electroconvulsive Therapy and Schizophrenia.* Oxford, Blackwell Science. 1995.

Krupp P, Monka C. Bromocriptine in pregnancy: safety aspects. *Klin Wochenschr* 1987; 65: 823-827.

Kumar S, Ng B, Howie W. The improvement of obsessive-compulsive symptoms in a patient with schizophrenia treated with clozapine. *Psychiatry Clin Neurosci* 2003; 57: 235-236.

Kumari V, Soni W, Sharma T. Normalization of information processing deficits in schizophrenia with clozapine. *Am J Psychiatry* 1999; 156: 1046-1051.

Kumet R, Freeman MP. Clozapine and tardive dyskinesia. *J Clin Psychiatry* 2002; 63: 167-168.

Kumra S, Frazier JA, Jacobsen LK, McKenna K, Gordon CT, Lenane MC, Hamburger SD, Smith AK, Albus KE, Alaghband-Rad J, Rapoport JL. Childhood-onset schizophrenia. A double-blind clozapine-haloperidol comparison. *Arch Gen Psychiatry* 1996; 53: 1090-1097.

Kumra S, Jacobsen LK, Lenane M, Karp BI, Frazier JA, Smith AK, Bedwell J, Lee P, Malanga CJ, Hamburger S, Rapoport JL. Childhood-onset schizophrenia: an open-label study of olanzapine in adolescents. *J Am Acad Child Adolesc Psychiatry* 1998; 37: 377-385.

Kupchik M, Spivak B, Mester R, Reznik I, Gonen N, Weizman A, Kotler M. Combined electroconvulsive-clozapine therapy. *Clin Neuropharmacol* 2000; 23: 14-16.

Kurz M, Hummer M, Oberbauer H, Fleischhacker WW. Extrapyramidal side effects of clozapine and haloperidol. *Psychopharmacology* (Berl) 1995; 118: 52-56.

Kusumakar V. Antidepressants and antipsychotics in the long-term treatment of bipolar disorder. *J Clin Psychiatry* 2002; 63: 23-28.

Kwak YT, Han IW, Baik J, Koo MS. Relation between cholinesterase inhibitor and Pisa syndrome. *Lancet* 2000; 355: 2222.

La Grenade L, Graham D, Trontell A. Myocarditis and cardiomyopathy associated with clozapine use in the United States. *N Engl J Med* 2001; 345: 224-225.

Lacey RL, Preskorn SH, Jerkovich GS. Is risperidone a substitute for clozapine for patients who do not respond to neuroleptics? *Am J Psychiatry* 1995; 152: 1401.

Lacika S, Cooper JP. Pulmonary embolus possibly associated with clozapine treatment. *Can J Psychiatry* 1999; 44: 396-397.

Lacruz A, Baptista T, de Mendoza S, Mendoza-Guillen JM, Hernandez L. Antipsychotic drug-induced obesity in rats: correlation between leptin, insulin and body weight during sulpiride treatment. *Mol Psychiatry* 2000; 5: 70-76.

Lader M. Neuroleptic induced deficit syndrome: old problem, new challenge. *J Psychopharmacol* 1993; 7: 392-393.

Lahdelma L, Ahokas A, Andersson LC, Suvisaari J, Hovatta I, Huttunen MO, Koskimies S, Mitchell B. Balter Award. Human leukocyte antigen-A1 predicts a good therapeutic response to clozapine with a low risk of agranulocytosis in patients with schizophrenia. *J Clin Psychopharmacol* 2001; 21: 4-7.

Lalonde FM, Myslobodsky M. Are dopamine antagonists a risk factor for breast cancer? an answer from Parkinson's disease. *Breast* 2003; 12: 280-282.

Lalonde P. Evaluating antipsychotic medications: predictors of clinical effectiveness. *Can J Psychiatry* 2003; 48: 3-12.

Lambert M, Conus P, Lambert T, McGorry PD. Pharmacotherapy of first-episode pscyhosis. *Expert Opin Pharmacother* 2003; 4: 717-750.

Lamberti JS, Bellnier T, Schwarzkopf SB. Weight gain among schizophrenic patients treated with clozapine. *Am J Psychiatry* 1992; 149: 689-690.

Lamberti JS, Bellnier TJ, Schwarzkopf SB, Schneider E. Filgrastim treatment of three patients with clozapine-induced agranulocytosis. *J Clin Psychiatry* 1995; 56: 256-259.

Lammers CH, Deuschle M, Weigmann H, Hartter S, Hiemke C, Heese C, Heuser I. Coadministration of clozapine and fluvoxamine in psychotic patients-clinical experience. *Pharmacopsychiatry* 1999; 32: 76-77.

Landry P. Gabapentin for clozapine-related seizures. *Am J Psychiatry* 2001; 158: 1930-1931.

Lane HY, Chang WH. Manic and psychotic symptoms following risperidone withdrawal in a schizophrenic patient. *J Clin Psychiatry* 1998(a); 59: 620-621.

Lane HY, Chang WH. Risperidone monotherapy for psychotic depression unresponsive to other treatments. *J Clin Psychiatry* 1998(b); 59: 624.

Lane HY, Lin YC, Chang WH. Mania induced by risperidone: dose related? *J Clin Psychiatry* 1998(c); 59: 85-86.

Lane HY, Chang YC, Chang WH, Lin SK, Tseng YT, Jann MW. Effects of gender and age on plasma levels of clozapine and its metabolites: analyzed by critical statistics. *J Clin Psychiatry* 1999; 60: 36-40.

Lane HY, Jann MW, Chang YC, Chiu CC, Huang MC, Lee SH, Chang WH. Repeated ingestion of grapefruit juice does not alter clozapine's steady-state plasma levels, effectiveness, and tolerability. *J Clin Psychiatry* 2001; 62: 812-817.

Lane RM. SSRI-induced extrapyramidal side-effects and akathisia: implications for treatment. *J Psychopharmacol* 1998; 12: 192-214.

LaPorta LD. More on obsessive-compulsive symptoms and clozapine. *J Clin Psychiatry* 1994; 55: 312.

Larach VW, Zamboni RT, Mancini HR, Mancini RR, Gallardo RT. New strategies for old problems: tardive dyskinesia (TD). Review and report on severe TD cases treated with clozapine, with 12, 8 and 5 years of video follow-up. *Schizophr Res* 1997; 28: 231-246.

Largent BL, Wikstrom H, Snowman AM, Snyder SH. Novel antipsychotic drugs share high affinity for sigma receptors. *Eur J Pharmacol* 1988; 155: 345-347.

Larsen TK, McGlashan TH, Johannessen JO, Friis S, Guldberg C, Haahr U, Horneland M, Melle I, Moe LC, Opjordsmoen S, Simonsen E, Vaglum P. Shortened duration of untreated first episode of psychosis: changes in patient characteristics at treatment. *Am J Psychiatry* 2001; 158: 1917-1919.

Latini A, Carducci M. Psoriasis during theryap with olanzapine. *Eur J Dermatol* 2003; 13: 404-405.

Lavalaye J, Linszen DH, Booij J, Reneman L, Gersons BP, van Royen EA. Dopamine D_2 receptor occupancy by olanzapine or risperidone in young patients with schizophrenia. *Psychiatry Res* 1999; 8; 92: 33-44.

Leadbetter R, Shutty M, Pavalonis D, Vieweg V, Higgins P, Downs M. Clozapine-induced weight gain: prevalence and clinical relevance.

Am J Psychiatry 1992; 149: 68-72.

Lean MEJ, Pajonk F-G. Patients on atypical antipsychotic drugs: another high-risk group for type 2 diabetes. *Diabetes Care* 2003; 26: 1597-1605.

Lebovitz HE. Oral therapies for diabetic hyperglycemia. *Endocrinol Metab Clin North Am* 2001; 30: 909-933.

Lecrubier Y, Boyer P, Turjanski S, Rein W, Amisulpride Study Group. Amisulpride versus imipramine and placebo in dysthymia and major depression. *J Affect Disord* 1997; 43: 95-103.

Lecrubier Y, Giudicelli A, Coulouvrat C, Guérault E, Rein W. Suicidal behaviour in amisulpride (Solian) treated patients [poster]. Proceedings of the Congress of the World Psychiatric Association, Hamburg Germany, 1999.

Lecrubier Y, Azorin M, Bottai T, Dalery J, Garreau G, Lempérière T, Lisoprawski A, Petitjean F, Vanelle J-M. Consensus on the practical use of amisulpride, an atypical antipsychotic, in the treatment of schizophrenia. *Neuropsychobiology* 2001; 44: 41-46.

Lee CT, Conde BJ, Mazlan M, Visanuyothin T, Wang A, Wong MM, Walker DJ, Roychowdhury SM, Wang H, Tran PV. Switching to olanzapine from previous antipsychotics: a regional collaborative multicenter trial assessing 2 switching techniques in Asia Pacific. *J Clin Psychiatry* 2002; 63: 569-576.

Lee HS, Kwon KY, Alphus LD, Meltzer HY. Effects of clozapine on psychogenic polydipsia in chronic schizophrneia. *J Clin Psychopharmacol* 1991; 11: 222-223.

Lee JH, Woo JI, Meltzer HY. Effects of clozapine on sleep measures and sleep-associated changes in growth hormone and cortisol in patients with schizophrenia. *Psychiatry Res* 2001; 103: 157-166.

Lee JW, Robertson S. Clozapine withdrawal catatonia and neuroleptic malignant syndrome: a case report. *Ann Clin Psychiatry* 1997; 9: 165-169.

Lee MA, Thompson PA, Meltzer HY. Effects of clozapine on cognitive function in schizophrenia. *J Clin Psychiatry* 1994; 55: 82-87.

Lee MA, Jayathilake K, Meltzer HY. A comparison of the effect of clozapine with typical neuroleptics on cognitive function in neuroleptic-responsive schizophrenia. *Schizophr Res* 1999; 37: 1-11.

Lee MS, Lee HJ, Kim L. A case of delayed NMS induced by risperidone. *Psychiatr Serv* 2000; 51: 254-255.

Lee SH, Yang YY. Reversible neurotoxicity induced by a combination of clozapine and lithium: a case report. *Zhonghua Yi Xue Za Zhi* (Taipei) 1999; 62: 184-187.

Lemmens P, Brecher M, Van Baelen B. A combined analysis of double-blind studies with risperidone vs. placebo and other antipsychotic agents: factors associated with extrapyramidal symptoms. *Acta Psychiatr Scand* 1999; 99: 160-170.

Lempérière T, Gérard D, Reymondet P, Carriere P, Passamar M, Ruetsch G, Pandelon R, Giudicelli A. Efficacy and safety of amisulpride versus haloperidol: a 4 month assessment [poster]. Proceedings of the Congress of the World Psychiatric Association; Hamburg, Germany. 1999.

Leon CA. Therapeutic effects of clozapine. A 4-year follow-up of a controlled clinical trial. *Acta Psychiatr Scand* 1979; 59: 471-480.

Leone NF. Response of borderline patients to loxapine and chlorpromazine. *J Clin Psychiatry* 1982; 43: 148-150.

Leopold NA. Risperidone treatment of drug-related

psychosis in patients with parkinsonism. *Mov Disord* 2000; 15: 301-304.

Lerner V, Libov I, Kotler M, Strous RD. Combination of "atypical" antipsychotic medication in the management of treatment-resistant schizophrenia and schizoaffective disorder. *Prog Neuropsychopharmacol Biol Psychiatry* 2004; 28: 89-98.

Leso L, Schwartz TL. Ziprasidone treatment of delirium. *Psychosomatics* 2002; 43: 61-62.

Leucht S, Pitschel-Walz G, Abraham D, Kissling W. Efficacy and extrapyramidal side-effects of the new antipsychotics olanzapine, quetiapine, risperidone, and sertindole compared to conventional antipsychotics and placebo. A meta-analysis of randomized controlled trials. *Schizophr Res* 1999; 35: 51-68.

Leucht S, Pitschel-Walz G, Engel RR, Kissling W. Amisulpride, an unusual "atypical" antipsychotic: a meta-analysis of randomized controlled trials. *Am J Psychiatry* 2002; 159: 180-190.

Leucht S. Amisulpride a selective dopamine antagonist and atypical antipsychotic: results of a meta-analysis of randomized controlled trials. *Int J Neuropsychopharmacol* 2004; 7: 15-20.

Levi-Minzi S, Bermanzohn PC, Siris SG. Bromocriptine for "negative" schizophrenia. *Compr Psychiatry* 1991; 32: 210-216.

Levin H, Chengappa KN, Kambhampati RK, Mahdavi N, Ganguli R. Should chronic treatment-refractory akathisia be an indication for the use of clozapine in schizophrenic patients? *J Clin Psychiatry* 1992; 53: 248-251.

Levin Z, Hwang MY, Rotrosen J. The relationship between clozapine and obsessive-compulsive disorder. *Compr Psychiatry* 1996; 37: 74.

Levkovitch Y, Kronnenberg Y, Gaoni B. Can clozapine trigger OCD? *J Am Acad Child Adolesc Psychiatry* 1995; 34: 263.

Lieberman JA, Johns CA, Kane JM, Rai K, Pisciotta AV, Saltz BL, Howard A. Clozapine-induced agranulocytosis: non-cross-reactivity with other psychotropic drugs. *J Clin Psychiatry* 1988; 49: 271-277.

Lieberman JA, Johns CA, Cooper T, Pollack S, Kane J. Clozapine pharmacology and tardive dyskinesia. *Psychopharmacology* 1989; 99: 661-670.

Lieberman JA, Yunis J, Egea E, Canoso RT, Kane JM, Yunis EJ. HLA-B38, DR4, DQw3 and clozapine-induced agranulocytosis in Jewish patients with schizophrenia. *Arch Gen Psychiatry* 1990; 47: 945-948.

Lieberman JA, Saltz BL, Johns CA, Pollack S, Borenstein M, Kane J. The effects of clozapine on tardive dyskinesia. *Br J Psychiatry* 1991; 158: 503-510.

Lieberman JA. Understanding the mechanism of action of atypical drugs, A review of compounds in use and development. *Br J Psychiat* 1993; 163: 7-18.

Lieberman JA, Safferman AZ, Pollack S, Szymanski S, Johns C, Howard A, Kronig M, Bookstein P, Kane JM. Clinical effects of clozapine in chronic schizophrenia: response to treatment and predictors of outcome. *Am J Psychiatry* 1994; 151: 1744-1752.

Lieberman JA. Atypical antipsychotic drugs as a first-line treatment of schizophrenia: a rationale and hypothesis. *J Clin Psychiatry* 1996; 57: 68-71.

Lieberman JA. Maximizing clozapine therapy: managing side effects. *J Clin Psychiatry* 1998; 59: 38-43.

Lieberman JA. Pathophysiologic mechanisms in the pathogenesis and clinical course of schizophrenia. *J Clin Psychiatry* 1999(a); 60: 9-12.

Lieberman JA. Is schizophrenia a neurodegenerative disorder? A clinical and neurobiological perspective. *Biol Psychiatry* 1999(b); 46: 729-739.

Lieberman JA, Phillips M, Gu H, Stroup S, Zhang P, Kong L, Ji Z, Koch G, Hamer RM. Atypical and conventional antipsychotic drugs in treatment-naive first-episode schizophrenia: a 52-week randomized trial of clozapine vs chlorpromazine. *Neuropsychopharmacology* 2003(a); 28: 995-1003.

Lieberman JA, Tollefson G, Tohen M, Green AI, Gur RE, Kahn R, McEvoy J, PerkinsD, Sharma T, Zipursky R, Wei H, Hamer RM, HGDH Study Group. Comparative efficacy and safety of atypical and conventional antipsychotic drugs in first-episode psychosis: a randomized, double-blind trial of olanzapine versus haloperidol. *Am J Psychiatry* 2003(b); 160: 1396-1404.

Liebzeit KA, Markowitz JS, Caley CF. New onset diabetes and atypical antipsychotics. *Eur Neuropsychopharmacol* 2001; 11: 25-32.

Lin CC, Bai YM, Chen JY, Lin CY, Lan TH. A retrospective study of clozapine and urinary incontinence in Chinese in-patients. *Acta Psychiatr Scand* 1999; 100: 158-61.

Lindenmayer JP, Herne M, Park M, Smith R, Apergi F, Czobor P. Use of risperidone in neuroleptic schizophrenics in a state psychistric center [abstract]. the 148th Annual Meeting of the American Psychiatric Association. *NR* 1995(a); 228: 117.

Lindenmayer JP. New pharmacotherapeutic modalities for negative symptoms in psychosis. *Acta Psychiatr Scand Suppl* 1995(b); 388: 15-19.

Lindenmayer JP, Iskander A, Park M, Apergi FS, Czobor P, Smith R, Allen D.Clinical and neurocognitive effects of clozapine and risperidone in treatment-refractory schizophrenic patients: a prospective study. *J Clin Psychiatry* 1998(a); 59: 521-527.

Lindenmayer JP, Klebanov R. Olanzapine-induced manic-like syndrome. *J Clin Psychiatry* 1998(b); 59: 318-319.

Lindenmayer JP, Patel R. Olanzapine-induced ketoacidosis with diabetes mellitus. *Am J Psychiatry* 1999; 156: 1471.

Lindenmayer JP, Czobor P, Vlavka J, Citrome L, Sheitman B, McEvoy JP, Cooper TB, Chakos M, Lieberman JA. Changes in glucose and cholesterol levels in patients with schizophrenia treated with typical or atypical antipsychotics. *Am J Psychaitry* 2003; 160: 290-296.

Lindstrom LH. The effect of long-term treatment with clozapine in schizophrenia: a retrospective study in 96 patients treated with clozapine for up to 13 years. *Acta Psychiatr Scand* 1988; 77: 524-529.

Lindstrom LH. Long-term clinical and social outcome studies in schizophrenia in relation to the cognitive and emotional side effects of antipsychotic drugs. *Acta Psychiatr Scand* 1994; 380: 74-76.

Littrell K, Magill AM. The effect of clozapine on preexisting tardive dyskinesia. *J Psychosoc Nurs Ment Health Serv* 1993; 31: 14-18.

Littrell KH, Johnson CG, Littrell S, Peabody CD. Marked reduction of tardive dyskinesia with olanzapine [letter]. *Arch Gen Psychiatry* 1998; 55: 279-280.

Littrell KH, Johnson CG, Hilligoss NM, Peabody CD, Littrell SH. Switching clozapine responders to olanzapine. *J Clin Psychiatry* 2000; 61: 912-915.

Liu ZC, Uetrecht JP. Clozapine is oxidized by activated human neutrophils to a reactive nitrenium ion that irreversibly binds to the cells. *J Pharmacol Exp Ther* 1995; 275: 1476-1483.

Llorca PM, Penault F, Lancon C, Dufumier E, Vaiva G. The concept of supersensitivity psychosis: the particular case of clozapine. *Encephale* 1999; 25: 638-644.

Llorca PM, Vaiva G, Lancon C. Supersensitivity psychosis in patients with schizophrenia after sudden olanzapine withdrawal. *Can J Psychiatry* 2001; 46: 87-88.

Lombroso PJ, Scahill L, King RA, Lynch KA, Chappell PB, Peterson BS, McDougle CJ, Leckman JF. Risperidone treatment of children and adolescents with chronic tic disorders: a preliminary report. *J Am Acad Child Adolesc Psychiatry.* 1995; 34: 1147-1152.

Loo H, Poirier-Littre MF, Theron M, Rein W, Fleurot O. Amisulpride versus placebo in the medium-term treatment of the negative symptoms of schizophrenia. *Br J Psychiatry* 1997; 170: 18-22.

Lu ML, Lane HY. Adjunctive fluvoxamine with clozapine. *Br J Psychiatry* 2003; 182: 81.

Lucht MJ, Rietschel M. Clozapine-induced eosinophilia: subsequent neutropenia and corresponding allergic mechanisms. *J Clin Psychiatry* 1998; 59: 195-197.

Lurie SN, Hosmer C. Oxybutynin and intranasal desmopressin for clozapine-induced urinary incontinence. *J Clin Psychiatry* 1997; 58: 404.

Luttinger D, Nemeroff CB, Prange AJ Jr. The effects of neuropeptides on discrete-trial conditioned avoidance responding. *Brain Res* 1982; 237: 183-192.

Lykouras L, Zervas IM, Gournellis R, Malliori M, Rabavilas A. Olanzapine and obsessive-compulsive symptoms. *Eur Neuropsychopharmacol* 2000; 10: 385-387.

Lykouras L, Oulis P, Hatzimanolis J. Manic symptoms associated with quetiapine treatment. *Eur Neuropsychopharmacol* 2003(a); 13: 135-136.

Lykouras L, Alevizos B, Michalopoulou P, Rabavilas A. Obsessive-compulsive symptoms induced by atypical antipsychotics. A review of the reported cases. *Prog Neuropsychopharmacol Biol Psychiatry* 2003(b); 27: 333-346.

Lyman GH, Williams CC, Preston D. The use of lithium carbonate to reduce infection and leukopenia during systemic chemotherapy. *N Engl J Med* 1980; 302: 257-260.

Lynch J, Morrison J, Graves N, Meddis D, Drummond MF, Hellewell JSE. The health economic implications of treatment with quetiapine: an audit of long-term treatment for patients with chronic schizophrenia. *Eur Psychiatry* 2001; 16: 307-312.

MacGibbon GA, Lawlor PA, Bravo R, Dragunow M. Clozapine and haloperidol produce a differential pattern of immediate early gene expression in rat caudate-putamen, nucleus accumbens, lateral septum and islands of Calleja. *Brain Res Mol Brain Res* 1994; 23: 21-32.

Madeb R, Hirschmann S, Kurs R, Turkie A, Modai I. Combined clozapine and valproic acid treatment-induced agranulocytosis. *Eur Psychiatry* 2002; 17: 238-239.

Madhusoodanan S, Brenner R, Araujo L, Abaza A. Efficacy of risperidone treatment for psychoses associated with schizophrenia, schizoaffective disorder, bipolar disorder, or senile dementia in 11 geriatric patients: a case series. *J Clin Psychiatry* 1995; 56: 514-518.

Madhusoodanan S, Brenner R. Risperidone-induced ejaculatory and urinary dysfunction. *J Clin Psychiatry* 1996; 57: 549-550.

Madhusoodanan S, Suresh P, Brenner R, Pillai R. Experience with the atypical antipsychoticsrisperidone and olanzapine in the elderly. *Ann Clin Psychiatry* 1999(a); 11: 113-118.

Madhusoodanan S, Brecher M, Brenner R, Kasckow J, Kunik M, Negron AE, Pomara N. Risperidone in the treatment of elderly patients with psychotic disorders. *Am J Geriatr Psychiatry* 1999 (b); 7: 132-138.

Madhusoodanan S, Brenner R, Alcantra A. Clinical experience with quetiapine in elderly patients with psychotic disorders. *J Geriatr Psychiatry Neurol* 2000; 13: 28-32.

Madhusoodanan S, Sinha S, Brenner R, Gupta S, Bogunovic O. Use of olanzapine for elderly patients with psychotic disorders: a review. *Ann Clin Psychiatry* 2001; 13: 201-213.

Madhusoodanan S, Bogunovic OJ, Brenner R, Gupta S. Hyponatremia secondary to antipsychotics, mood stabilizers, and axiolytics. *Psychiatric Ann* 2003; 33: 310-315.

Maguire GA, Gottschalk LA, Riley GD, Franklin DL, Bechtel RJ, Ashurst J. Stuttering: neuropsychiatric features measured by content analysis of speech and the effect of risperidone on stuttering severity. *Compr Psychiatry* 1999; 40: 308-314.

Maguire GA, Riley GD, Franklin DL, Gottschalk LA. Risperidone for the treatment of stuttering. *J Clin Psychopharmacol* 2000; 20: 479-482.

Maguire GA. Prolactin elevation with antipsychotic medications: mechanisms of action and clinical consequences. *J Clin Psychiatry* 2002; 63: 56-62.

Mahendran R. Obsessional symptoms associated with risperidone treatment. *Aust N Z J Psychiatry* 1998; 32: 299-301.

Mahendran R. Clozapine in the treatment of hypomania with neurosyphilis. *J Clin Psychiatry* 2001; 62: 477-478.

Malek-Ahmadi P. Olanzapine in pregnancy. *Ann Pharmacother* 2001; 35: 1294-1295.

Malhi GS, Checkley SA. Olanzapine in the treatment of psychotic depression. *Br J Psychiatry* 1999; 174: 460.

Malla AK, Norman RM, Scholten DJ, Zirul S, Kotteda V. A comparison of long-term outcome in first-episode schizophrenia following treatment with risperidone or a typical antipsychotic. *J Clin Psychiatry* 2001; 62: 179-184.

Mallya AR, Roos PD, Roebuck-Colgan K. Restraint, seclusion, and clozapine. *J Clin Psychiatry* 1992; 53: 395-397.

Malone RP, Cater J, Sheikh RM, Choudhury MS, Delaney MA. Olanzapine versus haloperidol in children with autistic disorder: an open pilot study. *J Am Acad Child Adolesc Psychiatry* 2001; 40: 887-894.

Malone RP, Maislin G, Choudhury MS, Gifford C, Delaney MA. Risperidone treatment in children and adolescents with autism: short- and long-term safety and effectiveness. *J Am Acad Child Adolesc Psychiatry* 2002; 41: 140-147.

Mandoki MW. Risperidone treatment of children and adolescents: increased risk of extrapyramidal side effects? *J Child Adolesc Psychopharmacol* 1995; 5: 49-67.

Mandoki MW. Olanzapine in the treatment of early onset schizophrenia in child and adolescent psychiatry. *Biol Psychiatry* 1997; 41: 37.

Mannens G, Meuldermans W, Snoeck E, Heykants J. Plasma protein binding of risperidone and its distribution in blood. *Psychopharmacology* 1994; 114: 566-572.

Manson AJ, Schrag A, Lees AJ. Low dose olanzapine for levodopa induced dyskinesias. *Neurology* 2000; 55: 795-799.

Mantzoros CS. The role of leptin in human obesity

and disease: a review of current evidence. *Ann Intern Med* 1999; 130: 671-680.

Manzaneque JM, Brain PF, Navarro JF. Effect of low doses of clozapine on behaviour of isolated and group-housed male mice in the elevated plus-maze test. *Prog Neuropsychopharmacol Biol Psychiatry* 2002; 26: 349-355.

Marder SR, Meibach RC. Risperidone in the treatment of schizophrenia. *Am J Psychiatry.* 1994; 151: 825-835.

Marder SR, Davis JM, Chouinard G. The effects of risperidone on the five dimensions of schizophrenia derived by factor analysis: combined results of the North American trials. *J Clin Psychiatry* 1997; 58: 538-546.

Marder SR. Facilitating compliance with antipsychotic medication. *J Clin Psychiatry* 1998; 59: 21-25.

Marder SR, Essock SM, Miller AL, Buchanan RW, Davis JM, Kane JM, Lieberman J, Schooler NR. The Mount Sinai Conference on the pharmacotherapy of schizophrenia. *Schizophrenia Bull* 2002; 28: 5-16.

Marder SR, McQuade RD, Stock E, Kaplita S, Marcus R, Safferman AZ, Saha A, Ali M, Iwamoto T. Aripiprazole in the treatment of schizophrenia: safety and tolerability in short-term, placebo-controlled trials. *Schizophr Res* 2003; 61: 123-136.

Margolese HC, Annable L, Dion Y. Depression and dysphoria in adult and adolescent patients with Tourette's disorder treated with risperidone. *J Clin Psychiatry* 2002(a); 63: 1040-1044.

Margolese HC, Chouinard G, Beauclair L, Bélanger M-C. Therapeutic tolerance and rebound psychosis during quetiapine maintenance monotherapy in patients with schizophrenia and schizoaffective disorder. *J Clin Psychopharmacol* 2002(b); 22: 347-352.

Marinkovic D, Timotijevic I, Babinski T, Totic S, Paunovic VR. The side-effects of clozapine: a four year follow-up study. *Prog Neuropsychopharmacol Biol Psychiatry* 1994; 18: 537-544.

Markowitz JS. Clozapine-fluroxamine interaction. *Clin Neuropharmacol* 1997; 20: 281-2.

Marsden CD, Jenner P. The pathophysiology of extra-pyramidal side-effects of neuroleptic drugs. *Psychol Med* 1980; 10: 55-72.

Martin A. Acute pancreatitis associated with clozapine use. *Am J Psychiatry* 1992; 149: 714.

Martin A, Koenig K, Scahill L, Bregman J. Open-label quetiapine in the treatment of children and adolescents with autistic disorder. *J Child Adolesc Psychopharmacol* 1999; 9: 99-107.

Martin A, Landau J, Leebens P, Ulizio K, Cicchetti D, Scahill L, Leckman JF. Risperidone-associated weight gain in children and adolescents: a retrospective chart review. *J Child Adolesc Psychopharmacol* 2000; 10: 259-268.

Martin S, Ljo H, Peuskens J, Thirumalai S, Giudicelli A, Fleurot O, Rein W. A double-blind, randomised comparative trial of amisulpride versus olanzapine in the treatment of schizophrenia: short-term results at two months. *Curr Med Res Opin* 2002; 18: 355-362.

Marx CE, VanDoren MJ, Duncan GE, Lieberman JA, Morrow AL. Olanzapine and clozapine increase the GABAergic neuroactive steroid allopregnanolone in rodents. *Neuropsychopharmacology* 2003; 28: 1-13.

Masi G, Milone A. Clozapine treatment in an adolescent with bipolar disorder. *Panminerva Med* 1998; 40: 254-257.

Masi G, Mucci M, Millepiedi S. Clozapine in adolescent inpatients with acute mania. *J Child Adolesc Psychopharmacol* 2002; 12: 93-99.

McCarthy RH, Terkelsen KG. Risperidone augmentation of clozapine. *Pharmacopsychiatry* 1995; 28: 61-63.

McConville BJ, Arvanitis LA, Thyrum PT, Yeh C, Wilkinson LA, Chaney RO, Foster KD, Sorter MT, Friedman LM, Brown KL, Heubi JE. Pharmacokinetics, tolerability, and clinical effectiveness of quetiapine fumarate: an open-label trial in adolescents with psychotic disorder. *J Clin Psychiatry* 2000; 61: 252-260.

McDougle CJ, Goodman WK, Price LH, Delgado PL, Krystal JH, Charney DS, Heninger GR. Neuroleptic addition in fluvoxamine-refractory obsessive-compulsive disorder. *Am J Psychiatry* 1990; 147: 652-654.

McDougle CJ, Goodman WK, Leckman JF, Lee NC, Heninger GR , Price LH. Haloperidol addition in fluvoxamine-refractory obsessive-compulsive disorder: a double-blind, placebo-controlled study in patients with and without tics. *Arch Gen Psychiatry* 1994; 51: 302-308.

McDougle CJ, Barr LC, Goodman WK, Pelton GH, Aronson SC, Anand A, Price LH. Lack of efficacy of clozapine monotherapy in refractory obsessive-compulsive disorder. *Am J Psychiatry* 1995(a); 152: 1812-1814.

McDougle CJ, Fleischmann RL, Epperson CN, Wasylink S, Leckman JF, Price LH. Risperidone addition in fluvoxamine-refractory obsessive-compulsive disorder: three cases. *J Clin Psychiatry* 1995(b); 56: 526-528.

McDougle CJ, Holmes JP, Bronson MR, Anderson GM, Volkmar FR, Price LH, Cohen DJ. Risperidone treatment of children and adolescents with pervasive developmental disorders: a prospective open-label study. *J Am Acad Child Adolesc Psychiatry* 1997; 36: 685-693.

McDougle CJ, Holmes JP, Carlson DC, Pelton GH, Cohen DJ, Price LH. A double-blind, placebo-controlled study of risperidone in adults with autistic disorder and other pervasive developmental disorders. *Arch Gen Psychiatry* 1998; 55: 633-641.

McDougle CJ, Epperson CN, Pelton GH, Wasylink S, Price LH. A double-blind, placebo-controlled study of risperidone addition in serotonin reuptake inhibitor-refractory obsessive-compulsive disorder. *Arch Gen Psychiatry* 2000; 57: 794-801.

McElroy SL, Dessain EC, Pope HG Jr, Cole JO, Keck PE Jr, Frankenberg FR, Aizley HG, O' Brien S. Clozapine in the treatment of psychotic mood disorders, schizoaffective disorder, and schizophrenia. *J Clin Psychiatry* 1991; 52: 411-414.

McElroy SL, Frye M, Denicoff K, Altshuler L, Nolen W, Kupka R, Suppes T, Keck PE Jr, Leverich GS, Kmetz GF, Post RM. Olanzapine in treatment-resistant bipolar disorder. *J Affect Disord* 1998 May; 49: 119-122.

McEvoy J, Freudenreich O, McGee M, VanderZwaag C, Levin E, Rose J. Clozapine decreases smoking in patients with chronic schizophrenia. *Biol Psychiatry* 1995; 37: 550-552.

McEvoy JP, Scheifler PL, Frances A. The Expert Consensus Guideline Series: treatment of schizophrenia. *J Clin Psychiatry* 1999; 60: 3-80.

McEwen BS, Parsons B. Gonadal steroid action on the brain: neurochemistry and neuropharmacology. *Annu Rev Pharmacol Toxicol* 1982; 22: 555-598.

McGlashan TH, Johannessen JO. Early detection and intervention with schizophrenia: rationale. *Schizophr Bull* 1996; 22: 201-222.

McGlashan TH. Duration of untreated psychosis in first-episode schizophrenia: marker or determinant of course? *Biol Psychiatry* 1999; 46: 899-907.

McGorry PD. Recommended haloperidol and risperidone doses in first-episode psychosis. *J Clin Psychiatry.* 1999(a); 60: 794-795.

McGorry P, Yung A, Phillips L. People at risk of schizophrenia and other psychoses: comments on the Edinburgh High-Risk Study. *Br J Psychiatry* 1999(b); 175: 586-587.

McGorry PD, Krstev H, Harrigan S. Early detection and treatment delay: implications for outcome in early psychosis. *Curr Opin Psychiatr* 2000 (a); 13: 37-43.

McGorry PD. Evaluating the importance of reducing the duration of untreated psychosis. *Aust N Z J Psychiatry* 2000(b); 34: 145-149.

McGorry PD, Yung AR, Phillips LJ, Yuen HP, Francey S, Cosgrave EM, Germano D, Bravin J, McDonald T, Blair A, Adlard S, Jackson H. Randomized controlled trial of interventions designed to reduce the risk of progression to first-episode psychosis in a clinical sample with subthreshold symptoms. *Arch Gen Psychiatry* 2002; 59: 921-998.

McGrath JJ, Soares KV. Neuroleptic reduction and/or cessation and neuroleptics as specific treatments for tardive dyskinesia. 2000; on internet.

McGurk SR, Green MF, Wirshing WC, Ames D, Marshall BD, Marder SR, Mintz J. The effects of risperidone vs haloperidol on cognitive functioning in treatment-resistant schizophrenia: the trail making test. *CNS Spectrums* 1997; 2: 60-64.

McGurk SR. The effects of clozapine on cognitive functioning in schizophrenia. *J Clin Psychiatry* 1999; 60: 24-29.

McMahon LR, Cunningham KA. Discriminative stimulus effects of (-)-ephedrine in rats: analysis with catecholamine transporter and receptor ligands. *Drug Alcohol Depend* 2003; 70: 255-264.

McManus DQ, Arvanitis LA, Kowalcyk BB. Quetiapine, a noble antipsychotic: experience in elderly patients with psychotic disorders. Quetiapine Trial 48 Study Group. *J Clin Psychiatry* 1999; 60: 292-298.

McNeil TF, Kaij L, Malmquist, Larsson A. Women with nonorganic psychosis: factors associated with pregnancy's effect on mental health. *Acta Psychiatr Scand* 1984; 70: 209-219.

McQuade RD, Carson WH, Saha AR, Ingenito GG, Ali MW, Archibald D. Aripiprazole for long-term maintenance treatment of schizophrenia. European *Neuropsychopharmacology* 2002; 12: 288.

Meco G, Alessandria A, Bonifati V, Giustini P. Risperidone for hallucinations in levodopa-treated Parkinson's disease patients. *Lancet* 1994; 28; 343: 1370-1371.

Meehan K, Zhang F, David S, Tohen M, Janicak P, Small J, Koch M, Rizk R, Walker D, Tran P, Breier A. A double-blind, randomized comparison of the efficacy and safety of intramuscular injections of olanzapine, lorazepam, or placebo in treating acutely agitated patients diagnosed with bipolar mania. *J Clin Psychopharmacol* 2001; 21: 389-397.

Meged S, Stein D, Sitrota P, Melamed Y, Elizur A, Shmuelian I, Gazit E. Human leukocyte antigen typing, response to neuroleptics, and clozapine-induced agranulocytosis in jewish Israeli schizophrenic patients. *Int Clin Psychopharmacol* 1999; 14: 305-312.

Melin BA, Allard S, Laplante L, Miceli J, Wilner KD, Tremblay J, LeBel M. The effect of timing of a standard meal on the pharmacokinetics and pharmacohynamics of the novel antypical antipsychotic agent ziprasidone. *Pharmacotherapy* 1998; 18: 9-15.

Melkersson KI, Hulting AL, Brismar KE. Elevated

levels of insulin, leptin, and blood lipids in olanzapine-treated patients with schizophrenia or related psychoses. *J Clin Psychiatry* 2000; 61: 742-749.

Melkersson KI, Hutling AL, Hall K. Hormonal evaluation in schizophrenic patients treated with neuroleptics. *Neuroendocrinol Lett* 1999; 20: 199-204.

Meltzer HY. Clinical studies on the mechanism of action of clozapine: the dopamine-serotonin hypothesis of schizophrenia. *Psychopharmacology* 1989(a); 99: 18-27.

Meltzer HY. Commentary on Clinical studies on the mechanism of action of clozapine; the dopamine-serotonin hypothesis of schizophrenia. *Psychopharmacology* 1989(b); 99: 18-27.

Meltzer HY. The mechanism of action of novel antipsychotic drugs. *Schizophrenia Bull* 1991; 17: 263-287.

Meltzer HY, Cola P, Way L, Thompson PA, Bastani B, Davies MA, Snitz B. Cost effectiveness of clozapine in neuroleptic-resistant schizophrenia. *Am J Psychiatry* 1993; 150: 1630-1638.

Meltzer HY, Okayli G. Reduction of suicidality during clozapine treatment of neuroleptic-resistant schizophrenia: impact on risk-benefit assessment. *Am J Psychiatry* 1995(a); 152: 183-90.

Meltzer HY. Clozapine: is another view valid? *Am J Psychiatry* 1995(b); 152: 821-825.

Meltzer HY. The role of serotonin in schizophrenia and the place of serotonin-dopamine antagonist antipsychotics. *J Clin Psychopharmacol* 1995(c); 15: 2-3.

Meltzer HY, Lee M, Cola P. The evolution of treatment resistance: biologic implications. *J Clin Psychopharmacol* 1998; 18: 5-11.

Meltzer HY, McGurk SR. The effects of clozapine, risperidone, and olanzapine on cognitive function in schizophrenia. *Schizophr Bull* 1999(a); 25: 233-255.

Meltzer HY. Outcome in schizophrenia: beyond symptom reduction. *J Clin Psychiatry* 1999(b); 60: 3-7.

Meltzer HY. The role of serotonin in antipsychotic drug action. *Neuropsychopharmacology* 1999 (c); 21: 106-115.

Meltzer HY, Arato M, O'Connor R. Path analysis of the ZEUS study provides evidence of a direct effect of ziprasidone on primary nagative symptoms in chronic, stale, schizophrenia. *Schizophr Res* 2000; 41: 91.

Meltzer HY, Perry E, Jayathilake K. Clozapine-induced weight gain predicts improvement in psychopathology. *Schizophr Res* 2002; 59: 19-27.

Meltzer HY, Alphs L, Green AI, Altamura AC, Anand R, Bertoldi A, Bourgeois M, Chouinard G, Islam MZ, Kane J, Krishnan R, Lindenmayer JP, Potkin S, International Suicide Prevention Trial Study Group. Clozapine treatment for suicidality in schizophrenia: International Suicide Prevention Trial (InterSePT). *Arch Gen Psychiatry* 2003(a); 60: 82-91.

Meltzer HY, Sumiyoshi T. Atypical antipsychotic drugs improve cognition in schizophrenia. *Biol Psychiatry* 2003(b); 53: 265-267.

Mendhekar DN, War L, Sharma JB, Jiloha RC. Olanzapine and pregnancy. *Pharmacopsychiatry* 2002; 35: 122-123.

Merchant KM, Dorsa DM. Differential induction of neurotensin and c-fos gene expression by typical versus atypical antipsychotics. *Proc Natl Acad Sci USA* 1993; 90: 3447-3451.

Mercke Y, Sheng H, Khan T, Lippmann S. Hair loss in psychopharmacology. *Ann Clin Psychiatry* 2000; 12: 35-42.

Meyer-Lindenberg A, Gruppe H, Bauer U, Lis S, Kriger

S, Gallhofer B. Improvement of cognitive function in schizophrenic patients receiving clozapine or zotepine: Results from a double-blind study. *Pharmacopsychiatry* 1997; 30: 35-42.

Meyer JM, Marsh J, Simpeon G. Differential sensitivities to risperidone and olanzapine in a Human Immunodeficiency Virus patient. *Biol Psychiatry* 1998; 44: 791-794.

Meyer JM. Effects of atypical antipsychotics on weight and serum lipid levels. *J Clin Psychiatry* 2001 (a); 62: 27-34.

Meyer JM. Novel antipsychotics and severe hyperlipidemia. *J Clin Psychopharmacol* 2001 (b); 21: 369-374.

Michals ML, Crismon ML, Roberts S, Childs A. Clozapine response and adverse effects in nine brain-injured patients. *J Clin Psychopharmacol* 1993; 13: 198-203.

Miller AL, Craig CS. Combination antipsychotics: pros, cons, and questions. *Schizophr Bull* 2002; 28: 105-109.

Miller CH, Mohr F, Umbricht D, Woerner M, Fleischhacker WW, Lieberman JA. The prevalence of acute extrapyramidal signs and symptoms in patients treated with clozapine, risperidone, and conventional antipsychotics. *J Clin Psychiatry* 1998; 59: 69-75.

Miller DD. Review and management of clozapine side effects. *J Clin Psychiatry* 1993; 61: 14-17.

Miller DD, Perry PJ, Cadoret RJ, Andreasen NC. Clozapine's effect on negative symptoms in treatment-refractory schizophrenics. *Compr Psychiatry* 1994; 35: 8-15.

Miller del D. Clozapine and tardive dyskinesia. *Am J Psychiatry* 2003; 160: 588.

Miller LJ. Sexuality, reproduction, and family planning in women with schizophrenia. *Schizophr Bull* 1997; 23: 623-635.

Miller R, Wickens JR, Beninger RJ. Dopamine D_1 and D_2 receptors in relation to reward and performance: a case for the D_1 receptor as a primary site of therapeutic action of neuroleptic drugs. *Prog Neurobiol* 1990; 34: 143-183.

Miller SC. Methylphenidate for clozapine sedation. *Am J Psychiatry* 1996; 153: 1231-1232.

Mintzer J, Yeung P, Mullen J, Sweitzer D. Extrapyramidal symptoms in elderly outpatients treated with either quetiapine or risperidone [poster]. Annual Meeting of the Americal Psychiatric Association; Chicago, Illinois. 2000.

Mir S, Taylor D. Atypical antipsychotics and hyperglycaemia. *Int Clin Psychopharmacol* 2001; 16: 63-73.

Moghaddam B, Adams BW. Reversal of phencyclidine effects by a group II metabotropic glutamate receptor agonist in rats. *Science* 1998; 281: 1349-1352.

Mohr N, Vythilingum B, Emsley RA, Stein DJ. Quetiapine augmentation of serotonin reuptake inhibitors in obsessive-compulsive disorder. *Int Clin Psychopharmacol* 2002; 17: 37-40.

Moller HJ, Boyer P, Fleurot O, Rein W. Improvement of acute exacerbations of schizophrenia with amisulpride: a comparison with haloperidol. *Psychopharmacology* 1997; 132: 396-401.

Moore DB, Kelly DL, Sherr JD, Love RC, Conley RR. Rehospitalization rates for depot antipsychotics and pharmacoeconomic implications: comparison with risperidone. *Am J Health Syst Pharm* 1998; 15; 55: 17-19.

Moore N. Higher cardiovascular mortality with sertindole in ADROIT: a signal not confirmed. *Int J Psych Clin Pract* 2002; 6: 3-9.

Moore NA, Tye NC, Axton MS, Risius FC. The behavioral pharmacology of olanzapine, a novel "atypical" antipsychotic agent. *J Pharmacol Exp Ther* 1992; 262: 545-551.

Moore NA, Rees G, Sanger G, Tye NC. Effects of olanzapine and other antipsychotic agents on responding maintained by a conflict schedule. *Behav Pharmacol* 1994; 5: 196-202.

Moore NA, Leander JD, Benvenga MJ, Gleason SD, Shannon H. Behavioral pharmacology of olanzapine: a novel antipsychotic drug. *J Clin Psychiatry* 1997; 10: 37-44.

Moore S, Kenyon P. Atypical antipsychotics, clozapine and sulpiride do not antagonize amphetamin-induced sterotyped locomotion. *Psychopharmacol* 1994; 114: 123-130.

Morera AL, Barreiro P, Cano-Munoz JL. Risperidone and clozapine combination for the treatment of refractory schizophrenia. *Acta Psychiatr Scand* 1999; 99: 305-306.

Moritz S, Krausz M, Gottwalz E, Andresen B. The impact of neuroleptic dosage and extra-pyramidal side effects on schizophrenic basic symptoms. *Compr Psychiatry* 2000; 41: 284-288.

Moritz S, Woodward TS, Krausz M, Naber D, PERSIST Study Group. Relationship between neuroleptic dosage and subjective cognitive dysfunction in schizophrenic patients treated with either conventional or atypical neuroleptic medication. *Int Clin Psychopharmacol* 2002; 17: 41-44.

Morrison D, Clark D, Goldfarb E, McCoy L. Worsening of obsessive-compulsive symptoms following treatment with olanzapine. *Am J Psychiatry* 1998; 155: 855.

Mortimer AM. Antipsychotic treatment in schizophrenia: atypical options and NICE guidance. *Eur Psychiatry* 2003; 18: 209-219.

Mortola JF. The use of psychotropic agents in pregnancy and lactation. *Psychiatr Clin North Am* 1989; 12: 69-87.

Moss AJ. Measurement of the QT interval and the risk assoicated with QTc interval porlongation: a review. *Am J Cardiol* 1993; 72: 23-25.

Mossman D, Lehrer DS. Conventional and Atypical Antipsychotics and the Evolving Standard of Care. *Psychiatric Services* 2000; 51: 1528-1535.

Motsinger CD, Perron GA, Lacy TJ. Use of atypical antipsychotic drugs in patients with dementia. *Am Fam Physician* 2003; 67: 2335-2340.

Mottard JP, de la Sablonniere JF. Olanzapine induced obsessive compulsive disorder. *Am J Psychiatry* 1999; 156: 799-800.

Mountjoy CQ, Baldacchino AM, Stubbs JH. British experience with high-dose olanzapine for treatment-refractory schizophrenia. *Am J Psychiatry* 1999; 156: 158-159.

Mowerman S, Siris SG. Adjunctive loxapine in a clozapine-resistant cohort of schizophrenic patients. *Ann Clin Psychiatry* 1996; 8: 193-197.

Mozes T, Toren P, Chernauzan N, Mester R, Yoran-Hegesh R, Blumensohn R, Weizman A. Clozapine treatment in very early onset schizophrenia. *J Am Acad Child Adolesc Psychiatry* 1994; 33: 65-70.

Mueller K, Kunko PM, Whiteside D, Haskett C. Time course of amphetamine- induced locomotor stereotypy in an open field. *Psychopharmacol* 1989; 99: 501-507.

Mukherjee S, Decina P, Bocola V, Saraceni F, Scapicchio PL. Diabetes mellitus in schizophrenic patients. *Compr Psychiatry* 1996; 37: 68-73.

Mullen J, Jibson MD, Sweitzer D, QUEST Study Group. A comparison of the relative safety, efficacy, and tolerability of quetiapine and risperidone in outpatients with schizophrenia and other psychotic disorders: The quetiapine experience with safety and tolerability (QUEST) study. *Clin Ther* 2001; 23: 1839-1854.

Muller-Siecheneder F, Muller MJ, Hillert A, Szegedi A, Wetzel H, Benkert O. Risperidone versus haloperidol and amitriptyline in the treatment of patients with a combined psychotic and depressive syndrome. *J Clin Psychopharmacol* 1998; 18: 111-120.

Muller-Spahn F. Risperidone in the treatment of chronic schizophrenic patients: an international double-blind parallel-group study versus haloperidol. The International Risperidone Research Group. *Clin Neuropharmacol* 1992; 15: 90-91.

Mullington JM, Hinze-Selch D, Pollmacher T. Mediators of inflammation and their interaction with sleep: relevance for chronic fatigue syndrome and related conditions. *Ann N Y Acad Sci* 2001; 933: 201-210.

Munro J, O'Sullivan D, Andrews C, Arana A, Mortimer A, Kerwin R. Active monitoring of 12,760 clozapine recipients in the UK and Ireland. Beyond pharmacovigilance. *Br J Psychiatry* 1999; 175: 576-580.

Murasaki M, Yamashita I, Machiyama Y, Yamauchi T, Okuma T, Toru M. Efficacy of a new antipsychotic, risperidone, on schizophrenia: A comparative double-blinded study with haloperidol. *Clinical Evaluation* 1993; 21: 221-229.

Murphy DJ, Gannon MA, Hartman ML. Extrapyramidal symptoms with addition of lithium to neuroleptics. *J Nerv Ment Dis* 1989; 177: 708.

Murty RG, Mistry SG, Chacko RC. Neuroleptic malignant syndrome with ziprasidone. *J Clin Psychopharmacol* 2002; 22: 624-626.

Naber D, Hippus H. The Europian experience with the use of clozapine. *Hosp Com Psychiatry* 1990; 41: 886.

Naber D, Holzbach R, Perro C, Hippius H. Clinical management of clozapine patients in relation to efficacy and side-effects. *Br J Psychiatry* 1992; 160: 54-59.

Naber D. A self-rating to measure subjective effects of neuroleptic drugs, relationships to objective psychopathology, quality of life, compliance and other clinical variables. *Int Clin Psychopharmacol* 1995; 103: 133-138.

Naber D, Kasper S. The importance of treatment acceptability to patients. *Int J Psych Clin Pract* 2000; 4: 25-34.

Naber D, Lambert M, Krausz M, Haasen C, Pickar D. Atypical antipsychotics in the treatment of schizophrenic patients. Uni-Med, Germany: Germany International Medical Publishers; 2002. pp.62-66.

Nair S, Saeed O, Shahab H, Sedky K, Garver D, Lippmann S. Sudden dysphagia with uvular enlargement following the initiation of risperidone which responded to benztropine: was this an extrapyramidal side effect? *Gen Hosp Psychiatry* 2001; 23: 231-232.

Namjoshi MA, Rajamannar G, Jacobs T, Sanger TM, Risser R, Tohen MF, Breier A, Keck PE. Economic, clinical, and quality-of-life outcomes associated with olanzapine treatment in mania. Results from a randomized controlled trial. *J Affect Disord* 2002; 69: 109-118.

Nasrallah HA, Churchill CM, Hamdan-Allan GA. Higher frequency of neuroleptic-induced dysonia in mania than in schizophrenia. *Am J Psychiatry* 1988; 145: 1455-1456.

National Task Force on the Prevention and Treatment of Obesity. Long-term pharmacotherapy in the management of obesity. *JAMA* 1996; 276: 1907-1915.

Navarro V, Pons A, Romero A, Bernardo M. Topiramate for clozapine-induced seizures. *Am J Psychiatry* 2001; 158: 968-969.

Nayudu SK, Scheftner WA. Case report of withdrawal syndrome after olanzapine discontinuation. *J Clin Psychopharmacol* 2000; 20: 489-490.

Neil W, Curran S, Wattis J. Antipsychotic prescribing in older people. *Age Ageing* 2003; 32: 475-483.

Nelson EB, Rielage E, Welge JA, Keck PE Jr. An open trial of olanzapine in the treatment of patients with psychotic depression. *Ann Clin Psychiatry* 2001; 13: 147-151.

Nemets B, Geller V, Grisaru N, Belmaker RH. Olanzapine treatment of clozapine-induced neuroleptic malignant syndrome. *Hum Psychopharmacol* 2000; 15: 77-78.

Newton TF, Ling W, Kalechstein AD, Uslaner J, Tervo K. Risperidone pre-treatment reduces the euphoric effects of experimentally administered cocaine. *Psychiatry Res* 2001; 102: 227-233.

Nicolai J, Smith SJ, Keunen RW. imultaneous side effects of both clozapine and valproate. *Intensive Care Med* 2001; 27: 943.

Nielsen EB, Hansen JB, Grlnvald FC, Swedberg MD, Scheideler M. NNC-19-1228 and NNC 22-0031, novel neuroleptics with a "mesolimbic-selective" behavioral profile. *Psychopharmacology* 1997; 12: 168-178.

Nishimura K, Tsuka M, Horikawa N. Withdrawal-emergent rabbit syndrome during dose reduction of risperidone. *Eur Neuropsychopharmacol* 2001; 11: 323-324.

Northoff G. Catatonia and neuroleptic malignant syndrome: psychopathology and pathophysiology. *J Neural Transm* 2002; 109: 1453-1467.

Nurnberg HG. An overview of somatic treatment of psychosis during pregnancy and postpartum. *Gen Hosp Psychiatry* 1989; 11: 328-338.

Nyberg S, Farde L Eriksson L. 5-HT_2 and D_2 dopamine receptor occupancy in the living human brain. *Psychopharmacology* 1993; 110: 265-272.

Nyberg S, Eriksson B, Oxenstierna G, Halldin C, Farde L. Suggested minimal effective dose of risperidone based on PET-measured D_2 and 5-HT_{2A} receptor occupancy in schizophrenic patients. *Am J Psychiatry* 1999; 156: 869-875.

O'Conner M, Silver H. Adding risperidone to selective serotonin reuptake inhibitor improves chronic depression. *J Clin Psychopharmacol* 1998; 18: 89-91.

Oberholzer AF, Hendriksen C, Monsch AU, Heierli B, Stahelin HB. Safety and effectiveness of low-dose clozapine in psychogeriatric patients: a preliminary study. *Int Psychogeriatr* 1992; : 187-195.

Oberholzer AF, Hendriksen C, Monsch AU, Heierli B, Stahelin HB. Safety and effectiveness of low-dose clozapine in psychogeriatric patients: a preliminary study. *Int Psychogeriatr* 1992; 4: 187-195.

Olesen OV. Therapeutic drug monitoring of clozapine treatment. Therapeutic threshold value for serum clozapine concentrations. *Clin Pharmacokinet* 1998; 34: 497-502.

Olesen OV, Linnet K. Fluvoxamine-Clozapine drug interaction: inhibition in vitro of five cytochrome P450 isoforms involved in clozapine metabolism. *J Clin Psychopharmacol* 2000; 20: 35-42.

Olney JW and Farber N. NMDA antagonists as neurotherapeutic drugs, psychotogens, neuro-toxins, and research tools for studying schizo-phrenia. *Neuropsychopharmacology* 1995; 13: 335-345.

Onofrj M, Paci C, D'Andreamatteo G, Toma L. Olanzapine in severe Gilles de la Tourette syndrome: a 52-week double-blind cross-over study vs. low-dose pimozide. *J Neurol* 2000; 247: 443-446.

Osser DN, Patterson RD. Pharmacotherapy of schizophrenia (I): Acute treatment. In: Soreff SM editor. *Handbook for the Treatment of the Seriously Mentally Ill.* Seattle: Hogrefe & Huber; 1996. pp.91-117.

Osser DN, Najarian DM, Dufresne RL. Olanzapine increases weight and serum triglyceride levels. *J Clin Psychiatry* 1999; 60: 767-770.

Ostroff RB, Nelson JC. Risperidone augmentation of selective serotonin reuptake inhibitors in major depression. *J Clin Psychiatry* 1999; 60: 256-259.

Otani K, Horiuchi M, Kondo T, Kaneko S, Fukushima Y. Is the predisposition to neuroleptic malignant syndrome genetically transmitted? *Br J Psychiatry* 1991; 158: 850-853.

Owen RR Jr, Gutierrez-Esteinou R, Hsiao J, Hadd K, Benkelfat C, Lawlor BA, Murphy DL, Pickar D. Effects of clozapine and fluphenazine treatment on responses to m-chlorophenyl-piperazine infusions in schizophrenia. *Arch Gen Psychiatry* 1993; 50: 636-644.

Ozdemir V, Kalow W, Okey AB, Lam MS, Albers LJ, Reist C, Fourie J, Posner P, Collins EJ, Roy R. Treatment-resistance to clozapine in association with ultrarapid CYP1A2 activity and the C → A polymorphism in intron 1 of the CYP1A2 gene: effect of grapefruit juice and low-dose fluvoxamine. *J Clin Psychopharmacol* 2001; 21: 603-607.

Pae CU, Kim JJ, Lee KU, Lee CU, Bahk WM, Lee SJ, Lee C, Paik IH. Effect of nizatidine on olanzapine-associated weight gain in schizophrenic patients in Korea: a pilot study. *Hum Psychopharmacol* 2003; 18: 453-456.

Pais VM, Ayvazian PJ. Priapism from quetiapine overdose: first report and proposal of mechanism. *Urology* 2003; 58: 462.

Palmer BW, Heaton SC, Jeste DV. Older patients with schizophrenia: challenges in the coming decades. *Psychiatr Serv* 1999; 50: 1178-1183.

Palmer CS, Revicki DA, Genduso LA, Hamilton SH, Brown RE. A cost-effectiveness clinical decision analysis model for schizophrenia. *Am J Manag Care* 1998; 4: 345-355.

Palmgren K, Tweed J, welch C, Raniwalla J, Butler A. A multicenter naturalistic long-term study of zotepine [poster]. CINP; Glasgow. 1998.

Pantelis C, Adesanya A. Increased risk of neutropaenia and agranulocytosis with sodium valproate used adjunctively with clozapine. *Aust N Z J Psychiatry* 2001; 35: 544-545.

Pantelis C, Lambert TJ. Managing patients with "treatment-resistant" schizophrenia. *Med J Aust* 2003; 178: 62-66.

Parker G, Malhi G. Are atypical antipsychotic drugs also atypical antidepressants? *Aus NZ J Psychiatry* 2001; 35: 631-638.

Parker G. Olanzapine augmentation in the treatment of melancholia: the trajectory of improvement in rapid responders. *Int Clin Psychopharmacol* 2002; 17: 87-89.

Parker GF. Clozapine and borderline personality disorder. *Psychiatr Serv* 2002; 53: 348-349.

Parraga HC, Parraga MI, Woodward RI, Fenning PA. Quetiapine treatment of children with Tourette's syndrome: report of two cases. *J Child Adolesc Psychopharmacol* 2001; 11: 187-191.

Parsa MA, al-Lahham YH, Ramirez LF, Meltzer HY. Prolonged psychotic relapse after abrupt clozapine withdrawal. *J Clin Psychopharmacol* 1993; 13: 154-155.

Parsa MA, Bastani B. Quetiapine (Seroquel) in the treatment of psychosis in patients with Parkinson's disease. *J Neuropsychiatry Clin Neurosci*

1998; 10: 216-219.

Passik SD, Cooper M. Complicated delirium in a cancer patient successfully treated with olanzapine. *J Pain Symptom Manage* 1999; 17: 219-223.

Patel B, Tandon R. Development of obsessive-compulsive symptoms during clozapine treatment. *Am J Psychiatry* 1993; 150: 836.

Patil VJ. Development of transient obsessive-compulsive symptoms during treatment with clozapine. *Am J Psychiatry* 1992; 149: 272.

Patton SW, Misri S, Corral MR, Perry KF, Kuan AJ. Antipsychotic medication during pregnancy and lactation in women with schizophrenia: evaluating the risk. *Can J Psychiatry* 2002; 47: 959-965.

Peacock L. Gerlach J. Clozapine treatment in Denmark: concomitant psychotropic medication and hematologic monitoring in a system with liberal usage practices. *J Clin Psychiatry* 1994; 55: 44-49.

Perenyi A, Kuncz E, Bagdy G. Early relapse after sudden withdrawal or dose reduction of clozapine. *Psychopharmacology* 1985; 86: 244.

Perkins DO, Mcclure RK. Hypersalivation coincident with olanzapine treatment. *Am J Psychiatry* 1998; 155: 993-994.

Perkins DO. Predictors of noncompliance in patients with schizophrenia. *J Clin Psychiatry* 2002; 63: 1121-1128.

Perrault G, Depoortere R, Morel E, Sanger DJ, Scatton B. Psychopharmacological profile of amisulpride: an antipsychotic drug with presynaptic D_2/D_3 dopamine receptor antagonist activity and limbic selectivity. *J Pharmacol Exp Ther* 1997; 280: 73-82.

Perry PJ, Miller DD, Arndt SV, Cadoret RJ. Clozapine and norclozapine plasma concentrations and clinical response of treatment-refractory schizophrenic patients. *Am J Psychiatry* 1991; 148: 231-235.

Perry PJ. Therapeutic drug monitoring of atypical antipsychotics. Is it of potential clinical value? *CNS Drugs* 2000; 13: 167-171.

Petit M, Raniwalla J, Tweed J, Leutenegger E, Dollfus S, Kelly F. A comparison of an atypical and typical antipsychotic, zotepine versus haloperidol in patients with acute exacerbation of schizoprenia: a parallel-group double-blind trial. *Psychopharmacol Bull* 1996; 32: 81-87.

Petty RG. Prolactin and antipsychotic medications: mechanism of action. *Schizphree Res* 1999; 35: 67-73.

Peuskens J. Risperidone in the treatment of patients with chronic schizophrenia: a multi-national, multi-centre, double-blind, parallel-group study versus haloperidol. The Risperidone Study Group. *Br J Psychiatry* 1995; 166: 712-726.

Peuskens J, DeHert M. Good Medical Practice: Antipsychotics. *Pharmacotherapy* 1997(a); 775-782.

Peuskens J, Link CGG. A comparison of quetiapine and chlorpromazine in the treatment of schizophrenia. *Acta Psychiatr Scand* 1997(b); 96: 265-273.

Peuskens J, Bech P, Möller HJ, Bale R, Fleurot O, Rein W. Amisulpride versus risperidone in the treatment of acute exacerbations of schizophrenia. *Psychiatry Reserch* 1999; 88: 107-117

Pfanner C, Marazziti D, Dell'Osso L, Presta S, Gemignani A, Milanfranchi A, Cassano GB. Risperidone augmentation in refractory obsessive-compulsive disorder: an open-label study. *Int Clin Psychopharmacol* 2000; 15: 297-301.

Pickar D, Hsiao JK, Litman RE. Regional brain metabolism as predictors of clozapine response.

Clin Neuropharmacol 1992; 15: 399-400.

Pickar D, Bartko JJ. Effect size of symptom status in withdrawal of typical antipsychotics and subsequent clozapine treatment in patients with treatment-resistant schizophrenia. *Am J Psychiatry* 2003; 160: 1133-1138.

Piepho RW. Cardiovascular effects of antipsychotics used in bipolar illness. *J Clin Psychiatry* 2002; 63: 20-23.

Pinkofsky HB. Effects of antipsychotics on the unborn child: what is known and how should this influence prescribing? *Paediatr Drugs* 2000; 2: 83-90.

Pisani F, Oteri G, Costa C, Raimondo GD, Perri RD. Effects of psychotropic Drugs on seizure threshold. *Drug Safety* 2002; 25: 91-110.

Pitner JK, Mintzer JE, Pennypacker LC, Jackson CW. Efficacy and adverse effects of clozapine in four elderly psychotic patients. *J Clin Psychiatry* 1995; 56: 180-185.

Poewe W, Seppi K. Treatment options for depression and psychosis in Parkinson's disease. *J Neurol* 2001; 248: 12-21.

Pollak PT, Zubuk K. quetiapine fumarate overdose: clinical and pharmacokinetic lessons from extreme conditions. *Clin Pharmacol Ther* 2000; 68: 92-97.

Pollmacher T, Hinze-Selch D, Mullington J. Effects of clozapine on plasma cytokine and soluble cytokine receptor levels. *J Clin Psychopharmacol* 1996; 16: 403-409.

Pollmacher T, Fenzel T, Mullington J, Hinze-Selch D. The influence of clozapine treatment on plasma granulocyte colony-stimulating (G-CSF) levels. *Pharmacopsychiatry* 1997; 30: 118-121.

Pollock BG, Perel JM, Altieri LP, Kirshner M, Fasiczka AL, Houck PR, Reynolds CF 3rd. Debrisoquine hydroxylation phenotyping in geriatric psychopharmacology. *Psychopharmacol Bull* 1992; 28: 163-168.

Post RM, Jimerson DC, Bunney WE Jr, Goodwin FK. Dopamine and mania: behavioral and biochemical effects of the dopamine receptor blocker pimozide. *Psychopharmacology* (Berl) 1980; 67: 297-305.

Potenza MN, Holmes JP, Kanes SJ, McDougle CJ. Olanzapine treatment of children, adolescents, and adults with pervasive deveopmental disorders: an open-label pilot study. *J Clin Psychopharmacol* 1999; 19: 37-44.

Potkin SG, Bera R, Gulasekaram B, Costa J, Hayes S, Jin Y, Richmond G, Carreon D, Sitanggan K, Gerber B. Plasma clozapine concentrations predict clinical response in treatment-resistant schizophrenia. *J Clin Psychiatry* 1994; 55: 133-136.

Potkin SG, Jin Y, Bunney BG, Costa J, Gulasekaram B. Effect of clozapine and adjunctive high-dose glycine in treatment-resistant schizophrenia. *Am J Psychiatry* 1999; 156: 145-147.

Potkin SG, Fleming K, Jin Y, Gulasekaram B. Clozapine enhances neurocognition and clinical symptomatology more than standard neuroleptics. *J Clin Psychopharmacol* 2001; 21: 479-483.

Potkin SG, Thyrum PT, Alva G, Carreon D, Yeh C, Kalali A, Arvanitis LA, Pharmacokinetic Study Group. Effect of fluoxetine and imipramine on the pharmacokinetics and tolerability of the antipsychotic quetiapine. *J Clin Psychopharmacol* 2002; 22: 174-182.

Potkin SG, Saha AR, Kujawa MJ, Carson WH, Ali M, Stock E, Stringfellow J, Ingenito G, Marder SR. Aripiprazole, an antipsychotic with a novel mechanism of action, and risperidone vs placebo in patients with schizophrenia and schizoaffective disorder. *Arch Gen Psychiatry* 2003; 60: 681-690.

Poyurovsky M, Hermesh H, Weizman A. Fluvoxamine treatment in clozapine-induced obsessive-compulsive symptoms in schizophrenic patients. *Clin Neuropharmacol* 1996; 19: 305-313.

Poyurovsky M, Bergman Y, Shoshani D, Schneidman M, Weizman A. Emergence of obsessive-compulsive symptoms and tics during clozapine withdrawal. *Clin Neuropharmacol* 1998; 21: 97-100.

Poyurovsky M, Dorfman-Etrog P, Hermesh H, Munitz H, Tollefson GD, Weizman A. Beneficial effect of olanzapine in schizophrenic patients with obsessive-compulsive symptoms. *Int Clin Psychopharmacol* 2000; 15: 169-173.

Poyurovsky M, Pashinian A, Gil-Ad I, Maayan R, Schneidman M, Fuchs C, Weizman A. Olanzapine-induced weight gain in patients with first-episode schizophrenia: a double-blind, placebo-controlled study of fluoxetine addition. *Am J Psychiatry* 2002; 159: 1058-1060.

Poyurovsky M, Isaacs I, Fuchs C, Schneidman M, Faragian S, Weizman R, Weizman A. Attenuation of olanzapine-induced weight gain with reboxetine in patients with schizophrenia: a double-blind, placebo-controlled study. *Am J Psychiatry* 2003; 160: 297-302.

Prakash A, Lamb HM. Zotepine: a review of its pharmacodynamic and pharmacokinetic properties and therapeutic efficacy in the management of schizophrenia. *DNS Drugs* 1998; 9: 153-175.

Preskorn SH, Baker B. The Overlap of DSM-IV Syndromes: Potential Implications for the Practice of Polypsychopharmacology, Psychiatric Drug Development, and the Human Genome Project. *Journal of Psychiatric Practice* 2002; 8: 170-177.

Prien RF, Caffey EM Jr, Klett CJ. Comparison of lithium carbonate and chlorpromazine in the treatment of mania. Report of the Veterans Administration and National Institute of Mental Health Collaborative Study Group. *Arch Gen Psychiatry* 1972; 26: 146-153.

Prior C, Clements J, Rowett M. Atypical antipsychotics in the treatment of schizophrenia. Users' experiences of treatments must be considered. *Br Med J* 2001; 322: 924-925.

Procyshyn RM, Pande S, Tse G. New-onset diabetes mellitus associated with quetiapine. *Can J Psychiatry* 2000; 45: 668-669.

Purdon SE. Cognitive improvement in schizophrenia with novel antipsychotic medications. *Schizophr Res* 1999; 35: 51-60.

Purdon SE, Jones BD, Stip E, Labelle A, Addington D, David SR, Breier A, Tollefson GD. Neuropsychological change in early phase schizophrenia during 12 months of treatment with olanzapine, risperidone, or haloperidol. The Canadian Collaborative Group for research in schizophrenia. *Arch Gen Psychiatry* 2000; 57: 249-258.

Purdon SE, Malla A, Labelle A, Lit W. Neuro-psychological change in patients with schizophrenia after treatment with quetiapine or haloperidol. *J Psychiatry Neurosci* 2001; 26: 137-149.

Qiao H, Noda Y, Kamei H, Nagai T, Furukawa H, Miura H, Kayukawa Y, Ohta T, Nabeshima T. Clozapine, but not haloperidol, reverses social behavior deficit in mice during withdrawal from chronic phencyclidine treatment. *Neuroreport* 2001; 12: 11-15.

Raaska K, Raitasuo V, Neuvonen PJ. Therapeutic drug monitoring data: risperidone does not increase serum clozapine concentration. *Eur J Clin Pharmacol* 2002; 58: 587-591.

Raaska K, Raitasuo V, Laitila J, Neuvonen PJ. Effect of caffeine-containing versus decaffeinated coffee on serum clozapine concentrations in hospitalised patients. *Pharmacol Toxicol* 2004; 94: 13-18.

Rabinowitz J, Avnon M, Rosenberg V. Effect of clozapine on physical and verbal aggression. *Schizophr Res* 1996; 22: 249-255.

Rabinowitz T, Frankenburg FR, Centorrino F, Kando J. The effect of clozapine on salivary flow rate: a pilot study. *Biol Psychiatry* 1996; 40: 1132-1134.

Radke JM, Owens MJ, Ritchie JC, Nemeroff CB. Atypical antipsychotic drugs selectively increase neurotensin efflux in dopamine terminal regions. *Proc Natl Acad Sci USA* 1998; 95: 11462-11464.

Radomski JW, Dursun SM, Revely MA, Kutcher SP. An exploratory approach to the serotonin syndrome: an update of clinical pheno-menology and revised diagnostic criteria. *Med Hypotheses* 2000; 55: 218-224.

Rahman MS, Grace JJ, Pato MT, Priest B. Sertraline in the treatment of clozapine-induced obsessive-compulsive behavior. *Am J Psychiatry* 1998; 155: 1629-1630.

Rainer MK, Mucke HAM, Kruger-Rainer C, Haushofer M, Kasper S. Zotepine for behavioural and psychological symptoms in dementia: an open-label study. *CNS Drugs* 2004; 18: 49-55.

Raison CL, Guze BH, Kissell RL. Successful treatment of clozapine-induced agranulocytosis with granulocyte colony-stimulating factor. *J Clin Psychopharmacol* 1994; 14: 285-286.

Raison CL, Klein HM. Psychotic mania associated with fenfluramine and phentermine use. *Am J Psychiatry* 1997; 154: 711.

Ramankutty G. Olanzapine-induced destabilization of diabetes in the absence of weight gain. *Acta Psychiatr Scand* 2002; 105: 235-236.

Ramos RH, Budman CL. Emergence of koro after abrupt cessation of olanzapine. *J Clin Psychiatry* 1998; 59: 86-87.

Rao N, Jellinek HM, Awoolston DC. Agitation in closed head injury: haloperidol effects on regabilitation outcome. *Arch Phys Med Rehabil* 1985; 66: 30-34.

Raskin S, Durst R, Katz G, Zislin J. Olanzapine and sulpiride: a preliminary study of combination/augmentation in patients with treatment-resistant schizophrenia. *J Clin Psychopharmacol* 2000(a); 20: 500-503.

Raskin S, Katz G, Zislin Z, Knobler HY, Durst R. Clozapine and risperidone: combination/augmentation treatment of refractory schizophrenia: a preliminary observation. *Acta Psychiatr Scand* 2000(b); 101: 334-336.

Rasmussen K, Howbert JJ, Stockton ME. Inhibition of A9 and A10 dopamine cells by the cholecystokinin-B antagonist LY262691: mediation through feedback pathways from forebrain sites. *Synapse* 1993; 15: 95-103.

Ratnayake T, Libretto SE. No complications with risperidone treatment before and throughout pregnancy and during the nursing period. *J Clin Psychiatry* 2002; 63: 76-77.

Ravin DS, Levenson JW. Fatal cardiac event following initiation of risperidone therapy. *Ann Pharmacother.* 1997; 31: 867-870.

Ravizza L, Barzega G, Bellino S, Bogetto F, Maina G. Therapeutic effect and safety of adjunctive risperidone in refractory obsessive-compulsive disorder(OCD). *Psychopharmacol Bull* 1996; 32: 677-682.

Rechlin T, Beck G, Weis M, Kaschka WP. Correlation between plasma clozapine concentration and heart rate variability in schizophrenic patients.

Psychopharmacology 1998; 135: 338-341.

Reeves KR, Swift RH, Harrigan EP. Rapid-acting, intramuscular ziprasidone 10mg and 20mg in patients with psychosis and acute agitation: results of two double-blind, randomized, fixed-doses studies. *Eur Psychiatry* 1998; 13: 304.

Reeves RR, Torres RA, Liberto V, Hart RH. Atypical neuroleptic malignant syndrome associated with olanzapine. *Pharmacotherapy* 2002; 22: 641-644.

Reid WH, Mason M, Hogan T. Suicide prevention effects associated with clozapine therapy in schizophrenia and schizoaffective disorder. *Psychiatr Serv* 1998(a); 49: 1029-1033.

Reid WH, Mason M. Psychiatric hospital utilization in patients treated with clozapine for up to 4.5 years in a state mental health care system. *J Clin Psychiatry* 1998(b); 59: 189-194.

Rein W, Fleurot O, Turjanski S. Amisulpride improves affective symptoms in acute schizophrenia. *Eur Psychiatry* 1998; 13: 309.

Rein W, Coulouvrat C, Dondey-Nouvel L. Safety profile of amisulpride in short- and long-term use. *Acta Psychiatr Scand* 2000; 400: 23-27.

Reinstein MJ, Sirotovskaya LA, Chasanov MA, Jones LE. Comparative efficacy and tolerability of benztropine and terazosin in the treatment of hypersalivation secondary to clozapine. *Clin Drug Invest* 1999(a); 17: 97-102.

Reinstein MJ, Sirotovskaya LA, Jones LE, Mohan S, Chasanov MA. Effect of clozapine-quetiapine combination therapy on weight and glycemic control. *Clin Drug Invest* 1999(b); 18: 99-104.

Reinstein MJ, Sonnenberg JG, Chasanov MA, Mohan SC. Comparative efficacy and tolerability of quetiapine at high and low dosees [poster]. Annual Meeting of the American Psychiatric Association; New Orleans. 2001.

Reinstein MJ, Sonnenberg JG, Mohan SC, Chasanov MA, jones LE. Use of quetiapine to manage patients who experienced adverse effects with clozapine. *Clin Drug Invest* 2003; 23: 63-67.

Remington G, Adams M. Risperidone and obsessive-compulsive symptoms. *J Clin Psychopharmacol* 1994; 14: 358-359.

Remschmidt HE, Schulz E, Martin M, Warnke A, Trott GE. Childhood-onset schizophrenia: history of the concept and recent studies. *Schizophr Bull* 1994; 20: 727-745.

Rendell JM, Gijsman HJ, Keck P, Goodwin GM, Geddes JR. Olanzapine alone or in combination for acute mania. *Cochrane Database Syst Rev* 2003: CD004040.

Report on the Expert Committee on the diagnosis and classification of the diabetes mellitus. *Diabetes Care* 1997; 20: 1183-1197.

Revicki DA. Pharmacoeconomic studies of atypical antipsychotic drugs for the treatment of schizophrenia. *Schizophr Res* 1999; 35: 101-109.

Revicki DA. Cost effectiveness of the newer atypical antipsychotics: A review of the pharmacoeconomic research evidence. *Curr Opin Investig Drugs* 2001; 2: 110-117.

Reynolds CW, Kilpatrick AT, Bratty JR. Zotepine, a broad spectrum antipsychotic with low EPS [poster]. CINP; Glasgow. 1998.

Reynolds GP, Zhang Z, Zhang X. Polymorphism of the promoter region of the serotonin 5-HT(2C) receptor gene and clozapine-induced weight gain. *Am J Psychiatry* 2003; 160: 677-679.

Reznik I, Benatov R, Sirota P. Long-term efficacy and safety of quetiapine in treatment-refractory schizophrenia: A case report. *Int J Psych Clin Pract* 2000(a); 4: 77-80.

Reznik I, Volchek L, Mester R, Kotler M, Sarova-Pinhas I, Spivak B, Weizman A. Myotoxicity and neurotoxicity during clozapine treatment. *Clin Neuropharmacol* 2000(b); 23: 276-280.

Richards SS, Sweet RA, Ganguli R. Clozapine: acute and maintenance treatment in late life psychoses. *Am J Geriatr Psychiatry* 1996; 4: 377-378.

Rietschel M, Naber D, Flimmers R, Moller HJ, Propping P, Efficacy and side-effects of clozapine not associated with variation in the 5-HT_{2c} receptor. *Neuroreport* 1997; 8: 1999-2003.

Risby ED, Epstein CM, Jewart RD, Nguyen BV, Morgan WN, Risch SC, Thrivikraman KV, Lewine RL. Clozapine-induced EEG abnormalities and clinical response to clozapine. *J Neuropsychiatry Clin Neurosci* 1995; 7: 466-470.

Rittmannsberger H. Asterixis induced by psychotropic drug treatment. *Clin Neuropharmacol* 1996; 19: 349-355.

Robert G, Kennedy P. Establishing cost-effectiveness of atypical neuroleptics. *Br J Psychiatry* 1997; 171: 103-104.

Roberts DC, Vickers G. Atypical neuroleptics increase self-administration of cocaine: an evaluation of a behavioural screen for antipsychotic activity. *Psychopharmacology* (Berl) 1984; 82: 135-139.

Robertson MM, Trimble MR. Major tranquilizers used as antidepressants: a review. *J Affect Disord* 1982; 4: 173-193.

Robinson D, Fenn H, Yesavage J. Possible association of parotitis with clozapine. *Am J Psychiatry* 1995; 152: 297-298.

Rogers DP, Shramko JK. Therapeutic options in the treatment of clozapine-induced sialorrhea. *Pharmacotherapy* 2000; 20: 1092-1095.

Rommel O, Tegenthoff M, Widdig W, Braunig P, Malin JP. Organic catatonia following frontal lobe injury: response to clozapine. *J Neuropsychiatry Clin Neurosci* 1998; 10: 237-238.

Rosa F. Amantadine pregnancy experience. *Reprod Toxicol* 1994; 8: 531.

Rosebraugh CJ, Flockhart DA, Yasuda SU, Woosley RL. Olanzapine-induced rhabdomyolysis. *Ann Pharmacother* 2001; 35: 1020-1023.

Rosebush PI, Kennedy K, Dalton B, Mazurek MF. Protracted akathisia after risperidone withdrawal. *Am J Psychiatry* 1997; 154: 437-438.

Rosebush PI, Mazurek MF. Neurologic side effects in neuroleptic-naive patients treated with haloperidol or risperidone. *Neurology* 1999; 52: 782-785.

Rosenheck R, Cramer J, Xu W, Thomas J, Henderson W, Frisman L, Fye C, Charney D. A comparison of clozapine and haloperidol in hospitalized patients with refractory schizophrenia. Department of Veterans Affairs Cooperative Study Group on Clozapine in Refractory Schizophrenia. *N Engl J Med* 1997; 337: 809-815.

Rosenheck R, Lawson W, Crayton J, Cramer J, Xu W, Thomas J, Stolar M, Charney D. Predictors of differential response to clozapine and haloperidol. Veterans Affairs Cooperative Study Group on Clozapine in Refractory Schizophrenia. *Biol Psychiatry* 1998; 44: 475-482.

Rosenheck R, Dunn L, Peszke M, Cramer J, Xu W, Thomas J, Charney D. Impact of clozapine on negative symptoms and on the deficit syndrome in refractory schizophrenia. Department of Veterans Affairs Cooperative Study Group on Clozapine in Refractory Schizophrenia. *Am J Psychiatry* 1999; 156: 88-93.

Rosenheck R, Chang S, Choe Y, Cramer J, Xu W, Thomas J, Henderson W, Charney D. Medication continuation and compliance: a comparison of patients treated with clozapine and haloperidol. *J Clin Psychiatry* 2000; 61: 382-

386.

Rossi A, Mancini F, Stratta P, Mattei P, Gismondi R, Pozzi F, Casacchia M. Risperidone, negative symptoms and cognitive deficit in schizophrenia: an open study. *Acta Psychiatr Scand* 1997; 95: 40-43.

Roth BL, Craigo SC, Choudhary MS, Uluer A, Monsma FJ Jr, Shen Y, Meltzer HY, Sibley DR. Binding of typical and atypical antipsychotic agents to 5-hydroxytryptamine-6 and 5-hydroxytryptamine-7 receptors. *J Pharmacol Exp Ther* 1994; 268: 1403-1410.

Rothschild AJ, Bates KS, Boehringer KL, Syed A. Olanzapine response in psychotic depression. *J Clin Psychiatry* 1999; 60: 116-118.

Rothschild AJ. Management of psychotic, treatment-resistant depression. *Psychiatr Clin North Am* 1996; 19: 237-252.

Rowan AB, Malone RP.Tics with risperidone withdrawal. *J Am Acad Child Adolesc Psychiatry* 1997; 36: 162-163.

Ruigomez A, Rodriguez LAG, Dev VJ, Arellano F, Raniwala J. Are schizophrenia or antipsychotic drugs a risk factor for cataracts? *Epidemiology* 2000; 11: 620-623.

Ruther E, Klauder. A Efficacy risperidone in patients with first episode schizophrenia. Presented at the 11th World Congress of Psychiatry: 1999; 6-11, Hamburg, Germany

Ryan MCM, Collins P, Thakore JH. Impaired fasting glucose tolerance in first-episode, drug-naive patients with schizophrenia. *Am J Psychiatry* 2003; 160: 284-289.

Ryan MCM, Thakore JH. Physical consequeces of schizophrenia and its treatment: metabolic syndrome. *Life Sci* 2002; 71: 239-257.

Sacchetti E, Guarneri L, Bravi D. H_2 antagonist nizatidine may control olanzapine-associated weight gain in schizophrenc patients. *Biol Psychiatry* 2000; 48: 167-168.

Sacchetti E, Panariello A, Regini C, Valsecchi P. Quetiapine in hospitalized patients with schizophrenia refractory to treatment with first-generation antipsychotics: a 4-week, flexible-dose, single-blind, exploratory. Pilot trial. *Schizophr Res* 2003.

Sachdev P, Kruk J, Kneebone M, Kissane D. Clozapine-induced neuroleptic malignant syndrome: a review and report of new cases. *J Clin Psychopharmacol* 1995; 15: 365-371.

Sachdev P. Schizophrenia-like psychosis and epilepsy: the status of the association. *Am J Psychiatry* 1998; 155: 325-336.

Sachs GS, Printz DJ, Kahn DA, Carpenter D, Docherty JP. *The Expert Consensus Guideline Series: Medication Treatment of Bipolar Disorder.* New York; McGraw-Hill; 2000.

Sachs GS, Mullen JA, Devine NA, Sweitzer DE. Quetiapine versus placebo as adjunct to mood stabilizer for the treatment of acute mania [abstract]. *Bipolar Dis* 2002(a); 4; 133.

Sachs GS, Grossman F, Ghaemi SN, Okamoto A, Bowden CL. Combination of a mood stabilizer with risperidone or haloperidol for treatment of acute mania. a double-blind, placebo-controlled comparison of efficacy and safety. *Am J Psychiatry.* 2002(b); 159: 1146-1154.

Safferman AZ, Munne R. Combining Clozapine with ECT. *Convuls Ther* 1992(a); 8: 141-143.

Safferman AZ, Lieberman JA, Alvir NMJ, Howard A. Rechallenge in clozapine induced agranulocytosis. *Lancet* 1992(b); 339: 1296-1297.

Safferman AZ, Lieberman JA, Pollack S, Kane JM. Akathisia and clozapine treatment. *J Clin Psychopharmacol* 1993; 13: 286-287.

Safferman AZ, Kane JM, Aronowitz JS, Gordon MF,

Pollack S, Lieberman JA.The use of clozapine in neurologic disorders. *J Clin Psychiatry* 1994; 55: 98-101.

Saha A, Ali MW, Ingenito GG. Safety and tolerability of aripiprazole at doses higher than 30mg [abstract]. *Int J Neuropyschopharmacol* 2002; 1: 185.

Sajatovic M, DiGiovanni SK, Bastani B, Hattab H, Ramirez LF. Risperidone therapy in treatment refractory acute bipolar and schizoaffective mania. *Psychopharmacol Bull* 1996(a); 32: 55-61.

Sajatovic M, Meltzer HY. Clozapine-induced myoclonus and generalized seizures. *Biol Psychiatry* 1996(b); 39: 367-370.

Sajatovic M, Perez D, Brescan D, Ramirez LF. Olanzapine therapy in elderly patients with schizophrenia. *Psychopharmacol Bull* 1998; 34: 819-823.

Saletu B, Grunberger J, Linzmayer L, Anderer P. Comparative placebo-controlled pharmacodynamic studies with zotepine and clozapine utilizing pharmaco-EEG and psychometry. *Pharmacopsychiatry* 1987; 20: 12-27.

Sallee FR, Kurlan R, Goetz CG, Singer H, Scahill L, Law G, Dittman VM, Chappell PB. Ziprasidone treatment of children and adolescents with Tourett's syndrome: a pilot study. *J Am Acad Child Adolesc Psychiatry* 2000; 39: 292-299.

Salmi P, Karlsson T, Ahlenius S. Antagonism by SCH 23390 of clozapine-induced hypothermia in the rat. *Eur J Pharmacol* 1994; 253: 67-73.

Saltz BL, Woerner MG, Kane JM, Lieberman JA, Alvir JM, Bergmann KJ, Blank K, Koblenzer J, Kahaner K. Prospective study of tardive dyskinesia incidence in the elderly. *JAMA* 1991; 266: 2402-2406.

Saltzman, C. Clozapine in elderly psychotic patients. *J Clin Psychiatry* 1996; 57: 309.

Sanchez R, Bourin M, Auby P. Aripiprazole vs haloperidol for maintained treatment effect in acute mania[abstract]. *Bipolar Disord* 2003; 5: 80.

Sandor P, Stephens RJ. Risperidone treatment of aggressive behavior in children with Tourette syndrome. *J Clin Psychopharmacol* 2000; 20: 710-712.

Sanger TM, Lieberman JA, Tohen M, Grundy S, Beasley C Jr., Tollefson GD. Olanzapine versus haloperidol treatment in first-episode psychosis. *Am J Psychiatry* 1999; 156: 79-87.

Sanger TM, Grundy SL, Gibson PJ, Namjoshi MA, Greaney MG, Tohen MF. Long-term olanzapine therapy in the treatment of bipolar I disorder: an open-label continuation phase study. *J Clin Psychiatry* 2001; 62: 273-281.

Sasson Y, Amiaz R, Nakash N. Olanzapine treatment for schizophrenia patients with refractory OCD: an open label case series. The Fifth international Obsessive-compulsive disorder Conference; 2001.

Sato M. Algorithm for shcizophrenia in Japan. *Psychopharmacol Bull* 1995; 31: 501-504.

Sawaguchi T, Matsumura M, Kubota k. Effects of dopamine antagonists on neuronal activity related to a delayed response task in monkey prefrontal cortex. *J Neurophysiol* 1990; 63: 1401-1412.

Sax KW, Strakowski SM, Keck PE. Attentional improvement following quetiapine fumarate treatment in schizophrenia. *Schizophr Res* 1998; 33: 151-155.

Saxena S, Wang D, Bystritsky A, Baxter LR Jr. Risperidone augmentation of SRI treatment for refractory obsessive-compulsive disorder. *J Clin Psychiatry* 1996; 57: 303-306.

Scelsa SN, Simpson DM, McQuistion HL, Fineman A,

Ault K, Reichler B. Clozapine-induced myotoxicity in patients with chronic psychotic disorders. *Neurology* 1996; 47: 1518-1523.

Schaffner KE, McGorry PD. Preventing severe mental illnesses-new prospects and ethical challenges. *Schizophr Res* 2001; 51: 3-15.

Schaller JL, Behar D. Quetiapine for refractory mania in a child. *J Am Acad Child Adolesc Psychiatry* 1999; 38: 498-499.

Schatzberg AF, Rothschild AJ. Psychotic (delusional) major depression: should it be included as a distinct syndrome in DSM-IV? *Am J Psychiatry* 1992; 149: 733-745.

Schatzberg AF, Cole JO, DeBattista C. *Manual of Clinical Psychopharmacology*, 3rd ed. Washington DC, American Psychiatric Press; 1997. pp.301-302.

Schatzberg AF, DeBattista C. Phenomenology and treatment of agitation. *J Clin Psychiatry* 1999; 60: 17-20.

Scholz E, Dichgans J. Treatment of drug-induced exogenous psychosis in parkinsonism with clozapine and fluperlapine. *Eur Arch Psychiatry Neurol Sci* 1985; 235: 60-64.

Schooler NR, Kane JM. Research diagnosis for tardive dyskinesia. *Arch Gen Psychiatry* 1982; 39: 486-487.

Schotte A, Janssen PF, Gommeren W, Luyten WH, Van Gompel P, Lesage AS, De Loore K, Leysen JE. Risperidone compared with new and reference antipsychotic drugs: in vitro and in vivo receptor binding. *Psychopharmacology* 1996; 124: 57-73.

Schreiber S, Klag E, Gross Y, Segman RH, Pick CG. Beneficial effect of risperidone on sleep disturbance and psychosis following traumatic brain injury. *Int Clin Psychopharmacol* 1998; 13: 273-275.

Schreiber S, Getslev V, Backer MM, Weizman R, Pick CG. The atypical neuroleptics clozapine and olanzapine differ regarding their anti-nociceptive mechanisms and potency. *Pharmacol Biochem Behav* 1999; 64: 75-80.

Schuepbach D, Merlo MC, Kaeser L, Brenner HD. Successful challenge with clozapine in a history of eosinophilia. *Int Clin Psychopharmacol* 1998; 13: 33-37.

Schulte P. What is an adequate trial with clozapine?: therapeutic drug monitoring and time to response in treatment-refractory schizophrenia. *Clin Pharmacokinet* 2003; 42: 607-618.

Schulz SC, Camlin KL, Berry SA, Jesberger JA. Olanzapine safety and efficacy in patients with borderline personality disorder and comorbid dysthymia. *Biol Psychiatry* 1999; 46: 1429-1435.

Schwartz JC, Diaz J, Pilon C, Sokoloff P. Possible implications of the dopamine D(3) receptor in schizophrenia and in antipsychotic drug actions. *Brain Res Brain Res Rev* 2000; 31: 277-287.

Schwartz TL, Masand PS. The role of atypical antipsychotics in the treatment of delirium. *Psychosomatics* 2002; 43: 171-174.

Scordo MG, Spina E, Facciola G, Avenoso A, Johansson I, Dahl ML. Cytochrome P450 2D6 genotype and steady state plasma levels of risperidone and 9-hydroxyrisperidone. *Psychopharmacology* 1999; 147: 300-305.

Scully C. Drug effects on salivary glands: dry mouth. *Oral Diseases* 2003; 9: 165-176.

Seeman MV. Psychopathology in women and men: focus on female hormones. *Am J Psychiatry* 1997; 154: 1641-1647.

Seeman P, Corbett R, Van Tol HH. Atypical neuroleptics have low affinity for dopamine D_2 receptors or are selective for D_4 receptors.

Neuropsychopharmacology 1997; 16: 93-110.

Seeman P, Tallerico T. Antipsychotic drugs which elicit little or no parkinsonism bind more loosely than dopamine to brain D_2 receptors, yet occupy high levels of these receptors. *Mol Psychiatry* 1998; 3: 123-134.

Seeman P, Tallerico T. Rapid release of antipsychotic drugs from dopamine D_2 receptors: an explanation for low receptor occupancy and early clinical relapse upon withdrawal of clozapine or quetiapine. *Am J Psychiatry.* 1999; 156: 876-884.

Seeman P. Atypical antipsychotics: mechanism of action. *Can J Psychiatry* 2002; 47: 27-38.

Seftel AD, de Tejada IS, Szetela B, Cole J, Goldstein I. Clozapone-associated priapism: A case report. *J Urol* 1992; 147: 146-148.

Segal J, Berk M, Brook S. Risperidone compared with both lithium and haloperidol in mania: a double-blind randomized controlled trial. *Clin Neuropharmacol* 1998; 21: 176-180.

Segal J, Isaacs MD, Berk M. Neuroleptic malignant syndrome: possible induction by olanzapine in a case with relapsing catatonia. *Int J Psychiatry* 2001; 5: 211-213.

Serban G, Siegel S. Response of borderline and schizotypal patients to small doses of thiothixene and haloperidol. *Am J Psychiatry* 1984; 141: 1455-1458.

Sernyak MJ, Leslie DL, Alarcon RD, Losonczy MF, Rosenheck R. Association of diabetes mellitus with use of atypical neuroleptics in the treatment of schizophrenia. *Am J Psychiatry* 2002; 159: 561-566.

Sernyak MJ, Leslie DL, Alarcon RD, Losonczy MF, Rosenheck R. Association of diabetes mellitus with use of atypical neuroleptics in the treatment of schizophrenia. *Am J Psychiatry* 2002; 159: 561-566.

Serper MR, Chou JCY. Novel antipsychotics improve attentional functioning in schizophrenic patients: ziprasidone and aripiprazole. *CNS Spectrums* 1997; 2: 56-59.

Shaarawy M, Nafei S, Abul-Nasr A, el-Sharkawy S, Younis A. Circulating nitric oxide levels in galactorrheic, hyperprolactinemic, amenorrheic women. *Fertil Steril* 1997; 68: 454-459.

Shahzad S, Suleman M-I, Shahab H, Mazour I, Kaur A, Rudzinskiy P, Lippmann S. Cataract occurrence with antipsychotic drugs. *Psychosomatics* 2002; 43: 354-359.

Shapira NA, Ward HE, Mandoki M, Murphy, Mark TK Yang CK, Blier P, Goodman WK. A double-blind, placebo-controlled trial of olanzapine addition in fluoxetine-refractory obsessive-compulsive disorder. *Biol Psychiatr* 2004; 55: 553-555.

Sharma R, Trappler B, Ng YK, Leeman CP. Risperidone-induced neuroleptic malignant syndrome. *Ann Pharmacother* 1996; 30: 775-778.

Sharma V, Pistor L. Treatment of bipolar mixed state with olanzapine. *J Psychiatry Neurosci* 1999; 24: 40-44.

Sharma V. Treatment-emergent tardive dyskinesia with quetiapine in mood disorders. *J Clin Psychopharmacol* 2003; 23: 415-417.

Sheitman BB, Bird PM, Binz W, Akinli L, Sanchez C. Olanzapine-induced elevation of plasma triglyceride levels. *Am J Psychiatry* 1999; 156: 1471-1472.

Shelton R, Tollefson GD, Tohen M, Stahl S, Gannon KS, Jacobs TG. A novel augmentation strategy for treating resistant major depression. *Am J Psychiatry* 2001; 158: 131-134.

Shelton RC, Tollefson GD, Tohen M. Safety and efficacy of olanzapine plus fluoxetine in the treatment of major depressive disorder. *Schizophr Res* 1999; 36: 1-3.

Shelton RC, Tollefson GD, Tohen M, Stahl S, Gannon KS, Jacobs TG, Buras WR, Bymaster FP, Zhang W, Spencer KA, Feldman PD, Meltzer HY. A novel augmentation strategy for treating resistant major depression. *Am J Psychiatry* 2001; 158: 131-134.

Shiloh R, Zemishlany Z, Aizenberg D, Radwan M, Schwartz B, Dorfman-Etrog P, Modai I, Khaikin M, Weizman A. Sulpiride augmentation in people with schizophrenia partially responsive to clozapine. A double-blind, placebo-controlled study. *Br J Psychiatry* 1997; 171: 569-573.

Shiovitz TM, Welke TL, Tigel PD, Anand R, Hartman RD, Sramek JJ, Kurtz NM, Cutler NR. Cholinergic rebound and rapid onset psychosis following abrupt clozapine withdrawal. *Schizophr Bull* 1996; 22: 591-595.

Shirazi-Southall S, Rodriguez DE, Nomikos GG. Effects of typical and atypical antipsychotics and receptor selective compounds on acetylcholine efflux in the hippocampus of the rat. *Neuropsychopharmacology* 2002; 26: 583-594.

Sholevar EH, Baron DA, Hardie TL. Treatment of childhood-onset schizophrenia with olanzapine. *J Child Adolesc Psychopharmacol* 2000; 10: 69-78.

Shopsin B, Gershon S, Thompson H, Collins P. Psychoactive drugs in mania. A controlled comparison of lithium carbonate, chlorpromazine, and haloperidol. *Arch Gen Psychiatry* 1975; 32: 34-42.

Shulman RW, Singh A, Schulman KI. Treatment of elderly institutionalized bipolar patients with clozapine. *Psychopharmacol Bull* 1997; 33: 113-118.

Sieche A, Giedke H. Treatment of primary cranial dystonia (Meige's syndrome) with clozapine. *J Clin Psychiatry* 2000; 61: 949.

Silberstein SD, Peres MFP, Hopkins MM, Shechter AL, Young WB, Rozen TD. Olanzapine in the treatment of refractory migraine and chronic daily headache. *Headache* 2002; 42: 515-518.

Silver H, Kaplan A, Jahjah N. Fluvoxamine augmentation for clozapine-resistant schizophrenia. *Am J Psychiatry* 1995; 152: 1098.

Silverstone PH. Prevention of clozapine-induced neutropenia by pretreatment with lithium. *J Clin Psychopharmacol* 1998; 18: 86-88.

Simeon JG, Carrey NJ, Wiggins DM, Milin RP, Hosenbocus SN. Risperidone effects in treatment-resistant adolescents: preliminary case reports. *J Child Adolesc Psychopharmacol* 1995; 5: 69-79.

Simpson GM, Angus JWS. A rating scale for extrapyramidal side effects. *Acta Psychiatr Scand* 1970; 45: 11-19.

Simpson GM, Varga E. Clozapine: a new and unusual antipsychotic agent. *Psychopharmacol Bull* 1975; 11: 14-15.

Simpson GM, Josiassen RC, Stanilla JK, de Leon J, Nair C, Abraham G, Odom-White A, Turner RM. Double-blind study of clozapine dose response in chronic schizophrenia. *Am J Psychiatry* 1999; 156: 1744-1750.

Simpson GM. The treatment of tardive dyskinesia and tardive dystonia. *J Clin Psychiatry* 2000; 61: 39-44.

Sing KJ, Ramaekers GMGI, van Harten PN. Neuroleptic malignant syndrome and quetiapine. *Am J Psychiatry* 2002; 159: 149-150.

Singh AN, Golledge H, Catalan J. Treatment of HIV? related psychotic disorders with risperidone: a series of 21 cases. *J Psychosom Res* 1997; 42: 489-493.

Singh H, Hunt JL, Vitiello B, Simpson GM. Neuroleptic withdrawal in patients meeting criteria for supersensitivity psychosis. *J Clin Psychiatry* 1990; 51: 319-321.

Sipahimalani A, Masand PS. Use of risperidone in delirium: case reports. *Ann Clin Psychiatry* 1997; 9: 105-107.

Sipahimalani A, Masand PS. Olanzapine in the treatment of delirium. *Psychosomatics* 1998; 39: 422-430.

Sloff PH, George A, Nathan S, Perel JM, Ulrich RF, Perel J. Progress in pharmacotherapy of borderline disorders. *Arch Gen Psychiatry* 1986; 43: 691-697.

Small JG, Hirsch SR, Arvanitis LA, Miller BG, Link CG. Quetiapine in patients with schizophrenia. A high- and low-dose double-blind comparison with placebo. Seroquel Study Group. *Arch Gen Psychiatry* 1997; 54: 549-557.

Small JG, Klapper MH, Malloy FW, Steadman TM. Tolerability and efficacy of clozapine combined with lithium in schizophrenia and schizoaffective disorder. *J Clin Psychopharmacol* 2003; 23: 223-228.

Smeraldi E. Amisulpride versus fluoxetine in patients with dysthymia or major depression in partial remission: a double-blind, comparative study. *J Affective Disorders* 1998; 48: 47-56.

Snoeck E, Van Peer A, Sack M, Horton M, Mannens G, Woestenborghs R, Meibach R, Heykants J. Influence of age, renal and liver impairment on the pharmacokinetics of risperidone in man. *Psychopharmacology* 1995; 122: 223-229.

Snyder R, Turgay A, Aman M, Binder C, Fisman S, Carroll A. Effects of risperidone on conduct and disruptive behavior disorders in children with subaverage IQs. *J Am Acad Child Adolesc Psychiatry* 2002; 41: 1026-1036.

Snyder SH, Greenberg D, Yamumura HI. Antischizophrenic drugs: affinity for muscarinic cholinergic receptor sites in the brain predicts extrapyramidal effects. *J Psychiatr Res* 1974; 11: 91-95.

Soares JC, Barwell M, Mallinger AG, Kupfer DJ, Frank E. Adjunctive antipsychotic use in bipolar patients: an open prospective study following an acute episode. *J Affect Disord* 1999; 56: 1-8.

Sobel M, Jaggers ED, Franz MA. New-onset diabetes mellitus associated with the initiation of quetiapine treatment. *J Clin Psychiatry* 1999; 60: 556-557.

Sokoloff P, Giros B, Martres MP, Bouthenet ML, Schwartz JC. Molecular cloning and characterization of a novel dopamine receptor (D_3) as a target for neuroleptics. *Nature* 1990; 347: 146-151.

Sokolski KN, Denson TFAdjunctive quetiapine in bipolar patients partially responsive to lithium or valproate. *Prog Neuro-Psychopharmacol Biol Psychiatry* 2003; 27: 863-866.

Solano OA, Sadow T, Ananth J. Rapid tranquilization: a reevaluation. *Neuropsychobiology* 1989; 22: 90-96.

Solomons K, Geiger O. Olanzapine use in the elderly: a retrospective analysis. *Can J Psychiatry* 2000; 45: 151-155.

Spears NM, Leadbetter RA, Shutty MS Jr. Influence of clozapine on water dysregulation. *Am J Psychiatry* 1993; 150: 1430-1431.

Spina E, Avenoso A, Facciola G, Fabrazzo M, Monteleone P, Maj M, Perucca E, Caputi AP. Effect of fluoxetine on the plasma concentrations of clozapine and its major metabolites in patients with schizophrenia. *Int Clin Psychopharmacol* 1998; 13: 141-145.

Spina E, Avenoso A, Facciola G, Scordo MG, Ancione

M, Madia AG, Ventimiglia A, Perucca E. Relationship between plasma concentrations of clozapine and norclozapine and therapeutic response in patients with schizophrenia resistant to conventional neuroleptics. *Psychopharmacology* 2000; 148: 83-89.

Spivak B, Adlersberg S, Rosen L, Gonen N, Mester R, Weizman A. Trihexyphenidyl treatment of clozapine-induced hypersalivation. *Int Clin Psychopharmacol* 1997(a); 12: 213-215.

Spivak B, Mester R, Abesgaus J, Wittenberg N, Adlersberg S, Gonen N, Weizman A. Clozapine treatment for neuroleptic-induced tardive dyskinesia, parkinsonism, and chronic akathisia in schizophrenic patients. *J Clin Psychiatry* 1997(b); 58: 318-322.

Squitieri F, Cannella M, Piorcellini A, Brusa L, Simonelli M, Ruggieri S. Short-term effects of olanzapine in Huntington disease. *Neuropsychiatry Neuropsychol Behav Neurol* 2001; 14: 69-72.

Staedt J, Stoppe G, Hajak G, Ruther E. Rebound insomnia after abrupt clozapine withdrawal. *Eur Arch Psychiatry Clin Neurosci* 1996; 246: 79-82.

Stahl SM. Selecting an atypical antipsychotic by combining clinical experience with guidelines from clinical trials. *J Clin Psychiatry* 1999; 60: 31-41.

Stahl SM, Shayegan DK. Outlook on the future antipsychotics development. In: Ellenbroek BA, Cools AR, editors. *Atypical Antipsychotics.* Birkhäuser Verlag: Basel; 2000.

Stamenkovic M, Schindler SD, Aschauer HN, De Zwaan M, Willinger U, Resinger E, Kasper S. Effective open-label treatment of tourette's disorder with olanzapine. *Int Clin Psychopharmacol* 2000; 15: 23-28.

Stanilla JK, de Leon J, Simpson GM. Clozapine withdrawal resulting in delirium with psychosis: a report of three cases. *J Clin Psychiatry* 1997; 58: 252-255.

Stanley AK, Hunter J. Possible neuroleptic malignant syndrome with quetiapine. *Br J Psychiatry* 2000; 176: 497.

Stanniland C, Taylor D. Tolerability of atypical antipsychotics. *Drug Saf* 2000; 22: 195-214.

Stanton JM. weight gain associated with neuroleptic medication: a review. *Schizophrenia Bull* 1995; 21: 463-472.

Steen VM, Lovlie R, MacEwan T, McCreadie RG. Dopamine D_3-receptor gene variant and susceptibility to tardive dyskinesia in schizophrenic patients. *Mol Psychiatry* 1997; 2: 139-145.

Stein DJ, Bouwer MB, Hawkridge S, Emsley RA. Risperidone augmentation of serotonin reuptake inhibitors in obsessive-compulsive and related disorders. *J Clin Psychiatry* 1997; 58: 119-122.

Stein MB, Kline NA, Matloff JL. Adjunctive olanzapine for SSRI-resistant combat-related PTSD: a double-blind, placebo-controlled study. *Am J Psychiatry* 2002; 159: 1777-1779.

Steinert T, Schmidt-Michel PO, Kaschka WP. Considerable improvement in a case of obsessive-compulsive disorder in an emotion-ally unstable personality disorder, borderline type under treatment with clozapine. *Pharmacopsychiatry* 1996; 29: 111-114.

Steingard S. Use of desmopressin to treat clozapine-induced nocturnal enuresis. *J Clin Psychiatry* 1994; 55: 315-316.

Steinwachs A, Grohmann R, Pedrosa F, Ruther E, Schwerdtner I. Two cases of olanzapine-induced reversible neutropenia. *Pharmaco-*

Tenyi T, Csabi G, Trixler M. Antipsychotics and breast-feeding: a review of the literature. *Paediatr Drugs* 2000; 2: 23-28.

Tenyi T, Trixler M, Keresztes Z. Quetiapine and pregnancy [letter]. *Am J Psychiatry* 2002; 159: 674.

Testani M Jr. Clozapine-induced orthostatic hypotension treated with fludrocortisone. *J Clin Psychiatry* 1994; 55: 497-498.

Thomas CS, Lewis S. Which atypical antipsychotic? *Br J Psychiatry* 1998; 172: 106-109.

Thomassen R, Vandenbroucke JP, Rosendaal FR. Antipsychotic medication and venous thrombosis. *Brit J Psychiatry* 2001; 179: 63-66.

Thompson J, Chengappa KN, Good CB, Baker RW, Kiewe RP, Bezner J, Schooler NR. Hepatitis, hyperglycemia, pleural effusion, eosinophilia, hematuria and proteinuria occurring early in clozapine treatment. *Int Clin Psychopharmacol* 1998; 13: 95-98.

Thyrum PT, Jaskiw G, Fuller M. Multiple dose of pharmacokinetics of ICI 204,636 in elderly patients with selected psychostic disorders. *Psychopharmacol Bull* 1996; 32: 524.

Thyrum PT, Wong YW, Yeh C. Single dose pharmacokinetics of quetiapine in subjects with renal or hepatic impairment. *Prog Neuropsychopharmacol Biol Psychiatry* 2000; 24: 521-533.

Tibbo P, Gendemann K. Improvement of obsessions and compulsions with clozapine in an individual with schizophrenia. *Can J Psychiatry* 1999; 44: 1049-1050.

Tisman G, Herbert V, Rosenblatt S. Evidence that lithium induces human granulocyte proliferation: elevated serum B12 binding capacity in vivo and granulocyte colony proliferation in vitro. *Br J Haematol* 1973; 24: 767-771.

Tohen M, Sanger TM, McElroy SL, Tollefson GD, Chengappa KN, Daniel DG, Petty F, Centorrino F, Wang R, Grundy SL, Greaney MG, Jacobs TG, David SR, Toma V. Olanzapine versus placebo in the treatment of acute mania. Olanzapine HGEH Study Group. *Am J Psychiatry* 1999; 156: 702-709.

Tohen M, Jacobs TG, Grundy SL, McElroy SL, Banov MC, Janicak PG, Sanger T, Risser R, Zhang F, Toma V, Francis J, Tollefson GD, Breier A. Efficacy of olanzapine in acute bipolar mania: a double-blind placebo-controlled study. The Olanzapine HGGW Study Group. *Arch Gen Psychiatry* 2000; 57: 841-849.

Tohen M, Baker RW, Altshuler LL, Zarate CA, Suppes T, Ketter TA, Milton DR, Risser R, Gilmore JA, Breier A, Tollefson GA. Olanzapine versus divalproex in the treatment of acute mania. *Am J Psychiatry* 2002(a); 159: 1011-1017.

Tohen M, Chengappa KN, Suppes T, Zarate CA Jr., Calabrese JR, Bowden CL, Sachs GS, Kupfer DJ, Baker RW, Risser RC, Keeter EL, Feldman PD, Tollefson GD, Breier A. Efficacy of olanzapine in combination with valproate or lithium in the treatment of mania in patients partially nonresponsive to valproate or lithium monotherapy. *Arch Gen Psychiatry* 2002(b); 59: 62-69.

Tohen M, Ketter TA, Zarate CA, Suppes T, Frye M, Altshuler L, Zajecka J, Schuh LM, Risser RC, Brown E, Baker RW. Olanzapine versus divalproex sodium for the treatment of acute mania and maintenance of remission: a 47-week study. *Am J Psychiatry* 2003(a); 160: 1263-1271.

Tohen M, Vieta E, Calabrese J, Ketter TA, Sachs G, Bowden C, Mitchell PB, Centorrino F, Risser R, Baker RW, Evans AR, Beymer K, Dube S, Tollefson GD, Breier A. Efficacy of olanzapine and olanzapine-fluoxetine combination in the treatment of bipolar I depression. *Arch Gen Psychiatry* 2003(b); 60: 1079-1088.

Tollefson GD, Beasley CM Jr., Tamura RN, Tran PV, Potvin JH. Blind, controlled, long-term study of the comparative incidence of treatment emergent tardive dyskinesia with olanzapine or haloperidol. *Am J Psychiatry* 1997(a); 154: 1248-1254.

Tollefson GD, Beasley CM Jr., Tran PV, Street JS, Krueger JA, Tamura RN, Graffeo KA, Thieme ME. Olanzapine versus haloperidol in the treatment of schizophrenia and schizoaffective and schizophreniform disorders: results of an international collaborative trial. *Am J Psychiatry* 1997(b); 154: 457-465.

Tollefson GD, Sanger TM, Lu Y, Thieme ME. Depressive signs and symptoms in schizophrenia: a prospective blinded trial of olanzapine and haloperidol. *Arch Gen Psychiatry* 1998(a); 55: 250-258.

Tollefson GD, Sanger TM, Beasley CM Jr, Tran PV. A double-blind controlled comparison of the novel antipsychotic olanzapine versus haloperidol or placebo on anxious and depressive symptoms accompanying schizophrenia. *Biol Psychiatry* 1998(b); 43: 803-810.

Tollefson GD, Andersen SW, Tran PV. The course of depressive symptoms in predicting relapse in schizophrenia: a double-blind, randomized comparison of olanzapine and risperidone. *Biolo Psychiatry* 1999(a); 46: 365-373.

Tollefson GD, Dellva MA, Mattler CA, Kane JM, Wirshing DA, Kinon BJ. Controlled, double-blind investigation of the clozapine discontinuation symptoms with conversion to either olanzapine or placebo. The Collaborative Crossover Study Group. *J Clin Psychopharmacol* 1999(b); 19: 435-443.

Tollefson GD, Birkett MA, Kiesler GM, Wood AJ, Lilly Resistant Schizophrenia Study Group. Double-blind comparison of olanzapine versus clozapine in schizophrenic patients clinically eligible for treatment with clozapine. *Biol Psychiatry* 2001; 49: 52-63.

Toren P, Laor N, Weizman A. Use of atypical neuroleptics in child and adolescent psychiatry. *J Clin Psychiatry* 1998; 59: 644-656.

Tran PV, Dellva MA, Tollefson GD, Wentley AL, Beasley CM Jr. Oral olanzapine versus oral haloperidol in the maintenance treatment of schizophrenia and related psychoses. *Br J Psychiatry* 1998; 172: 499-505.

Tran PV, Hamilton SH, Kuntz AJ, Potvin JH, Andersen SW, Beasley C Jr., Tollefson GD. Double-blind comparison of olanzapine versus risperidone in the treatment of schizophrenia and other psychotic disorders. *J Clin Psychopharmacol* 1997; 17: 407-418

Tran PV, Tollefson GD, Sanger TM, Lu Y, Berg PH, Beasley CM Jr. Olanzapine versus haloperidol in the treatment of schizoaffective disorder. Acute and long-term therapy. *Br J Psychiatry* 1999; 174: 15-22.

Trenton A, Currier G, Zwemer F. Fatalities associated with therapeutic use and overdose of atypical antipsychotics. *CNS Drugs* 2003; 17: 307-324.

Treves IA, Neufeld MY. EEG abnormalities in clozapine-treated schizophrenic patients. *Eur Neuropsychopharmacol* 1996; 6: 93-94.

Tridon P. Essai clinique de l'amisulpride en neuropsychiatrie infatile. *Neuropsychiatrie de l'Enface* 1998; 37: 441-444.

Trimble MR, Schmitz B. The psychoses of epilepsy. In Engel J Jr, Pedley TA, editors. Epilepsy: a comprehensive textbook. Philadelphia: Lippincott-Raven; 1997. pp.2071-2081.

Trixler M, Tenyi T. Antipsychotic use in pregnancy. What are the best treatment options? *Drug Saf* 1997; 16: 403-410.

Tsai GE, Yang P, Chung LC, Tsai IC, Tsai CW, Coyle JT. D-serine added to clozapine for the treatment of schizophrenia. *Am J Psychiatry* 1999; 156: 1822-1825.

Tsuchiyq H, Kawahara R, Tanaka Y. Generalized seizure during treatment of schizophrenia with zotepine. *Yonago Acta Med* 1986; 29: 103-111.

Turbay D, Lieberman J, Alper CA, Delgado JC, Corzo D, Yunis JJ, Yunis EJ. Tumor necrosis factor constellation polymorphism and clozapine-induced agranulocytosis in two different ethnic groups. *Blood* 1997; 89: 4167-4174.

Turgay A, Binder C, Snyder R, Fisman S. Long-term safety and efficacy of risperidone for the treatment of disruptive behavior disorders in children with subaverage IQs. *Pediatrics.* 2002; 110: 34.

Turrone P, Kapur S, Seeman MV, Flint AJ. Elevation of prolactin levels by atypical antipsychotics. *Am J Psychiatry* 2002; 159: 133-135.

Tuunainen A, Wahlbeck K, Gilbody S. Newer atypical antipsychotic medication in comparison to clozapine: a systematic review of randomized trials. *Schizophr Res* 2002; 56: 1-10.

Tyson SC, Devane CL, Risch SC. Pharmacokinetic interaction between risperidone and clozapine. *Am J Psychiatry* 1995; 152: 1401-1402.

Umbricht DS, Pollack S, Kane JM. Clozapine and weight gain. *J Clin Psychiatry* 1994; 55: 157-160.

Umbricht DS, Kane JM. Medical complications of new antipsychotic drugs. *Schizophr Bull* 1996; 22: 475-483.

Umbricht D, Javitt D, Novak G, Bates J, Pollack S, Lieberman J, Kane J. Effects of clozapine on auditory event-related potentials in schizophrenia. *Biol Psychiatry* 1998; 44: 716-725.

Ulrich S, Baumann B, Wolf R, Lehmann D, Peters B, Bogerts B, Meyer FP. Therapeutic drug monitoring of clozapine and relapse: a retrospective study of routine clinical data. *Int J Clin Pharmacol Ther* 2003(a); 41: 3-13.

Ulrich S, Wolf R, Staedt J. Serum level of clozapine and relapse. *Ther Drug Monit* 2003(b); 25: 252-255.

Usiskin SI, Nicolson R, Lenane M, Rapoport JL. Gabapentin prophylaxis of clozapine-induced seizures. *Am J Psychiatry* 2000; 157: 482-483.

Valevski A, Klein T, Gazit E, Meged S, Stein D, Elizur A, Narinsky ER, Kutzuk D, Weizman A. HLA-B38 and clozapine-induced agranulocytosis in Israeli Jewish schizophrenic patients. *Eur J Immunogenet* 1998; 25: 11-13.

Valibhai F, Phan NGUB, Still DJ, True J. Cataracts and quetiapine. *Am J Psychiatry* 2001; 158: 966.

van der Molen-Eijgenraam M, Blanken-Meijs JT, Heeringa M, van Grootheest AC. Delirium due to increase in clozapine level during an inflammatory reaction. *Ned Tijdschr Geneeskd* 2001; 145: 427-430.

Van Kammen DP, Peters J, van Kammen WB, Nugent A, Goetz KL, Yao J, Linnoila M. CSF norepinephrine in schizophrenia is elevated prior to relapse after haloperidol withdrawal. *Biol Psychiatry* 1989; 26: 176-188.

Van Putten T, May PRA. Akinetic depression in schizophrenia. *Arch Gen Psychiatry* 1978; 35: 1101-1105.

Van Reekum R, Clarke D, Conn D, Herrmann N, Eryavec G, Cohen T, Ostrander L. A randomized, placebo-controlled trial of the discontinuation of long-term antipsychotics in dementia. *Int Psychogeriatr* 2002; 14: 197-210.

Van Tol HHM, Bunzow JR, Guan HC, Guan HC, Sunahara RK, Seeman P, Niznik HB. Cloning of the gene for a human dopamine D_4 receptor with high affinity for the antipsychotic clozapine. *Nature* 1991; 350: 610-614.

Vandel S, Netillard C, Perault MC, Bel AM. Plasma levels of clozapine and desmethylclozapine are unaffected by concomitant ingestion of grapefruit juice. *Eur J Clin Pharmacol* 2000; 56: 347-348.

Vanden Borre R, Vermote R, Buttiens M, Thiry P, Dierick G, Geutjens J, Sieben G, Heylen S. Risperidone as add-on therapy in behavioural disturbances in mental retardation: a double-blind placebo-controlled cross-over study. *Acta Psychiatr Scand* 1993; 87: 167-171.

VanderZwaag C, McGee M, McEvoy JP, Freudenreich O, Wilson WH, Cooper TB. Response of patients with treatment-refractory schizophrenia to clozapine within three serum level ranges. *Am J Psychiatry* 1996; 153: 1579-1584.

Vanina Y, Podolskaya A, Sedky K, Shahab H, Siddiqui A, Munshi F, Lippmann S. Body weight changes associated with psychopharmacology. *Psychiatric Services* 2002; 53: 842-847.

Vasile, JS, Steingard S. Clozapine and the development of salivary gland swelling: a case study. *J Clin Psychiatry* 1995; 56: 511-3.

Velagapudi R, Faulkner R, Hinson JL, Leone MB, Ghani S, Moult JT. The effect of the age on the pharmacokinetics of zotepine and its metabolite nor-zotepine in healthy volunteers. *Biol Psychiatry* 1997; 42: 46.

Velligan DI, Newcomer J, Pultz J, Csernansky J, Hoff AL, Mahurin R, Miller AL. Does cognitive function improve with quetiapine in comparison to haloperidol? *Schizophr Res* 2002; 53: 239-248.

Verghese C, DeLeon J, Nair C, Simpson GM. Clozapine withdrawal effects and receptor profiles of typical and atypical neuroleptics. *Biol Psychiatry* 1996; 39: 135-138.

Verghese C, Abraham G, Nair C, Stanilla JK, de Leon J, Phillips MI, Simpson GM. Absence of changes in antidiuretic hormone, angiotensin II, and atrial natriuretic peptide with clozapine treatment of polydipsia-hyponatremia: 2 case reports. *J Clin Psychiatry* 1998; 59: 415-419.

Vieta E, Herraiz ML, Fernandez. Risperidone as add-on therapy in bipolar disorder. Presented at the 38th annual meeting of the American College of Neuropsychopharmacology: 1999 Dec 12-16, Acapulco, Mexico.

Vieweg V, Pandurangi A, Levenson J, Silverman J. The consulting psychiatrist and the polydipsia-hyponatremia in shcizophrenia. *Int J Psychiatry Med* 1994; 24: 275-303.

Vieweg WVR, Godleski LS, Graham P, Kellogg EJ, Goldman F, Barber J, Bayliss EV, Glick JL, Hundley PL, Yank GR. Diurnal weight gain in chronic psychosis. *Schizophr Bull* 1989; 15: 501-506.

Volavka J, Czobor P, Sheitman B, Lindenmayer JP, Citrome L, McEvoy JP, Cooper TB, Chakos M, Lieberman JA. Clozapine, olanzapine, risperidone, and haloperidol in the treatment of patients with chronic schizophrenia and schizoaffective disorder. *Am J Psychiatry* 2002; 159: 255-262.

Volavka J. The effects of clozapine on aggression and substance abuse in schizophrenic patients. *J Clin Psychiatry* 1999; 60: 43-46.

Wahlbeck K, Cheine M, Essali A, Adams C. Evidence of clozapine's effectiveness in schizophrenia: a systematic review and meta-analysis of randomized trials. *Am J Psychiatry* 1999; 156: 990-

999.

Wahlbeck K, Cheine M, Essali MA. Clozapine versus typical neuroleptic medication for schizophrenia. *Cochrane Database Syst* 2000.

Walker AM, Lanza LL, Arellano F, Rothman KJ. Mortality in current and former users of clozapine. *Epidemiology* 1997; 8: 671-677.

Walker Z, Grace J, Overshot R, Satarasinghe S, Swan A, Katona CL, McKeith IG. Olanzapine in dementia with Lewy bodies: a clinical study. *Int J Geriatr Psychiatry* 1999; 14: 459-466.

Wang PS, Walker AM, Tsuang MT, Orav EJ, Glynn RJ, Levin R, Avorn J. Dopamine antagonists and the developmnet of breast cancer. *Arch Gen Psychiatry* 2002; 59: 1147-1154.

Wang RY, Ashby CR Jr, Edwards E, Zhang JY. The role of 5-HT_3-like receptors in the action of clozapine. *J Clin Psychiatry* 1994; 55: 23-26.

Warner B, Hoffmann P. Investigation of the potential of clozapine to cause torsade de pointes. *Adverse Drug React Toxicol Rev* 2002; 21: 189-203.

Warnock JK, Morris DW. Adverse cutaneous reactions to antipsychotics. *Am J Clin Dermatol* 2002; 3: 629-636.

Waserman J, Criollo M. Subjective experiences of clozapine treatment by patients with chronic schizophrenia. *Psychiatr Serv* 2000; 51: 666-668.

Wassef A, Baker J, Kochan LD. GABA and schizophrenia: a review of basic science and clinical studies. *J Clin Psychopharmacol* 2003; 23: 601-640.

Wehmeier PM, Heiser P, Remschmidt H. Pancreatitis followed by pericardial effusion in an adolescent treated with clozapine. *J Clin Psychopharmacol* 2003; 23: 102-103.

Weiden P, Aquila R, Standard J. Atypical antipsychotic drugs and long-term outcome in schizophrenia. *J Clin Psychiatry* 1996; 57: 53-60.

Weiden PJ, Aquila R, Dalheim L, Standard JM. Switching antipsychotic medications. *J Clin Psychiatry* 1997; 580: 63-72.

Weiden PJ, Aquila R, Emanuel M, Zygmunt A. Long-Term Considerations After Switching Antipsychotics. *J Clin Psychiatry* 1998; 59: 36-49.

Weiden PJ, Iqbal N, Mendelowitz AJ, Tandon R, Zimbroff DL, Ross R. Best clinical practice with ziprasidone: update after one year of experience. *J Psychiatric Practice* 2002; 8: 81-98.

Weike AI, Bauer U, Hamm AO. Effective neuroleptic medication removes prepulse inhibition deficits in schizophrenia patients. *Biol Psychiatry* 2000; 47: 61-70.

Weiser M, Shneider-Beeri M, Nakash N, Brill N, Bawnik O, Reiss S, Hocherman S, Davidson M. Improvement in cognition associated with novel antipsychotic drugs: a direct drug effect or reduction of EPS? *Schizophr Res* 2000; 46: 81-89.

Weiss EL, Potenza MN, McDougle CJ, Epperson CN. Olanzapine addition in obsessive-compulsive disorder refractory to selective serotonin reuptake inhibitors: an open-label case series. *J Clin Psychiatry* 1999; 60: 524-527.

Welch C, Kolpatrick A, Butler A, Tweed J. The efficacy of zotepine in schizophrenia: a study analysis of BPRS rating scores [poster]. CINP; Glasgow. 1998.

Weller M, Kornhuber J. Does clozapine cause neuroleptic malignant syndrome? *J Clin Psychiatry* 1993; 54: 70-71.

Welner M. Risperidone plus a monoamine oxidase inhibitor for agitated depression crisis. *J Clin Psychopharmacol* 1996; 16: 460-461.

Wennbo H, Gebre-Medhin M, Gritli-Linde A, Ohlsson

C, Isaksson OG, Tornell J. Activation of the prolactin receptor but not the growth hormone receptor is important for induction of mammary tumors in transgenic mice. *J Clin Invest* 1997; 100: 2744-2751.

Werneke U, Taylor D, Sanders TAB. Options for pharmacological management of obesity in patients treated with atypical antipsychotics. *Int Clin Psychopharmacology* 2002; 17: 145-160.

Wesson ML, Finnegan DM, Clark PI. Continuing clozapine despite neutropenia. *Br J Psychiatry* 1996; 168: 217-220.

Westerink BH. Can antipsychotic drugs be classified by their effects on a particular group of dopamine neurons in the brain? *Eur J Pharmacol* 2002; 455: 1-18.

Wetter TC, Lauer CJ, Gillich G, Pollmacher T. The electroencephalographic sleep pattern in schizophrenic patients treated with clozapine or classical antipsychotic drugs. *J Psychiatr Res* 1996; 30: 411-419.

Wetterling T, Müßigbrodt HE. Weight gain: side effect of atypical neuroleptics? *J Clin Psychopharmacol* 1999; 19: 316-321.

Wetterling T. Body weight gain with atypical antipsychotics: a comparable review. *Drug Saf* 2001; 24: 59-73.

Wetzel H, Anghelescu I, Szegedi A, Wiesner J, Weigmann H, Harter S, Hiemke C. Pharmacokinetic interactions of clozapine with selective serotonin reuptake inhibitors: differential effects of fluvoxamine and paroxetine in a prospective study. *J Clin Psychopharmacol* 1998; 18: 2-9.

Whitworth AB, Fleischhacker W. Adverse effects of antipsychotic drugs. *Int Clin Psychopharmacol* 1995; 9: 21-27.

Whitworth JA, Kelly JJ. Evidence that high dose cortisol-induced Na+ retention in man is not mediated by the mineralocorticoid receptor. *J Endocrinol Invest* 1995; 18: 586-591.

WHO. Clozapine-gastrointestinal obstruction. *WHO Pharmaceuticals Newsletter* 1999; 3&4: 6.

Wicki J, Rutschmann OT, Burri H, Vecchietti G, Desmeules J. Rhabdomyolysis after correction of hyponatremia due to psychogenic polydipsia possibly complicated by clozapine. *Ann Pharmacother* 1998; 32: 892-895.

Widerlov E, Lindstrom LH, Besev G, Manberg PJ, Nemeroff CB, Breese GR, Kizer JS, Prange AJ Jr. Subnormal CSF levels of neurotensin in a subgroup of schizophrenic patients: normalization after neuroleptic treatment. *Am J Psychiatry* 1982; 139: 1122-1126.

Wijeratne C, Webster P. Risperidone and bullous pemphigoid. *Am J Psychiatry* 1996; 153: 735.

Wijnen HH, van der Heijden FMMA, van Schendel FME, Tuinier S, Verhoeven WMA. Quetiapine in the elderly with Parkinsonism and psychosis. *Eur Psychiatry* 2003; 18: 372-373.

Wiley JL, Compton AD, Porter JH. Effects of four antipsychotics on punished responding in rats. *Pharmacol Biochem Behav* 1993; 45: 263-267.

Williams DP, Pirmohamed M, Naisbitt DJ, Uetrecht JP, Park BK. Induction of metabolism-dependent and -independent neutrophil apoptosis by clozapine. *Mol Pharmacol* 2000; 58: 207-216.

Williams R. Optimal dosing with risperidone: update recommendations. *J Clin Psychiatry* 2001; 62: 282-289.

Wilner KD, Tensfeldt TG, Baris B, Smolarek TA, Turncliff RZ, Colburn WA, Hansen RA. Single and multiple-dose pharmacokinetics of ziprasidone in healthy young and elderly volunteers. *Br J Clin Pharmacol* 2000; 49: 15-20.

Wilson WH. Do anticonvulsants hinder clozapine treatment? *Biol Psychiatry* 1995; 37: 132-133.

Wilson WH. Time required for initial improvement during clozapine treatment of refractory schizophrenia. *Am J Psychiatry* 1996; 153: 951-952.

Wiltfang J, Schenk-Dapra B, Stiens G, Bleich S, Bandelow B, Muller P, Niedmann PD, Armstrong VW, Ruther E. Clozapine-associated elevation of plasma cholinesterase. *Eur Arch Psychiatry Clin Neurosci* 2001; 251: 269-271.

Wirshing WC, Phelan CK, van Putten T, Marder SR, Engel J. Effects of clozapine on treatment resistant akathisia and concomitant tardive dyskinesia. *J Clin Psychopharmacol* 1990; 10: 371-373.

Wirshing WC, Ames D, Bisheff S, Pierre JM, Mendoza A, Sun A. Sexual side effects of novel antipsychotic medications. *Schizophr Res* 1997(a); 56: 25-30.

Wirshing WC, Ames D, Bisheff S, Pierre JM, Mendoza A, Sun A. Hepatic encephalopathy associated with combined clozapine and divalproex sodium treatment. *J Clin Psychopharmacol* 1997 (b); 7: 120-121.

Wirshing DA, Spellberg BJ, Erhart SM, Marder SR, Wirshing WC. Novel antipsychotics and new onset diabetes. *Biol Psychiatry* 1998; 44: 778-783.

Wirshing DA, Wirshing WC, Kysar L, Berisford MA, Goldstein D, Pashdag J, Mintz J, Marder SR. Novel antipsychotics: comparison of weight gain liabilities. *J Clin Psychiatry* 1999; 60: 358-363.

Wirshing DA, Marshall BD Jr, Green MF, Mintz J, Marder SR, Wirshing WC. Risperidone in treatment-refractory schizophrenia. *Am J Psychiatry* 1999; 156: 1374-1379.

Wirshing DA, Erhart, SM, Pierre, JM, Boyd, JA. Nonextrapyramidal side effects of novel antipsychotics. *Curr Opin Psychi* 2000; 13: 45-50.

Wirshing DA, Pierre JM, Marder SR, Saunders CS, Wirshing WC. Sexual side effects of novel antipsychotic medications. *Schizophr Res* 2002; 56: 25-30.

Wirz-Justice A, Cajochen C, Nussbaum P. A schizophrenic patient with an arrhythmic circadian rest-activity cycle. *Psychiatry Res* 1997; 73: 83-90.

Witchel HJ, Hancox JC, Nutt DJ. Psychotropic drugs, cardiac arrhythmia, and sudden death. *J Clin Psychopharmacol* 2003; 23: 58-77.

Woerner MG, Robinson DG, Alvir JM, Sheitman BB, Lieberman JA, Kane JM. Clozapine as a first treatment for schizophrenia. *Am J Psychiatry* 2003; 160: 1514-1516.

Wolfersdorf M, Konig F, Straub R. Pharmacotherapy of delusional depression: experience with combinations of antidepressants with the neuroleptic zotepine and haloperidol. *Neuropsychobiology* 1994; 29: 189-193.

Wolters EC, Jansen EN, Tuynman-Qua HG, Bergmans PL. Olanzapine in the treatment of dopaminomimetic psychosis in patients with Parkinson's disease. *Neurology* 1996; 47: 1085-1087.

Wong AH, Van Tol HH. The dopamine D_4 receptors and mechanisms of antipsychotic atypicality. *Prog Neuropsychopharmacol Biol Psychiatry* 2003; 27: 1091-1019.

Wong AHC, Smith M, Boon HS. Herbal Remedies in Psychiatric Practice. *Arch Gen Psyciatry* 1998; 55: 1033-1044.

Woodbury MM, Woodbury MA. Neuroleptic-induced catatonia as a stage in the progression toward neuroleptic malignant syndrome. *J Am Acad Child Adolesc Psychiatry* 1992; 31: 1161-1164.

Woods SW, Breier B, Zipursky RB, Perkins DO,

Addington J, Miller TJ, Hawkins KA, Marquez E, Lindborg SR, Tohen M, McGlashan TH. Randomized trial of olanzapine versus placebo in the symptomatic acute treatment of the schizophrenic prodrome. *Biol Psychiatry* 2002; 54: 453-464.

Woods SW. Chlorpromazine equivalent doses for the newer atypical antipsychotics. *J Clin Psychiatry* 2003; 64: 663-667.

Wooltorton E. Antipsychotic clozapine (Clozaril): myocarditis and cardiovascular toxicity. *Cmaj* 2002; 166: 1185-1186.

World Health Organization. *Obesity.* Preventing and Managing the Global Epidemic. Geneva. WHO 1998.

Worrel JA, Marken PA, Beckman SE, Ruehter VL. Atypical antipsychotic agents: a critical review. *Am J Health Syst Pharm* 2000; 57: 238-255.

Wright P, Birkett M, David SR, Meehan K, Ferchland I, Alaka KJ, Saunders JC, Krueger J, Bradley P, San L, Bernardo M, Reinstein M, Breier A. Double-blind, placebo-controlled comparison of intramuscular olanzapine and intramuscular haloperidol in the treatment of acute agitation in schizophrenia. *Am J Psychiatry* 2001; 158: 1149-1151.

Wyatt J. Risks of withdrawing antipsychotic medications. *Arch Gen Psychiatry* 1995; 52: 196-199.

Wyatt RJ, Green MF, Tuma AH. Long-term morbidity associated with delayed treatment of first admission schizophrenic patients: a re-analysis of the Camarillo State Hospital data. *Psychol Med.* 1997; 27: 261-268.

Yassa R, Nair V, Schwartz G. Tardive dyskinesia and the primary psychiatric diagnosis. *Psychosomatics* 1984; 25: 135-138.

Yeung PP, Tariot PN, Schneider LS, Salzman C, Rak IW. Quetiapine for elderly patients with psychotic disorders. *Psychiatr Ann* 2000; 30: 197-201.

Yoon DJ. Risperidone as a Janus in mood disorder. *Clin Psychopharmacol Neurosci* 2003; 1: 7-21.

Young CR, Browers MB Jr, Mazure CM. Management of the adverse effects of clozapine. *Schizophr Bull* 1998; 24: 381-390.

Young J. Morals, suicide, and psychiatry: a view from Japan. *Bioethics* 2002; 16: 412-424.

Yovtcheva SP, Stanley-Tilt C, Moles JK. Reemergence of tardive dyskinesia after discontinuation of clozapine treatment. *Schizophr Res* 2000; 46: 107-109.

Yung AR, Phillips LJ, McGorry PD, McFarlane CA, Francey S, Harrigan S, Patton GC, Jackson HJ. Prediction of psychosis. A step towards indicated prevention of schizophrenia. *Br J Psychiatry Suppl* 1998; 172: 14-20.

Zarate CA Jr, Tohen M, Baldessarini RJ. Clozapine in severe mood disorders. *J Clin Psychiatry* 1995; 56: 411-417.

Zarate CA Jr, Baldessarini RJ, Siegel AJ, Nakamura A, McDonald J, Muir-Hutchinson LA, Cherkerzian T, Tohen M. Risperidone in the elderly: a pharmacoepidemiologic study. *J Clin Psychiatry* 1997; 58: 311-317.

Zarate CA Jr, Narendran R, Tohen M, Greaney JJ, Berman A, Pike S, Madrid A. Clinical predictors of acute response with olanzapine in psychotic mood disorders. *J Clin Psychiatry* 1998; 59: 24-28.

Zeste DV, Glazer WM, Morgenstern H. Rarity of persistent tardive dyskinesia with quetiapine treatment of psychotic disorders in the elderly. *Schizophr Res* 2000; 41: 207.

Zhang W, Perry KW, Wong DT, Potts BD, Bao J, Tollefson GD, Bymaster FP. Synergistic effects of olanzapine and other antipsychotic agents in combination with fluoxetine on norepinephrine and dopamine release in rat prefrontal cortex. *Neuropsychopharmacol* 2000; 23: 250-262.

Zhang Z-J, Yao Z-J, Liu W, Fang Q, Reynolds GP. Effects of antipsychotics on fat deposition and change in leptin and insulin levels: magnetic resonance imaging study of previously untreated people with schizophrenia. *Br J Psychiatry* 2004; 184: 58-62.

Zimbroff DL, Kane JM, Tamminga CA, Daniel DG, Mack RJ, Wozniak PJ, Sebree TB, Wallin BA, Kashkin KB, Sertindole Study Group. Controlled, dose-response study of sertindole and haloperidol in the treatment of schizophrenia. *Am J Psychiatry* 1997; 154: 782-791.

Zimnitzky BM, DeMaso DR, Steingard RJ. Riseridone in psychotic disorder following ischemic brain damage. *J Child Adolesc Psychopharmacol* 1996; 6: 75-78.

Zolezzi M, Badr MG. Risperidone-induced mania. *Ann Pharmacother* 1999; 33: 380-381.

Zornberg GL, Jick H. Antipsychotic drug use and the risk of first-time idiopathic venous thromboembolism: a case-control study. *Lancet* 2000; 356: 1219-1223.

Zullino DF, Delessert D, Eap CB, Preisig M, Baumann P. Tobacco and cannabis smoking cessation can lead to intoxication with clozapine or olanzapine. *Int Clin Psychopharmacol* 2002; 17: 141-143.

찾아보기

ㄱ

GABA 수용체 효현제 26
간기능 이상 95, 172
  리스페리돈 250
  서틴돌 346
  올란자핀 258, 280
  클로자핀 216
간질 관련 정신병 66
간질유발 효과 66
간질환 95
  리스페리돈 245
  퀘티아핀 305
갈색 세포종 314
감각운동 관문제어 10
강경증(catalepsy) 7
강박장애/강박증상 31, 45, 54, 140
  리스페리돈 237, 252
  올란자핀 267
  퀘티아핀 295
  클로자핀 192, 222
강직증(catatonia)
  클로자핀 194, 208
거대 용량법 86
경계성 인격장애 55
  올란자핀 267
경련 142
  리스페리돈 248
  서틴돌 347
  아리피프라졸 336
  올란자핀 279
  조테핀 342
  퀘티아핀 297
  클로자핀 212
고프로락틴 혈증 30, 145
  리스페리돈 251
공격성 45, 55
  올란자핀 264
  퀘티아핀 291
  클로자핀 187
공황발작
  클로자핀 223
과다 침분비 170
과량복용 177
  리스페리돈 246
  서틴돌 348
  아리피프라졸 336
  아미설프라이드 316
  올란자핀 283
  지프라시돈 329
  퀘티아핀 296
  클로자핀 207
과립구 감소증 176
관문가설 21
교대정신병 66
교체 102-104
  교차교체 102
  리스페리돈 243
  아리피프라졸 334
  아미설프라이드 314

올란자핀 276
지프라시돈 325
퀘티아핀 303
구강건조증 169
극소량 유지요법 120
근간대성 경련 133
클로자핀 208
근긴장증(dystonia) 129
치료 131
근육주사제 86
글루타메이트 수용체 효현제 25
금단증상 110, 111
금단성 운동곤란증 110, 112, 143, 194
금단 정신병 143
클로자핀 200
급사 168
급성 신부전 96
급성 초조 55
올란자핀 267
급성 치명적 긴장증 137
급속 정온법 86
기립성 저혈압 163
리스페리돈 249
아미설프라이드 315
올란자핀 279
조테핀 342
지프라시돈 329
퀘티아핀 298
클로자핀 214
기분장애 50
리스페리돈 236
지프라시돈 322
클로자핀 190
기분저하증
아미설프라이드 312
기질성 정신질환 64
기형 유발 90
깨어남(awakening) 34, 139, 200, 322, 326

ㄴ

내당력 저하 30
노르에피네프린성 증상군 76
노인 88
리스페리돈 244
올란자핀 270
퀘티아핀 295, 304
클로자핀 195
노인 정신병 60
뇌량 무발생(corpus callosum agenesis) 246
뇌파이상 141
뇌혈관 장애 65

ㄷ

다수용체 대항제 16, 276
다음증-저나트륨 혈증 증후군 46, 161
다형 홍반 175
담즙 정체성 황달 172
당뇨병 30, 155
기전 155
당뇨성 케톤산 혈증 155, 281
올란자핀 281
위험요인 157
진단기준 158
치료 159
클로자핀 221
대사
리스페리돈 228
올란자핀 258
퀘티아핀 288
클로자핀 182
대사성 글루타메이트 수용체 25
대사증후군 148
도파민 과잉 고열 증후군 137
도파민성 증상군 76
도파민-세로토닌계 안정제 331
도파민 수용체 과민화 가설 132
도파민-콜린계 불균형 23
독성 뇌병증 137

동물모형 7
두드러기 175
뚜렛장애 58
  리스페리돈 239
  올란자핀 268
  지프라시돈 322

ㄹ

루이소체 치매 64, 238
리스페달 퀵렛 226

ㅁ

만성 통증 71
말더듬
  리스페리돈 240
모유 분비 93
무과립구증 30
  리스페리돈 253
  클로자핀 209
무동성-경직 증후군(akinetic-rigid syndrome) 69
무동-우울증 138
무월경 146
무쾌감증 138
물중독 161
물질남용 및 의존 46
  올란자핀 268
  클로자핀 188
물질유발 정신병 71
민간요법 118

ㅂ

반동 정신병 143
  퀘티아핀 293
  클로자핀 200
발암성
  올란자핀 278
발움츠림 검사(paw test) 10
발진 175
백내장 174
  퀘티아핀 301
백혈구 감소증 176
백혈구 증가증 176
  클로자핀 211
변비 170
  올란자핀 280
  클로자핀 216
병용요법 243
병용투여 105, 122
  리스페리돈 243
  올란자핀 276
  퀘티아핀 304
  클로자핀 201
보상결핍 가설 46
  클로자핀 188
복부비만 148
복합처방 105
부분적 D_2 효현제 19, 331
분변박힘 170, 172
분열 정동장애 54
  지프라시돈 321
불안장애
  클로자핀 191
불쾌감 138
  리스페리돈 252
  퀘티아핀 292
비경구제 55
비만 148
비정형성 3
빈맥 163
  퀘티아핀 298
  클로자핀 213

ㅅ

사정량의 감소
  서틴돌 347
산후 억제(postnatal depression) 92
삶의 질 33
  리스페리돈 235

아미설프라이드 311
올란자핀 273
클로자핀 197
색소 침착 176
생체이용률
리스페리돈 228
퀘티아핀 288
선택적 D_2 수용체 대항제 19
선행자극 억제 11, 261
섬망 70
리스페리돈 238
올란자핀 268
클로자핀 193
성기능 장애 146
리스페리돈 250
클로자핀 222
퀘티아핀 301
세로토닌-도파민 가설 184
세로토닌-도파민 대항제 16
세로토닌성 증상군 76
세로토닌 수용체 가설 22, 130
세로토닌 증후군 135
소변 저류 173
소아-청소년 56
리스페리돈 239, 245
올란자핀 270
퀘티아핀 294
클로자핀 196
수용체 친화도 14
수유기 89, 93
리스페리돈 246
아리피프라졸 335
아미설프라이드 314
올란자핀 271
퀘티아핀 305
클로자핀 196
순응도 34, 99, 126
퀘티아핀 292
클로자핀 206
시그마 수용체 대항제 26
시토크롬 P450(CYP)계 효소 113
신경이완제 악성증후군 30, 133
리스페리돈 247
아미설프라이드 315
올란자핀 279
퀘티아핀 297
클로자핀 209
신경이완제 유발 강직증 208
신경이완제 유발 결핍증후군 138, 206
신속한 도파민 해리 가설 17
퀘티아핀 287
신장질환 96
리스페리돈 245
올란자핀 258
퀘티아핀 305
신체질량지수 148
심근염/심근병증 167
클로자핀 214
심실빈맥성 부정맥 162
심전도 164
리스페리돈 249
클로자핀 215
심혈관계 부작용 30
심혈관계 질환 94

ㅇ

아드레날린 수용체 24
악성 고열 137
안구운동 발작 133
알고리듬 35, 81
암페타민 유발 과잉활동 7
야뇨증 173
클로자핀 217
약동학 112, 113
서틴돌 344
아리피프라졸 332
아미설프라이드 309
조테핀 338
지프라시돈 318
약력학
서틴돌 344

아리피프라졸 331
아미설프라이드 309
조테핀 337
지프라시돈 318
약물과민 혈관염 176
약물교체 100
약물발진 175
약물 상호작용 112
리스페리돈 229
아리피프라졸 332
아미설프라이드 310
올란자핀 258
조테핀 339
지프라시돈 319
퀘티아핀 289
클로자핀 182
약물유전체적 지표 77
약물유전학적 지표 77
약물투여 중단 107
양극성 장애 50
아리피프라졸 334
올란자핀 264
퀘티아핀 293
클로자핀 190
양성증상 28, 41
리스페리돈 230
아미설프라이드 310
지프라시돈 320
퀘티아핀 290
클로자핀 184
언어기억 43
언어 유창성 43, 186
ADH 부적합 분비 증후군 161
연하곤란
리스페리돈 250
오스몰 과다성 혼수 155
외상성 뇌손상 65
클로자핀 193
외상 후 스트레스 장애
올란자핀 268
퀘티아핀 296
요실금 173
클로자핀 217
우울장애/우울증상 44, 52
리스페리돈 237
아미설프라이드 312
올란자핀 267
조테핀 340
클로자핀 191
운동완만 207
클로자핀 194
원근조절 장애 175
원형탈모증
조테핀 342
위식도 역류 172
유방암 145
유지요법
리스페리돈 241
올란자핀 273
클로자핀 199
음성증상 28, 41
리스페리돈 230
아미설프라이드 311
올란자핀 262
지프라시돈 320
퀘티아핀 290
클로자핀 184
이미지 메이킹 77
이차 예방 49
이차적 음성증상 42
인격장애 53
리스페리돈 239
클로자핀 192
인지기능 장애/인지증상 28, 43, 140
리스페리돈 233
올란자핀 263
퀘티아핀 291, 297
클로자핀 186
일차 예방 49
임신기 89, 91
리스페리돈 246
아리피프라졸 335

아미설프라이드 314
올란자핀 271
쿠에티아핀 305
클로자핀 196

ㅈ

자궁내막암 145
자극과민성 45
자살 45
서틴돌 347
클로자핀 185
자세고정 불능증(asterixis) 203
자유기(free radical) 132
자폐증 59
리스페리돈 239
올란자핀 268
작동기억 333
작업기억 43, 186
작용부위 선택성 가설 130
장폐색 172
클로자핀 216
저나트륨 혈증 46
저체온증
클로자핀 219
저혈압 95, 163
아미설프라이드 314
클로자핀 213
전구기 48
올란자핀 272
전기경련요법 107
클로자핀 205
전문가의 의견 41, 82
전반적 발달장애 59
리스페리돈 239
전전두엽 활성화 53
정동증상
리스페리돈 231
올란자핀 263
쿠에티아핀 291
클로자핀 185
정맥염후 증후군 167
정맥혈전증 167
정신분열병
서틴돌 345
아리피프라졸 333
조테핀 339
치료 전략 118
정신운동 속도 43, 186
정신지체
클로자핀 192
제약회사 후원 연구 80
조건회피 반응 10
조기발현 유전자 13
조기치료
난점 50
분류 49
조증(경조증) 유발 139
리스페리돈 236
좌불안석 130
클로자핀 194, 207
주사제
리스페리돈 241
올란자핀 257
지프라시돈 319, 322, 324, 329
주산기 합병증 92
주의력 43, 186
주의력 결핍-과잉행동 장애 59
증거기반 의학 77, 80
지속발기증(priapism) 147, 222, 301
리스페리돈 251
쿠에티아핀 301
클로자핀 222
지연발생 근긴장증 133
지연발생 이상운동증 132
리스페리돈 247
아미설프라이드 315
올란자핀 269, 278
쿠에티아핀 299
클로자핀 194, 208
지질대사 장애 160
올란자핀 282

직접교체 102
진정 141
서틴돌 347
아리피프라졸 335
아미설프라이드 314
올란자핀 278
조테핀 342
지프라시돈 328
퀘티아핀 297
클로자핀 223

ㅊ

체내 분포
클로자핀 181
체온조절 133
올란자핀 282
퀘티아핀 297
체중증가 30, 148
리스페리돈 252
서틴돌 347
아리피프라졸 336
올란자핀 280
지프라시돈 328
퀘티아핀 300
클로자핀 219
초과민성 정신병 110, 143, 276
추기 정신병 48
초발 정신병
리스페리돈 235
올란자핀 272
클로자핀 189
추체외로 증후군 129
리스페리돈 248
서틴돌 347
아리피프라졸 335
아미설프라이드 315
올란자핀 278
조테핀 342
지프라시돈 328
퀘티아핀 299
클로자핀 193, 207
췌장염 172
올란자핀 280
클로자핀 216
치료저항성 41, 47, 51, 52, 122
리스페리돈 234
올란자핀 272
퀘티아핀 292
클로자핀 190
치료적 약물농도 측정 99
치매 62
리스페리돈 238
올란자핀 269
조테핀 340
치명적 긴장증 135, 137
올란자핀 279
침흘림 170
클로자핀 215

ㅋ

케톤산증 30
코울혈
서틴돌 347
코크란 데이터베이스 81
콘스타(Consta®) 226
콜린성 반동 142
콜린에스테라아제 억제제 116
QTc 간격 95, 164, 324
리스페리돈 249
서틴돌 346
아리피프라졸 336
아미설프라이드 316
올란자핀 271
조테핀 342
지프라시돈 326
퀘티아핀 298
클로자핀 215

ㅌ

탈력발작(cataplexy)
  클로자핀 208
탈모증 176
탈분극 차단 12
토끼 증후군(rabbit syndrome) 112, 130
통증 71
  올란자핀 270
틱장애 58
  리스페리돈 239
  올란자핀 268
  지프라시돈 322

ㅍ

파킨슨병 67
  올란자핀 269
  퀘티아핀 294
  클로자핀 193, 195
펩티드 수용체 조정자 27
폐색전증 167
프로락틴 144
  리스페리돈 251
  서틴돌 347
  아리피프라졸 336
  아미설프라이드 314, 315
  올란자핀 282
  조테핀 342
  지프라시돈 328
  클로자핀 221
피부 부작용 175
  리스페리돈 254

ㅎ

하제 171
한약 118
항콜린성 섬망 143
  클로자핀 196
행동 독성 138
행실장애 57
  리스페리돈 239
헌팅턴병 70
  올란자핀 269
혈소판 증가증
  클로자핀 212
혈장 단백질 결합 113
혈전-색전증 167
  클로자핀 214
호산구성 대장염 211
호산구 증가증 176
  클로자핀 211
호중구 감소증 176
  퀘티아핀 301
  클로자핀 209
효과 대 비용 35
  리스페리돈 236
  올란자핀 274
  퀘티아핀 293
효용성 33
후천성 면역결핍증 64

영문

akinetic depression 138
amantadine 154, 220, 252, 281
amphetamine 261
awakening 34, 139, 200, 322, 326
bromocriptine 252
c-Fos 13
chlorpromazine 2, 85
cholecystokinin(CCK) 27
clonidine 24
clozapine discontinuation syndrome 143
Cochran's database 81
cold turkey 325
Consta® 120, 228, 241
CPMS(Clozaril Patient Monitoring System) 180
crossover 325
CTS(Clozaril Treatment System) 181
CYP 113
D-cycloserine 205
ECT 107
EPS 129
Expert Consensus Guideline 35, 82, 201
expert's opinion 41, 82
flavin-containing monooxygenase 113
Forelimb Retraction Time(FRT) 10
GABA 26
gabapentin 204
G-CSF 210, 211
glycine 205
GM-CSF(granulocyte-macrophase CSF) 211
HbA1c 98, 159, 275
Hindlimb Retraction Time(HRT) 10
HT_{2A}/D_2 14, 22
hyperdopaminergic hyperpyrexia syndrome 137
intention-to-treat 78
International Psychopharmacology Algorithm Project 35, 82
InterSePT 186
KMAP(Korean Medication Algorithm Project for major psychiatric disorders) 83, 100, 119
lamotrigine 204
leptin 149, 220, 282
MARTA(Multi-Acting-Receptor-Targeted Antipsychotics) 16
MK-801 11, 24
NICE(National Institute for Clinical Excellence) 35
neuroleptic-induced deficit syndrome 138
neuroleptic-induced catatonia 208
neuroleptic-induced dysphoria 138
neuropeptide Y 149
neurotensin 27
nizatidine 153, 220, 281
orexin 150
orlistat 154, 220
paw test 10
per-protocol 78
PORT(Patient Outcome Research Team) 35, 82
prazosin 24
PSYCLOPS(Psychosis and Clozapine in the treatment of Parkinsonism) 195
rabbit syndrome 112, 130
rapid up-titration 325
reboxetine 281
remoxipride 26
reserpine 2
Risperdal Quicklet® 226
SIADH(Syndrome of Inappropriate ADH Secretion) 161
sibutramine 153
SWN(Subjective Well-being on Neuroleptics Scale) 198
TDM(Therapeutic Drug Monitoring) 99
TMAP(Texas Medication Algorithm Project) 35, 82
topiramate 154, 204, 220
torsades de pointes 164
withdrawal dyskinesia 143
yohimbine 24
Zyprexa Zydis® 256, 277

비정형 항정신병제의 임상

초판 1쇄 발행 2004년 12월 30일
초판 8쇄 발행 2022년 4월 10일

지은이 김용식 외

펴낸곳 서울대학교출판문화원
주소 08826 서울 관악구 관악로 1
도서주문 02-889-4424, 02-880-7995
홈페이지 www.snupress.com
페이스북 @snupress1947
인스타그램 @snupress
이메일 snubook@snu.ac.kr
출판등록 제15-3호

ISBN 978-89-521-1470-9 93510